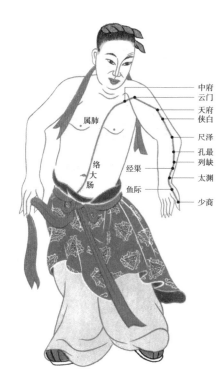

中府
云门
天府
侠白
尺泽
孔最
列缺
经渠
太渊
少商
属肺
络大肠
经渠
鱼际

□ 手太阴肺经

手太阴肺经左右各11穴。其中9穴分布在上肢掌面桡侧，2个穴位在前胸上部，首穴中府，经云门、天府、侠白、尺泽、孔最、列缺、经渠、太渊、鱼际，末穴少商。本经腧穴可主治呼吸系统和本经经脉所经过部位的病症，例如：咳嗽、喘息、咳血、胸闷胸痛、咽喉肿痛、外感风寒及上肢内侧前缘疼痛等。

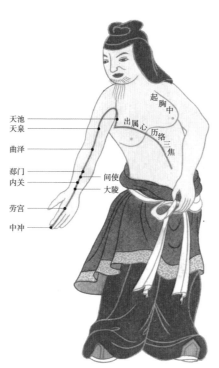

天池
天泉
曲泽
郄门
内关
间使
大陵
劳宫
中冲
起胸中
出属心 历络
三焦

□ 手厥阴心包经

手厥阴心包经络经左右各9穴，其中8穴分布在上肢掌面，1穴在前胸上部。首穴天池，末穴中冲。本经腧穴可主治胸部、心血管系统、精神神经系统和本经经脉所经过部位的病症。例如：心痛、心悸、心胸烦闷、癫狂、呕吐、热病、疮病及肘臂挛痛等。

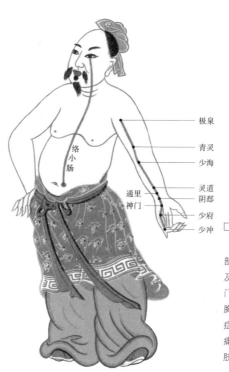

极泉
青灵
少海
灵道
通里
阴郄
神门
少府
少冲
络小肠

□ 手少阴心经

手少阴心经左右各9穴。1穴在腋窝部，8穴在上肢掌侧面的尺侧。首穴极泉及青灵、少海、灵道、通里、阴郄、神门、少府，末穴少冲。本经腧穴可主治胸、心、循环系统病证、神经精神系统病症以及经脉循行所过部位的证症。例如心痛、心悸、失眠、咽干、口渴、癫狂及上肢内侧后缘疼痛等。

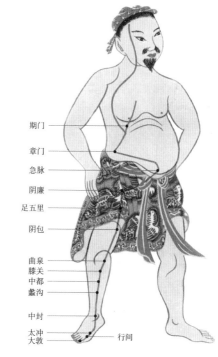

期门
章门
急脉
阴廉
足五里
阴包
曲泉
膝关
中都
蠡沟
中封
太冲
大敦
行间

□ 足厥阴肝经

足厥阴肝经左右各14穴，其中2穴分布于腹部和胸部，12穴在下肢部。首穴大敦，末穴期门。本经腧穴主治肝胆病症、泌尿生殖系统、神经系统、眼科疾病和本经经脉所过部位的疾病。列如：胸胁痛、少腹痛、疝气、遗尿、小便不利、遗精、月经不调、头痛目眩，下肢痹痛等。

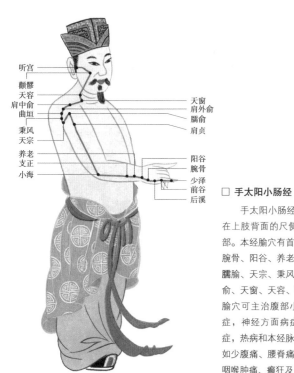

听宫
颧髎
天容
肩中俞
曲垣
秉风
天宗
养老
支正
小海
天窗
肩外俞
臑俞
肩贞
阳谷
腕骨
少泽
前谷
后溪

□ 手太阳小肠经

手太阳小肠经左右各19穴。8穴分布在上肢背面的尺侧，11穴在肩、颈、面部。本经腧穴有首穴少泽、前谷、后溪、腕骨、阳谷、养老、支正、小海、肩贞、臑俞、天宗、秉风、曲垣、肩外俞、肩中俞、天窗、天容、颧髎和末穴听宫。本经腧穴可主治腹部小肠及与胸、心、咽喉病症，神经方面病症，头、颈、眼、耳病症，热病和本经经脉所经过部位的病症，例如少腹痛、腰脊痛引睾丸、耳聋、目黄、咽喉肿痛、癫狂及肩臂外侧后缘疼痛等。

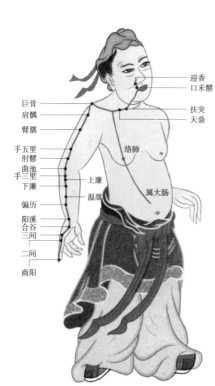

迎香
口禾髎
扶突
天鼎
巨骨
肩髃
臂臑
手五里
肘髎
曲池
手三里
上廉
下廉
温溜
偏历
阳溪
合谷
三间
二间
商阳
络肺
属大肠

□ 手阳明大肠经

手阳明大肠经左右各20穴。15穴分布在上肢背面的桡侧，5穴在颈、面部。首穴商阳，末穴迎香。本经腧穴可主治眼、耳、口、牙、鼻、咽喉等器官病症，以及胃肠等腹部病疾、热病和本经脉所经过部位的病症，例如：头痛、牙痛、咽喉肿痛、各种鼻病、泄泻、便秘、痢疾、腹痛、上肢屈侧外缘疼痛等。

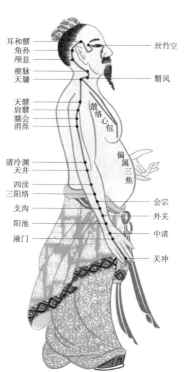

耳和髎
角孙
颅息
瘛脉
天牖
翳风
丝竹空
天髎
肩髎
臑会
消泺
腋络心包
清冷渊
天井
四渎
三阳络
支沟
阳池
液门
偏属三焦
会宗
外关
中渚
关冲

□ 手少阳三焦经

手少阳三焦经左右各23穴。其中13穴分布在上肢背面，10穴在颈部、耳翼后缘、眉毛外端。首穴关冲，末穴丝竹空。本经腧穴主治热病、头面五官病症和本经经脉所过部位的病症。例如头痛、耳聋、耳鸣、目赤肿痛、颊肿、水肿、小便不利、遗尿以及肩臂外侧疼痛等证。

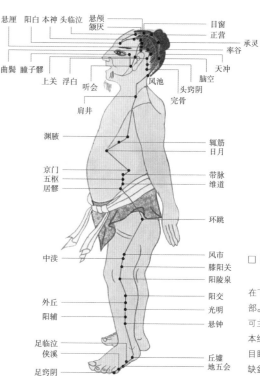

悬厘
阳白
本神
头临泣
悬颅
颔厌
目窗
正营
承灵
率谷
天冲
曲鬓
瞳子髎
上关
浮白
听会
风池
脑空
头窍阴
完骨
肩井
渊腋
辄筋
日月
京门
五枢
居髎
带脉
维道
环跳
中渎
风市
膝阳关
阳陵泉
阳交
光明
外丘
阳辅
悬钟
足临泣
侠溪
足窍阴
丘墟
地五会

□ 足少阳胆经

足少阳胆经左右各44穴。15穴分布在下肢的外侧面，29穴在臀、侧胸、侧头部。首穴瞳子髎，末穴足窍阴。本经腧穴可主治头面五官病症、神志病、热病以及本经脉所经过部位的病症。例如：口苦、目眩、头痛、颌痛、腋下肿、胸胁痛、缺盆部肿痛、下肢外侧疼痛等。

U0344010

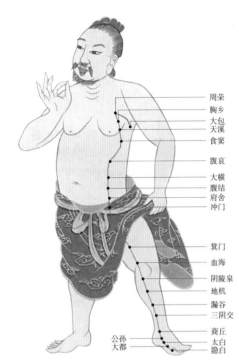

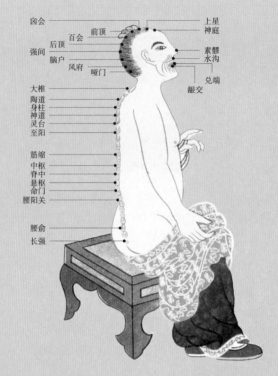

□ 足太阴脾经

　　足太阴脾经左右各21穴。11穴分布在下肢内侧面，10穴分布在侧胸腹部。首穴隐白，末穴大包。本经腧穴可治疗脾、胃等消化系统病症。例如：胃脘痛、恶心呕吐、嗳气、腹胀、便溏、黄疸、身重无力、舌根强痛及下肢内侧肿痛、厥冷等。

□ 足少阴肾经

　　足少阴肾经左右各27穴，其中10穴分布在下肢内侧，17穴分布在胸腹部前正中线的两侧。首穴涌泉，末穴俞府。本经腧穴可主治泌尿生殖系统、精神神经系统、呼吸系统、消化系统、循环系统等病症和本经所过部位的病症。例如：遗精、阳痿、带下、月经不调、哮喘、泄泻及下肢内侧疼痛等。

□ 督　脉

　　督脉单28穴，首穴长强，末穴龈交。督脉督全身的阳气，只要是阳气衰弱的疾病都可以在督脉上找到合适的穴位进行治疗。本经腧穴可主治神志病、热病，腰骶、背、头项局部病症及相应的内脏疾病。例如：颈项强痛、角弓反张等。

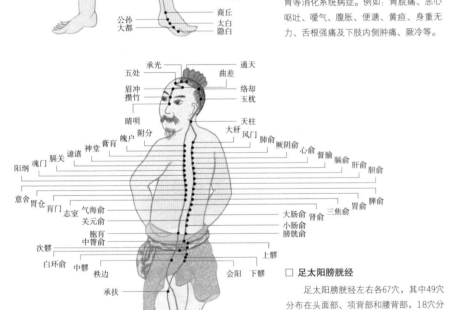

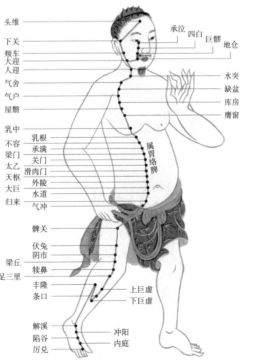

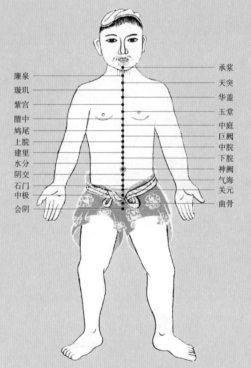

□ 足太阳膀胱经

　　足太阳膀胱经左右各67穴，其中49穴分布在头面部、项背部和腰背部，18穴分布在下肢后面的正中线上和足的外侧部。首穴睛明，末穴至阴。本经腧穴可主治泌尿生殖系统、精神神经系统、呼吸系统、循环系统、消化系统的病症及本经所过部位的病症。例如：癫痫、头痛、目疾、鼻病、遗尿、小便不利及下肢后侧部位的疼痛等。

□ 足阳明胃经

　　足阳明胃经左右各45穴，15穴分布在下肢的前外侧面，30穴在腹、胸部和头面部。本经脉腧穴有承泣、四白、巨髎、地仓、大迎、颊车、下关、头维、人迎、水突、气舍、缺盆、气户、库房、屋翳、膺窗、乳中、乳根、不容、承满、梁门、关门、太乙、滑肉门、天枢、外陵、大巨、水道、归来、气冲、髀关、伏兔、阴市、梁丘、犊鼻、足三里、上巨虚、条口、下巨虚、丰隆、解溪、冲阳、陷谷、内庭和末穴厉兑。本经腧穴可治疗胃肠等消化系统、神经系统、呼吸系统、循环系统和头、眼、鼻、口、齿等器官病证和本经脉所过部位的病症。例如：胃痛、腹胀、呕吐、泄泻、鼻衄、牙痛、口眼㖞斜、咽喉肿痛、热病、神志病及经脉循行部位疼痛等。

□ 任　脉

　　任脉单24穴，首穴会阴，末穴承浆。任脉对一身阴经脉气具有总揽、总任的作用。本经腧穴可主治腹、胸、颈、头面的局部病症及相应的内脏器官疾病。例如：疝气、带下、腹中结块等。少数腧穴有强壮作用，可治疗神志病。

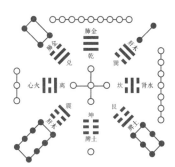

The Yellow Emperor's Classic
of Internal Medicine

黄帝内经

中华"整体医学养生学模式"的奠基之作

倪泰一　编译

重庆出版集团 重庆出版社

图书在版编目（CIP）数据

黄帝内经 / 倪泰一编译. —重庆：重庆出版社，
2017.2（2018.1重印）
 ISBN 978-7-229-11665-1

Ⅰ.①黄… Ⅱ.①倪… Ⅲ.①《内经》 Ⅳ.①R221

中国版本图书馆CIP数据核字（2016）第248681号

黄帝内经
HUANGDI NEIJING

倪泰一 编译

策 划 人：刘太亨
责任编辑：吴向阳 陈 冲
责任校对：李小君
特约编辑：王 尧
封面设计：日日新

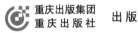 重庆出版集团
重庆出版社 出 版

重庆市南岸区南滨路162号1幢 邮编：400061 http://www.cqph.com
重庆市国丰印务有限责任公司印刷
重庆出版集团图书发行有限公司发行
全国新华书店经销

开本：720mm×1000mm 1/16 印张：29.00 字数：500千
1995年5月第1版 2017年2月第5版 2018年1月第29次印刷
ISBN 978-7-299-11665-1

定价：68.00元

如有印装质量问题，请向本集团图书发行有限公司调换：023-61520678

　　《黄帝内经》是中国文化史上一部伟大的奇书，也是中国古代医学的奠基之作，它完整地体现了中国古人对人体与四时季候关系的独特理解，以及人体各部互为应照的整体观念，是一部统领中国医学、养生学、气功学的绝世巨著。

　　《黄帝内经》是上古乃至太古时代中华民族的智慧在医学和养生学方面的总结和体现。宋人高保衡曾发出这样的感叹："人生天地之间，八尺之躯，脏之坚脆，腑之大小，谷之多少，脉之长短，血之清浊，十二经气血之大数，皮肤包络，其外可剖而视之乎？非大圣上智，孰能知之？"就《黄帝内经》的内容而言，确实如此。纵观中国古代医学史，一直没有形成解剖学这门学科，但《黄帝内经》不但清晰地描述了人体的解剖结构和全身经络的运行情况，而且对人体生理学、医学病理学、医学地理学、医学物候学等领域的描述和阐释比西方在近代和当代才兴起的学科对人体的发现、论述更为精深、全面。其中许多内容，现代科学至今仍不能完整地作出解释。

　　《黄帝内经》是一部极其罕见的医学养生学巨著，与《伏羲卦经》《神农本草经》并列为"上古三坟"，中国医学史上的重大学术成就的取得以及众多杰出医家的出现，无不与《黄帝内经》的影响有着紧密的联系，其被历代医家称为"医家之宗"。它从饮食、起居、劳逸、寒温、七情、四时气候、昼夜明晦、日月星辰、地理环境、水土风雨等各个方面，确立了疾病的诊治之法，并详细地谈论了病因、病机、精气、藏象及全身经络的运行情况，是一部统领中国古代医药学和养生学的集大成之作。

　　《黄帝内经》包括《素问》81篇和《灵枢》81篇，各9卷。它分别从阴阳五行、天人相应、五运六气、脏腑经络、病机、诊法、治则、针灸等方面，结合当时哲学和自然科学的成就，作出了比较系统的理论概括和认识。迄今在诊治学上仍具有指导意义。《素问》偏重人体生理、病理、疾病治疗原则原理，以及人与自然等基本理论；《灵枢》则偏重于人体解剖、脏腑经络、腧穴针灸等。二者之共同点均系有关问题的理论论述，并不涉及或基本上不涉及疾病治疗的具体方药与技术。因此，它成为中国医学发展的理论渊薮，是历代医学家论述疾病与健康的理论依据，尽管医学家学说各异而时有争论，但鲜有背离它者，几乎无不求之于《黄帝内经》而为立论之准绳。这就是现代人学习研究中医，也须先攻读《黄帝内经》的缘故。因为若不基本掌握《内经》要旨，将对学习中医学之各个临床科疾病之认识、诊断、治疗原则、选药处方等，无从理解和实施。

《黄帝内经》成书于大约2000年前的秦汉时期。作为中医的理论基础和精髓，在中华民族近两千年繁衍生息的漫漫历史长河中，《黄帝内经》的医学主导作用及贡献功不可没。试想，大略700年前，欧洲鼠疫爆发，有四分之一的欧洲人失去了宝贵的生命，而中国近两千年的历史中虽也有瘟疫流行，但从未有过像欧洲一样惨痛的记录，《黄帝内经》的功用由此可见一斑。

另外，《黄帝内经》对中国文化的影响也是巨大的，其理论所包含的人与自然、人体各部位间互为依存的整体观念、阴阳五行学说、精气学说、藏象学说和运气学说等，是中国文化和中国医学不可或缺的最重要组成部分，而且书中贯穿始终的整体观念，迄今仍比现代西方医学高明。在对待疾病的态度上，正是《黄帝内经》第一次完整地提出了"养、调、治"的基本原则；在对待寿夭的态度上，也正是《黄帝内经》科学地规范了养生学的两个非凡要点，即"保养和补养"的方法和要领。可以这样认为，《黄帝内经》是后世各种医药方成书的理论源泉和依据，没有《黄帝内经》，也许就不会有完整的中国医学甚至中国文化的精妙体系。

总之，《黄帝内经》全书，"上穷天纪，下计地理，远取诸物，近取诸身，更相问难"，天、地、人无所不包。它涉及医学、养生学、哲学、天文学、地理学、气象学、心理学、季候、风水、历法、阴阳五行等各个门类，是中国古代文化宝库中一部罕有的伟大奇书。

编译者
2016年3月

目 录

前言

素问

灵枢

素问

　　《素问》是以黄帝与上古医学家岐伯问答的形式撰写的综合性医学文献。以人与自然统一观、阴阳学说、五行说、脏腑经络学为主线，论述摄生、脏腑、经络、病因、病机、治则、药物以及养生防病等各方面的关系，集医理、医论、医方于一体，保存了《五色》《脉变》《上经》《下经》《太始天元册》等20多种古代医籍，突出阐发了古代的哲学思想，强调了人体内外统一的整体观念，从而成为中医基本理论的渊源。

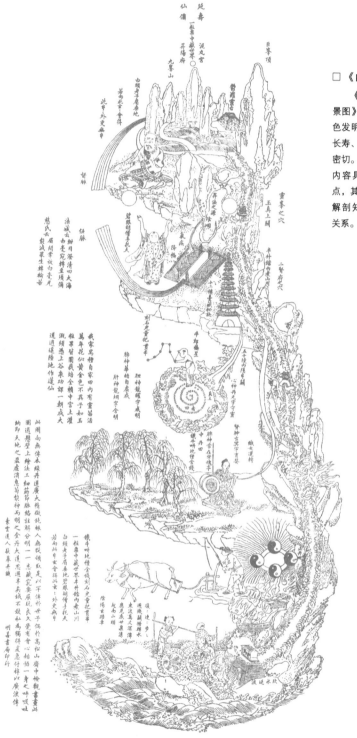

□ 《内经图》

　　《内经图》又名《内景图》，是我国中医的特色发明，与中医学的健康长寿、养生养性知识关系密切。《内经图》的图示内容具有道家理论的特点，其主要讲解的是人体解剖知识及脏腑经络的关系。

上古天真论篇·第一

上古时期的轩辕黄帝，天资聪颖。幼时善于言辞，少时对事物的理解能力特别强；及至年长，既敦厚淳朴，又聪明敏捷；成年后，功德毕具，最终登上了天子之位。

黄帝问岐伯道：听说上古时代的人，都能够年过百岁而不显衰老，而现在的人才五十岁左右，便动作迟缓，出现衰老迹象。这是因为时代环境不同呢，还是人们违背了养生之道的缘故？

岐伯回答：上古之人，一般都懂得养生之道，能根据自然的阴阳变化来调整、平衡自身的阴阳，并善于利用气功、导引等保健方法来维护身体健康。再加上他们对饮食有一定节制，作息有一定规律，不过度劳累，所以能做到形体与精神的协调，活到人类应该有的寿数，度过百岁才死去。现在的人就不是这样了，他们生活毫无规律，把酒当做水饮，以嗜酒为常态，酒醉了还常常肆行房事，纵情色欲，因而耗尽了精气，散失了真元。现今的人不知道保持精气、蓄养精神的重要。他们贪图一时快乐，背离了养生的真正乐趣，作息也没有一定规律，所以不到五十岁便衰老了。

上古时代，深明养生之道者教诲人们说：对于四季一切可能影响身体健康的反常气候，要注意适时回避；同时思想上保持安闲清静，无过多的欲求，使真气居藏于内，精神内守而不耗散。能这样做的话，病邪又怎么能够侵害人体呢？所以那时的人们精神安闲，无嗜欲之心，心境安定，不为外物所动。虽然劳作，却也不觉得疲惫，人体内真气平和调顺，人人都能随其所欲满足自己的愿望，无论吃什么食物都感到甘美，随便穿什么衣服都感到满意。大家随遇而安，互相之间从不羡慕地位的高低，人人都自然朴实。所以不良嗜好不能干扰他们的视听，淫乱邪说不能迷惑他们的心志；不论是愚者、智者、贤者或卑下者，都不惧怕外部事物来破坏心灵的安定平和，这就同养生之道吻合了。总而言之，那时的人们之所以年过百岁而不显衰老，正是因为他们的养生之道完备而无偏颇之故。

黄帝问：人老了，就不能再生育子女，这是由于精力耗竭了呢，还是由人类的自然规律决定的？

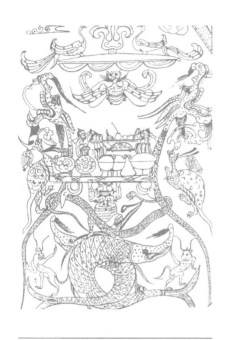

□ 与天地同寿的"真人" 帛画

上古时代的"真人"，是指能掌握（古语"提挈"）自然界中的天地阴阳变化规律，使其精神形体或身体，能完全适应其自然界的要求，从而能够达到其养生的最高标准。真人的寿命能与天地同寿——长生不死——寿比天地，无有终了。整个画面渗透出一种"天人合一""阴阳互换"的神秘气息。

岐伯回答：就一般生理过程来讲，女子以七年为一个发育阶段。女子至七岁，肾脏的精气就开始旺盛，牙齿更换，毛发渐盛。至十四岁左右，能促进生殖功能的天癸开始成熟，任脉通，冲脉旺，月经按时而行，所以能够生育。至二十一岁左右，肾气平和，智齿长就，身体发育已很成熟。至二十八岁左右，筋骨坚强，毛发生长极盛，身体十分强壮。至三十五岁左右，阳明经脉衰微，面部开始焦枯，头发开始脱落。至四十二岁左右，三阳经脉衰退，面部枯槁，头发变白。至四十九岁左右，任脉空虚，冲脉衰微，天癸枯竭，月经断绝，所以形体衰老，再不能生育了。

男子以八年为一个发育阶段。男子八岁左右，肾气盛，头发长长，牙齿更换。至十六岁左右，性生理开始成熟，精气充满，如果男女交合，就能够生育子女。至二十四岁左右，肾气平和，筋骨坚强，智齿生长，身体也长得够高了。至三十二岁左右，筋骨粗壮，肌肉充实。至四十岁左右，肾气开始衰退，头发初脱，牙齿松动。至四十八岁左右，人体上部阳明经气衰竭，面色憔悴，发鬓斑白。至五十六岁左右，肝气衰，筋脉迟，导致手足运动难以自如。至六十四岁左右，天癸枯竭，精气衰少，肾脏衰退，齿发脱落。就人体而言，五脏中肾脏主水，它接受五脏六腑的精华加以贮存，只有脏腑旺盛，肾脏的精气才能够盈满外泄。后来年岁大了，五脏皆衰，筋骨无力，天癸竭尽，所以头发鬓白，身体沉重，行步不正，再不能生育子女了。

黄帝问：有人已老，还能再生，这是什么道理？

岐伯答：这是因为他们天赋异禀，气血经脉畅通，肾脏精气过剩。这种人虽能生育，但一般情况下，男子不超过六十四岁，女子不超过四十九岁。超过这个极限，精气就竭尽了。

黄帝问：善于养生的人，年纪活到百岁，还能不能生子呢？

岐伯答：经常注意养生的人，老龄化来得迟一些，年纪纵然很大，也没有齿落、面焦、发白、身重、行步不正等衰老现象，所以虽然达到高龄，仍然能够生子。

黄帝说：我听说上古时代有精通养生保健之道的"真人"，他们洞悉自然界的规律，掌握阴阳化生万物的机理，精神内守以养精气，全身内脏肌肉协调一致运动，所以他们与天地同寿，没有终结之日，这就是所谓的"与道俱生"。

中古时代除"真人"外，还有"至人"。他们道德淳朴，养生方法完备，能够契合阴阳的变化，适应四时气候的更迭变迁，避开世俗的纷杂，积蓄精力，保全神气，悠游于天地之间，其视觉和听觉，能够广达八方之远。这正是他们延长寿命而使身体强健的方法。这种人的思想境界也属于真人一类。

其次有叫做圣人的，他们安然平和地处于天地之中，能够顺应各种气候变化，其欲求和嗜好也符合社会公德。他们生活在世俗尘居之中，却没有世间俗人的恚怒嗔怨之心；他们的行为并没有脱离社会，但行为和思想又不仿效世俗之人。在外不使形体被事务所劳，在内不让思想有过多的思虑，以恬静快乐为本，以悠然自得为目的，所以他们的形体不易衰老，精神也不易耗散，年寿可达百数之限。

再次有叫做贤人的，能效法天地的阴阳变化之道，遵循日月运行的规律，辨识星辰的位置；不是违逆而是顺从阴阳的变化，根据四时气候的不同及寒暑的变化来调养身体，以求符合上古真人的养生之道。他们的寿命也可延长，但却不是没有极限的。

四气调神大论篇·第二

春三月（农历正、二、三月），天地间万物复苏欣欣向荣，人们应晚睡早起，起床后披散头发，舒张形体，到庭院里散步，以使神志随着春天的生气而勃发。而对待万事万物，也要符合春天生机蓬勃的特点，应当发生的事物不要扼杀，应当赏赐的不要剥夺，应当增加的不要减少。这才是对春天生长之气的正确

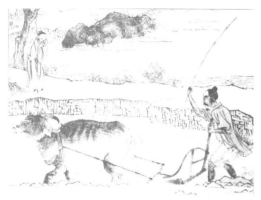

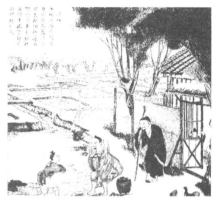

□ 春耕　佚名　人物画

　　春季时北斗星指向东方，因此春的方位是东方；五行的象征是甲乙木，因此甲乙这两个天干，都代表了"生"。春季是万物发陈的季节，也是人体内心、肝、胆经脉之经气最为旺盛活跃的时候，故春季养生重在养肝。图中田间男子扶犁舞鞭春耕就是一种春养之法。

□ 夏耘　佚名　人物画

　　夏季时北斗星指向南方，因此夏的方位是南方；五行象征是丙丁火，因为丙丁这两个天干都表示盛大，也就是"长"。夏季"蕃秀"是阳气旺盛、万物生机勃勃的季节，人们要顺应这一时令特点，整个夏季的养生中应注重对心脏的调养。

呼应，也是人体养生的必由之路。违背这个道理就会损伤肝脏之气，如果春天阳气不生，到了夏天会发生寒变，出现虚寒之证。这是因为供给夏季成长的物质基础差了。

　　夏三月（农历四、五、六月）是草蕃木秀、繁衍秀美的季节。其间，天地阴阳之气相交，植物开花结果。人们应该晚睡早起，不要嫌恶白天太长太热，应让心中无存郁怒，和颜悦色，心平气和；使体内的阳气能够向外宣发，并使腠理宣通，暑气疏泄。这就是适应夏天调养"长气"的道理。如果违背了这个道理，会损伤心气，到了秋天就会生疟病，使适应"收气"的能力减弱，冬天也还可能生重病。

　　秋三月（农历七、八、九月）是收获的季节，万物的形态都已处于平定。风气劲急，暑热尽消。应该早睡早起，与鸡鸣的时间相一致。精神情绪要保持安定，借以舒缓三秋的肃杀之气。同时精神要内守，使秋气得以平和；不使意志外驰，而令肺气通宣理达。这就是适应秋天"收气"的道理。如果违背了这个道理，会伤及肺气，使阳气在冬季不能潜藏，会生完谷不化的腹泻病，降低了适应

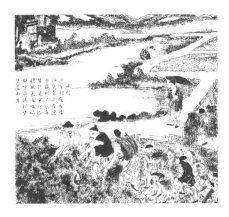

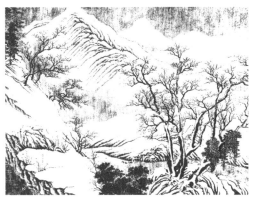

□ 秋收　佚名　人物画

　　秋季时的北斗星指向西方，因此秋的方位是西方，五行的象征是庚辛金，因为庚辛这两个天干都有谷物收成之含意。秋季是阴阳交换的季节，阴气升，阳气散。人们要收敛神气，意念不受外界干扰，保持神志安宁，不使神思外驰。

□ 冬藏　绢本设色　宋代

　　冬季时北斗星指向北方，因此冬的方位是北，五行的象征是壬癸水。此时万物已到尽头，是终结枯竭之时，然而此时的壬癸之水却表示了枯竭而后萌生的现象。农作物春"生"、夏"长"、秋"收"，到了此时终于可以冬"藏"了。在万物敛藏的冬季，人们要养精蓄锐，补养五脏，适时进补。

冬天的能力。

　　冬三月（农历十、十一、十二月）是"紧闭坚藏"、生机潜伏的季节。河水结冰，大地冻裂。在这样的环境下，人们不要扰动体内的阳气，为避免寒气侵袭，应早睡晚起，等到太阳初升时再起床。要使自己的思想情绪平静伏藏，好像有所收获却又不露声色。同时还必须避寒就温，不要轻易让皮肤开泄出汗耗损阳气，这就是适应冬天藏伏的方法。违背了这个道理则伤肾气，到了春天，会得痿厥病，使春季应发动的阳气不能生长。

　　天气是清净光明的，它那促进万物与人类生化的力量含而不露，正因为含而不露，所以才能长生不灭，万古不衰。若它的力量显露于外，则日月不分，阴霾晦暗，邪气将乘虚而入，酿成灾害，从而出现阳气不通、阴气遮蔽光明、云雾不升、雨露不正常下降等情景。阴阳不相交，则万物的生长发育就不能按时进行，即使是生存能力很强的巨树也免不了干枯而死。像这样恶气不散发、风雨不调和、甘露不下降，再加上伤害生物的狂风暴雨无规律地侵袭，导致了自然界的秩序紊乱，使天地四时不能保持其平衡，与常规相违背，万物的生命未及一半便都夭折。在此情况下，精通养生之道的圣人却能够适应环境，不发生疾病。如果万物适应此类变化，那它们的生命力就不会枯竭。

若与春天的养生原则相违，少阳之气则不能生，从而使肝气内郁而失生长之机；与夏天的养生原则相违，太阳之气则不能生长，就会心气虚弱；与秋天的养生原则相违，太阴之气则不能收，就会使肺气燥闷；与冬天的养生原则相违，少阴之气则不能潜藏，就会使肾气消沉而功能衰减。可见四时阴阳，是万物生长的根本。所以圣人春夏保养心肝之阳，秋冬保养肺肾之阴，从根本上维护身体健康。如果违反了这个根本原则，便会摧残本元，损坏真气的存在。所以说四时阴阳，是万物的终始、死生的本源。违反它，就要发生灾害；顺从它，就不会生病。明了这个道理，才可以说是领悟了养生的真谛。但这种养生之道只有圣人才能奉行，愚笨的人却往往背道而驰。要知道，顺阴阳生，逆阴阳死；顺从得治平，违反生混乱。经常违逆四时阴阳变化的规律，就是从内部攻破自己的堡垒。

所以圣人不强调已病之后的治疗，而重视未病之先的预防，不强调国家动乱形成之后的治理，而是重视未乱之先的防范。说的就是这个意思！假如病已生成再去治疗，动乱已发生再去治理，就好比口渴了才掘井、临阵格斗时再去铸造兵器，岂不是太晚了吗？

生气通天论篇·第三

黄帝说：自古人与自然界相通相合是养生的根本，此所谓平衡阴阳。大凡天地之间，南北东西之内，无论是地之九州，还是人之九窍、五脏、十二节，都与自然阴阳之气相通。自然阴阳之气衍化为金、木、水、土、火五行，由之又表现为湿、燥、寒三种阴气及风、暑、火三种阳气，如果人们经常违逆五行及三阴三阳之气，邪气就会伤害人体。这是寿命减损的根本原因。

苍天之气清净，则人的意志自然平和。顺应了天气的变化，就能使阳气固护，即使有虚邪贼风，也不会构成危害。所以善于养生的人专注精神，顺应天气而通其阴阳变化之理。如果不如此，就会内使九窍闭塞，外使肌肉壅滞，保卫身体的阳气就消散了，这样就伤害了自己，而阳气也因之受到削弱。

人体有阳气，就像天上有太阳。阳气失其正常运行规律，人就会折寿而失去生命力。天的健运不息，是借太阳的光明，因此，人的阳气也随太阳之出而上浮表体以保卫肌肤不受风寒。

由于感受寒邪，杂乱的欲念就像转动的轴轮一样翻来覆去，日常的起居如同受到了惊吓一样坐卧不安，神气因而浮越不固。若为暑邪所伤，就会多汗、烦躁，甚至喘促有声，不喘时则多言多语，叨叨不休；身体像烧炭一样发热，须出汗才能使热气消退。如果伤于湿邪，就会头部沉重，好像有东西裹着一样；如果湿邪不能及时排除，就会出现大的筋脉收缩变短，小筋松弛变长，缩短的变拘挛，松弛的变萎软。如果由风邪所伤，可导致浮肿。如果四种邪气交替侵扰人体，便会导致阳气渐趋衰竭。

人在烦劳的情况下，阳气会显得亢奋外越，这必然使阴精耗竭。如久积到夏天，就会因阳气亢盛，煎熬阴精，导致阳盛阴虚的昏厥病。昏厥病的主要症状是眼睛昏蒙看不清，耳朵闭塞听不见。病势之危急，犹如堤坝溃决，水流汹涌，不可遏止。此外，人体中的阳气，在大怒时急亢，血随气逆，致使气血淤积于头部，发生猝然昏厥的病症；若伤及筋脉，使筋脉松弛无力而不能随意运动，半身出汗，日久会半身不遂。汗出后，若受到湿邪侵袭，就会生汗疹。经常偏吃膏粱厚味的人，容易生疔疮，招致疾病就像拿着空虚的器皿受纳东西一样容易。如果劳动之后，汗出当风，寒气逼于皮肤，会生酒糟鼻，淤积久了，面部还会生粉刺。

阳气在人体里，内化为精微养于神，外化为柔软以固筋。如果阳气的功能失调，就会造成皮肤汗孔的开合不当，寒气乘虚而入；如果阳气滞留在筋脉中就会造成佝偻不能直立；如果深陷血脉，可形成瘘管；若滞留在肌肉的纹理间，就会通过经络影响内脏，会出现容易恐惧和惊骇的症状；如果寒邪影响气血，使营气不能正常运行，壅堵在肌肉之中，就会发生臃肿。人体在出汗的时候，皮肤汗孔张开，体内阳气外散，抵抗力减弱，此时若有风邪侵入，汗孔随之闭合，就会致使邪气留在体内，因而容易发生寒热交替的风疟病。

风是诸多致病因素中最可怕的，是导致多种疾病的直接原因。懂得养生的人，要做到意志安闲，则腠理闭密，纵然有大风苛毒，也难对他造成危害。这就是遵循四时变化的顺序规律、有效行保护调养阳气的缘故。

病久了，就会转化为上下之气不通的积阳、积阴之证，那时虽有良医，也是治不好的。可知阳气过分蓄积，也会致死，必须用泻法消散积蓄的阳气。如果不及时正确治疗，必然会引起死亡，这种悲剧往往是水平不高的医生酿成的。

人身中的阳气，白昼运行在身体的体表，保护人身不被邪气所伤。天晓时，人的阳气开始发生；午时阳气最旺盛；日落时，阳气逐渐消弱，气门也随之关闭，此时就应当休息。阳气收敛，才能抗拒邪气。不要扰动筋骨，不要冒犯雾露，如果违反了早、中、晚三时的动静规律，就会生病而使人憔悴。

岐伯说：阴蓄藏精气，是阳气生发的源泉。阳是保卫人体外部而帮助阴精固摄的。假如阴不胜阳，则脉流迅疾，神志狂乱；如果阳不胜阴，五脏之气就会相互乱串，以致九窍不通。所以圣人主张明阴阳，不使偏胜，因而筋脉舒和、骨髓坚固、气血畅通，这样就能够内外调和，不受邪气伤害，耳聪目明，气的运行也就能始终如常了。

一旦阴阳失调，风邪侵入，精气就会受损，肝脏就会受伤。这种情况下，吃得过饱，胃肠的筋脉横逆弛缓，就会形成下泻脓血的痔疮；饮酒过度，肺气就会上逆；强力入房，就会损伤肾气，使腰间脊骨受到损坏。

阴阳协调的关键，在于阴气宁静、阳气固密。如果阴或阳单方面偏胜，则失去平衡和协调，就如同一年之中只有春天而没有秋天，只有冬天而没有夏天一样。因此可说，阴阳调和，是最适度的养生方法。如果阳气过强，不能密藏，那么阴气就要亏耗。阴气平和，阳气密藏，精神就会旺盛。如果阴阳离析而不相交，那精气也就随之而竭尽了。

风邪侵体，就会发生寒热。所以，春天伤于风邪，邪气滞留不去，到了夏天就会发生泄泻的病。夏天伤于暑邪，潜藏于内，到了秋天，就会发生疟疾。秋天伤于湿邪，到了冬天，就会随气逆而咳嗽，甚至形成痿厥这样的重病。冬天被寒邪所伤害，到了春天，必然会生温热病。因此说，风寒暑湿四时邪气，都会伤害五脏。

精血的产生，根源于对饮食五味的摄取。但是，贮藏精血的五脏，又可因过食五味而受伤害。过食酸味的东西，会使肝气偏盛，脾气因而受到克制，而呈现衰弱。过食咸味的东西，会使骨气受伤，肌肉枯槁，心气也会淤滞。过食甜味的东西，会使心气喘闷，肾气也就衰弱。过食苦味的东西，会使脾气受伤而不濡润，胃气也就壅满。过食辛味的东西，会使筋脉渐渐纵弛，精神也就颓废。所以五味应当调和适当，使骨骼正直，筋脉柔和，气血流通，腠理固密，这样骨气便精强。总之，只要严格地按着养生的方法去做，就可以健康长寿。

金匮真言论篇·第四

黄帝问：自然界的气候有八风的异常，人的经脉受邪有五风的病变，这是指什么呢？

岐伯回答说：八方不正常的邪风，入于五经，触动五脏，因而发病。一年四季的气候之间有相互制约的关系：即春胜长夏，长夏胜冬，冬胜夏，夏胜秋，秋胜春。

东风生于春季，病变常发生在肝经，表现于颈项。南风生于夏季，病变常发生在心经，表现于胸胁。西风生于秋季，病变常发生在肺经，表现于肩背。北风生于冬季，病变常发生在肾经，表现于腰股。中央属土，病变常发生在脾经，表现于脊背。

所以春季生病，病多在头部；夏季生病，病多在心脏；秋季生病，病多在肩背；冬季生病，病多在四肢。

所以春天多出现鼻塞和流鼻血，夏天多生胸胁病变，长夏易发生脾脏虚寒的腹泻病，秋天多生风疟病，冬天多生痹症。

所以冬天不要扰动筋骨，要做到藏阴潜阳，那么春天就不会发生流鼻涕、出鼻血的疾病及颈项病，夏天就不会得胸胁部疾病，长夏就不会得虚寒腹泻病，秋天就不会得风疟，冬天也不会得痹症、完谷不化的腹泻和汗出过多之病。

人身体中的精气，是人的根本。所以冬季善于藏精保肾，春天就不易生温病。夏天应出汗而不出汗，到了秋天就会得风疟病。这是平常一般的诊病法则。所以说，阴中有阴，阳中有阳。从黎明到中午，自然界的阳气是阳中之阳。从中午到

□ 四象图　瓦当

太极生两仪，两仪生四象。四象即六十四卦中的太阴、少阴、太阳、少阳，由阴阳两仪演化而得。四象在古代先贤那里又表示空间上四方的星象，东方为青龙之象，西方为白虎之象，南方为朱雀之象，北方为玄武之象。《内经·素问》从四时四象生发出四气调神，指出四时阴阳为"万物之根本""万物之始终""逆之则灾害生，从之则苛疾不起，是谓得道"。

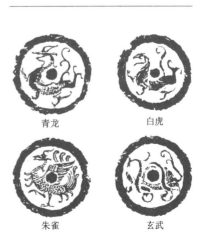

青龙　　　白虎

朱雀　　　玄武

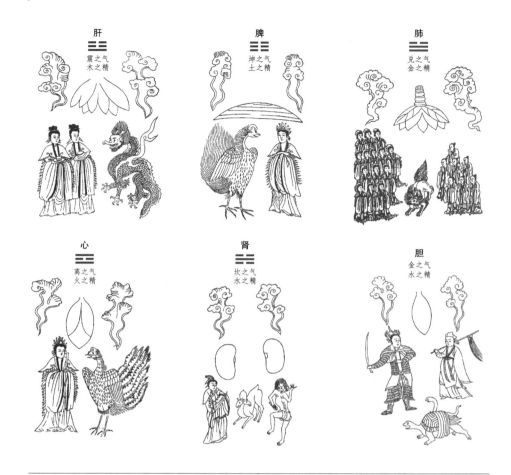

□ **五脏六腑 线描**

　　五脏即心、肝、脾、肺、肾。六腑即胆、胃、大肠、小肠、三焦、膀胱。这里只绘有肺、心、肝、脾、肾、胆六图，将"胆"目之为神脏而不是腑，并谓："胆合膀胱，上主于毛发。"又曰："且胆者，生于金，金主武，故多勇，宜抑之。吉夫胆者乘阴之气，禀金之用，主煞。煞则悲，故人之悲者，金生于水，则目中堕洞失。心主火，胆主水，亦主苦。火得水而煎，阴阳交争，水胆胜火，故泪从目出。"

　　黄昏，自然界的阳气是阳中之阴。从黄昏到鸡叫，自然界的阴气是阴中之阴；从鸡叫到黎明，自然界的阴气是阴中之阳。

　　自然界的阴阳之气是这样，人的阴阳之气也是这样。就人体而言，外部为阳，内部为阴。就躯干来说，背部为阳，腹部为阴。就脏腑来说，肝、心、脾、肺、肾五脏都属阴，而胆、胃、大肠、小肠、三焦、膀胱六腑都属阳。为什么要了解阴中之阴，阳中之阳的道理呢？因为冬病发生在阴，夏病发生在阳，春病发生在阴，秋病发生在阳，都应按照疾病的在阴在阳来进行针刺或砭石治疗。所以，背部为阳，阳中之阳为心，阳中之阴为肺；腹部为阴，阴中之阴为肾，阴中之阳为肝，阴中之至阴为脾。以上所说的，都是人体阴阳表里内外雌雄的对应关系，它们与自然界四时昼夜的阴阳变化，是相符合的。

黄帝问：五脏与四时相对应，都各有所用吗？

岐伯答：有。东方青色，与人身的肝相应。肝开窍于目，精华藏在其中，发病多为惊骇。肝在五味中为酸，在五行中为木，在五畜中为鸡，在五谷中为麦，在四季中与春季相应，在天体上与木星相应，所以肝有病发生在头部。因肝属木，在五音中为角，在五行生成数中为八，在五气中为臊，从而知其发病在筋脉。

南方赤色，与心相应。心开窍于耳，精华藏于其中，发病多在五脏。在五味中为苦，在五行中为火，在五畜中为羊，在五谷中为黍，在四季中与夏季相应，在天体上与火星相应，所以心有病会发生在血脉方面。因心属火，在五音中为徵，在五行生成数中为七，在五气中为焦。

中央黄色，与脾相应。脾开窍于口，精华藏于其中，发病多在舌根。在五味中为甘，在五行中为土，在五畜中为牛，在五谷中为稷，在四季中与长夏相应，在天体上与土星相应，所以脾有病会发生在肌肉方面。因脾属土，在五音中为宫，在五行生成数中为五，在五气中为香。

西方白色，与肺相应。肺开窍于鼻，精华藏于其中，发病多在背部。在五味中为辛，在五行中为金，在五畜中为马，在五谷中为稻，在四季中与秋季相应，在天体上与金星相应，所以肺有病会发生在皮毛方面。因肺属金，在五音中为商，在五行生成数中为九，在五气中为腥。

北方黑色，与肾相应。肾开窍于前后二阴，精华藏于其中，发病多在四肢关节。在五味中为咸，在五行中为水，在五畜中为猪，在五谷中为豆，在四季中与冬季相应，在天体上与水星相应，所以肾有病会发生在骨质方面。因肾属水，在五音中为羽，在五行生成数中为六，在五气中为腐。

所以精通脉理的人，必须小心审察五脏六腑的气血逆顺以及阴阳、表里、雌雄，经过深思熟虑，以达到精微地步。这种精妙的理论，是宝贵的。不具备仁爱之心、不是真心实意求学的人不要传授给他，这才算是正确的道理。

阴阳应象大论篇·第五

黄帝说：阴阳是宇宙之中的一般规律，是分析和归纳一切事物的总纲，是万物发展变化的起源，是生长、毁灭的根本。对于人体来说，它是精神活动的大本营。

治病必须以阴阳为根本。从阴阳变化来说，阳气积聚而上升，就成为天；阴气凝聚而下降，就成为地。阴的性质为静，阳则为动；阳主萌动，阴主成长；阳主杀伐，阴主收藏。阳主万物气化，阴主万物的形体。寒极会生热，热极会生寒。寒气能产生浊阴，热气能产生清阳。清阳之气下降，如不得上升，就会发生飧泄的病。浊阴在上壅，如不得下降，就会发生胀满的病。这就是违反了阴阳运行规律，导致疾病的道理。

清阳之气变为天，浊阴之气变作地。地气上升成为云，天气下降变成雨；雨源于地气，云出自于天气。人体的变化也是这样，清阳出于上窍，浊阴出于下窍。清阳从腠理发泄，浊阴内注于五脏。清阳充实四肢，浊阴则内走于六腑。

水属于阴，火属于阳。阳是无形的气，而阴则是有形的味。饮食五味滋养了形体；而形体的生长发育又依赖于气化活动。脏腑功能由阴精产生，阴精是依赖于真气而产生的，形体是依赖于五味形成的。阴精生于运化，形体生于无形之气。味能伤害形体，气又能摧残阴精，阴精转化为气，气又伤于味。

属阴的五味从下窍排出，属阳的真气从上窍发泄。五味之中，味厚的属于纯阴，味薄的属于阴中之阳；阳气之中，气厚的属于纯阳，气薄的属于阳中之阴。作为五味来说，味厚会使人泄泻，味薄能使肠胃通利。作为阳气，气薄能渗泄邪气，气厚会助阳发热。亢阳会使元气衰弱，而微阳却能使元气旺盛。因为亢阳会侵蚀元气，而元气赖于微阳的煦养；亢阳耗散元气，微阳却使元气增强。气味之中，辛甘而有发散作用的，属于阳；酸、苦而有上涌下泄作用的，属于阴。

阴阳在人体内，是相对平衡的。如果阴气偏胜了，则阳气必然受损害。同样，阳气偏胜了，则阴气也必定受损害。阳气偏胜就会生热，阴气偏胜就会生寒。寒到极点，又会出现热象；热到极点，又会出现寒象。寒邪能伤害人的形体，热邪能伤害人的气分。气分受伤，就会因气脉阻滞使人感到疼痛；形体受伤，就会因为肌肉壅滞而肿胀。所以凡是先痛后肿的，是因为气病伤及形体；

若是先肿后痛，是因为形伤累及气分。风邪太过，形体就会动摇、颤抖，手足痉挛；邪热太过，肌肉就发生红肿；燥气太过，津液就枯涸；湿气太过，就发生泄泻。

自然界有春、夏、秋、冬四时，对应五行而形成春、夏、长夏、秋、冬五时的变通，形成生、长、收、藏的过程，产生寒、暑、燥、湿、风的五候变化。人有五脏，五脏化生出五气，发为喜、怒、悲、忧、恐五种不同的情志。过喜过怒，会伤气。寒暑外侵，则会损伤形体。大怒会伤阴气，大喜会伤阳气。更可怕的是逆气上冲，血脉阻塞，形色突变。喜怒如不节制，寒暑规律过度违逆，生命就有危险了。因此，阴气过盛就要走向它的反面，同样阳气过盛也要走向它的反面。所以说冬季感受的寒气过多了，到了春季就容易发生热性病；春季感受的风气过多了，到了夏季就容易发生飧泄的病；夏季受的暑气过多，到了秋季就容易发生疟疾；秋季感受的湿气过多了，到了冬季就容易发生咳嗽。

黄帝问：我听说古代圣人，谈论人体形态，分辨脏腑的阴阳，审察经脉的联系，使得会通六合，各按其经络循行起止。气穴所发的部位，各有它的名称；肌肉及骨骼相连属的部位，都有它们的起点；皮部浮络的阴阳、顺逆，各有条理；四时阴阳的变化，有它一定的规律；外在环境与人体内部的对应关系，也都有表里之应。是否真的这样呢？

岐伯答：东方生风，风能滋养木气；木气生酸味，酸养肝；肝血养筋，筋又养心。肝气上通于目。阴阳五行的变化，在天为玄妙不测的道理，在人为认识事物的规律，在地为万物的无穷生化。它的变化在天是六气里的风，在地是五行里的木，在人体中是筋，在五脏中是肝，在五色中是苍，在五音中是角，在五声中是呼，在人体的病变中表现为抽搐拘挛，在七窍中是目，在五味中是酸，在情志中是怒。大怒伤肝，但悲伤能够抑制怒；风气伤筋，但燥能够抑制风；过食酸味能够伤筋，但辛味能够抑制酸味。

南方生热，热能生火；火气生苦味，苦养心；心生血，血养脾；心气关联于舌。其在天为热，在地为火，在人体为血脉，在五脏为心，在五色为赤，在五音为徵，在五声为笑；在人体的病变表现为忧心忡忡，在七窍为舌，在五味为苦，在情志的变动上为喜。过喜伤心气，恐可以抑制喜；热伤气，寒水可以抑制热；苦味伤气，咸味可以抑制苦。

中央生湿，湿气生土；土气生甘味，甘养脾气；脾滋养肌肉，肌肉强壮使

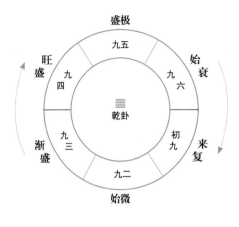

○ 阴阳盛衰消长示意图

《易·乾卦》是《周易》六爻位所象的六个阶段，即由始微——渐盛——旺盛——盛极——始衰——来复的典型反映。

图中的乾卦从初九（第一爻）为阳气始生，九二（第二爻）为阳气渐盛，九三（第三爻）为阳气旺盛，九四（第四爻）为阳气大盛，九五（第五爻）为阳气盛极始衰，上九（第六爻）为衰极必复。《内经》的六经三阴三阳分证即导证于此。

肺气充实，脾气关联于口。它的变化在天为六气里的湿，在地为五行里的土；在人体为肌肉，在五脏为脾，在五色为黄，在五音为宫，在五声为歌；在人体的病变表现为呃逆，在七窍为口，在五味为甘，在情志变动上为思。思虑伤脾，但怒气可以抑制思虑；湿气伤肌肉，但风气可以抑制湿气；过食甘味伤肌肉，但酸味可以抑制甘味。

西方生燥，燥使金气旺盛；金气生辛味，辛养肺；肺气滋养皮毛，皮毛润泽又滋生肾水，肺气关联于鼻。它的变化在天为六气里的燥，在地为五行里的金，在人体为皮毛，在五脏为肺，在五色为白，在五音为商，在五声为哭；在人体的病变中表现为咳，在七窍为鼻，在五味为辛，在情志变动上为忧。忧伤肺，但喜可以抑制忧；热伤皮毛，但寒可以抑制热；辛味伤皮毛，但苦味可以抑制辛味。

北方生水气，水气生咸味；咸味养肾气，肾气长骨髓；骨髓养肝，肾气关联于耳。它的变化在天为六气的寒，在地为五行中的水，在人体为骨髓，在五脏为肾，在五色为黑，在五音为羽，在五声为呻吟；在人体的病变表现为战栗颤抖，在七窍中为耳，在五味中为咸，在情志变动上为恐。恐伤肾，但思可以抑制恐；寒伤血，但燥可以抑制寒；咸伤血，但甘味可以抑制咸。

所以说，天地使万物有上下之分，阴阳使血气有男女之别。左右是阴阳循行的道路，水火是阴阳的表现。阴阳变化，是一切事物生成的初始。所以说，阴气居内，为阳气作镇守；阳气在外，为阴气所役使。

黄帝问：人应该怎样理解和运用阴阳变化的法则呢？

岐伯答：阳气太过，身体就会发热，腠理紧闭，喘息急迫，俯仰反侧。汗不出，热不散，牙齿干燥，心里烦闷，若再有腹部胀满的感觉，就是死证。患者禁得起冬天，而禁不起夏天。阴气太过，身体就会恶寒，出汗，身上时常觉冷，屡屡寒战，夹杂作冷，最后就会出现手足厥冷的现象。再感腹部胀满，就是死证，患者禁得起夏天，而禁不起冬天。这就是阴阳偏胜、失去平衡所引起的疾病的临床表现。

黄帝问：那么，怎样能够使阴阳得以调和呢？

岐伯答：知道七损八益的道理，就可以做到阴阳调和；不知道借用七损八益的道理，就会早早衰弱。就一般人说，年到四十，阴气已经减了一半，起居动作就显得衰退；到了五十岁，身体笨重，耳不聪，目不明；到了六十岁，阴痿，气大衰，九窍功能减退，阴虚于下，阳浮于上，流鼻涕、淌眼泪都出现了。所以说，懂这个道理的人，就强健；不懂的人，就易衰老。同样生活在世上，结果却不相同。

聪明的人能注意天地阴阳之气与人的一致性；愚蠢的人却只在身体衰弱时，才注意到这个道理。愚蠢的人，常感到体力不足；聪明的人，却感到精力有余。精力有余，就会耳聪目明，身轻体壮。即使身体本已衰老，也可以焕发青春；本来就强壮的人，就更强健。所以圣人为无为之事，以恬静为快乐，在清虚的环境中寻求最大的幸福，因此，他的寿命就与天地长存。这就是圣人的养生方法。西北方阳热不足，所以属阴，而人右边的耳目也就不如左边的聪明。相反，东南方阳热之气偏盛，所以属阳，而人左边的手足也就不如右边的灵活。

黄帝问道：这是什么道理？

岐伯回答说：东方属阳，是阳气生长的方向，人面南而坐，左为东，属阳。阳气上升，所以左侧的精气上部较盛，下部较虚。耳目在上，手足在下，所以左侧耳目比右侧聪明，但左侧的手足却不如右侧灵便。西方属阴，阴气有下降的特性，所以人体右侧的精气下部较盛，上部较虚。手足在下，耳目在上，所以右侧的手足较左侧灵便，但右侧的耳目却不如左侧的聪明。因此感受了外邪，如果在上部，那么身体右侧的病就较重；如果在下部，那么身体左侧的病就较重。天地阴阳之气不能处处均衡，而人身也有阴阳盛虚的区别，身体哪里虚了，邪气就会乘虚侵入并滞留在那里。

所以天有精气，地有形质。天有立春、立夏、立秋、立冬、春分、夏至、秋分、冬至八节，地有东、南、西、北、中五方，天地阴阳交通而生化万物。

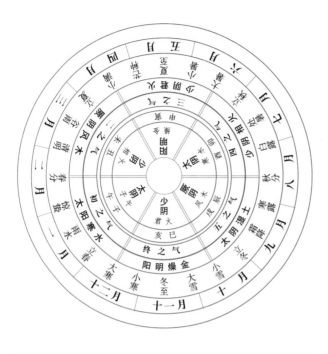

□ 阴阳总会图

　　"阴阳者，天地之道也。"阴阳属于自然界的根本规律，不论是天地，还是人体和疾病等等，都离不开阴阳，并且阴阳与天地、人体、疾病的关系是非常密切的。结合人体的上窍，而有发声、视觉、听觉、嗅觉、味觉等功能；其糟粕和废水由前后二阴排出；清阳之气（人体内的营养物质）发布于腠理，而能温煦体表肌肉；而浊厚的阴精（人体所需的营养物质），则分别储藏于"五脏"——心、肝、脾、肺、肾；清阳之气充实于四肢，饮食物则归入六腑。

阳气轻清而升于天，阴气重浊而降于地，所以天地的运动和静止，是由阴阳的变化所决定的，因而能使万物的生、长、收、藏，循环往复，永无休止。只有那些善于养生的人，对上顺应天的清轻之气来调养头部；对下顺应地的沉静之气来调养足部；在中部则效仿人事间的协调关系，来调养五脏之气。天之气与肺相通，地之气与咽部相通，风之气与肝相应，雷之气作用于心，五谷之气感应于脾，雨水之气滋润于肾。六经好像大河，肠胃好像大海，九窍好像河流。以天地的阴阳来比喻人身的阴阳，那么人的汗，就好像天地间的雨；人之气，就好像天地间的风；人的暴怒之气，就好像雷霆；人的逆气，就好像久晴不雨。所以养生如不取法于天地之理，疾病就会发生。

　　邪风的到来，有如暴风骤雨一般迅疾。善治病的医生，在病邪刚侵入皮毛时，就给予治疗；医术较差的，在病邪侵入到肌肤时才给予治疗；再差的，在病邪侵入到筋脉时才治疗；更差的，在病邪侵入到六腑时才治疗；最差的，在病邪侵入到五脏时才治疗。如果病邪已经侵入到五脏，那么治愈的希望与死亡的可能性同样大。人们如果感受了天的邪气，就会使五脏受到伤害；如果感受了饮食的或寒或热，就会使六腑受到伤害；如果感受了地的湿气，就会使皮肉筋脉受伤。

所以善于运用针法的人，会观察经脉虚实，有时要从阴引阳，有时要从阳引阴；取右边的穴位以治左边的病，取左边的穴位以治右边的病；用自己的正常状态来比较病人的异常状态；从在表的症状去了解在里的病变。这是为了观察病的太过和不及的原因，若真看清了哪些病轻微，哪些病严重，再给人治疗疾病，就不会失败。

善于治病的医生，看病人的颜色，按病人的脉搏，首先要辨明病属阴还是属阳。审察浮络的五色清浊，从而知道何经发病；看病人喘息的情况，并听其声音，从而知道病人的痛苦所在；看四时不同的脉象，从而知道疾病生于哪一脏腑；诊察尺肤的滑涩和寸口的浮沉，从而知道疾病所在的部位。这样在治疗上，就没有过失。但归根结底，还是应确保最初的诊断没有错误。

所以，病在初起时，用针刺法可治愈；若在邪气盛时，就须等邪气稍退再治疗。病邪轻浅时，用利宣泄的药；病邪重浊时，用利攻伐的药；病将愈时，则要巩固，防其复发。形体羸弱的，应设法温暖其气；精气不足的，应用味厚之品补之。如病在上焦，可用吐法；病在下焦，可用疏导之法；病在中焦，胸腹胀满者，可用泻下之法。如邪气停留在体表部位的，可用辛凉发汗法；如邪在皮肤的，可用辛温发汗法。如病情发越太过，可用抑收法；病属于实证的，可用散法或泻法。观察病的阴阳，来决定用剂的平和或峻猛。病在阳的，也可治其阴；病在阴的，也可治其阳。辨明气分和血分，血实的就用泻血法，气虚的就用导引法。

阴阳离合论篇·第六

黄帝问：我听说天属阳，地属阴，日属阳，月属阴，阴阳日月运转，形成了大月和小月，总计三百六十五天为一年。人体与此相对应。但人体三阴三阳之数和天地不尽相符，这是什么原因呢？

岐伯回答说：阴阳是有名无形的，它的变化却无穷无尽。由一可数到十，由十又可以分到百，由百可散为千，由千又可推至万，由万再推衍下去，是数不尽的。但是，阴阳对立统一的根本道理却是一致的。

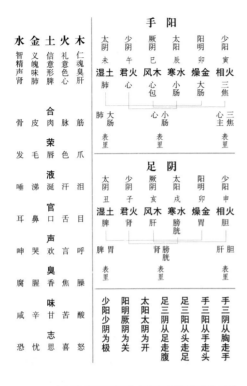

□ 十二经脉走向图

按照中医科学的认识和解释，所谓"十二经脉"，就是指人体经络的主要组成部分，称为"正经"。由手三阴、足三阴、手三阳、足三阳的表里配合，构成"十二经脉"。其循行走向为：手三阴经从胸走手；手三阳经从手走头；足三阳经从头走足，足三阴经从足走腹（胸）。

天地间，万物正生长繁衍。当它们还未长出地面时，叫做阴处，也称阴中之阴；当它们长出地面的时候，叫做阴中之阳。阳气给万物以生机，阴气给万物以形体。所以万物的萌生，是借助春气的温暖；万物的滋长，是借助夏气的炎热；万物的收成，是借助秋气的清肃；万物的收藏，是借助冬气的寒冽。这是四时气候变化和万物生长收藏的规律。如果失调了，那么天地之间，就会阴阳阻隔闭塞不通。这种变化，于人体也是一样，也可依次推衍，直到无穷无尽。

黄帝说：我想听你说一说三阴三阳经脉离合的情况。

岐伯说：圣人面南而立，南方为阳，北方为阴，胸前阳气广大，名叫广明，背后为北，属阴，名叫太冲，太冲所起的地方，叫做少阴，少阴经外表，是太阳经，太阳经下起于足部，上聚于面部。太阳合于少阴而又互为表里，所以叫做阴中之阳。阳在上，腰身以上阳气盛，所以身也叫广明，下身叫做太阴，太阴的前面，叫做阳明。阳明经下起于足穴，阳明与太阴互为表里，所以也是阴中之阳。厥阴是阴气已尽，重新回阳的意思，所以厥阴之表，叫做少阳，少阳经脉的下端起于足部。少阳与厥阴互为表里，又是阳气始生，所以叫做阴中之少阳。三阳经离合的情况，主要是：太阳主表为开，阳明主里为阖，少阳介乎表里之间为枢。三者互不排斥，脉搏跳动有力而不浮，叫做一阳。

黄帝说：希望讲讲三阴经的离合情况。

岐伯说：在外的属阳，在内的属阴。内阴中，冲脉又在脾的下方，叫做太阴。太阴脉起于足端的隐白穴，叫做阴中之阴。太阴的后面，叫做少阴。少阴脉起于足心的涌泉穴，叫做阴中之少阴。少阴的前面，叫做厥阴。厥阴脉起于足端的大敦穴，叫做阴之绝阴。三阴离合的情况，主要是：太阴是三阴之表为开，厥阴是三阴之里为阖，少阴在表里之间为枢，三者互不排斥，脉搏跳动有力而不沉，所以叫做一阴。

阴阳之气，一昼夜循行人身一周，周而复始，正是五脏六腑的气里形表之间相互为用的结果。

阴阳别论篇·第七

黄帝问：人有四经十二从，这是什么意思？

岐伯答：四经即肝、心、肺、肾四脏，它们和春夏秋冬四时相应。十二从即十二经脉的顺序、走向，和十二月相应，因此十二月又和十二经脉相应。

脉有阴阳之别，知道什么是阳脉，就能知道什么是阴脉，反之亦然。阳脉有五种，但五时之中五脏的阳脉各不相同，因此成为二十五种阳脉。所谓阴脉，就是五脏真气呈败露之象的真脏脉，若这种败象显现，那就一定要死了。所谓阳脉，就是有胃气的冲和之脉。能够辨别阳脉，就可知道病的所在部位；能够辨别真脏脉，就可以判断病者的死期。要了解三阳经的虚实，须诊察颈部的人迎脉；要了解三阴经的虚实，须诊察手腕部的寸口脉。这两者又是不可分割的。只要谨慎地熟悉阴脉和阳脉，在临证时，就不至于疑而不决，要与人相商了。

所谓脉象的阴阳，脉往叫做阴，脉来叫做阳；脉静叫做阴，脉动叫做阳；脉慢叫做阴，脉快叫做阳。凡诊得无胃气的真脏脉，如见到肝脉来时胃气断绝，十八天后就会死亡；见到心脉来时胃气断绝，九天后就会死亡；见到肺脉来时胃气断绝，十二天后就会死亡；见到肾脉来时胃气断绝，七天后就会死亡；见到脾脉来时胃气断绝，四天后就会死亡。

阳明经发病，一般会导致心脾受影响，病人经常感觉大小便困难，如果是女子的话，就会闭经。若是病久传变，或者形体发热消瘦，或者喘息气逆，那就不可治了。

脉别 / 类象			卦象				
类	象		卦画	卦名	卦象	卦义	卦应脏
浮	数	有力	☰	乾	天	金（燥）	肺、首
沉	迟	无力	☷	坤	地	土（湿）	脾、腹
浮	迟	无力	☱	兑	泽	土（湿）	脾、门
浮	迟	有力	☲	离	日	火（热）	心、目
浮	迟	无力	☳	震	雷	木（风）	肝、足
沉	数	有力	☴	巽	木	木（风）	肝、胆
沉	迟	有力	☶	艮	山	土（湿）	脾、手
沉	数	无力	☵	坎	月	水（寒）	肾、耳

□ 脉卦对应表

《周易》六十四卦，三百八十四爻象，是一个广博的信息库，人体的脉象也是一个神奇的信息储备库。

根据脉象推卦，可获得疾病的信息。推测的方法是根据脉象的浮沉、迟数及有力、无力判断阴阳属性，以定义爻成卦。具体推算，如诊得脉沉数无力，沉为阴，则爻为（－－），数为阳，则中爻为阳爻阴爻（—），无力为阴，则上爻为阴爻（－－），结果得卦为坎卦，坎象水性寒属肾，则该病分析病位可从肾着手，病性则从寒起步进行分析。

太阳经发病，多有寒热症状，下身浮肿，手足软弱无力，以致腿肚酸痛。如果病久传变，或致血涸肤枯，或致阴囊肿大。

少阳经发病，通常是气虚不足，咳嗽，泄泻。如果病久传变，或为心虚掣痛，或为饮食不下，隔塞不通。

阳明与厥阴发病，表现为惊骇，背痛，嗳气呵欠，病名风厥。

少阴与少阳发病，表现为腹部及两肋处胀痛，心中烦闷，又爱叹气。

太阳和太阴发病，表现为半身不遂，筋骨懈弛，痿弱无力；或者四肢不能正常活动。

脉的搏动紧张，像按琴弦那样带有弹性，叫做弦脉。脉搏指无力，像毛一样轻浮，叫做毛脉。脉搏指有力，来盛去衰，势如曲钩，叫做钩脉。脉搏指无力，轻按不足，像石头下沉，叫做石脉。阴阳之气，来去和缓，叫做滑脉。

阴在内争，阳在外扰，汗不止，四肢冷，寒气就会伤肺，使人喘鸣有声。阴气之所以能够生成并得以调和，其根本是由于五味的滋养。如果以阳助阳，阳气过盛就会破散，阴气也就随之消亡。如果阴气过盛，则阴阳紊乱，刚柔不和，十二经气就会衰绝。

属于死阴的病，不过三天人就会死去；属于生阳的病，不过四天人就会痊愈。什么叫做生阳、死阴呢？如肝病传心，是木生火，火为阳，就叫做生阳；心病传肺，是火克金，金属阴，就叫做死阴；肺病传肾，同为阴气，二阴相并，叫做重阴；肾病传脾，是肾水反来欺侮脾土，叫做辟阴，也是不可治的死证。

邪气在阳经郁结，四肢就会浮肿；阴血内结，阳气不得统运，就会大便下血，并且结渐加，血渐多。阴经阳经都郁结了，而阴经的重些，就会发生石水之病，主要症状是小腹肿；邪气郁结于胃和大肠的，就会发生消渴病；邪气郁结于膀胱和小肠的，就会发生大小便不通的病症；邪气郁结于脾肺的，就会发生水肿；邪气郁结于厥阴、少阳两经的，就会发生喉痹。

妇女尺脉搏动显著，滑于寸脉，这是怀孕的脉象。在脉上阴阳都现虚象，再患痢疾的，这是死证。阳脉胜于阴脉，是要出汗的。阴脉虚，阳脉搏指，在妇人就会发生血崩的病。

三阴（肺、脾）之脉，搏击于指下，经过二十天就会在半夜死亡。二阴（心、肾）之脉，搏击于指下，经过十三天就会在傍晚时死亡。一阴（心包络、肝）之脉，搏击于指下，经过十天就会死亡。三阳（膀胱、小肠）之脉，搏击于指下，并且鼓动过甚的，经过三天就会死亡。三阴三阳之脉都搏击于指下，心腹胀满，作痛，大小便不通，经过五天就会死亡。二阳（胃、大肠）之脉，搏击于指下，经气浮散，这已不可治，不超过十天就要死亡。

灵兰秘典论篇·第八

黄帝问：我想听你讲一下十二脏器在相互作用时，有无主从的区别？

岐伯答：问得太细，我尽量说一下吧。在人体内，心的重要性就好比君主，人的智慧都是从心生出来的；肺好比是宰相，主一身之气，人体内外上下的活动，都需要它来调节；肝譬如将军，谋虑是从它那儿来的；胆，有"中正"的特质，具决断力；膻中像个内臣，君主的喜乐都由它传达；脾胃受纳水谷，好像仓库，五味对人体的营养由它供给。大肠主管输送，食物的消化、吸收、排泄过程在它那儿最后完成。小肠接受脾胃已消化的食物后，进一步起到分化作用。肾是精力的源泉，没有它智慧和技巧得不到发挥。三焦主疏通水液，周身水的运行，是由它管理。膀胱是水液聚会的地方，经过气化作用，才能把尿液排出体外。以上十二脏器的作用，不能失去协调。当然，君主是最主要的。心的功能正常，其余各脏腑就能相安。这是根本的道理。按照这个道理来养生，就能长寿，不至于有严重的疾病。按照这个道理来治天下，国家就会繁荣昌盛。反之，如果各个脏器的活动失去相互联系，形体就会受到伤害。这种情形，对于养生来说是

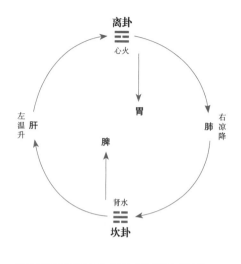

离卦
心火
胃
左温升 肝
脾
右凉降 肺
肾水
坎卦

□ **脏腑气机升降图**

　　升降出入运动是维持人体内外环境动态平衡的保证。肾水属阴水（肾阴），内蕴坎阳（肾阳），在肾间动气（命火）的发动下，坎中一阳滥升。其中肾阳土煦木，肾阴涵养肝木之升发。在中土枢轴的转动下，肝脾温升，肺胃凉降。心火属火（内含心阴），心阴下萌，戊土得润，胃土和降。心阳下煦，肺金不凉，始能顺降。如此，在肾阳命火的发动下，中土枢轴转动，肝脾升温而心胃凉降，共同完成脏腑的升降功能，从而完成人体脏腑的气血升降运动。

有害的；对于治国来说，国家就有败亡的危险。实在值得警惕呀！

　　养生的道理太微妙，变化无穷，谁能知道它的根源呢？困难得很哪！有学问的人勤勤恳恳地探讨研究，可谁能够完全掌握它的精要呢？医学的道理既晦涩又难懂，谁能够了解到它的精华呢！尽管医学的道理深刻精微，但最微小的事物，可以用毫厘来计算，若积少成多，便要用尺来度，用斗来量，然后再继续扩大到一定程度，就成为形体而被人们所掌握。

　　黄帝说：好得很！如此一番精纯明白的道理，如此一番圣人的伟业。对这些道理，我如果心不诚不择吉日，是不敢接受的。于是黄帝就选择了吉日良辰，一一记录这些道理，保存在灵台兰室，如同宝物一般，使它流传后世。

六节脏象论篇·第九

　　黄帝问：我听说天以六个甲子日合成为一年，地以九九之法与天相会通，而人也有三百六十五节，与天地之数相合，这种说法已经听说很久了，但不知是什么道理？

　　岐伯回答说：这是个很高明的问题！我试着讲讲吧。六六之节和九九之会，是确定天度和气数的。天度，确定了日月行程、迟速的标准；气数，标明了万物化生的循环周期。天为阳，地为阴；日为阳，月为阴。日月运行有一定的轨迹，万物循环也有一定的规律。一般一昼夜日行周天一度，而月行十三度有余，因此形成大月小月，合三百六十五天为一年，而余气积累，便产生了闰月。那应该怎样计算呢？首先确定一年节气的开始，用圭表测量日影的长短变化，校正一年里的时令节气，然后再推算余闰。这样，天度就可全部计算出来了。

黄帝说：天度的道理听过了，我希望再听听气数是怎样与天度相配合的。

岐伯说：天以六六之数为节度，地以九九之法与天相会通。天有十个日干，代表十天，六个十干，叫做一个周甲，六个周甲为一年，这是三百六十日的计算方法。从古以来，懂得天道的，都认为天是生命的本源，进一步来讲，生命是本于阴阳的。九州的地气都是与天气相通的。所以有五行三气之说。天有三气、地有三气、人有三气，三三合而为九。在地分为九野，在人分为九脏，即四个形脏和五个神脏，合为九脏，以与天的六六之数相应。

黄帝说：以上的我已经听懂了，但先生说积累余气成为闰月，什么叫气？请启发我的愚昧，解除我的疑惑！

岐伯说：这是前代帝王珍藏的学问，由我的老师传授给我的。

黄帝说：希望全部讲给我听听。

岐伯说：五日叫做一候；三候十五日成为一个节气；六个节气九十日叫做一时；四时三百六十日叫做一年。一年四时，各由金、木、水、火、土五运中的一运轮流主宰当旺。治病就应顺从其当旺之气。五行气运，各有主治之时。一年终了，再从头循环。一年分立四时，四时分布节气，如圆环一样没有始终。五日一候的推移，也是像这样。所以不知道一年中当旺之气的驾临、节气的盛衰、虚实产生的原因，就不能当医生。

黄帝说：五运终而复始，循环往复，像圆环一样没有始终，那么它的太过和不及是怎样的呢？

岐伯说：五行运气，更迭主时，各有其所胜，从而有盛虚的变化，这是很正常的事情。

黄帝问：平气是什么？

岐伯说：没有偏差。

黄帝道：太过和不及的表现如何？

岐伯说：经书里是有所记载的啊。

黄帝问：什么叫做所胜？

岐伯说：春胜长夏，也就是木克土；长夏胜冬，也就是土克水；冬胜夏，也

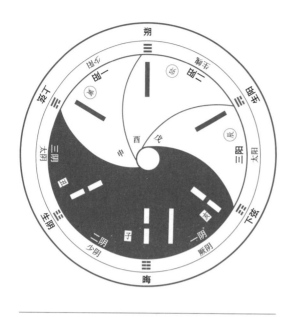

□ 八卦阴阳气化示意图

《周易》的气化观，奠定了中国运气学说的理论基础。运气学说的气化观，在《周易》"天道——气化——物候"气化观的基础上，不但在"天道——气化"方面作了升华，还发展了"气化——物候——病候"的关系，在医学、物候学、气象学等方面都有重大价值。

就是水克火；夏胜秋，也就是火克金；秋胜春，也就是金克木。这是五行之气以时相胜的情况。而人的五脏就是根据这五行之气来命名的。

黄帝问：怎样可以知道它们的相克情况呢？

岐伯说：推求脏气到来的时间，都以立春前为标准。如果时令未到而相应的脏气先到，就称为太过。太过就会侵犯原来它所不胜的气，而凌侮它所能胜的气，所谓"气淫"。内里邪僻之气已经生成，医生是无能为力的。如果时令已到而相应的脏气不到，就称为不及。不及则其所胜之气因无制约就要妄行，所生之气也因无所养而要受病，所不胜之气也来相迫，这叫做"气迫"。所谓求其至，就是在脏气来到的时候，谨慎地观察时令，看其是否与时令相合。假如与时令不合，与五行之间的对应关系无从分辨，那就表明内里邪僻之气已经生成，这样，就连医生也是无能为力的。

黄帝问道：五行气运有不相承袭乱来的情况吗？

岐伯回答说：自然界的气运，不可能没有规律；气运失其承袭，就是反常，反常就要变而为害。

黄帝道：变而为害又如何？

岐伯说：如果反常的气候能被这个时候的时令气候所战胜，那么患病就轻；如不能战胜，患病就重；倘若这个时候再感受邪气，就会死亡。或者说，五行气运的反常出现在它不能克制的时令时，病比较轻，而出现在它能克制的时令时，病就重。

黄帝道：讲得好！我听说天地之气化合而成形体，因形体不同而有万物的名称。那么天地气运和阴阳变化的作用，哪个大哪个小，您可以告诉我吗？

岐伯说：您问得真详细啊！但天很广阔，不容易测度；地很博大，也难以计算。不过您既已提出，我就说一下这其中的道理吧。自然界的植物有黑、白、青、赤、黄五种不同的颜色，其五色的变化，是看不尽的。植物还有酸、甜、苦、辛、咸五种不同的气味，五味的美妙也是不能穷尽的。人的嗜欲不同，对于色味各有其不同的嗜好。天供给人们五气，地供给人们五味。五气由鼻吸入，贮藏在心肺，能使脸色明润，音色洪亮。五味由口进入，藏在胃里，可养五脏之气。五气和化，就有生机，再加上津液的作用，神气自然会旺盛起来。

黄帝问道：人体内部脏器与其外在表现如何？

岐伯说：心是生命的根本，智慧的所在，其荣华表现在面部，其功用是充实血脉，是阳中之太阳，与夏气相应。肺是气的根本，是藏魄的所在，其荣华表现在毫毛，其功用是充实肤表，是阳中之太阴，与秋气相应。肾管蛰藏，储精气之所，其荣华表现于头发，其功用是充实骨髓，是阴中之少阴，与冬气相应。肝是四肢的根本，藏魂的所在，其荣华表现在爪甲，其功用是充实筋力而生养血气，其味酸，其色苍青，是阳中之少阳，与春气相应。脾是水谷营气所生的地方，其精华表现在口唇四周，其功用是充实肌肉，其味甘，其色黄，属于至阴一类，与长夏土气相应。胃、大肠，小肠、膀胱，叫做器，能排泄糟粕，转化五味而主吸收、排泄。以上十一脏器功能的发挥，都取决于胆的少阳之气——即胆的功能是否正常。

颈部人迎脉的搏动大于手腕部寸口脉一倍，说明病在少阳；大于寸口脉两倍，则病在太阳；大于寸口脉三倍，则病在阳明；大于寸口脉四倍以上说明阳盛到达极点，而不能与阴气相交通，叫做"格阳"。如果寸口脉大于人迎脉一倍，则病在厥阴；大于两倍，则病在少阴；大于三倍，则病在太阴；大于人迎脉四倍，则说明阴盛达到极点，而不能与阳气相迎，叫做"关阴"。假如人迎与寸口之脉都大于常人四倍，称为"关格"，关格之脉衰竭到不能通达天地精气的地步，则人必死。

五脏生成篇·第十

心脏与脉有特殊的联系，它使面部有光泽，它的制约者是肾。肺脏与皮有特殊的联系，其精华表现于毛，它的制约者是心。肝脏与筋有特殊的联系，其精华表现于爪甲，它的制约者是肺。脾脏与肉有特殊的联系，其精华表现于唇，它的制约者是肝。肾脏与骨有特殊的联系，其精华表现于发，它的制约者是脾。

咸味属水，摄入咸味过多，会使血脉凝滞，面上无光；苦味属火，摄入苦味过多，会使皮肤干燥、毛发脱落；辛味属金，摄入辛味过多，会使筋脉拘挛、爪甲枯槁；酸味属木，摄入酸味过多，会使皮肉坚厚皱缩无弹性；甜味属土，摄入甜味过多，会使骨骼发生疼痛、头发脱落。这是五味偏食的情况造成的损害。所以心欲得苦味，肺欲得辛味，肝欲得酸味，脾欲得甜味，肾欲得咸味。这就是五味与五脏相合的对应关系。

面部颜色与光泽的变化，能反映出五脏之气的盛衰。五脏在面上的气色，出现面青如死草，面黄如枳实，面黑如黑煤，面赤如凝血，面白如枯骨的，是五脏之气败绝反映，均是死亡的先兆。

面部气色青得像翠鸟的羽毛那样青绿而有光泽，赤得像鸡冠那样红润，黄得像蟹腹那样明润，白得像猪油那样光亮润泽，黑得像乌鸦羽毛那样乌黑透亮的，是五脏之气旺盛的反映，为生气。

在面部，凡心脏有生气的色泽，是要像白绢裹着朱砂那样；肺脏有生气的色泽，是要像白绢裹着浅红色的东西那样；肝脏有生气的色泽，是要像白绢裹着青中浮现赤色的丝织品那样；脾脏有生气的色泽，是要像白绢裹着栝蒌实一样；肾脏有生气的色泽，是要像白绢裹着紫色的东西一样。颜色鲜明润泽，含蓄而不露，是五脏之气充盛面部的表现。

五色、五味与五脏相合，其关系是：肺脏合于白色和辛味，心脏合于赤色和苦味，肝脏合于青色和酸味，脾脏合于黄色和甜味，肾脏合于黑色和咸味。所以白色合于皮，赤色合于脉，青色合于筋，黄色合于肉，黑色合于骨。

各类经脉，皆上属于眼；所有的精髓，皆上注于脑；所有的筋，皆注于骨节；所有的血液，皆输于心；所有的气，皆属于肺。这气血顺经脉向四肢八溪（左右上下肢的肘腕膝踝共八处，故称"八溪"）的灌注就像潮汐一样。

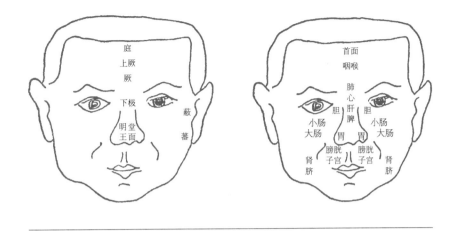

□ **面部与脏腑色见面部**

脏腑系统与体表器官的相关性联系，是传统医学诊断学的理论和依据，因而也正是藏象学说着力探讨的重要内容。除河图模型所列五脏与九窍、五体的关系外，中华传统医学还依局部是整体浓缩的观点，认为面部的不同部位可反映对应脏腑的状态。此图列举了身体各部分在面部的对应位置，表明整个人体的健康状况都能集中呈现在面部气色之上。

所以人躺卧，血就回归于肝脏。血荣养四肢百骸：肝得血就能使眼睛看见东西；足得血能行走；手掌得血能握物；手指得血能拿物品。如果刚起床就出外，再被邪风侵袭，则血凝结于肤表，就要发生痹证；如果凝涩在经脉，就会使得血行迟滞；如果凝涩在足部，就会发生下肢厥冷。这三种疾患，都是由于血液不能正常回流所致。人身有肩肘、腕、髋、膝、踝等大关节十二处称为"大谷"，又有全身骨节和筋肉交接处等，称为"小谷"，也就是腧穴三百五十四处，另外的十二个脊背处的腧穴还不在其内。这些都是卫气留止的地方，也是邪气容易侵袭的处所，如果受了邪气的侵袭，必须赶紧用针刺或砭石除掉它。

对病情的诊察一开始就应当把五脏之脉作为纲纪。要想知道某病是从哪一脏器里发生的，应先考察一下各脏脉的胃气如何。所说的五决，就是决断于五脏之脉。

所以头痛等巅顶的疾病，属于下虚上实，病在足少阴、太阳两经，如病势加剧，就会传入肾脏。眼花摇头、发病急骤的，或者目暗耳聋、病程较长的，属于下实上虚，病在足少阳、厥阴两经，如病势加剧，就会传入肝脏。腹满胀起，胸膈间像撑挂一样，下体厥冷，上体眩晕，病在足太阴、阳明两经，或咳嗽逆喘，胸中有病，病在手阳明、太阴两经，如病势加剧，就会传入肺脏。胸中痛，腰脊像扯着般疼痛，病在手太阳、少阴两经，如病势加剧，就会传入心脏。

脉搏的小大滑涩浮沉等表象，可以凭手指来分别。五脏的气象，可以类推。察听五脏的音声反应，可以意会到很多。五色虽然精微，可以用眼来观察。在诊断中如能做到把气色与脉搏参合起来分析，就万无一失了。如果面上现出赤色，脉搏又躁坚，诊断为病气积聚在腹中，常常妨碍饮食，这种病叫做心痹。它的致病原因是过于思虑，伤了心气，病邪乘虚而入。若面上出现白色，同时脉搏又躁浮，上虚下实，这是病气积聚在胸中，喘而且虚惊，这种病叫做肺痹，致病的原因是由于寒热，并在醉后行房。如果面上出现青色，同时脉搏长而弦，并且左右弹指，这是病气积在心下，撑拄两胁下，这种病叫做肝痹，致病原因是因为受了寒湿，所以病理机转和疝气一样，并有腰痛、足冷、头痛等症状。如果面上出现黄色，同时脉搏大而虚，这是病气积腹，自觉有逆气，这种病叫做厥疝。女子同样有这种情况，致病原因是由于四肢过劳，出汗后受了风的侵袭。如果面上出现黑色，同时下部脉坚而大，这是病气积在小腹和前阴，这种病叫做肾痹，它的致病原因是用凉水沐浴后就睡觉。

举凡观察五色和脉象：凡面黄目青、面黄目赤、面黄目白、面黄目黑的，都不是死的征象；凡面青目赤、面赤目白、面青目黑、面黑目白、面赤目青的，都是死的征象。

五脏别论篇·第十一

黄帝问：我从一些懂得医学的人士那儿所听到的对脏和腑的说法，是有分歧的。有的把脑髓叫做脏，但又有把脑髓叫做腑的；有的把肠和胃叫做脏，但又有把肠胃叫做腑的。他们的意见是相反的，却都说自己对。我不知到底谁说的正确，希望听您讲一下。

岐伯答：脑、髓、骨、脉、胆和女子子宫，这六者，是秉受地气而生的，都能藏精血，如同大地一样承载万物，所以能藏而不泻，这叫做"奇恒之腑"。胃、大肠、小肠、三焦、膀胱，这五者，是秉受天气而生的，如同天体一样运转不息，所以是泻而不藏，它们受纳五脏浊气，叫做"传化之腑"。是不能把它们的受纳物久藏，而须输送泻出的。肛门亦为五脏行使排泄之职，令水谷不得长久滞留人体。我们所说的五脏，是藏精贮阴而不泻的，因其充满，而不收受水谷。至于六腑呢，它的作用，是要把食物消化、吸收、输泻出去，所以虽然常常是充实的，却不能像五脏那样一直呈充满状态。食物下咽以后，胃里虽实，肠子却是空的；等到食物下去，肠中就会充实，而胃里又空了，所以说"实而不满"。

黄帝问："气口"怎么就是五脏的主宰呢？

岐伯说：胃是水谷之海，六腑的源泉。凡五味入口后，都储留在胃里，来营养脏腑血气。"气口"不仅属于手太阴肺经，也与足太阴脾经有紧密联系，所以五脏六腑之气味，虽然都来源于胃，但其变化则表现在气口脉上。五气（臊、焦、香、腥、腐）入鼻，进入肺里，而肺一有了病，鼻的功能也就差了。凡是在治疗疾病时，首先要问明病人的排泄情况，辨清脉搏，观察他的精神状态。

在诊断和治疗疾病时，必须审察病人全身的情况。如果是过分迷信神鬼之说的人，很难使他明了医学的道理；如果是厌恶针石的人，也很难使他相信针灸的巧妙；如果不愿意接受治疗，病人的病必然无法治好，即使勉强予以治疗，恐怕也不能取得应有的疗效。

异法方宜论篇·第十二

黄帝问：医生治疾病，对同样的病，治法不同，结果却都痊愈了，这是什么道理？

岐伯答说：这是地理条件形成的。例如东方地区，类似于春气，气候温和，出产鱼盐。近海挨水的当地居民喜欢咸腥爱吃鱼，他们习惯住在这个地方，也觉得这种食物很好。但是鱼吃多了，会使热邪滞留肠胃；盐吃多了，会使人伤血。当地的人们，大都皮肤色黑，肌理松疏，所发生的疾病，多是痈肿一类。在治疗上，适合用砭石去治，所以砭石疗法，也是从东方传来的。

西方是出产金玉的地方，亦属沙漠地带，具有自然界秋季收敛的气象。那地方都是依山而居，多风沙，水土性质刚强。当地居民，不穿棉布，多使用毛布和草席；喜欢鲜美食物，易肥胖。虽然外邪不易侵犯他们的躯体，但他们却很容易生内脏方面的疾病。在治疗上，就需用药物。因此说，药物疗法，是从西方传来的。

北方地区，是自然界冬季闭藏的地方，地理位置高，人们住在山岭上边，周围环境是寒风席卷冰冻的大地。该地居民，喜欢住在野地里，吃些牛羊乳汁。造成内脏受寒，易发胀满病。在治疗上，应该使用艾火炙烤。因此说，艾灸疗法，是从北方传来的。

南方地区，类似于自然界长养万物的夏季气候，是盛阳所在的地方。地势低洼，水土卑湿，雾露多。当地的居民，喜欢吃酸类和腐臭的食品。人们的身体，皮肤致密而带赤色，容易发生拘挛湿痹等病，在治疗上，应该使用微针。因此说，微针疗法，是从南方传来的。

中央地区，地势平坦多湿，是自然界中物产最为丰富的地方。那里人们的食物种类很多，并不感觉烦劳，所以人们发生的疾患，多是痿厥寒热等病。在治疗上，应该使用导引按摩的方法。因此说，导引按摩疗法，是从中央地区传出的。

所以圣人综合应用各种疗法，针对病情，给予恰当的治疗。疗法尽管不同，疾病却都能痊愈，这是由于能够了解病情，并掌握了治病原则的缘故啊！

移精变气论篇·第十三

黄帝问：我听说古时治病，仅仅改变病人的心情和精神，断绝疾病的根由就能使病人痊愈。而现在世人治病，用药从内治，用针石从外治，结果疾病还是有治好的也有治不好的，这是什么缘故呢？

岐伯答：古时候的人们，与飞禽走兽共居野外。他们靠活动身体来驱除寒冷，住在阴凉地方来躲避暑热，心里没有什么嗜好和欲念来耗伤精神，也没有什么追逐名利的行动来劳累身体。在那种恬淡的环境里，外邪是不易侵犯人体的。人们偶尔患病既不需要"毒药治其内"，也不需要"针石治其外"，只要使用"祝由"（上古符咒禳病法）的方法，转移病人的思想精力，就可以治好。现在却不同，人们心里经常为忧虑所苦，形体经常被劳累所伤，再加上违反四时气候和寒热变化；以及贼风虚邪不断侵袭，向内里侵犯到五脏骨髓，在外面伤害孔窍肌肤，所以得了小病，就会发展成为重病，得了大病，就会出现病危或死亡。如果只用"祝由"法解除其精神痛苦，是不能把病治好的。

黄帝说：很好！我希望在为病人诊治的时候，能够观察病人的死生，决断病情的疑惑，掌握其中的规律，使心中像有日月光照一样心思澄明。您可以告诉我那些道理吗？

岐伯说：对色和脉的诊察，是上古帝王所重视的，是由先师所传授给我的。上古时候，有位医生叫做僦贷季（相传是岐伯的祖师），他研究色和脉的道理，达到神奇之境。能联系到金木水火土四时阴阳八风六合，而不脱离色脉诊法的正常规律，并能从相互关系变化中，观察到它的奥妙所在。所谓诊病的要领，就是察色、脉。人的气色像太阳一样分阴晴，而脉息像月亮一样有盈亏。经常注意气色明晦、脉息虚实，这就是诊法的要领。总之，色脉的变化与四时相应。这一道理，远古帝王是极重视的，因为它合于神明，可以避死而趋生。生命延长了，人们自然要颂为圣王！中古时候的医生治病，让病发展了才加以治疗。先用汤液十天，祛除风痹病邪；如果十天病还没好，再用草药治疗。这样，邪气就会被降伏，病也就会痊愈。至于后世医生的治病就不是这样了。他们不根据四时的变化，不了解日、月，不辨别色、脉的顺逆，等到疾病已经形成，才想着用汤液、微针，分别从内外去治疗，还自以为能够治愈。结果呢，原来的病没有治愈，又添上新的病证了。

黄帝说：我希望听些有关治疗的根本道理。

岐伯说：治病最重要的，在于不脱离色诊脉诊，毫不迟疑地运用正确的诊法，这就是诊治的最大原则。假如诊断病情时把顺逆搞颠倒了，治疗也必然与病情不能相符。去除旧的习俗，掌握新的技术，才能达到所谓真人的境地。

黄帝说：我从您这儿听说了很多诊病的关键。您句句不离望色和切脉，这一点我已经深刻领会了！

岐伯说：其实诊治疾病最重要的根本只有一个"一"。

黄帝问：这"一"是指什么意思？

岐伯说：这"一"的关键就是问清病情。

黄帝问：怎么去做呢？

岐伯说：关好门窗，密切关注病人，向病人细致地询问病情，了解其隐衷，顺从他的心意。如果病人神气旺盛，脉息和平，病就能治好；反之，神气丧失，脉逆四时，病就难治了。

黄帝说：您说得很好！

汤液醪醴论篇·第十四

黄帝问道：怎样用五谷来制作汤液和醪醴呢？

岐伯答说：必须用稻米来作原料，用稻秆作燃料。因为稻米之气完备，而稻秆的性质则很坚实。

黄帝说：这是什么道理？

岐伯说：稻谷得天地的和气，生在高下适宜的地方，所以得气最完备；又在适当的季节收割，所以稻秆最坚实。

黄帝说：上古圣人，制汤液醪醴而不用，这是什么道理？

岐伯说：上古时代人们很重视养生之道，医生制成汤液醪醴，是以备万一的。所以制成了，并不一定用它。到了中古时代，人们不注重养生，当身体受外邪乘虚侵害而衰弱时，便服用些汤液醪醴，病即可痊愈。

黄帝说：现在的人有了病，虽然也吃些汤液醪醴，病却不一定都好，这是什么缘故呢？

岐伯说：当今之世，人们已不大重视养生之道了，所以治病必须要内服药物，外用砭石针艾，只有这样才能把病治好。

黄帝说：病人形体衰败，气血竭尽，经治疗却不见功效，这是什么原因？

岐伯说：因为病人的精神，已失去支配的作用了。

黄帝说：怎么叫做精神失去支配作用呢？

岐伯说：针石治病，不过是奉行医道。病人的神气已经衰微，意志已经散乱，那病是不会好的。因为已到精神败坏、神气涣散、荣卫不可能再恢复的地步了。为什么病会发展成这样？情欲太过，忧患萦心而不能休止，以至于精气衰败，营血枯涩，卫气消失，所以神气就离开人体，而疾病也就不能痊愈了。

黄帝说：凡病在初起的时候，是极其微浅而简单的，病邪只潜留在皮肤里。医术高明的医生说，病已发展得很严重了，即使用针石也不能治愈，用汤药也达不到目的。现在的医生都掌握了医疗的法则，遵循医治的规矩；而病人的亲朋好友，对病人声音每日得闻，五色每日得见，为何病人的求治心愿却不能实现，没能被早点送医治疗呢？

岐伯说：病人是本，医生是标。标本必须相得。必须是病人求治，医生才能施治。没有病人的配合，病邪就不能被制伏，道理就在这里！

黄帝说：有的病不是因为邪气从皮毛侵入而发生，而是由于五脏阳气衰竭，水气充斥于皮肤，阴精独居在内，阳气耗竭在外，形体肿胀，连原来的衣服也显得瘦小而不合身了，四肢肿胀甚而影响中气的升降。像这种水气格拒于内、形体改变于外的疾病，应当怎样治疗呢？

岐伯说：调和脏腑阴阳，用针刺的方法去瘀血、消积水，叫病人轻微地活动四肢，使阳气渐渐传布；然后用缪刺法（指身体一侧有病时，针刺对侧穴位的方法），使他的形体恢复起来。再设法使汗液畅达，小便通利；注意观察病人情况，适时地给些药吃。待五脏阳气输布了，五脏郁积荡涤了，那么精气自然会产生，形体自然会强盛，骨骼和肌肉也会相辅相成，气困于内的情况自然就消除了。

黄帝说：讲得很好！

玉版论要篇·第十五

黄帝问道：我听说《揆度》和《奇恒》，这两部古书中各有很多诊察疾病的方法，究竟该怎样运用呢？

岐伯回答说：《揆度》是估量疾病的深浅，而《奇恒》是辨别那些异乎寻常的疾病。照我的想法，所谓诊病的至理，就是要注意五色和脉象的变化。至于《揆度》和《奇恒》，它们的要点都在于把握五色和脉象的联系。人体的气血，是永远运转而不回折的，若回折了，就违逆了运转而失却生机。这个道理很重要，应记录在玉版上，称为"合玉机"。

面部病色的变化，呈现在上下左右不同的部位，应注意分别察看它的浅深度。病色显露浅的，说明病轻，可用五谷汤液调理，约十天就可以痊愈了；病色显露深的，说明病重，就需服些药剂治疗，约二十一天也可痊愈；病色显露太深的，病就更严重了，必定要用药酒治疗，需要经过百天左右才能痊愈。如果气色红润，面容瘦削，经过百天以后，还是可痊愈的。此外，病人脉短气绝的，必死；温热病而阴血虚极的，也必死。

面部颜色的变化，呈现在脸部的上下左右，必须注意分别察看它的不同部位。病色向上移的为逆，向下移的为顺；女子病色在右侧的为逆，在左侧的为顺；男子病色在左侧的为逆，在右侧的为顺。如果男女病色变易部位，反顺为逆，那对男子来说，就是重阳；对女子来说，就是重阴。而重阳、重阴，都是容易死的。至于阴阳反常的病人，应该权衡虚实轻重，想办法将阴阳扭转过来，使它恢复正常。《奇恒》和《揆度》的方法就是这样，必须精心诊察。

脉搏劲击于指下，反映邪气过盛而正气不足，会使人或为痹证，或为痿躄证，这是寒热之气交加所致。因阳气太盛而损耗精气的脉象，称之为孤阳脉；如果脉象极为微弱，是阴寒削弱阳气的反映，为孤阴脉。孤阳脉与孤阴脉，是阳气与阴精受到消耗的表现，这称为逆，是死亡的征象。如果仅仅是脉象虚弱，尚有可补救之法的，称为从。

在诊脉时运用《奇恒》的方法，应该从手太阴的寸口脉来着手。如脉搏受四时、五行制约的，叫逆，逆是死亡的征象；如不受四时、五行制约的，叫从，预后良好。自然界八风、四时的胜量是循环无端、终而复始的。假如八风、四时气候失常，就不能再用常理推断了。这就是《揆度》和《奇恒》诊法的全部要点。

诊要经终论篇 · 第十六

黄帝问：诊病的要领是什么？

岐伯答：正月、二月，天气开始升扬发散，地气刚刚开始萌发，此时人气在肝；三月、四月，天气正当发扬之时，地气稳定地生长发育，此时人气在脾；五月、六月，天气赫盛，地气升高，此时人气在头；七月、八月，阴气开始上升，呈现肃杀的气象，此时人气在肺；九月、十月，阴气转盛，地气闭藏，此时人气在心。十一月、十二月，阴气盛极，冰封大地，地气就完全密闭了，此时人气在肾。

所以，春天应刺经脉的散腧穴，达到肌肉分理，见血止针，病较重的，经针刺后，气将得到流通；病轻的，将开始正常的气血循环。夏天的刺法，应刺孙络的腧穴，见血就要止针，邪气除去，穴孔合闭起来，痛病也就消除了。秋天，应刺皮肤，先用手指循按肌肉的纹理，宣散气血，观察病人的神色，如果变好，就要止针。冬天的刺法，应该深取腧窍，到达分理之间。病重的，可以深刺直入；较轻的，可以左右上下随宜而刺。总的来说，春夏秋冬各有相应的刺法，而四时的针刺也各有所在的部位。

春天误刺了夏天的部位，就会出现脉乱气弱的情况，邪气会侵入骨髓之中，病就不能痊愈，使人不想吃饭，而且气虚。春天误刺了秋天的部位，就会发为筋挛气逆之病，咳嗽也会随之而来，疾病就不能痊愈，使人时有惊惧，而且哭泣。春天误刺了冬天的部位，邪气就会深居于内脏，使人腹胀。病就不能痊愈，而且使人爱说话。

夏天误刺了春天的部位，病不能愈，使人倦怠无力。夏天误刺了秋天的部位，病不能愈，使人不愿说话，而且惴惴不安，好像有人要来逮捕他似的。夏天误刺了冬天的部位，病不能愈，使人气上逆，时常发怒。

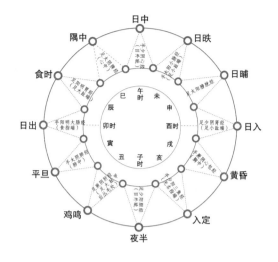

□ 十二经脉流注图

　　十二经脉气血是按照肺经→大肠经→胃经→脾经→心经→小肠经→膀胱经→肾经→心包经→三焦经→胆经→肝经→肺经……依次循行不止、环周不休的。当经脉脏腑发生病变时，正气常借该脏腑气血旺盛之时与邪气交争，正邪交争而病作，疾病在不同部位发作会有不同表现。

秋天误刺了春天的部位，病不能愈，使人惕然不宁，想起要做的事，但立刻就忘了。秋天误刺了夏天的部位，病不能愈，使人越来越贪睡，并且多梦。秋天误刺了冬天的部位，病不能愈，使人时常发冷。

冬天误刺了春天的部位，病不能愈，使人困倦而不能安睡，即使安睡了，又像梦里见到什么似的。冬天误刺了夏天的部位，病不能愈，使人气上逆，会发各种痹证和麻木不仁的病。冬天误刺了秋天的部位，病不能愈，使人常常口渴。

凡在胸腹部位用针时，应避开五脏。如针伤心脏，一天就死；针伤脾脏，五天就死；针伤肾脏，七天就死；针伤肺脏，五天就死；假如中伤了膈膜，那叫"伤中"，虽然暂时病情好转，但由于脏气相乱，不出一年也要死亡。避开五脏的关键，是要懂得下针的顺逆。所谓"顺"，就是知道膈膜与脾肾等器官的部位，不知者就叫"逆"。刺胸腹部位的时候，应该先用布条缠着胸腹，然后透过

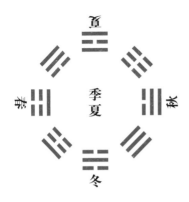

□ 四时图

天有"四时"——春夏秋冬的养生之道，只能遵循自然规律的变化，而不能违逆；违逆了春秋冬夏的自然规律，不仅不利于养生保健，而且还会影响"五脏"中的肝气、心气、肺气、肾气，并会随之产生各种疾病。

布条进针。如果刺后，不见病愈，可以再刺。这样，就不会伤了五脏。在针刺的时候，进针应该肃静；如刺肿病，可用摇针手法；如刺经脉的病，就不能用摇针手法，这是针刺的要点。

黄帝问：我希望听您讲一下十二经脉气绝的情况是怎样的。

岐伯答：太阳经脉气绝的病人，两目上视，目睛不能转动，身背呈角弓反张，手足抽搐，面色发白，出绝汗，绝汗一出，就要死亡。少阳经脉气绝的病人，耳聋、遍体骨节松懈，目系就要断绝，目系一断，一日半就要死亡，死的时候，病人面上先现出青白色。阳明经脉气绝的病人，口耳会张大，时发惊惕，言语错乱，面色发黄，假如手足二经脉再盛躁而麻木不仁，就要死亡了。少阴经脉气绝的病人，面黑，牙齿觉得变长，积满牙垢，腹部胀闭，假如上下不能相通，便要死亡了。太阴经脉气绝的病人，腹胀闭塞，呼吸不利，常常呕吐，呕吐就会气逆，气逆就会面赤，假如不呕吐了，就又会上下不通，不通则面色发黑，皮肤汗毛枯干，就要死亡。厥阴经脉气绝的病人，胸中发热，咽喉干燥，多小便，心里烦躁，病重时，就会出现舌卷、睾丸上缩的情况，那就要死亡了。以上就是十二经脉气败绝的症状。

脉要精微论篇·第十七

黄帝问：诊脉该怎样进行呢？

岐伯答：诊脉应当在天刚亮阴气尚未扰动，阳气还未耗散时进行，因为此时未用饮食，经脉之气不会亢盛，络脉之气亦很调和，气血又未扰乱，这样，才可以诊出有病的脉象。

在诊察病人脉搏动静的同时，还要看他的两目瞳神，观察他的面部色泽，分辨他五脏脏气是有余还是不足，六腑之气是强还是弱，形体是盛还是衰。综合几个方面来考察，来判别病人的死生。

脉是血液所聚之所。脉长说明气机顺达；脉短说明气分有病；脉快说明心里烦热；脉大是表示病情较重。上部脉盛，是气塞于胸；下部脉盛，是气胀于腹。代脉是气衰；细脉是气少；涩脉是气痛。脉来刚硬过速，势如涌泉，这是病情加重，到了危险地步；若脉来似有似无，其去如弓弦断绝，必死。

面色，是精气的外在表现。若是赤色，就应像白绸裹着朱砂那样，红润而有光泽，而不是暗淡红紫，无光泽；若是白色，就应像鹅毛，白而光洁，而不像食盐般白而晦暗；若是青色，就应像碧玉般青而润泽，而不像靛蓝般青而滞暗；黄色应该像罗绢包裹雄黄，而不应像黄土；黑色应该像重漆般油亮，不应像（木）炭。假如五色极败之象显露了，那么寿命也就不能长久。人的眼睛，是用来观察万物，辨别黑白，审察长短的。如果长短不分、黑白颠倒，就证明精气衰败了。

五脏，藏精守内。如脘腹胀满，脏气虚满，则说话瓮声瓮气像从密室中发出的一样，这是中气被湿邪阻滞的缘故；如果讲话声音低微，说了再说，表明正气明显衰败；如果病人不知收拾衣被，言语错乱，不分亲疏远近，这很显然是精神紊乱了；如果肠胃不能纳藏水谷，大便不禁，这是肾虚不能固摄的关系；如果小便失禁，这是膀胱不能闭藏的关系。总之，若五脏能够起到守内的作用，病人就能恢复健康；否则，病人就濒于死亡了。

五脏是人体强健的基础，而头部是精气神明会聚之府，如果头部侧垂，眼胞内陷，那就说明精神要衰败了。背是胸之府，如果背弯曲而肩下垂，那是胸要坏了；腰是肾之府，如果腰部不能转动，那是肾气要衰竭了；膝是筋之府，如果屈伸困难，走路时曲背低头，那是筋要疲惫了；骨是髓之府，如果不能久立，行走动摇不定，那是骨要衰颓了。总之，如脏腑精气能够由弱转强，就可复生；否则，就会死亡。

岐伯说：脉气与四时阴阳之气相反的，如表现为有余的，皆为邪气盛于正气；表现为不足的，为血气消损。根据时令变化，脏气当旺，脉气应有余，却反见不足的，这是邪气盛于正气；脉气应不足，却反见有余的，这是正不胜邪，邪气盛，而血气消损。这种阴阳不相顺从，气血不相营运，邪正不相适应而发生的

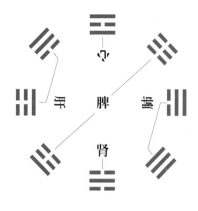

□ 五神乘梦配八卦图

图中反映的是五神人体中的心、肝、脾、肺、肾与梦境的关系。梦境的产生根源与身体阴阳的变化和脏气盛衰有着直接的联系。肝气虚则梦见菌香生草，得其时则梦伏树下不敢起。肺气虚则使人梦见白物，得其时则梦见兵战。肾气虚则使人梦见舟船溺人，得其时则梦伏水中，似有恐惧。脾气虚则梦饮食不足，得其时则梦盖屋。心气虚则梦救火阳物，得其时则梦燔灼。

疾病名叫"关格"。

黄帝问：脉象是怎样随四时而变化的？怎样通过诊脉知道病的所在呢？怎样通过诊脉知道病的变化？怎样通过诊脉判断疾病在内？又怎样通过诊脉知道疾病在外呢？请问这五个问题，您能讲给我听吗？

岐伯答：让我说说这五者的变化与天地运转的关系吧。万物之外，六合之内，天地之间，自然的变化，都是与阴阳的变化规律相应的，而不单纯是人体脉象的问题。例如从春天的和煦，发展成为夏天的酷热；从秋天的凉风劲疾，发展成为冬天的寒风怒号。四时的变化，反映了自然界阴阳的规律，人体的脉搏，也随四时而相应地沉浮。春之脉，因阳气初生，与阳气相应，应圆滑流畅；夏之脉，因阳气旺盛，与之相应，应洪大方正；秋之脉，因阳气下降，与阳气相应，应轻涩而散；冬之脉，因阳气深藏，与阳气相应，应沉实内伏。四时阴阳的情况也是这样，在冬至至立春的四十五日，阳气微升，阴气微降。夏至至立秋的四十五日，阴气微升，阳气微降，由于这升降有一定的规律，因此与脉象的变化相一致。脉象和四时不相适应，就可知脉象的生分死分，根据生死之分的期限，就可以推究出病人亡故的具体日子。这其中的微妙都在脉象上，不可不细心体察。而体察必须从五行生克的规律开始，并结合人体十二经脉予以分析。十二经脉应五行而有生生之机。观测生生之机的尺度，则以四时阴阳为准则，遵循四时阴阳的变化规律，不使有失，则人体就能保持相对平衡，并与天地阴阳相互统一。知道了天人统一的道理，就可以预决死生。所以五声是和五音相应和的；五色是和五行相应和的；脉象是和阴阳相应和的。

除分析脉象要辨别阴阳外，即使夜间做梦，也可反映出体内阴阳的盛衰。阴气盛，就会梦见涉渡大水，惊恐万状；阳气盛，就会梦见大火焚烧；阴阳俱盛，就会梦见互相残杀；气盛于上部，就会梦见飞腾；气盛于下部，就会梦见向下坠落；过于饱，就会梦见施舍；过于饥饿，就会梦见攫取食物；肝气盛，就会梦见自己发怒；肺气盛，就会梦见自己号哭；腹中蛲虫多，就会梦见众人聚集；腹中蛔虫多，就会梦见与人相斗受伤。

所以诊脉有一定法则，而要使诊察正确，最可贵，也是最根本的一条法则是平心静气、精神集中。脉象随季节的不同而不同：春天之脉象，浮而滑利，像鱼游于水中；夏天的脉在表，洪大而浮，泛泛然充满于指下，就像夏天万物生长的茂盛状态；秋天的脉处于皮肤之下，就像蛰虫将要伏藏；冬天的脉沉在骨，就像冬眠之虫闭藏不出，人们也都深居简出般。因此说：要知道内脏的情况，可以从脉象上区别出来；要知道外部经气的情况，可从经脉循行的经络上诊察而知其终始。春、夏、秋、冬、内、外这六个方面，是诊脉的大法。

心脉搏击有力而长，那是发生了舌硬不语的病；若其脉濡弱而散，会感到心气不足，但当经气以次相传，环行一周而再回到其本位的时候，病也就痊愈了。肺脉搏击有力而长，那是发生了唾血的病；若其脉濡弱而散，就是肺虚皮毛不固，汗出如洗，这样，就使体力不易恢复。肝脉搏击有力而长，面色不青，这是跌伤、击伤等病，由于瘀血积在胁下，使人逆气哮喘；假如其脉濡弱而散，面色反而鲜泽的，是溢饮的病，所谓"溢饮"，指渴极暴饮，而渗流到皮肤，溢出肠胃。胃脉搏击有力而长，面色发赤，就会髀痛如折；若其脉濡弱而散，要发生食痹的病；脾脉搏击有力而长，面色发黄，这是脾脉失去平缓，脾气不运，少气之病随之发生了；若其脉濡弱而散，面色无光泽，那就会发生足胫浮肿。肾脉搏击有力而长，面色发黄赤，就会腰痛如折；若其脉濡弱而散，那是精血虚少的病，这种病人少有康复痊愈的。

黄帝问：诊得心脉绷急，这是什么病？病的形态又怎样？

岐伯答：病名叫心疝，小腹部位会有肿块出现。

黄帝问：这是什么道理？

岐伯答：心是阳脏，和小肠为表里，所以说小腹会有肿块出现。

黄帝问：诊得胃脉有病，它的症状是怎样的？

岐伯答：如果胃脉实，其病是腹胀满；如果胃脉虚，其病是泄痢。

黄帝问道：疾病的成因和它的变化是怎样的？

岐伯答：因受到风邪而得病，可分为寒与热；因受热邪，就会变为消中；气逆不已，就会变为癫疾；久感风邪，就会变为飧泄；血脉受风邪，就会长恶疮。病的变化，是不胜枚举的。

黄帝问道：各种痈肿筋挛和骨痛，又是怎样产生的？

岐伯答：这是由于寒气所聚，风邪所侵而形成的。

黄帝问：怎样治疗？

岐伯说：这是四时之邪所引起的疾病，用五行相胜的方法治，就会痊愈。

黄帝问道：若人有旧病，从五脏发动，因而影响到脉色，怎样区别它是旧病还是新病？

岐伯答：您问得很细致呀！这只要验看它的脉色就可知道了。如果脉虽小而气色不差的，那是新病；如脉不差，可是气色已差的，那是旧病；如脉和五色都差的，那是久病；如脉和气色都不差的，那是新病。肝脉肾脉见了沉弦的现象，皮色现出了青红色，这样的病，是由于击伤所致，不见血也好，已见血也好，形体好像水肿，这是瘀血肿胀。

尺部脉两旁是季胁。轻按尺部可以诊断肾，重按两侧可以诊断腹。关部脉，轻按其左可以诊断肝，重按可以诊断膈；轻按其右可以诊断胃，重按可以诊断脾。寸部脉，轻按其右可以诊察肺，重按可以候察胸中；轻按其左可以候察心，重按可以候察膻中。臂内阴经之分，可以诊断腹；臂外阳经之分，可以诊断背。上段之端，是诊断胸喉部疾病的；下段之端，是诊断小腹、腰、股、膝、胫、足中部疾病的。

脉象洪大，阴不足而阳有余，见于热中之病；脉象来急去缓，是上实下虚，见于厥癫病；脉象来缓去急，是上虚而下实，见于恶风之病。中恶风的人，始于阳气受邪。脉象沉数的，是足少阴经厥逆之病；脉象沉细数散的，是寒热之病；脉象浮散的，是眩晕昏倒之病。脉象浮而不躁的，其病在表，就会发热；如果有躁动，则病在手。脉象细而沉的，其病在里，就会骨节疼痛；如果细沉而静，那是病在足三阴经了。数脉而有歇止的，其病在阳，有溏泄及大便脓血的症状。脉见涩象，是阳气有余；脉见滑象，是阴气有余。阳气有余，就身热无汗；阴气有余，就多汗身冷；阴气阳气均有余，就会无汗发冷。另一种察病方法：病象表证，本应推求于浮脉，反而见沉迟脉象，就是心腹积聚的病；病象里证，当推求沉脉，而反见浮数脉象，就是有内热的病；推求上部，脉只见于上，而下部则弱，就是腰足清冷的病症；推求下部，脉只见于下，而上部则虚，就是头项疼痛的病症。假如重按至骨，而脉气少的，就是腰脊痛而身有寒痹的病。

平人气象论篇·第十八

黄帝问道：无病之人的脉象是怎样呢？

岐伯答说：无病之人呼气一次，脉搏跳动两次；吸气一次，脉搏也跳动两次；在呼气与吸气之间脉搏再跳动一次。这样，正常人呼吸一次脉搏一般要跳动五次，如果深呼吸一次跳动六次也属正常。通常用无病之人的呼吸情况做标准来衡量病人的脉息，医生如无病，也可以调匀自己的呼吸以诊察病人的脉搏次数，这是脉诊的法则。

人一呼，脉只跳动一次，一吸，脉也跳动一次，这是气虚的现象。人一呼，脉就有三次跳动，一吸，脉也有三次跳动并且躁急，尺部皮肤发热，这是温病。尺肤不热，脉搏往来流利的，这是风病。如果脉涩，就是痹证。若人一呼，脉的跳动在四次以上的必死。脉搏中断不复至的必死。脉搏忽慢忽快的也是死脉。

人的脉气，是来源于胃的，胃气正常就是人体健康的标志，人若无胃气，叫做逆象，逆象是可以致死的。

春季脉有胃气而略带弦，是正常的脉象，弦多胃气少，就是肝病；只见弦脉而无胃气，就要死亡；虽有胃气，而兼见毛脉，延至秋天就要生病；倘若毛脉太甚，会立即生病。春天五脏之真气散发于肝，肝脏是藏筋膜之气的。

夏季的脉，胃气中微带如钩的洪大脉，叫做常脉。如果钩多而胃气少，就是心脏有病；假如只见钩脉而无胃气，就要死亡；若虽有胃气，而兼见石脉，预测延至冬天就要生病；倘若石脉太甚，就会立即生病。夏天五脏之真气通于心，心是藏血脉之气的。

长夏的脉搏，胃气微带软弱的脉，是正常的脉。如果软弱的脉多而冲和的胃气少，就是脾脏有病；假如只见代脉而无冲和的胃气，就要死亡；若弱脉中兼见石脉，预测到了冬天就要生病；倘若石脉太甚，就会立即生病。长夏时五脏之真气濡润于脾，脾是藏肌肉之气的。

秋季的脉，胃气中微带浮（毛）脉是正常的脉。如果毛脉多胃气少，主肺脏有病；假如只见毛脉而无胃气，就要死亡；若毛脉中兼见弦脉，预测来年春天就要生病；倘若弦脉太直太长，就会立即生病。秋时五脏之真气高藏于肺，肺脏是营卫血气阴阳的。

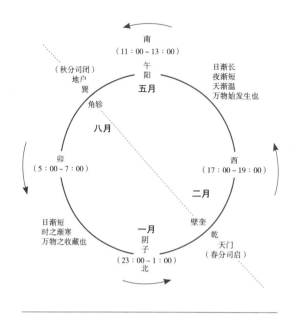

南
（11：00～13：00）
午
阳
五月

日渐长
夜渐短
天渐温
万物始发生也

（秋分司闭）
地户
巽
角轸
八月

卯
（5：00～7：00）

酉
（17：00～19：00）
二月

壁奎
乾
天门
（春分司启）

日渐短
时之渐寒
万物之收藏也

一月
阴
子
（23：00～1：00）
北

□ 《内经》天门地户图

《周易》以乾坤为门户。《内经》通过天门地户说明气候由阴出阳，由阳入阴，体现了一年四季阴阳消长转化盛衰的规律。

冬时的脉象，胃气兼有微沉之象，是正常的脉。如果沉象多而冲和的胃气少，就主肾脏有病；假如只见沉脉而无胃气，就要死亡；若沉脉中兼见钩脉，预测延至夏天就要生病；倘若钩脉太甚，就会立即生病。冬时五脏之真气下藏于肾，肾脏是主藏骨髓之气的。

胃经的大络，叫做虚里。出于左乳下，通过膈肌向上联络肺脏，它的搏动用手能够感觉，以此来诊断宗气的旺衰。倘若虚里跳动急剧，并且极快，这是病在胸中的征象；如脉动无规律，时常停止，且和横膈有关，说明胃中有凝痰瘀血积聚不消；倘若败绝宗气，就要死亡；如果虚里处脉搏剧动振动衣服，是宗气外泄病情危重的现象。

如何诊断寸口的太过与不及呢？寸口脉应指而短，其病头痛；应指而长，其足胫痛；应指短促迫疾，有上无下，为肩背痛。应指沉坚的，其病在中；应指浮盛的，其病在表。应指沉弱，为寒热及疝瘕积聚小腹痛。应指沉紧并有横斜的形状，为胁下、腹中有横积作痛。应指沉喘，病发于寒热。脉象盛滑而坚的，病在外，是六腑有病；脉象小实而坚的，为病在内，是五脏有病。脉小弱而涩的，为久病；脉来浮滑而速的，为新病。脉来绷急的，是疝瘕小腹作痛。脉来滑利，是受风邪。脉来涩滞，是痹病。脉来缓滑，其病热中。脉来盛而紧的，是腹胀。脉顺阴阳，病易痊愈；否则，病就不易好了。脉与四时相应为顺，即使患病，亦无其他危险；如脉与四时相反，病是难以痊愈的。

手臂多见青脉，是由于失血。尺脉缓而脉来涩，为倦怠无力，喜卧。尺肤热而脉来盛，有大失血。尺肤涩，脉来滑，为阳盛阴虚多汗。尺肤寒，脉来细，为脾肾阳虚大便泄泻。尺常热，脉气常显粗者，为热在里。

肝之真脏脉出现却无胃气伴随，至庚辛日死。心之真脏脉出现却无胃气伴随，至壬癸日死。脾之真脏脉出现却无胃气伴随，至甲乙日死。肺之真脏脉出现却无胃气伴随，至丙丁日死。肾之真脏脉出现却无胃气伴随，至戊己日死。这就是真脏脉出现便要死亡的道理。

颈部脉常搏动，并见喘咳症状，为水病。眼睑浮肿如蚕眠，也是水病。小便颜色黄赤，喜卧，是黄疸病；食后仍觉得饥，是胃疸病。面部浮肿为风病。足胫肿为水肿病。目珠发黄的，是黄疸。妇人手少阴脉动厉害的，是怀孕的现象。

脉有逆四时的，就是说在应当出现某种脉象的季节里，非但不见当现之脉象，反而见到与之相反的脉象，如春夏的脉象不见浮大反见沉细，秋冬的脉象不见沉细反见浮大，这就叫做逆四时。风热的脉应该躁，反见沉静；泄泻失血的病，脉应该虚，反见实脉；病在内的，脉应实而反见虚；病在外的，脉应浮滑，反见涩坚。这样的病全都难治，因为它们违反了四时。

人的生命以水谷为本，所以断绝了水谷，就要死亡。脉没有胃气，也是要死亡的。什么是无胃气？就是仅见真脏脉，而没有冲和胃气的脉。所说的脉无冲和胃气，就是肝脉不见弦象，肾脉不见沉象，或太玄太沉之类。

太阳脉搏动，洪大而长；少阳脉搏动，忽快忽慢，忽短忽长；阳明脉搏动，浮大而短促。

正常心脉来时，像一颗颗珠子，连续不断流转，说明心脏功能正常，这是平脉。夏季以胃气为根本，如果心脏有了病，脉就显出非常急促，带有微曲之象，这是病脉。如果寸脉显钩象，尺脉沉伏，如手执带钩一样，全无和缓之意，这是死脉。

正常肺脉来时，轻浮虚软，像榆叶飘落，这是平脉。秋季是以胃气为本。如若脉来不上不下，如同鸡的羽毛一样，两边实中间空，这是病脉。如若脉来如草浮水上，如风吹茅草，散乱无序，就是死脉。

正常肝脉来时，像举着长竿子的末梢，竿子末梢显得长而软，这是平脉。春季是以胃气为本。如若脉来满指滑实，像抚摩长竿一样，这是病脉。如若脉来急而有劲，像新张弓弦似的，这是死脉。

正常脾脉来时，从容和缓，像鸡爪落地一样，这是平脉。长夏季节是以胃气为本的。如若脉来充实而急促，像鸡提起足爪急促收缩，就是病脉。如若脉来如雀啄食、如鸟跃跳，如屋漏水、如水之流动，这是死脉。

正常肾脉来时，流利圆滑而有回曲，按之其坚如石，这是平脉。冬时是以胃气为本的。如若脉来形如牵引葛藤，按之更坚，这是病脉。如若脉来像解索一般，数而散乱，又像弹石，促而坚硬，这是死脉。

玉机真脏论篇·第十九

黄帝问道：春时的脉象如弦，那么怎样才算弦呢？

岐伯答：春脉是肝脉，属东方的木，具有万物生长的气象；因此它的脉气濡润柔弱软虚而滑，正直而长，所以叫做弦。如果与此相违背，那就是病脉。

黄帝问：怎样叫做相违背呢？

岐伯答说：脉气来时，实而且强，这叫做太过，主病在外；脉气来时不实而且微弱，则叫做不及，主病在内。

黄帝问：春脉太过或者不及，会发生怎样的病变呢？

岐伯答说：太过了，会使人善忘，发生目眩头痛的癫疾；如果不及，会使胸部作痛，牵引背部，并且两胁胀满。

黄帝说：讲得好！夏时的脉象如钩，那么该怎样判定呢？

岐伯答：夏脉就是心脉，属于南方的火，具有万物兴盛的气象。因此脉气来时充盛，去时衰微，犹如钩的作用，所以叫做钩脉。假如与此相违背，就是病脉。

黄帝说：怎样才算违背呢？

岐伯说：脉气来时盛去时也盛，这叫做太过，主病在外；如果脉气来时不盛，去时反而充盛，这叫做不及，主病在内。

黄帝说：夏脉太过或不及，会发生怎样的病变呢？

岐伯说：太过会使人发热，皮肤痛，发浸淫疮；不及会使人心烦，在上部会咳唾，在下部会失气。

黄帝说：讲得好！秋天的脉象如浮，那么该怎样判定呢？

岐伯答：秋脉是肺脉，属西方的金，具有万物收成的气象。因此脉气来时，轻虚而且浮，来急去散，所以叫做浮脉。反之即为病脉。

黄帝说：怎样才算违背呢？

岐伯答：其脉气来时浮软而中央坚实，两旁是虚空的，这叫做太过，主病在外；其脉气来时浮软而微，这叫做不及，主病在里。

黄帝说：秋脉太过或不及，会发生怎样的病变呢？

岐伯说：太过会使人气逆，背部作痛，郁闷而不舒畅；如果不及，会使人喘促咳嗽，呼吸少气，在上部会发生气逆出血，在下胸部则可以听到喘息的声音。

黄帝说：讲得好！冬时的脉象深沉如石，那么怎样才算石脉呢？

岐伯说：冬脉是肾脉，属于北方的水，具有万物闭藏的气象；因此脉气来时沉而有力，所以叫做石脉。假如与此相违背，就是病脉。

黄帝说：怎样才算违背呢？

岐伯说：其脉气来时如弹石击手，这叫做太过，主病在外；如果脉去较快，这叫做不及，主病在里。

黄帝说：冬脉太过与不及，发生的病变怎样？

岐伯说：太过会使人身体倦怠、腹痛、气短、不愿说话；不及会使人的心像饥饿时一样感到虚悬，季胁下部空软清冷，脊骨痛、小腹胀满、小便黄赤。

黄帝说：讲得好！四时的顺序，是导致脉象逆顺变化的根源，但是脾脉主哪个季节呢？

岐伯说：脾属土，是个独尊之脏，它的作用是用来滋润四旁的其他脏腑的。

黄帝说：那么脾的正常与否，可以看得出来吗？

岐伯说：正常的脾脉看不出来，但病脉是可以看得出来的。

黄帝说：那么脾的病脉是怎样的呢？

岐伯说：其脉来时，如水的流动，这叫做太过，主病在外；其脉来时，如鸟啄食，这叫做不及，主病在里。

黄帝说：您说脾是孤脏，位居中央属土，滋润四旁之脏，那么它的太过与不及，都会发生怎样的病变呢？

岐伯说：太过会使人四肢沉重，不能举动；不及会使人九窍壅塞不通，身重而不自如。

黄帝惊异地站了起来，再次施礼说：很好！我已懂得了诊脉的根本要领和天下的至理。考察四时脉象的正常与异常，它的精要归结在一个"神"字。神的功用运转不息，向前而不回返，倘若回返便不能运转，就失掉了它的生机。极其重要的真理，是非常接近微妙的，我要把它记录在玉版上，藏在内府里，每天早晨诵读，就把它叫做"玉机"吧。

五脏所受的病气来源于它所生之脏，传给它所克之脏，留止在生己之脏，死于克己之脏。当病到了要死的时候，必先传到克己之脏，病人才死，这是说病气逆行死而无疑！举例来说：肝受病气于心，传行到脾，其病气留止于肾，传到肺病人就死了。心受病气于脾，传行到肺，病气留止于肝，传到肾病人就死了。脾受病气于肺，传行到肾，病气留止于心，传到肝病人就死了。肺受病气于肾，传行到肝，病气留止于脾，传到心病人就死了。肾受病气于肝，传行到心，病气留止于肺，传到脾病人就死了。这都是病气逆行而死的情况。以一昼夜的时辰来划分五等分，分别归属于五脏，就可推测出死亡的大体时间。

黄帝说：五脏相通，病气转移有序。五脏如果有病，就会传给各自所克之脏；凡属不治之症，多则三个月、六个月，少则三天、六天，只要传遍五脏，就肯定要死，这是顺传而有所胜的次序。所以说，能够辨别阳证，就可知病从何来；能够辨别阴证，就可知危在何日。就是说某脏到了它受困的时候，就注定要死了。

风邪是诸多致病因素中最可怕的。风寒之邪侵入人体，使人毫毛竖立，皮肤闭塞，内里发热。在这时，用出汗的方法可治好。当出现麻痹不仁、肿痛等症状，可用热敷、火、灸或针刺等方法治好。如果不加诊治，病气就会传行并留止在肺部，这就是肺痹，发为咳嗽上气；如果还不治疗，就会从肺传行到肝，这时的病名叫做肝痹，又叫做肝厥，就会发生胁痛、呕吐等症状。在这时，可用按摩或针刺等方法治疗，若仍不及时治疗，病气从肝传行到脾，病名脾风，发生黄疸、腹中热、心烦、小便黄等症状。在这个时候，可用按摩、药物和汤浴等方法治疗。如再不及时治疗，病气从脾传行到肾，病名叫做疝瘕，有小腹蓄热作痛、小便白浊等症状，又叫做蛊病。在这时，可用按摩、药物等方法治疗。如继续耽误下去，病气从肾传行到心，出现筋脉相引拘挛的症状，叫做瘛病。在这个时候，可用艾灸、药物来治疗。如仍治不好，十天以后，就会死亡。倘病邪由肾传行于心，心又反传到肺脏，又发寒热，按理三年就会死亡，这是疾病传行的顺序。

但假如是突然发病，就不必根据这个次序治疗；有的传变本身也不一定完全依着这个次序。之所以不完全依这个次序转变，是因为忧恐悲喜怒五种情志，会突然激起暴病。如过喜伤心，肾气就因而乘之；怒伤肝，肺气就因而乘之；过思伤脾，肝气就因而乘之；过恐伤肾，脾气就因而乘之；过忧伤肺，心气就因而乘之；这就是疾病不依次序传变的规律。每一脏各有五种病变，其转变过程中，能够发为五五二十五变，这和正常的传变是相反的。传，就是"乘"的意思。

大骨（两股和两臂之骨）枯槁了，大肉（两股和两臂之肉）消瘦了，胸中气满，喘息不安，憋得肩胸动摇，像这样，大约六个月就会死亡。只要见了没有胃气伴随的肺脏真脏脉，就可预知死期。大骨枯槁，大肉瘦削了，胸中气满，喘息不安，心痛牵动肩项，像这样，大约一个月就可死亡。只要见了脾脏的真脏脉，就可预知死期。大骨枯槁了，大肉瘦削了，胸中气满，喘息不安，腹痛牵引肩项，全身发热，肌肉瘦削，肘、膝后的肌肉破败，这时如果见了真脏脉，大约十个月内就会死亡。大骨枯槁了，肌肉瘦削了，大椎的骨髓在内部消脱，动作也更加衰颓，像这样，如未见肾的真脏脉，大约一年的时间就死亡；见了肾的真脏脉，就可预知死期临头。大骨枯槁了，肌肉瘦削了，加上胸中气满，腹痛，心里不安，全身发热，肘部膝部肌肉溃烂，全身肌肉瘦削，目眶下陷，像这样，见了肝的真脏脉出现，目不能见人，就会很快死亡；即使能见人，到了脏器丧失抵抗力的日子，也是要死亡的。

正气一时虚弱，外邪突然侵入人体，五脏隔塞，脉道不通，正气已不往来，就好像跌坠或溺水一样，这样的突然病变，是不可预测死期的。如果其脉绝而不至，或一呼一吸脉动五六次，其形体肌即使肉不脱，就是不见真脏脉来，也难免一死。

肝的真脏脉无胃气伴随单独而来的时候，内外劲疾如同循着刀刃铮铮作响，如按琴弦，面色青白无光泽，毫毛枯损不堪，那是要死亡的。心的真脏脉无胃气伴随单独而来的时候，坚硬而搏指，像抚摩薏苡仁那样小而坚实，面色赤黑无光泽，毫毛枯损不堪，那是要死亡的。肺的真脏脉无胃气伴随单独而来的时候，洪大而又非常虚弱，像毛羽着人皮肤一样，面色白赤无光泽，毫毛枯损不堪，那是要死亡的；肾的真脏脉无胃气伴随单独而来的时候，既坚而沉，像手指弹石那样感觉硬得厉害，面色黑黄无光泽，毫毛枯损不堪，那是要死亡的；脾的真脏脉无胃气伴随单独而来的时候，软弱并且忽急忽慢，面色黄青无光泽，毫毛枯损不堪，那是要死亡的。总而言之，凡是见了无胃气伴随的真脏脉，都是不治的死症。

黄帝说：见了无胃气伴随单独而来的真脏脉，就要死亡，这是什么道理呢？

岐伯说：五脏，无不得气于胃，胃是五脏的根本。五脏之气，不能直接到达手太阴的寸口，必须借助胃气，才能到达。而且它们是分别在一定的时候，以不同的脉象在手太阴处出现。如果邪气盛了，精气必然衰败；胃气就不能同脏气一起到达手太阴，那真脏脉就单独出现了。独现就是病气胜了脏气，所以说他一定会死亡。

黄帝说：讲得好！

岐伯说：治病都要先诊察病人的形体、神气、色泽，以及脉的虚实、病的新旧，然后才进行治疗，不能先匆忙施治，而后再来观察。病人形气相合，是可治之症；气色浮浅润泽，病易治愈；脉象和四时相适应，是可治之症；脉弱而流利，为有胃气，也叫做易治的病。以上都算可治、易治之症，但要及时治疗才行。形体、神气不相合，是难治之症；气色枯燥而不润泽，病是不易治愈的。脉实并且坚，那是更加沉重的病症；如果脉象违逆了四时变化规律，那就是不可治之症了。医者一定要察明这四种情况，清楚地告诉病人。

所谓脉与四时相逆，就是春天诊得肺脉为金克木，夏天诊得肾脉为水克火，秋天诊得心脉为火克金，冬天诊得脾脉为土克水，而且脉来的时候都表现为浮悬而欲断绝，并且沉涩，这就叫做逆。在四时中未见有真脏脉，在春夏季节里，反见沉涩的脉象，在秋冬季节里，反见浮大的脉象，这都叫做逆四时。

病属热而脉反倒安静，发生泄痢而脉反倒洪大；出现大失血而反见实脉；病在里而脉反倒实坚；病在外而脉反倒不实坚；这些都是脉证相反的情况，是不易治愈的。

黄帝说：我听说根据虚实可以预先判断死生，希望听您说一说这其中的道理。

岐伯说：凡有五实就得死，凡有五虚也得死。

黄帝说：那么您就说一说什么叫做五实五虚吧。

岐伯说：脉来势盛，皮肤发热，肚腹胀满，大小便不通，心里烦乱，这就叫做五实。脉象极细，皮肤发冷，气短不足，大便泄泻，不欲饮食，这就叫做五虚。

黄帝说：就是得了五实五虚之证，也有痊愈的，这是为什么呢？

岐伯说：如果病人能够吃些浆粥，胃气渐渐恢复，泄泻停止，那么得五虚之证的人就可以痊愈；而患五实之证的人如果得以汗出，大便又通畅了，表里相和了，也是可以痊愈的。这就是根据虚实而能决死生的道理啊！

三部九候论篇·第二十

黄帝说：我听了关于九候的理论，觉得内容多而广博，难以尽述。我希望再听些主要的道理，以便嘱咐子孙，流传后世。我一定会把这些话铭刻在心，藏于肺腑。我发誓接受所学，决不随便泄露。要使它与天地相合，有始有终，上应日月星辰节气，下合四时五行。四时气候更迭，寒暑交替，秋冬为阴，春夏为阳。人怎样才能够和这些自然规律相适应呢？希望您能讲一讲有什么办法。

岐伯说：您问得好极了，这是天地间高深的道理啊！

黄帝说：希望听您说一说这天地间的至理，怎样使它合于人的形体，通利血气，并决定死生。

岐伯说：天地的至数，是从一开始，至九终止。一为天，二为地，三为人。而天地人又合而为三，三三为九。与九之数对应，所以脉有三部，每部各有三候，根据它去决定死生，诊断百病，调和虚实，祛除疾病。

黄帝说：什么叫做三部？

岐伯说：有下部，有中部，有上部，而每部又各有三候。三候是以天地人来代表的，这必须有人指导，才能明了。上部的天，是指额两边动脉搏动处；上部的地，指两颊动脉搏动处；上部的人，指两耳前凹陷中动脉搏动处。中部的天，指手太阴肺经动脉搏动处；中部的地，指手阳明动脉搏动处；中部的人，指手少阴动脉搏动处。下部的天，指足厥阴脉搏动处；下部的地，指足少阴经动脉搏动处，足背上的冲阳穴诊察胃气。因此下部的天可以用来诊察肝脏之气，下部的地可以用来诊察肾脏之气，下部的人可以用来诊察脾胃之气。

黄帝说：那么中部的情况是怎样的呢？

岐伯说：也有天地人三候。天用来诊察肺脏气，地用来诊察胸中之气，人可用来诊察心气。

黄帝说：上部的情况又是怎样的呢？

岐伯说：也有天、也有地、也有人。天可以用来诊察头角之气，地可以用来诊察口齿之气，人可以用来诊察耳目之气。总之，三部之中，各有天，各有地，各有人。天有三候，地有三候，人有三候，三三相乘，合为九候。脉有九候，以应九野。九野应人之有九脏。肝、肺、心、脾、肾五脏，形藏于胃、大肠、小肠、膀胱四脏，合为九脏。如果五脏败坏，气色必见枯黯，而气色枯黯是必然要死亡的。

黄帝说：诊察的方法是怎样的呢？

岐伯说：一定得先估量病者形体的肥瘦程度，来调和其气的虚实。气实，就泻其有余；气虚，就补其不足。在这之前还得想法去掉血脉里的瘀滞，然后再根据病情进行调理。总之，无论治疗什么病，最终都要达到五脏的平和。

黄帝说：怎样决断死生呢？

岐伯说：形体盛，脉反细，气短，呼吸像接不上的，主危；形体瘦，脉反大，胸中多气的，主死；形体和脉息相契合的，主生；脉搏错杂不相协调的，主病。如果三部九候都失其常的，那就主死。其上下左右之脉相应，脉动如一上一下的舂杵一样，说明病情很严重；上下左右之脉失去了协调，以至于不可计其至数的，是死的症候。中部的脉象，虽然独自调和，而上部下部众脏之脉已失其常的，也是死的症候；中部的脉象衰减，与上下脉不协调，也是死的症候。目眶内陷的，是精气衰竭的现象，也会死亡的。

黄帝说：怎样才能知道病的所在呢？

岐伯说：九候之中，有一部或独小，或独大，或独疾，或独迟，或独滑，或独涩，或独沉伏。这七诊之脉象，都是有病的现象。用左手在病人足内踝上五寸处，轻轻按着，用右手指在其踝上弹之，医者感到脉中气动，其动的范围在五寸以上，均匀软滑，这样就是无病；如果其气来得急，脉的振动混乱不清，这样就是有病；振动若迟缓，也是病态；脉动上不能达五寸，弹之没有反应，是死的症候。如果肌肉消瘦，脉搏不能去来的，是死的症候。中部之脉忽密忽疏，经气已经散乱的，也是死的症候。既是代脉也是钩脉，是病在络脉。九候之间，应该相互协调。如有一候不相应，就是病态；有两候不相应的，病就重了；有三候不相应的，病就危险了。所谓不相应，就是上、中、下三部不一致。诊察脏腑，可以知道死生的时间。一定得先了解正常的脉象，然后才能知道什么是病脉。见了真脏脉，而病邪又重的，就会死亡。足太阳经脉气绝，两足不能屈伸，快死亡的时候，眼睛必然上视，且呆定不转动。

黄帝说：冬阴夏阳怎么讲呢？

岐伯说：九候的脉象都是沉细弦绝的，为阴，性质好像冬天一样，这样的病在夜半死。如都是盛躁喘多者，为阳，性质好像夏天一样，这样的病在中午死。寒热交加的，死在阴阳交会的黎明。内里有热和外表有热的，死在中午的时候。伤于风邪的，多死在晚间。水肿病人，死在夜半的时候。如果脉象忽疏忽密、忽慢忽快，是脾气内绝，可能死在一个昼夜间。假如形肉已脱，即便是九候调顺，也是死的征象。七诊之脉虽然出现，而九候顺于四时，也能够不死。所说不死的病，如风病和经脉间的轻病，虽见了类似七诊的病脉，而实际上与七诊的病脉并不相同，所以说不是死的症候。若有七诊的脉象，而脉候又见败坏的，这是死的症候；死的时候，必发呃逆。治病的时候，一定得详问病人刚开始得病时怎样，而现在的症状又怎样？然后切循他的脉搏，观察他的经络以及上下逆顺。如脉来流利的为无病，脉来迟滞的为有病。脉不往不来的，就是死的症候；久病瘦削，皮肤贴附骨上的，也是死的症候。

黄帝说：那可治的病，应怎样处理？

岐伯说：病在经的，刺其经；病在孙络的，刺其孙络使之出血。属血病而身有疼痛症状的，就刺其经与络。如果病邪留在大络，就用右病刺左，左病刺右的缪刺之法。倘久病体瘦，病邪久留不移的，应该酌量刺之。上实下虚的，应该先切脉随后再行针刺，要寻求络脉郁结的所在，刺出其血，以通其气。眼睛上视的，是太阳经气不足。目上视而不转睛的，是太阳经气已绝。这是判断生死的要诀，不可不细察啊。可刺手指及手外踝上小指侧，刺后留针。

经脉别论篇·第二十一

黄帝问：人所处的环境不同，劳累程度不同，情志不同，经脉血气也会随之发生变化吗？

岐伯答：大凡人的惊恐、恼怒、劳累，或动或静，都会导致经脉血气发生变化。比如走夜路时，喘息出于肾脏，气逆妄行，就要伤害肺脏；堕坠、恐惧、喘息出于肝脏，气逆妄行，就要伤害脾脏；大惊失色，喘息出于肺脏，气逆妄行，就会伤害心脏。渡水、跌仆，喘息出于肾脏和骨，在这样的情况下，身体强壮的，气血流畅，病会痊愈；假如身体衰弱，邪气就会随之为害于人。所以说，诊病之法，就要观察病人的身体强弱及骨骼肌肉皮肤的形态，从而了解病的具体情况，这就是诊病的方法。

所以饮食过饱，必然伤害胃腑；受惊而影响精神，必然伤害心脏；负重远行，必然伤害肾脏；走得快并且害怕，必然伤害肝脏；劳累过度，必然伤害脾脏。所以春秋冬夏四时阴阳变化之中，生病的原因，多是由于饮食过饱、劳累过度以及精神遭受过大刺激，心态失去平和而造成的，这是发病的一般情况。

食物进入胃里，消化之后，一部分营养被输散到肝脏，然后其精气传送到周身的筋络；另一部分营养在胃化为精之气，注入于心脏再浸淫到血脉里去。脉气流行在经络里，而上归于肺，肺在会合百脉以后，就把精气输送到皮毛。脉与精气相合，流注到六腑里去。六腑的津液，又流注于心肝脾肾。这样，各条经脉中的气血就在运动中趋于平衡。这种精气分布的平衡，形成气口部位的脉象，肺脏疾病是否可治，就是根据上述考察来判断的。

水液进入胃里，分离出精气，上行输送到脾脏；脾脏散布精华，又向上输送到肺；肺气通调水道，又下行输入到膀胱。这样，气化则水行，散布于周身皮毛，通灌于五脏经脉，符合于四时五脏阴阳动静的变化，就是经脉的正常现象。

太阳经脉单独亢盛，就要出现虚气上逆、喘息等症状。这是阴不足、阳有余的缘故，应该表里都用泻法：取膀胱经的束骨穴和肾经的太溪穴。如果阳明经脉独盛，为阳气盛极，就应该泻阳补阴，既泻足阳明经的陷谷穴，又补足太阴经的太白穴。如果少阳经脉独盛，就要出现厥气，导致外踝前足少阳经脉分布处突然胀大，应该取少阳经的临泣穴。少阳经脉独盛，就说明太阳太过。太阴经脉鼓搏有力，则应该省察确实：如果是五脏脉气减少，胃气不能平和，那是太阴经的病变，应该补足阳明经的陷谷穴，泻足太阴经的太白穴。如果少阴经脉单独亢盛，这是少阴经气热厥，虚阳并越于上，因肾气不足而致心脾肝肺的脉气争张的缘故。病气是在肾脏，应该治其经络的表里，泻足太阳经穴昆仑穴、络穴飞扬穴，补足少阴经穴复溜穴、络穴大钟穴。如果厥阴经脉单独亢盛，是厥阴经脉所主，真气已虚，心酸痛，逆气留止与正气相搏，经常自汗。这就要注意调节饮食，再配合药物来治疗。如用针刺，取厥阴的太冲穴。

黄帝问：太阳经脉的脉象怎样？

岐伯答：太阳经脉像三阳经脉那样极盛，同时它还轻浮。

黄帝问：少阳经脉的脉象怎样？

岐伯答：少阳经脉与一阳经脉一样，脉象是滑而不实的。

黄帝问：阳明经脉之象怎样？

岐伯答：脉象大而且浮。太阴经脉搏动，其脉象沉伏而实鼓指；少阴经脉搏动，是肾脉沉而不浮的脉象。

脏气法时论篇·第二十二

黄帝问：结合人的身体，掌握四时五行生克的道理而主治疾病，那么怎样才是顺？怎样才是逆？关于个中得失，我希望听您讲讲这方面的道理。

岐伯答：五行即金木水火土，从它的衰旺生克变化，就可以推知疾病的轻重和治疗的成败，从而确定五脏之气的盛衰，疾病的险夷，死生的日期。

黄帝说：希望更详尽地听您说一说。

岐伯答：肝主春木之气，在足厥阴经为阴木，在足少阳经为阳木，春天就以这两经作为主治。肝旺在甲乙日，肝性苦躁急，应该吃甘味药以缓和它。

心主夏火之气，在手少阴经、手太阳经，夏天就以这两经作为主治。心旺在丙丁日，心性苦涣散，应该用酸味药来收敛它。

脾主长夏土之气，在足太阴经、足阳明经，长夏就以这两经作为主治。脾旺在戊己日，脾性怕湿，应该用咸味药以燥其湿。

肺主秋金之气，在手太阴经、手阳明经，秋天就以这两经作为主治。肺旺在庚辛日，肺气上逆，应该用苦味药以泄其气。

肾主冬水之气，在足少阴经、足太阳经，冬天就以这两经作为主治。肾旺在壬癸日，肾性怕干燥，应该用辛润药来润养它。

□ **逐年主气图**

主气属于固定的地气，即一年分为六个阶段，每一阶段为六十日又八十七刻半，其次序为始于木而终于水。运气学说在六淫病因发病学方面有很大的成就，提出"仅守病机，无失气宜"。

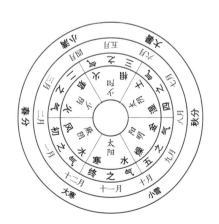

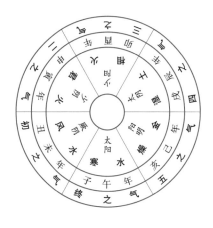

□ 逐年客气图

　　《内经》运气学说重视气候与病候的关系，奠定了医学气象的理论基础。天是一个大宇宙，人是一个小宇宙，天地气候无时无刻不作用于人体，反常气候是导致生命体病候的主要因素。

　　用五味以治五脏，是为了宣通腠理，运行津液，而通气血。

　　病在肝脏，到夏天能够痊愈。夏天好不了，到秋天就会加重；秋天如果不死，到冬天病情就处于较稳定的相持阶段。次年春天，肝病逢到春木本气，就能有些起色，但要注意的是不能遭受风邪。患有肝病的人，在丙丁日会见好的。如果丙丁日不愈，到庚辛日病会加重。庚辛日不死，在壬癸日就处于稳定阶段，到甲乙日就会有些好转。患有肝病的人，在天刚亮时，会感到好些；到了傍晚，病情就会重些；到了夜半，也会平静些。肝病需要疏泄，应该用辛味药来疏散。若需要补的，就用辛味药来补它；需要泻的，就用酸味药来泻它。

　　病在心脏，到了长夏季节能够痊愈；长夏好不了，到冬天病就会加重；冬天如果不死，次年春天病情就处于较稳定的相持阶段；到了夏天，就能逐渐好转。但要注意的是，不能温衣热食，以免滋长了火气。患有心脏病的人，在戊己日会见好的，如果戊己日不愈，到壬癸日病会加重。如壬癸日不死，在甲乙日就可以稳定一阵，到丙丁日就会有好转了。患有心脏病的人，在中午，就会感到好些；到了夜半，病情就会重些；至天刚亮时，又会平静下来。心脏病需要缓软，应该用咸味药来使其变软；需要补的，采用咸味药来补它；需要泻的，采用甜味药来泻它。

　　病在脾脏，到了秋天能够痊愈；假如秋天好不了，到了春天病会加重；春天如果不死，到了夏天就处于较稳定的相持阶段。到了长夏时候，就会有些起色。但要注意的是，应忌温食、饱食，或居湿地、穿湿衣等。患有脾病的人，在庚辛日会见好的；如果庚辛日不愈，到甲乙日病就要加重；如果甲乙日不死，到丙丁日就可以稳定；到戊己日就会有好转了。患有脾病的人，在午后未时，就会感到好些；到了天刚亮时，病情就会加重；到了傍晚，又会平静下来。脾脏病需要缓和，应该用甜味药来缓和它。需要泻的，采用苦味药来泻它，需要补的，采用甜味药来补它。

病在肺脏，到了冬天能够痊愈；假如冬天好不了，次年夏天病就会加重；夏天如果不死，到了长夏就处于较稳定阶段。到了秋天，病就有起色了。但要注意忌冷饮、冷食和衣服单薄。患有肺病的人，在壬癸日会见好的；如果壬癸日不愈，到丙丁日病就会加重；如丙丁日不死，在戊己日就可以稳定；到庚辛日就会有好转了。患有肺病的人，在傍晚，就会感到好些；在中午，病情就会加重；到了未时，又会平静下来。肺脏病需要收敛，应该用酸味药来收敛。需要补的，采用酸味药来补它；需要泻的，采用辛味药来泻它。

病在肾脏，到了春天能够痊愈；假如春天好不了，到了长夏之时病就会加重；长夏没死，到了秋天，就处于较稳定阶段；到了冬天，就会有些好转。但要注意应该忌煎炸和过热饮食及穿着烘热过的衣服，以免引起燥热。患有肾病的人，在甲乙日，会见好的；如甲乙日不愈，到戊己日病就会加重；如戊己日不死，在庚辛日就可以延续相持下去；到壬癸日，就会有好转了。患有肾病的人，在半夜，就会感到好些；在辰戌丑未四个时辰病就会加重；到傍晚时，便安静了。肾脏病需要坚强肾气，应该用苦味药来坚强它。需要补的，采用苦味药来补它；需要泻的，采用咸味药来泻它。

邪气侵入到人身上，是以五行相克的规律伤害人的。每一脏的疾病，逢到与所主之脏相应的时日，病就能愈；如逢到与本脏相克的时日，病就加重。如逢到与本脏相应的时日，病就呈稳定状态；逢到本脏当旺之时，病就好转起来。但必须确定五脏的正常脉象，才可以知道异常的脉象，并据此推论病症轻重的死生。

患有肝病的，是两胁下疼痛牵引小腹，使人多怒，这是肝实证。如果肝虚，则两眼模糊，视物不清；两耳听不清声音，时常害怕，像有人要追捕他一样。怎样治疗呢？应该取厥阴与少阳（因肝胆互为表里）两经穴位进行针刺，如果肝气上逆，出现头痛、耳聋、颊肿等症状，仍取厥阴、少阳两经之穴，刺其出血。

患有心病的，表现为胸中疼痛，胁部胀满，胁下痛，胸肩背及两臂内侧痛；如果心虚，则表现为胸腹胀大，胁下和腰牵引作痛。应怎样治疗呢？应该取少阴和太阳两经穴位进行针刺，并刺舌下出血；如病况和起初有所不同，应刺委中穴出血。

□ 五色图（左）

　　五色即青、赤、黄、白、黑。青色和人身的肝相应，赤色和心相应，黄色与脾相应，白色与肺相应，黑色与肾相应。

□ 五味图（中）

　　五味，指事物中的五种味道，即酸、甘、苦、辛、咸。食味中的五味，都不能过食，否则将损害身体。过食酸味，会使人出现五脏肝气淫溢而亢盛；过食咸味，会让人骨骼损伤，肌肉短缩，心气抑郁；过食甘味，会让人五脏中的心气满闷，气送作喘；过食苦味，会让人脾气过躁而不濡润；过食辛味，会让人筋脉败坏、精神受损。

□ 五声图（右）

　　五声即：宫、商、角、徵、羽。人体五脏的肝对应角音，心对应徵音，脾对应宫音，肺对应商音，肾对应羽音。

　　患有脾病的，表现为身体沉重，肌肉萎缩，易感饥饿，足部痿软不举，行路抬不起脚，抽筋，脚下疼痛；如果脾虚，则表现为腹胀肠鸣，不易消化，泄泻。应怎样治呢？应该取太阴和阳明、少阴经进行针刺。

　　患有肺病的，表现为咳喘气逆、肩背疼痛、出汗、尻、股、膝、腿、脚胫、足等处皆痛；如果肺虚，则表现为少气，呼吸难以持续，耳聋，咽部干燥。怎样治疗呢？应该取太阴、足太阳经脉的外侧，厥阴经脉的内侧，刺其出血。

　　患有肾病的，表现为腹大、胫肿痛、喘咳、身体沉重、盗汗、怕风；如果肾虚，则表现为胸中痛，大腹小腹痛，足冷，心中不乐。怎样治疗呢？应该取少阴和太阳经穴，刺其出血。

　　肝脏在五行归类中契合青色，宜食甜味的东西，如粳米、牛肉、枣、葵菜等；心脏契合赤色，宜食酸味的东西，如豆、犬肉、李、韭菜等；肺脏契合白色，宜食苦味的东西，如麦、羊肉、杏、薤等；脾脏契合黄色，宜食咸味的东西，如大豆、猪肉、粟、藿等；肾脏契合黑色，宜食辛味的东西，如黄黍、鸡肉、桃、葱等；一切食物，味辛的有发散作用，味酸的有收敛作用，味甜的有缓和作用，味苦的有坚燥作用，味咸的有软坚的作用。

（毒）猛药是用来攻邪的，五谷是用来滋养的，五果是用来辅助的，五肉是用来补益的，五菜是用来补充的。将谷果肉菜的气味合而服食，可以补精养气。这五类东西包含了辛、酸、甘、苦、咸五味，而五味各有它的作用，或散，或收，或缓，或坚，或软。治病时就要结合四时五脏相生相克的具体情况来恰当利用五味。

宣明五气篇·第二十三

饮食五味入胃后，各为其所喜的脏腑吸收：酸味入肝，辛味入肺，苦味入心，咸味入肾，甘味入脾，这是说五味所入。

五脏之气各有它的病理表现：心气不舒则噫气（不饱而噫）；肺气不清则咳嗽；肝气不达则无语；脾气不运则吞吐酸水；肾气不足则呵欠喷嚏；胃气不降则上逆，甚则呃逆；大肠、小肠为病则为泄泻；下焦水液泛溢于皮肤，则为水肿；膀胱之气不化，则小便不通，如失其约束，就要遗尿；胆有病就易发怒。这是说五气之病。

五脏精气集聚于某一脏中，便会发生以下疾病：并于心则喜笑；并于肺则悲哀；并于肝则多怒；并于脾则苦思；并于肾则惊恐。这就是所谓的五脏所并，脏气乘虚袭入而集聚的意思。

五脏各有所厌恶：心厌恶热；肺厌恶寒；肝厌恶风；脾厌恶湿；肾厌恶燥。这就是所谓五恶。

五脏化生五液：心脏津液化为汗；肺脏津液化为涕；肝脏津液化为泪；脾脏津液化为涎；肾脏津液化为唾。这就是所谓五液。

五味各有所禁：辛味走气，病在气不能多食辛；咸味走血，病在血不能多食咸；苦味走骨，病在骨不能多食苦；甜味走肉，病在肉不能多食甜；酸味走筋，病在筋不能多食酸。这就是所谓五禁，即对所忌的食物，不可多食。

五病发生的情况：阴（肾）病发生在骨；阳（心）病发生在血；阴（脾）病发生在肉；阳（肝）病发生在冬季；阴（肺）病发生在夏季。这就是所谓五发。

五脏受邪气的侵扰，可造成不同的病理变化：病邪入于阳，则发狂病；病邪入于阴，则发血痹之病；病邪入于阳，阳过盛则为巅顶疾患；病邪入于阴，阴过盛则暗哑不能言；病邪由阳变阴则静；病邪由阴变阳则易多怒。这就是所谓五乱。

五邪的脉象：春天而见秋脉，夏天而见冬脉，长夏而见春脉，秋天而见夏脉，冬天而见长夏脉，名为"阴出之阳"，病者善怒为不治之症。上述病邪称做"五邪"。

五脏各有所藏：心脏藏神；肺脏藏魄；肝脏藏魂；脾脏藏意；肾脏藏志。这就是所谓五脏所藏。

五脏各有它所主宰的对象：心主血脉，肺主皮毛，肝主筋，脾主肉，肾主骨髓。这就是所谓五主。

五劳所伤：长久地目视，则劳心而伤血；长久地卧睡，则劳肺而伤气；长久地坐着，则劳脾而伤肉；长久地站着，则劳肾而伤骨；长久地行走，则劳肝而伤筋。这就是五劳所伤。

五脉与四时相应的关系：肝脉应春而有弦脉；心脉应夏而有钩脉；脾脉应长夏而有代脉；肺脉应秋而有毛脉；肾脉应冬而有石（沉）脉。这就是五脏的脉象。

血气形志篇·第二十四

人体气血分布的规律是，太阳经常常是多血少气；少阳经常常是少血多气；阳明经常常是多气多血；少阴经常常是少血少气；厥阴经常常是多血少气；太阴经常常是多气少血；这就是人身体的自然现象。

足太阳膀胱经和足少阴肾经为表里；足少阳胆经和足厥阴肝经为表里；足阳明胃经和足太阴脾经为表里。这是足阴阳三经。手太阳小肠经和手少阴心经为表里；手少阳三焦经和手厥阴心包经为表里；手阳明大肠经和手太阴肺经为表里。这是手阴阳三经。凡是治病，一定得先刺去血盛者的血，以减轻其痛苦；然后观察病证的虚实，泻其有余，补其不足。

要想了解五脏在背部腧穴的部位，可先用一根草度量两乳间的距离，从正中对折；再用别的草量至对折后草的正中，即四分之一处，折掉这四分之一，然后使草的两端相支撑，成为三角形。这时，叫病人举起臂来，就用它来量病人的背部，使一个角在上，和脊背大椎穴相齐，其余两个角在下。下面这两个角所在的地方，是肺俞。再把上角下移至左右肺俞连接线的中点，左右两角的位置是心俞。如上法将三角形下移之后，左角的位置是肝俞，右角的位置是脾俞。再如上法继续下移，左右两角的位置是肾俞。这就是所说的五脏腧穴的部位，也是灸刺取穴的准则。

形体快乐而情志郁苦的人，病生于脉络不通，治疗时应用艾灸或针刺。形体和心志方面都很安逸的人，病生于肌肉壅滞，治疗时应用针刺或砭石。形体劳顿而心志逸乐的人，病生于筋伤，治疗时应用药熨导引。形体和心志都不快乐的人，病生于咽喉，出现食塞、肺喘，治疗时应用甘药。形体屡受惊恐的人，经络运行不畅，麻木不仁，治疗时应用按摩和药酒。这就是所谓五种形志方面的疾病。

刺阳明经，可令其出血出气；刺太阳经，只可令出血，不宜伤气；刺少阳经，只可出气，不宜伤血；刺太阴经，只可出气，不宜伤血；刺少阴经，只可出气，不宜伤血；刺厥阴经，只可出血，不宜伤气。

宝命全形论篇·第二十五

黄帝问：在天地间，万物都很完备，但没有什么比人更为珍贵。人是集天地之气而生，随着四时规律生活的，无论是君王，还是平民，都愿意保持身体的健康。可惜他们对身体方面的病，并无多少了解，使病邪浸淫日深。我内心深感忧虑，想用针刺来解除他们的疾病。该怎么办呢？

岐伯答：盐味的苦咸，能够使器具渗出水来；琴弦断的时候，会发出嘶哑的声音；树木陈腐，叶子就要飘落；疾病深重，人就出现呃逆欲呕吐。人有了这样的现象，说明脏腑已遭严重破坏，药物和针刺都已无效，这都是因为皮肉血气各不相得。

黄帝问：我同情病人的苦痛，心中为之惶惑不安，反而比病人更痛苦！我又不能替代他们受病苦。百姓听了，将会认为我是残忍的人，我该怎么办才好呢？

岐伯答：人虽然生活在地上，但也丝毫离不开天，天地之气相合，才产生

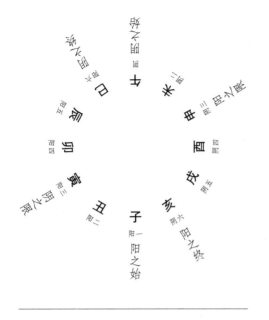

□ 阴阳分限始终图

阴阳四时分限，是万物生命的始终，是生命盛衰存亡的根本。违逆了它，就会产生灾害；顺从了它，就会使人不生重病。

了人。人如果能适应四时的变化，那么自然界的一切，都会成为他生命的源泉。如果能够了解四时的变化，那就是天子了。人与自然是相应的，天有阴阳，人有十二骨节；天有寒暑，人有虚实。所以能顺应天地阴阳变化的人，不会违背四时的规律，能够了解十二骨节的道理，就是所谓圣智也不能超过他。能够观察八风的变动和五行的衰旺，又能通达虚实的变化规律，就能洞晓病情。病人的痛苦，哪怕细微得像秋毫那样不易察觉，也逃不过他的眼睛。

黄帝道：人生而有形体，离不开阴阳；天地之气相合以后，才有了世界的一切。从地理上，可以分为九野；从气候上，可以分为四时。月份有大有小，白天有短有长，万物同时来到世界，数量不尽。这中间的虚实开合与变化生克，请问有什么规律吗？

岐伯说：如木遇到金，就会折伐；火遇到水，就会熄灭；土遇到木，就会受损；金遇到火，就会熔化；水遇到土，就会遏止。这种种变化，均可推诸万物，例子举不胜举。所以有五条原则可向天下人公布，这是普通人或富贵人都还不了解的。那五条原则是什么呢？第一，医生要精神专一；第二，要修养形体；第三，要了解药物的真正性能；第四，要制定不同大小的砭石以适应不同的疾病；第五，要懂得脏腑血气的诊断方法。这五条原则都齐备之后，先运用哪个，要视具体情况而定。现在针刺的疗法，一般是用补治虚，用泻治满，而这是人所共知的。如果能够按照天地阴阳的道理，随其变化而施针疗，就能取得如响应声、如影随形的疗效。这并没有什么神秘，不过有其独到之处而已。

黄帝道：我想听一下用针的道理。

岐伯说：针刺的正确诊法，首先要集中精神，待五脏虚实诊断正确，脉之九候已经明了，然后下针。在针刺的时候，必须精神贯注，即使有人旁观，也视而不见，有人喧嚣，也充耳不闻。同时还要色脉互相参照，不能仅看表面现象，然后才可熟练地运用针刺技巧。人有虚证实证，见到五虚的症状，不能随意去泻；见到五实的症状，也不可轻易放弃。在应该进针时，就是一眨眼的工夫也不能耽搁。用手捻针时，什么事也不想，针要光净匀称，针者须静下心来，注意病人的呼吸，并且观察针刺得气后所见到的变化，这种变化，几乎是无迹可寻的。气之往来，好像鸟之群杂而飞，雌雄相和，分不清谁是谁。其气隐伏的，如张弓待发；应气时，如机弩扳动，短暂而快速。

黄帝道：怎样刺虚？又怎样刺实？

岐伯说：刺虚证，须用补法；刺实证，须用泻法。经气已经到了，就应慎重掌握，不失时机。无论针刺深浅，无论取穴远近，得气是一样的。在捻针的时候，像面临深渊时那样的小心，又像手握老虎那样的谨慎。总的来说，就是要思想集中，不为其他事物所干扰。

八正神明论篇·第二十六

黄帝问道：用针的技术，必然有它的方法和准则，那究竟是什么样的方法和准则呢？

岐伯答道：这要取法于天地阴阳，并结合日月星辰的运行规律来研究、体会它。

黄帝道：希望能听您详尽地说一说。

岐伯说：大凡针刺之法，必须察验日月星辰四时八正之气，待人体血气安定了，才能进行针刺。气候温和，日光明亮时，人体血液濡润而卫气充盛，所以血流顺畅，气易循行；若气候寒冷，日光阴暗时，那么人体血液就滞涩而卫气沉伏。月亮初升时，人的血气随月新生，卫气亦随之畅行；月亮正圆时，人的血气强盛，肌肉坚实；月黑无光时，人的肌肉消瘦，经络空虚，卫气不足，此时形体外表虽然同月圆时一样，但体内气血已经衰弱了。所以强身是要顺应天气而调和血气的。因此说：气候太寒了，不要行针刺；气候暖了，不要错过针刺时机；

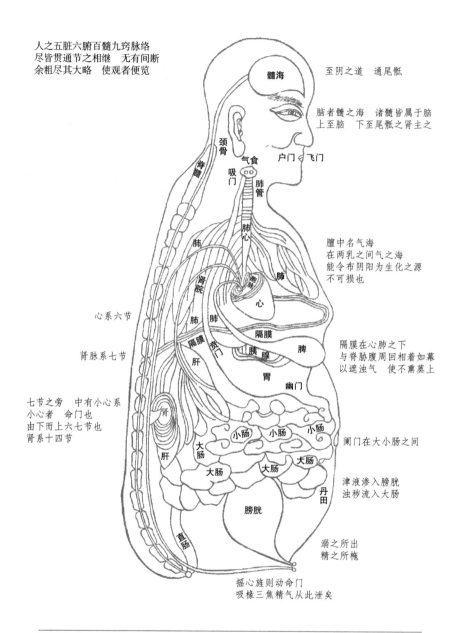

人之五脏六腑百髓九窍脉络
尽皆贯通节之相继　无有间断
余粗尽其大略　使观者便览

髓海

至阴之道　通尾骶

脑者髓之海　诸髓皆属于脑
上至脑　下至尾骶之肾主之

颈骨

脊髓

气食

吸门

户门　飞门

肺管

肺心

膻中名气海
在两乳之间气之海
能令布阴阳为生化之源
不可损也

肺

肾脘

肺

心

肺

肺

肺

膈膜

脾

隔膜在心肺之下
与脊胁腹周回相着如幕
以遮浊气　使不熏蒸上

心系六节

隔膜

贲门

胰腺

肾脉系七节

肝

胃

幽门

肾

七节之旁　中有小心系
小心者　命门也
由下而上六七节也
肾系十四节

肝

小肠　小肠　小肠

大肠

阑门在大小肠之间

大肠

大肠

大肠

大肠

丹田

津液渗入膀胱
浊秽流入大肠

膀胱

直肠

溺之所出
精之所柂

摇心旌则动命门
吸椽三焦精气从此泄矣

□ 脏腑明堂图

　　明堂图，古代经络穴位图。《抱朴子·杂应》记有《明堂流注偃侧图》，《隋书·经籍志》
记有《明堂孔穴图》《黄帝十二经脉明堂五藏人图》等。脏腑明堂图是指出现在传统明堂和
"明堂"类针灸古籍中的脏腑图。

月初升时，不要用泻法；月正圆的时候，不要用补法；月黑无光时，就干脆不要进行治疗；这就叫做能够顺应天时而调养血气。按照天时推移的次序结合人身血气的盛衰，来确定气的所在，并聚精会神地等待治疗的最好时机。所以说，月初升时用泻法，这叫做重虚；月正圆时用补法，使血气充溢，经脉中血液留滞，这叫做重实；月黑无光的时候而用针刺，就会扰乱经气，这叫做乱经。这些都是阴阳相错，正气邪气分不清楚，邪气沉留而不去，致使络脉外虚，经脉内乱，所以病邪就乘之而起。

黄帝道：星辰、八正、四时都能够用来验证什么呢？

岐伯说：察验星辰的方位，可以测定日月循行的规律；察验八节之气的交替和强弱，可以测出八风的病邪是什么时候来的；察验四时，可以辨别春秋冬夏之气的所在；顺着时序调整气血，避免八正的病邪，就不至于受到它的侵犯。假如身体虚弱，又遭受自然界的虚邪，两虚相感，邪气就会侵犯至骨。医生如懂得气候变化的道理，及时救治，病人就不致受到更严重的伤害。否则，病邪就会深入五脏。所以说天时的宜忌，不可不了解。

黄帝道：讲得好。关于取法于星辰的道理，我知道了。希望再听听怎样效法往古。

岐伯说：要效法往古，要先懂得《针经》。要想把古人的针术在现在加以验证，先要知道太阳的寒温和月亮的盛虚，借以测验气的浮沉，再结合病人的身体情况进行考察，就会看到它立即生出效果。所谓"观于冥冥"，就是说血气荣卫的变化并不显露于外，而医生却能懂得。因为他把太阳的寒温和月亮的盛虚、四时气候的浮沉等情况综合起来考察就常常能预见病情。此时疾病尚未显露于外，所以一般人就说他能知晓神秘。如果医生对病的认识非常透彻，他的经验就

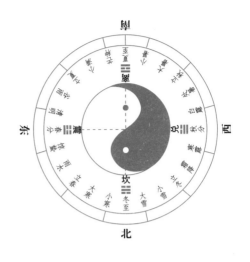

□ **四正卦与二十四节令图**

《周易》蕴含着丰富的时间节律观，并记载了天象、物象、气象的时间节律规律。其最基本的时间节律为四正卦与二十四节令。即坎、兑、震、离每一卦与六个节令相对应。

可以流传后世，这就是医生与一般人不同的地方。不过是病情还没有显露出来，大家都不能发现罢了。看来无形，尝来无味，所以叫做"冥冥"，是说它像神仙一样若隐若现，难以捉摸。

虚邪，就是四时八节的病邪。正邪，就是身体在饥饿时，因劳累出汗而遭受了虚风侵袭的结果。正邪伤人轻微，所以一般医生，既不了解它的病情，也看不到它的病象。好的医生，注意疾病的开始，在三部九候之脉都还调和而未败坏之时，就给以调治，所以说他是高明的医生。而不好的医生，却等病已形成后才治疗，就是不懂得三部九候之脉气的混乱是由疾病发展所致。他所谓知道疾病的所在，只不过是知道三部九候病脉的所在部位罢了，所以说这等于把守门户一样，已经陷入被动地位。其原因就是不了解病理，而只会观察作为表面现象的病情。

黄帝道：我听说针法有补有泻，但不懂它的内在意义。

岐伯说：泻法必须掌握一个"方"字。"方"就是"正"的意思，指病人之气正盛、月亮正圆、天气正温和、身体正安定的时候。要在病人正吸气的时候进针，再等到他正吸气的时候转针，还要等他正呼气的时候慢慢拔出针来。所以说"泻必用方"，这样引出邪气以后，正气流畅，病就会好了。补法必须掌握一个"圆"字，"圆"就是使气通行的意思，行气就是导移其气以至病所，针刺时必须达到荣分，还要在病人吸气时推移其针。总的来说，圆与方的行针，不是指针的形状，而是在于针刺的方法。所以善用针的人，必须观察病人形体的肥瘦和荣卫血气的盛衰，因为血气是人的神气寄存之处，不可不

□ 六气主气之图

厥阴、少阴、太阴、阳明、少阳、太阳，六步之序每年相同，故称其为一岁之主气。主气有常而无变，为一年四季四十二之常令，反映一年内气候变化的一般规律。主气是六气在一年内的规则性运动，而客气各年不同，是一年内六气的非规则性运动。

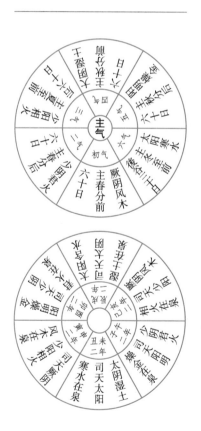

谨慎调养。

黄帝道：您所讲的妙极了，把人的形体与阴阳四时结合起来，关于虚实的感应、无形的病况，要不是先生您，谁能讲得清呢？然而先生屡次说到形和神，究竟什么叫形神？希望更详尽地听您讲讲。

岐伯说：请让我先讲形。所谓形，就是面对自己不了解的病情，要问病人的所痛，再从经脉里去探索，病情才会清晰而完整地出现在眼前。要是按寻而不可得，便不可能知道病情，所以叫做形。

黄帝道：那么什么叫神呢？

岐伯说：请让我再讲神。所谓神，就是耳虽不闻，但目光锐敏、心志开朗，能非常清晰地领悟其中的道理，却不能用言语表达。有如观察一种东西，大家都在看，但只是自己看得真，刚才还好像很模糊的东西，突然昭然若揭，好像风吹云散，这就叫做神。这是三部九候脉法了然于心的结果。有了这种神，九针之论，就不必太拘泥。

离合真邪论篇·第二十七

黄帝问：我听说《九针》上有九篇文章，而先生又从九篇之上加以发挥，演绎为九九八十一篇，我已完全明白它的意义了。经中所说的气有盛衰、左右偏移，取上以调下，取左以调右，在荥穴、输穴里补不足、泻有余。这些道理我已知道了，这都是营卫之气异常偏向，才造成了虚证或实证，并不是邪气从外侵入经脉的结果。现在我希望听听邪气侵入经脉时，其病的症状怎样，以及应当怎样治疗？

岐伯答：圣人制定法则，必定要合乎自然。天有星宿分野，地有经水，人有十二经脉。天地温和时，经水就安静；天寒地冻时，经水就凝涩；天气酷热的时候，经水就沸溢；狂风暴起时，经水汹涌如丘陇一样。病邪侵入到经脉里，如属寒邪，就会使血行滞涩，如属热邪就会使血气濡润。风邪侵入到经脉里，也像经水遭受到风一样；经脉的搏动，也时有丘陇突起的现象。病邪在脉内循循而行，至经脉寸口时，指下的感觉，时大时小。大是表示病邪盛壮，小是表示病邪平静。邪气流行，并无一定的地方，或在阴，或在阳，不可揣度。如要顺势进一步考察，那就得用三部九候的脉法。在考察时，突然触到病邪，就应遏绝病邪来路，早期治疗。治疗方法是：吸气时进针，进针时别让气逆，进针后要静候其气，留针要稍久一些，不使病邪散布。当吸气时捻转其针，以得气为目的。然后等到病人呼气时，慢慢拔针，呼气尽时，针也就拔出了。这样，针下所聚的气都出来了，所以叫做泻。

黄帝道：关于不足之证，怎样用补法？

岐伯说：一定得先循着穴位，上下抚摸，再用指头按压穴位，使邪气散开，然后推按皮肤，弹动穴位，使该局部气血充盈，然后看准穴位进针，等到脉气流通，再行出针，出针已毕，要按压揉，使针孔闭合，不使经脉正气外泄。进针的时机是在病人呼气将尽时进行，安静地稍久留针，以得气为目的。进针候气，要像等待贵宾，不知天晚似的。已经得气后，要谨慎地守护，等病人吸气时候，拔出针。这样，使正气不致外泄。出针以后，推合针孔，使正气内存，并使针下所聚之气能较长时间地留聚在局部不散，这就叫做补。

黄帝道：进针以后，应该怎样候气呢？

岐伯说：邪气离开络脉而进入经脉以后就停留在血脉之中，或寒或温，不相协调，邪气与正气还未相合，有时来有时去，邪气并不是留在一处。所以在邪气刚来时，必须按住并制止它。制止以后再克服它，但邪气正当旺盛时，不可用泻法。所谓真气，就是经脉之气。真气虚了，反用泻法，就会使经气大虚。所以说气虚的时候，不可用泻，就是指这一点说的。如果察验邪气时不够详细，邪气已随经气过去，这时再用泻法，就会使真气虚脱，而虚脱后就不易恢复。这样，病邪就会再来，病就更加重了。所以说，邪气既已随经气而去，就不能再追。总而言之，就是要等待邪气到的时候发针。邪气到来前或邪气到来后进针，血气已虚，病就不易治

□ 冬夏风雨图

人离不开自然界中的八方风，而八方风的邪气，就是致病的因素。八方风之邪气造成"五脏"受到侵害。五脏病名为"肝风、脾风、心风、肺风、肾风"。人体如果遭受冬夏风邪的侵袭，其心脏和肾脏就会发病。

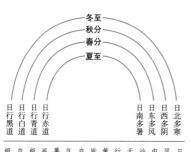

冬至
秋分
春分
夏至

日行黑道
日行白道
日行青道
日行赤道
日南多暑
日东多风
日西多阴
日北多寒

日行失度。出阳道多早风。出阴道多阴雨。月失中道，北入华则多大风扬沙。西入华则涛沱按班固天文日有中道月有九行。黄帝中而四道各出其旁用事则云：阳用事则画长而近北。阴用事则画短而近南。近南则画渐长气渐温暖则日自北而南。日自南而北。暑阴用事则日南道而北。画退月北则愈短。故日月之行自东以极乎北进为春夏。极北则画退而短。自北以极乎南退为秋冬。

好。所以说，懂得用针的，像动机弩一样；不善于用针的，就像敲击木椎，毫无反应。懂得用针要领的人，用针时当机立断，毫不迟疑；不懂机宜的，常常错过时机，应针刺而不针刺，说的就是这个意思。

黄帝道：怎样补或泻呢？

岐伯说：这就是攻邪啊。应该及时刺出过盛血气，而恢复正气。因为病邪刚侵入，没有固定下来，推之就前进，引之则留止，若迎其气而泻之，以出其毒血。刺出其血，病就会好的。

黄帝道：讲得好！如病邪与真气并合以后，脉气表现不出波动来，那么怎样诊察？

岐伯说：这就要细心地循按三部九候的虚实而去调治，审察其左右上下，看有无不相合或减弱的地方，进一步察明病在哪脏，等待气至，再行针刺。如果不懂得三部九候，就不能辨别阴阳，不能分清上下。也就是说，不了解三部九候病脉的所在而率意针刺，这种误治会导致病情恶化。那么即便是有好的医生，也是不能制止它的。不当泻而用泻法，这叫做"大惑"，会扰乱脏腑经脉，正气就不易恢复。把实证当作虚证，把邪气当作正气，用针没有法则，邪气就会为害，损伤病人正气，使顺证变成逆证，以致病人营卫散乱、正气消耗、邪气旺盛，给病人带来灾祸。像这样不懂得三部九候的医生，是不能够长久行医的。不懂得联系四时五行克制盛衰的道理，不治邪气，而攻伐正气，就会断绝病人的性命。最后需要重申的是，病邪刚侵入人体时，并没有固着一处，推它就向前，引它就向后，迎其气而泻之，其病是立刻可以好的。

□ **巽象人身前后图**

　　《周易》的八经卦、六十四别卦和一卦中的六爻位，都蕴含着阴阳盛衰消息的易理。巽卦的卦象为阳消阴长，即阴盛阳衰。这时人就应该提升阳气，注意养阴，使阴阳趋于平衡。此卦象，人面青、体瘦，身稍长或小巧玲珑，脉弦。巽木质人多风气，风气通于肝，故该型多有肝系疾病的潜在倾向。易患肝郁、癥病、神经官能症等疾病。

通评虚实论篇·第二十八

黄帝问道：什么叫做虚实呢？

岐伯答说：邪气盛，就是实证；精气被伤，就是虚证。

黄帝问：那么虚实的情况各是怎样的呢？

岐伯说：肺主气，气虚，实质上是肺虚，必定发生气逆足寒的症状。如果不是肺正被克的时令，则病好治，如遇相克的时令，病人就会死。其余各脏的虚实，也是一样。

黄帝问：什么叫做"重实"？

岐伯答：所谓重实，是说大热病人，邪气甚热，脉象又极盛满，这就叫做重实。

黄帝道：经脉络脉俱实的情况是怎样的？用什么方法治疗？

岐伯说：所谓经络俱实，是指寸脉急而尺脉缓，经与络都应该治疗。所以说脉滑象征着气血畅盛，叫做顺；脉涩象征着气血虚滞，叫做逆。人体虚实的情况都是这样的，就是说呈现圆润现象的都为生，呈现枯涩现象的都为死。若一个人五脏骨肉滑利，生命是可以长久的。

黄帝道：络气不足、经气有余的情况怎样？

岐伯说：所谓络气不足、经气有余，是指寸脉热而尺脉却寒的情况。秋冬之时见这样现象的，为逆；而在春夏之时，就为顺了。需要治疗的是那种主病的逆象。

黄帝问：经虚络实的情况怎样？

岐伯答：所谓经虚络实，是指尺脉热满而寸脉寒涩，这种现象，在春夏则死，在秋冬则生。

黄帝问：怎样治疗这种病呢？

岐伯说：络实经虚的，灸阴刺阳；经实络虚的，刺阴灸阳。

黄帝问：什么叫做"重虚"？

岐伯答：脉虚、气虚、尺虚，这就叫做重虚。

黄帝问：怎样辨别呢？

岐伯答：所谓气虚，是由于膻中之气不足，表现为语言不能连续；所谓尺虚，是尺脉虚弱，表现为行步怯弱无力；所谓脉虚，是气血都弱，阴阳不能相应。所有呈现上面这些现象的病人，脉象滑利的，可以生；如果脉象涩滞，就会死的。

黄帝问：寒气上攻，脉气盛满而实，其情况如何？

岐伯答：脉实而有滑利之象的主生；脉实而有逆涩之象的主死。

黄帝问：脉象实满，手足皆寒，头部热，情况如何？

岐伯答：在春秋可生，在冬夏就会死。有一种脉象浮而涩，脉涩而身又发热的，也会死的。

黄帝问：身形虚浮肿胀的情况怎样？

岐伯答：所谓身形虚浮肿胀，是指脉口急大而坚，尺脉却反而涩滞。像这样，顺就可生，逆就会死。

黄帝问：怎么叫顺则生、逆则死？

岐伯答：所谓顺，就是手足温和；所谓逆，就是手足寒冷。

黄帝问：产妇患热病，脉象悬小，它的变化怎样？

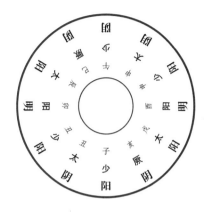

五运六气歌
甲乙土运乙庚金　丁壬木位总成林
丙辛原是东流水　戊癸南方火气侵
日干逢此为天运　吉凶上下往来尊
子午少阴君大位　丑未太阴上宫
寅申少阳相火路　卯酉阳明下燥金
辰戌太阳寒水是　巳亥厥阴风木明
五运只在十干取　六气十二支上寻

□ 五运六气图

由阴阳归结的"六气"与由五行推导的"五运"，是整个立体网络中起主导作用的两个交错互动的循环图。运气学说的内在循环机制，是五行的生克制化与乘侮胜复规律。这个规律在气象方面的循环变迁，可引起物候与人体生理病理的相关变化。

岐伯答：手足温暖的可生，如手足寒冷，就会死。

黄帝问：产妇中风发热，出现喘息有声、张口抬肩的症状，它的脉象怎样？

岐伯说：脉象实而大，如果脉较缓，可生；如果脉象小急，是真脏脉现，就会死的。

黄帝问：肠澼病中大便出现血的后果会怎样？

岐伯答：身体发热的，则死；身寒不发热的，则生。

黄帝问：肠澼而下白沫的，其变化怎样？

岐伯答：脉沉则生，浮则死。

黄帝问：肠澼而脓血俱下的，其变化又怎样呢？

岐伯说：脉象小涩的则死；滑大的则生。

黄帝问：如果身热，脉不小涩，又怎样呢？

岐伯答：脉象滑大的可生；脉象悬涩的，则死。至于何时死，那要根据克胜之日来定。

黄帝问：癫疾的情况怎样？

岐伯答：脉象大而且滑的，经过一段时间可治好；如果脉象又小，而且坚急的，那是实结不通，就死不可治了。

黄帝问：癫疾之脉，虚实情况怎样？

岐伯答：脉象虚缓的可治，而坚实的就会死。

黄帝问：消渴病的虚实情况怎样？

岐伯答：脉象实大的，病虽长久，但可以治愈；假如脉象悬小而坚，病的时间又较长，那就不可治了。

黄帝说：形度、骨度、脉度、经度，怎样才能测量出来呢？

黄帝又接着说：春季治病取用络穴；夏季治病用各经的输穴；秋季治病用六腑的合穴；冬季是闭塞的季节，既已闭塞就要多用药物，少用针石。但少用针石，不是指痈疽等病说的。痈疽等病变化快，是不许迟疑不决的。痈毒初起，不知它发在何处，按之也找不到，痛的地方又不固定，在这种情况下，可在手太阴旁胃经穴三刺，颈部的胃经穴左右各两刺。腋痈的病人，全身大热，应刺足少阳经的穴位五次，针刺以后，如热仍不退，可刺手厥阴心包经三次，刺手太阴肺经的络穴和肩贞穴各三次。急性痈肿，筋缩，随着病证的发展疼痛加剧，汗出不止，这是由于膀胱经气不足，应该针刺膀胱经的腧穴。腹部突然胀痛，按之胀痛不减的，应该取手太阳经的络穴，就是胃的募穴和少阴肾俞穴，用员利针。霍乱，应针肾俞两旁的志室穴五次，足阳明的胃仓穴和上方意舍穴各三次。治癫痫惊风的刺法有五点：针手太阴经的经穴五次；刺手太阳小肠经的经穴五次；刺手少阴经络旁的支正穴一次；刺足阳明经解溪穴一次；刺足踝上五寸的筑宾穴三次。

凡诊治消渴、突然跌倒、半身不遂、气逆、中满等病，若是肥硕丰盈的贵人，那是吃肉类和精粮太多所致。如果出现嗝噎气闭不行、上下不通的症状，那是暴怒或忧虑所引起的病变。突然厥逆，不知人事，耳聋，大小便不通，那是内

气上迫引起的病变。有的病，不是从内生起，而是外中风寒，因为风邪留滞，久
而化热，其肌肉消瘦，极为明显。有的人行走偏跛，那是由于受寒或是风湿而形
成的病。

黄帝道：黄疸、急性剧痛、癫狂、气逆等症，是由于经脉之气久逆而形成
的；五脏不和，是由于六腑闭塞所形成的；头痛、耳鸣、九窍不利，是肠胃的病
变引起的。

太阴阳明论篇·第二十九

黄帝问：足太阴脾经、足阳明胃经互为表里，是分属于脾胃的经脉，而它
们所发生的疾病不同，是什么道理呢？

岐伯答道：太阴属阴经，阳明属阳经，两条经脉所行的部位不同，在四季
的虚实顺逆也不同。有时虚有时实；疾病或从内生或从外入，发病的原因各不
同，所以病名也就相异了。

黄帝道：希望您说说不同的情况。

岐伯说：阳像天，为人体的外卫；阴像地，为人体的内护。阳道常实；阴
道常虚。所以贼风虚邪伤人时，阳分首当其冲；而饮食不慎，起居失调，阴分独
受其害。外表受病，传入六腑；内在受病，传入五脏。如果邪入六腑，就会发
烧，不能安眠，发喘。如果病在五脏，就会胀满发闷，飧泄，经过一段时间，会
形成痢疾。喉是管呼吸的，主天气；咽是管纳食的，主地气。阳气易感风邪，阴
气易感湿邪。三阴之经脉，是由足上行至头，由头而下循臂至手指的尖端。三阳
之经脉，是由手上行至头，再下行至足。所以阳经的病邪，先上行到极点，再向
下行；阴经的病邪，先向下行到极点，再向上行。因此外感风邪，多在上部；外
中湿气，多在下部。

黄帝问：脾一有病四肢就不能正常活动，这是什么道理？

岐伯答：四肢都受胃气的营养。但胃气不能直达四肢，要经过脾的运化，
才能布达于四肢。现在脾有病了，不能把胃的津液输送出去，四肢因得不到水谷
精气，一天天地衰弱，经脉不通，筋骨肌肉也因无脏气营养充实，四肢就不能活
动了。

黄帝道：脾脏不能单独主管一个时季，是什么原因？

岐伯说：脾属土而位居中央，必须根据四季的变化通过或借助其他四脏来实现其主管四季的功能，这在每个季节的最后十八天中，体现得最为明显。但脾不能单单主管一个季节。因为脾脏的功用，是传输布达胃中的水谷精气，相当于天地生养万物一样，从头至足，无处不到，所以不能仅仅主管一个具体的时令。

黄帝道：脾和胃的联系仅仅靠一层膜，脾何以能够替胃输送水谷精气呢？

岐伯说：足太阴脾经，就是三阴，它的经脉环绕于胃，连属于脾，挟着咽喉，所以太阴经脉能够运阳明之气，入于手足三阴经；足阳明胃经，是足太阴脾经之表，是五脏六腑的营养之海，所以胃经也能运太阴之气，入于手足三阳经。五脏六腑都能借助脾经而接受阳明的水谷精气，因此说脾能替胃输送水谷精气。如果脾脏不给胃输送津液，四肢就得不到阳明水谷之气，气血日益衰弱，输送阴气的经脉道不通利，筋、骨、肌肉缺乏水谷之气来生养，所以就失去了正常功能。

阳明脉解篇·第三十

黄帝问道：足阳明经有病，不喜见人和火，听到树木的声音就惕然惊恐，对钟鼓的声音却没有反应。为什么唯独听到木类的声音就害怕呢？我希望听听其中的道理。

岐伯答道：足阳明是胃的经脉，在五行里属土，所以听到木的声音就惊恐，这是土被木克制的原因。

黄帝道：讲得好！那么病人讨厌火，又是为什么呢？

岐伯说：足阳明经主宰肌肉，它的经脉多血多气，外邪侵袭阳明经，就会发热，如果发热严重，就会讨厌火。

黄帝问：那病人讨厌人，又是为什么？

岐伯答：阳明经厥逆，就会发生喘促，心中烦闷，由于烦闷，所以讨厌人。

黄帝说：有的人患厥逆喘促而死，有的人虽然患厥逆喘促，却还能活着，这是为什么呢？

□ 干支阴阳图

　　干支纪时是时间医学的枢纽。它与临床用药、运气推算、子午流注、气功等关系密切。干支的阴阳互换与人体的五脏六腑相应。

　　岐伯说：厥逆而达到内脏，若喘促就可以死，如果厥逆仅及于经脉，就是喘促也无事。

　　黄帝道：讲得好！有的人在病重时，脱掉衣服乱跑，登高歌唱；或者几天不吃饭，跳墙上屋。所到之处都是他平素所不能够到达的，在病重时反而能够到达。这是为什么？

　　岐伯答：四肢是诸阳的根本，阳气盛则四肢充实，四肢充实，所以能够登高。

　　黄帝问：病人脱掉衣服乱跑，是何原因呢？

　　岐伯答：身上热邪偏盛，就会脱掉衣服乱跑。

　　黄帝问：那咒骂人时不避亲疏，有时又纵情歌唱，这是为什么呢？

　　岐伯答：阳气偏盛，就会使人神态昏乱，所以会骂人不避亲疏，并且不想进食，到处乱跑。

热论篇·第三十一

黄帝问道：一般所说的热病，都是伤寒一类。其中有的痊愈了，有的却死亡了。死亡的多在发病后的六七日之间，痊愈的却延续到发病后的十日以上。这是什么道理？我不能理解。希望能听您讲其中的道理。

岐伯答道：足太阳经，是诸阳所会合的地方，它的经脉与风府穴相连，所以能够统领全身的阳气。人伤于寒邪的时候，就要发热，如果单是发热，即使很厉害，也不会死；假如阳经、阴经同时感受了寒邪而生病，就必然会死亡了。

黄帝道：我希望听您讲讲伤寒的症状。

岐伯说：伤寒的第一天，是太阳经感受了寒邪，所以头颈腰脊都会痛。第二天，病邪传到了阳明经。阳明经主肌肉，它的经脉挟鼻，络于目，若阳明经气不利就会身热、目疼、鼻干、不能安卧。第三天，病邪传到了少阳经。少阳经主胆，它的经脉循行于两胁，连络于两耳，如果少阳经气不利，就会胸胁痛、耳聋。三阳经虽然都已受病，但还没有传入到脏腑里的，还可以通过发汗来治好。第四天，病邪传到太阴经。太阴经脉分布于胃，连络于咽嗌，如果太阴经气不利，就会感到腹胀满、咽嗌发干。第五天，病邪传入少阴经。少阴经脉通肾，连络肺，系于舌根，如果少阴经气不利，就会感到口热、舌干而渴。第六天，病邪传入厥阴经。厥阴经脉环绕阴器，连络于肝，所以就会感到烦闷、阴囊抽缩。如果三阴三阳经、五脏六腑都受了病邪，荣卫也不通行，腑脏也不畅达，那人就要死了。

若不是表里两经同时感受而发病，到第七天，太阳经脉的病邪就会减轻，头痛也会稍好一些；到第八天，阳明经脉的病邪会减轻，身热也会稍微消退；到第九天，少阳经脉的病邪会减轻，耳聋也会好转而且能听到轻微声音；到第十天，太阴经脉的病邪会减轻，胀起的腹部也会消退到与平常一样，人也想吃东西了；到第十一天，少阴病会减轻，口也不再渴了，舌也不再干了，并且还会打喷嚏。到第十二天，厥阴经脉的病邪减轻了，阴囊也开始松缓下来，小腹部也觉得舒服，邪气全退了，病也就好了。

黄帝问：怎样治疗呢？

岐伯回答说：治疗的方法，应根据脏腑的症状，随本经分别施治，使病邪日渐衰退。对受病未满三天的，可以通过发汗的方法使其痊愈；病已超过三天的，可以通过泻下的方法使其痊愈。

黄帝道：热病已经好了，常常有余热难消的情况，这是为什么呢？

岐伯说：凡是余热难消的，都是因为发热重的时候，还勉强吃东西造成的。像这样，病虽然已经减轻，可是余热未尽，于是谷气与余热搏结在一起，所以就有余热不消的现象。

黄帝说：那么怎样治疗呢？

岐伯说：只要根据病的虚实情况，分别给以正治和反治，病就会好的。

黄帝道：患了热病有什么禁忌呢？

岐伯说：患热病的，病稍好些便吃肉类的东西，就会复发；如果多吃谷食，也会有余热。这就是热病的禁忌。

黄帝道：表里两经同时受寒的病人，它的脉象和症状是怎样的呢？

岐伯说：这种病人，第一天太阳和少阴二经都染上了病，就有头痛、口干、烦闷而渴的症状；第二天阳明与太阴二经都染上了病，就有腹满、发烧、不想吃东西、语无伦次的症状；第三天少阳与厥阴二经都染上了病，就有耳聋、阴囊抽缩、厥逆的症状。如果再发展到水浆不入、神志昏迷，到第六天人就会死去。

黄帝说：病情发展到五脏都已损伤、六腑不通、荣卫不和的地步，有的三天之后就死了，这是为什么呢？

岐伯说：阳明经是十二经脉中最重要的，这一经邪气盛了，病人就容易神志昏迷，三天以后阳明经气就会竭尽，所以人就死亡了。

凡因伤于寒邪而变成温病的，在夏至前发病的叫做温病，在夏至后发病的叫做暑病。暑病应当发汗，使热邪从汗中排出，而不能加以收敛。

刺热篇·第三十二

肝脏所发的热病，病人首先会小便发黄、腹痛、喜卧、身体发热。热盛的，就会狂言，多惊惧，胁胀痛，手足躁扰不安，不能安卧。逢庚辛日，病会加重，逢甲乙日，会出大汗。如果病人气已溃乱，到庚辛日就会死去。治法应当是针刺足厥阴和足少阳两经。肝气上行的，就会头痛眩晕，这是由于肝脉与督脉相牵引而上冲到头部的缘故。

心脏所发的热病，病人首先会表现为愁闷，过几天后才会发热。热盛的则心痛、烦闷、恶心、头痛、面部发赤、无汗。逢壬癸日，病就会加重。逢丙丁日，就会出大汗。若病人气已溃乱，逢壬癸日，就会死去。治法是针刺手少阴和手太阳两经。

脾脏所发的热病，病人先是感到头重、脸的两侧疼、心里烦闷、额部发青想呕吐、身体发热。热盛，则感到腰痛以致不能俯仰，腹部胀满而泄泻，两颌疼痛。逢甲乙日，病当会加重。逢戊己日，就会出大汗。若病人气已溃乱，逢甲子日，就会死去。治法是针刺足太阴和足阳明两经。

肺脏所发的热病，病人首先是感到寒冷，毫毛竖起，怕风，舌上发黄，身体发热。热盛的，就要发喘咳嗽，咳嗽时会震得胸痛，并牵连到背，不能喘大气，头也痛得使人受不了，直出冷汗。逢丙丁日，病会加重。逢庚辛日，就会出大汗。若病人气已溃乱，逢丙丁日，就会死去。治法是针刺手太阴和手阳明两经，刺出豆大的血滴，病就好了。

肾脏所发的热病，病人先是感到腰痛，小腿发酸，口渴，身体也发热。热盛，则头项痛而强直，小腿凉而酸，脚下热，不想说话。如肾气上逆，就会感到项痛迫急。逢戊己日，病就会加重。逢壬癸日，便会出大汗。如病人气已溃乱，逢戊己日，就会死去。治法应当是针刺足少阴和足太阳两经。

肝热的病人，左颊首先呈现出赤色；心热的病人，额上首先呈现出赤色；脾热病人，鼻部先现赤色；肺热的病人，右颊先现赤色；肾热的病人，腮部先现赤色。大凡在疾病还没有发作的时候，见到面部的赤色，就以针刺治疗，这叫做

□ 子午阴阳气机升降图示

人体阴阳盛衰消长周期，来自于宇宙日、月运动周期，包括年周期、月周期。由于阴阳盛衰产生气机升降的变化，以至子午时刻（夜23：00～1：00点，昼11：00～13：00点），二至时期（冬至、夏至），由于阴阳气交的偏极，容易形成阳极和阴极，导致阴阳偏胜，水火不济，亏血失交，因此这两个时候最易导致死亡。

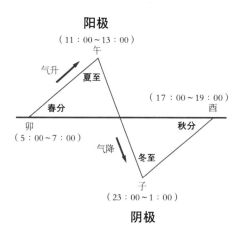

大 父 阴 化

阴阳根也　　　　　　　　成于九也
阳成居阴　　　　　◎ ◎ ◎ ◎　　推则声扬
阴生居阳　　　　　　　　　　　生于四也
　　　　　　　　　　金　　　铄则体流
　　　　◎ ◎ ◎ ◎ ◎ ◎ ◎ ◎

大 母 原 变

阳 父 原 变

　　　　　　○ ○ ○ ○ ○　　成于十也
阴阳分也　　　　　　　　　　　暂无不包
　　　　　　　　土　　　　生于五也
　　　　　　　　　　　　　　　气无不撒

　　● ● ● ● ● ● ● ● ●

阴 母 原 化

此所以
成变化

大 父 阳 变

　　　　　　　　　　　　○　　　外暗六也
阴阳分也　　　　　　　　　　　内明一也
宜生宜成　　　　　　　　　　　水阴根阳
纯阳纯阴　　　　**水**

　　● ● ● ● ● ● ● ●

大 母 阴 化

少 父 阴 化

阴阳根也　　　　◎ ◎　　　　外明七也
阳成居阴　　　　　　　　　　　内暗二也
阴生居阳　　　　**火**　　　　火阳根阴

　　◎ ◎ ◎ ◎ ◎ ◎ ◎ ◎

少 母 阳 变

少 父 阳 变

阴阳分也　　　　○ ○ ○　　　成于八也
宜生宜成　　　　　　　　　　　溉之则生
纯阳纯阴　　　　**木**　　　　生于三也
　　　　　　　　　　　　　　　燃之则化

　　● ● ● ● ● ● ● ●

少 母 阴 化

□ **阴阳五行变化图**

　　"阴"和"阳"是人体内所需的营养物质。生活中，人们离不开水和火。水和火是阴阳的象征。如阴阳失常，则天地间的万物生长收藏的变化，也就止息了。因此，天有四时的阴阳变化，联系到人来说，也应该遵循，不能违逆其规律。

治未病。如果五脏热病在面庞相应部位变红，那么只要及时给以治疗，至此脏所胜之日，病就会好的。如果刺反了，那就需要经过三个所胜之日才好。如果再治错了，那就一定会导致死亡的恶果。总之，热病应当发汗，如及时正确治疗，到了所胜之日，就能汗出而愈。

　　凡是治疗热病，应先给病人喝清凉的水，然后再用刺法，并且使病人穿单薄的衣服；住的地方也要凉爽。这样，等身上的热消退了，病也就痊愈了。

　　热病，如果同时发现胸胁痛，手足躁扰不安的症状，就针刺足少阳经，以补足太阴经；若病情较重的，就用五十九刺的方法。热病起于手臂痛的，针刺手阳明、太阴两经，汗出则热退。热病起于头部的，针刺足太阳经，汗出则热退。热病起于足胫的，刺足阳明经，汗出则热退。热病，如果病人先觉得身体重、骨节痛、耳聋、嗜睡的，就刺足少阴经；如病情较重，就用五十九刺的方法。热病如先感到眩晕、胃热、胸胁胀闷的，就刺足少阳经。

足太阳经脉的病，颧骨上如果荣色（是赤色，但不是晦暗无光的衰败之色）未败，说明病在浅表。只要等到太阳经气旺盛的时候使它得汗，病自然会好的。但如果同时又见厥阴经的脉症，那么死期就不会超过三天。这是因为热病已内连于肾，兼见了少阳脉色的缘故。少阳经脉之病，赤色显在面颊上，这是热病的征象，如果荣色未败，只要使它得汗，病自然会好的。如果同时又见少阴经的脉症，那么死期就不会超过三天了。

治疗热病的气穴：第三脊椎下面主泻肺热；第四脊椎下面主泻心热；第五脊椎下面主泻肝热；第六脊椎下面主泻脾热；第七脊椎下面主泻肾热。治疗营血的病，应刺尾骶骨处。颈项第三椎以下凹陷的中央，是大椎穴。又诊察面部之色，可推知腹部的病，如赤色从颊下上逆于颧，为痢疾之病；赤色见于颊部牙车的，为腹部胀满之病；赤色见于颧骨后部的，为胁痛之病。凡颜色见于颊上的，病都在膈上。

评热病论篇·第三十三

黄帝问道：得温病的人，汗出以后身体又发热，脉躁动，病情也不因汗出而稍减，并且言语狂乱，不吃东西，这是什么病呢？

岐伯答道：病名叫阴阳交，是一种死症。

黄帝道：我希望聆听其中的道理。

岐伯说：人之所以出汗，是由于水谷入胃，化生精微之气。汗液就是由这些精气转化而来。热病后期人体的精气与病邪相互抗争而出汗，说明病人的精气战胜了邪气，精气胜就应该能吃东西，而不再发热；如果出汗之后又发热，说明邪气仍然存在于人体之内。不吃东西，是精气缺乏，而精气缺乏，会使热邪更盛。汗出而热留不退，病人的寿命就危在旦夕了。而且《热论》说过：汗出而脉尚躁动旺盛的，则死。现在脉象与出汗不相应，这是精气不能胜于病邪，死的征象是明显的。至于言语狂乱，是神志失常的缘故，而神志失常的也会死亡。如今死亡征兆有三种，而不见一点生的征象，那么即使有好转的现象，也是必定要死的。

黄帝道：有人身体发热，汗出烦闷，且烦闷不因汗出而缓解，这又是什么病？

岐伯说：汗出而身体发热，是由风邪引起的；汗出而烦闷难解的，是由于气机上逆，这个病名叫做风厥。

黄帝道：我希望听您讲讲其中的道理。

岐伯说：太阳经主宰诸阳之气，是一身之表，所以容易先受病邪。而少阴和太阳互为表里，如果少阴受太阳发热的影响，从而随之上逆，便成为厥。

黄帝说：怎样治疗？

岐伯说：刺太阳和少阴两经的穴，同时内服汤药。

黄帝道：劳风这种病，有哪些症状表现？

岐伯说：劳风发病是在肺下，它的症状是头项强直，目视不明，吐稠痰，恶风又发寒战。

黄帝说：怎样治疗呢？

岐伯说：首先要节制动作，注意休息；其次是针刺足太阳经以引肾经之气，以解郁闭之邪。通过这样的治疗，青壮年三日可愈；中年人精气稍衰的，五日可愈；老年或精气不足的，七日可愈。这种病人，会咳出青黄的痰，样子像稠脓，大小像弹丸。这种稠痰应当从口中咳出或鼻中排除才好，如果不能咳出，就要伤肺，伤了肺就会死亡。

黄帝道：有患肾风的病人，面部足背浮肿，言语也感不便，像这样的病人，可以针刺吗？

岐伯说：肾已重虚，不应当用刺法，如已用了刺法，五天后病气必然会来的。

黄帝道：病气来了会怎样？

岐伯说：如病气来了，一定会感到气短，时时发热，从胸背上至头部，汗出、手热、多渴、小便色黄、眼睑浮肿、腹中鸣响，身体沉重，行动困难。若病在妇女，月经就会停止，胸闷，不能食，不能仰卧，仰卧就咳嗽得非常厉害。这病叫做风水，在《刺法》篇里有详细的论述。

黄帝道：希望您说说这其中的缘由。

岐伯说：邪气的聚集，因为正气的不足。肾阴不足时，阳邪就乘虚聚合起来，所以短气，时时发热、汗出、小便色黄，这是因为有了内热。不能仰卧，是胃中不和。仰卧就咳嗽加重，是水气向上迫肺。凡是有水气的病人，往往首先见到眼睑部轻度浮肿。

黄帝说：这是为什么？

岐伯说：水属于阴，目下也属阴，腹部为至阴之处，所以腹中有水，目下必然出现微肿。心气上逆，所以口苦舌干，不能仰卧。仰卧就会咳出清水。凡是水气病人，都不能仰卧，因为卧后会感到惊悸不安，而惊悸就会使咳嗽加重。腹中鸣响，是由于胃水随经下泄。水气迫脾就会烦闷而不想吃东西，食物不能下咽，是胃中有阻隔。身体沉重，难以行动，是胃的经气下行于足的缘故。妇女月经不来，是因为胞脉闭塞。胞脉属于心脏，向下联络于子宫，现在水气上逆迫肺，心气不能下通，所以月经就不来了。

逆调论篇·第三十四

黄帝问：有的病人并未多穿衣服，却感到发热而烦闷，这是为什么？

岐伯答道：这是由于阴气少，阳气胜，所以发热而又烦闷。

黄帝道：人体不是因为衣服单薄，体内也没有因风寒入内而成的寒气，而寒状却像是从内部发出似的。这是什么原因呢？

岐伯说：这种人是因长年阳虚而阴气偏盛，气血运行阻滞不畅，阳气不能通达，形成（寒）痹证。所以身体寒冷连骨缝、骨髓都散发寒气，如同从冷水里出来一样。

黄帝道：有人四肢先发热，一遇到风就热得像烘烤火烧一样，这是什么缘故？

岐伯说：这种人，是阴气虚少，阳气偏盛。四肢属阳，两阳相合，以致阴气虚少，不能减少旺盛的阳火，从而导致阳气独旺于外的现象。如果阳气独旺于外，那就妨碍健康，所以一遇到风就像炙于火上。这样的病人，肌肉必然会慢慢消瘦。

黄帝道：还有一种病人，身体寒冷，用热水浸泡、用火烤，仍不觉得热，穿厚衣服，也不觉得温暖，然而并不冻得打哆嗦。这是什么病呢？

岐伯说：这种人，素来肾气偏胜，但长期接触潮湿的环境，致使太阳经气衰弱，肾中的阴精得不到阳气的温暖而枯萎不长。肾在五行中属水，所以又称为水脏。肾具有储藏阴精的功能，并能将阴精转化为骨髓，所以肾又有主骨的功能。如果肾经中的阴精枯萎不长，则骨髓就不充满，所以感到寒冷至骨。至于感到寒冷而不发抖的原因，在于"一水不能胜二火"。"一水"指两肾，"二火"指肝、心。肝中存有"相火"，心主观"君火"，一个属水的肾脏不能制胜心肝二火，所以，这种病人虽然寒冷，但不发抖。这种病名叫做骨痹，还应见到关节拘挛的症状。

荣行脉中 血生为荣	寒	风	暑	火	淫	燥
	太阳寒水	厥阴风木	少阴君火	少阳相火	太阴湿土	阳明燥金
气血之中和顾人自养何如耳	小雪	大寒	春分	小满	大暑	秋分
得天地生生之道而无替也欲	大雪	立春	清明	芒种	立秋	寒露
如环无端内外回护互相滋养	冬至	雨水	谷雨	夏至	处暑	霜降
行于脉外气顺血随运行百脉	小寒	惊蛰	立夏	小暑	白露	立冬
则荣血行于脉中血入则卫气	坎左尺	巽左关	离左寸	震右寸	艮右关	兑右寸

气守为行 为行脉外：荣卫即太极阴阳之根本气出　故曰人生与天地一般大元气　阳交会理无非一太极中来也　夫人身一太极耳气血传变阴

□ （上右）主气流行应节气卦脉图

　　主气为一年四季二十四气之常令。气候变化的年周期循环图圈，事实上是通过主客二气的规则性与非规则性的交互作用实现的。其人体的十二经脉与四时二十四节气的卦脉是相对应的。

□ （上左）营卫相生图

　　营卫皆行相生"五十营"，是指营在脉中，卫在脉外。五十营指五十周。即人气运行昼夜五十周，人气指的是人的经气。也就是说，人气的循行与天体的运行息息相关，紧密吻合。因此人的摄生一定要按五十营的阴阳气化消长规律进行。

黄帝道：有一种病人肌肉麻木，就是接触到衣被，也毫无所觉，这是什么病？

岐伯说：这是由于荣气虚，卫气实。荣气虚的就会使皮肉麻木；卫气虚的肢体就不能举动。荣卫都虚弱了，人也就会麻木不仁，不能举动，肌肉也就更加顽麻了。如果人的形体与神志不能应和，那必然是要死的。

黄帝道：患逆气病的人，有不能卧下，而呼吸又有声音的；有不能卧下，而呼吸没有声音的；有起居如常，而呼吸有声音的；有能够卧下，而一旦行动就气喘的；有不能卧下，不能够行动而气喘的；有不能卧下，卧下去就气喘的。所有这些情况，是哪个脏器的病所导致的呢？我希望能了解其中的原因。

岐伯说：不能卧下而呼吸有声音的，是阳明经脉之气上逆；足三阳经脉之气本来是向下行的，现在逆而上行，所以就呼吸不畅而有声音了。阳明是胃脉，胃是六腑之海，胃气也是下行的；如果阳明气逆，胃气就不能再从它本来的通道下行，所以就不能平卧了。《下经》曾说："胃不和则卧不安"，就是这个意思。若起居如常，而呼吸有声音的，这是肺的络脉不顺，络脉之气不能随着经脉之气上下，其气留于经脉而不行于络脉，但络脉的病比较轻，所以起居如常，只是呼吸有声音而已。若不能平卧，卧下去就喘，是水气犯肺的原因。水气是循着津液流行的道路而流动的，肾是水脏，主管人身体的津液输布，又主睡卧和气喘，如果肾的功能出现障碍，水液内停，逆行向上侵犯肺脏，就造成气喘而不能平卧的症状。

疟论篇·第三十五

黄帝问道：疟疾的发生，都是因为受了风邪，它的潜伏或发作都有一定时间，这是为什么？

岐伯答道：疟疾开始发作时，寒先起于毫毛，继而身体神志都感到疲倦，随之寒战，两颌鼓动，腰脊疼痛；及至寒冷过去，内外又发起热来，头痛得像要炸裂的样子，口渴，喜冷饮。

黄帝道：是什么邪气，使病这样呢？

岐伯说：这是阴阳上下相争、虚实更替相胜、阴阳相互转化之故。阳气被阴气所并，则阴实而阳虚。阳明经气虚了，就会发生寒战，以致两颌鼓动。太阳经气虚了，就会腰脊头项疼痛。三阳经气都虚了，则阴气胜。阴气胜，骨节就会寒冷疼痛。寒从内生，所以里外都觉得冷。阳盛的时候，要生外热；阴虚的时候，要生内热；若内外都发热了，则会呼吸喘迫、口渴、喜欢冷饮。

这种病是由于夏天被暑气所伤而致。热气过盛，藏在皮肤之内、肠胃之外，也就是邪气居于荣气停留的地方。暑热，使人汗出肌肉疏松，腠理开泄。遇上秋天的肃杀之气，汗出时就会感受风邪；水浴则病情就会进一步发展。这样，风邪水气停留在皮肤之内，与卫气相合，疟疾就会发作。卫气是白天行于阳分，夜间行于阴分。这种邪气并于阳就向外发散，并于阴则向内里侵袭。阴阳内外相逼，所以每天都要发作一次。

黄帝问道：疟疾有隔日而发作的，这是什么原因呢？

岐伯说：这是因为邪气所在的地方较深，已经迫近阴分，致使阳气独行，而阴邪仍滞留于内。这样，阴与阳相争而邪气得不到发散，所以隔日才发作一次。

　　黄帝道：很好！那么有的疟疾在发作的时间上，有的早，有的晚，这又是什么原因？

　　岐伯说：人体的卫气每一昼夜会于风府穴一次。当卫气会合于风府穴时，人体表面的汗孔就舒张开。这时如果邪气乘机侵入，与卫气合并，就导致疾病的发作。邪气侵犯风府穴，沿着脊柱逐渐下移，每过一天便向下移动一个骨节，卫气与邪气交会的时间一天比一天晚，所以发病的时间也就一天比一天晚。这是邪气客于脊背时的情况。卫气每当到达风府穴的时候，腠理便会开泄，腠理一开泄，则邪气就会侵入，邪气侵入，于是病就发作。这就是发病一天比一天晚的原因。邪从风府穴开始每天向下移动一节，经过二十五天，到达骶骨，第二十六天又进入脊椎，沿冲脉向上，至九日到达任脉的天突穴。因为邪气的位置逐日上行，与卫气相遇的时间一天比一天早，所以病发作的时间就逐日提前。至于隔日发病的，是因邪气内迫五脏，横连膜原（指皮肉与内脏间的部位）。因距离较远，邪气较深，循行较迟，故不能与当日卫气同时行出，所以隔日才能发作。

　　黄帝道：您说过一旦卫气到达了风府，就能使腠理开放，腠理开放，病邪就会袭入，而病邪袭入就会发作疾病。现在卫气日下一节，邪气并不在风府穴上，疾病却每天发作，这是为什么？

　　岐伯说：以上是指邪气侵入头顶，沿脊椎骨下行的情况。人体的组织，有虚实的不同，而病邪所中的地方也不一样。这样，就不一定遇到风府才发病。所以邪中头项的，如卫气行至头项，与邪气相合就会发病；邪中于背的，卫气行至背，与邪气相合就会发病；邪中于腰脊的，卫气行至腰脊，与邪气相合就会发病；邪中于手足的，卫气行至手足，与邪气相合就会发病。总而言之，卫气所在的地方，与邪气相合，就要发病。故风邪所侵并没有固定的地方，只要卫气经过，腠理开泄，邪气与之相合，就会发病。

　　黄帝道：说起来，风病和疟病，似乎属于同类情况。那为什么风病发作不间歇，而疟病却发作有时呢？

　　岐伯说：风病常停留在一个地方，所以发作不间歇；疟气随经络循行，是依次内传的，要到卫气和它相应时，病才能发作。

　　黄帝道：疟疾发作，有先感寒冷而后感发热的，这是为什么？

　　岐伯说：夏天感受暑气，从而汗大出，腠理开泄，夏天的小寒便乘机侵入，藏在皮肤里面，到秋天时被风邪所伤，就成为疟疾了。寒属阴，风属阳，先

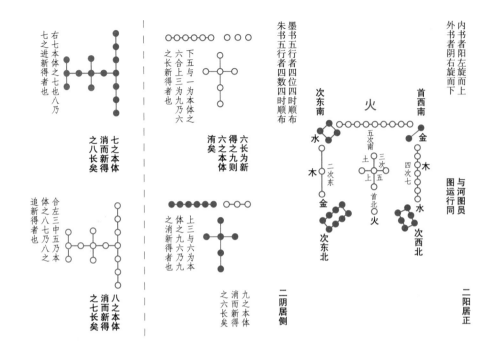

□ 阴阳互藏图

阴阳之用以和，而相互为功。自然界的阴阳矛盾，如出现太过或不及，就会利用对立统一相互制约关系加以调节。阴阳总是依循一定的轨迹，以协同的方式互藏互用，消长转化。人体内五脏六腑的运动规律也是如此。

伤于寒而后伤于风，所以先寒而后热。这种病的发作有一定的时间，叫做寒疟。

黄帝道：那么，有一种疟病，是先热而后寒的，这又是为什么？

岐伯说：这是先被风邪所伤，然后又被寒邪所伤造成的。这种病的发作也有一定的时间，叫做温疟。

其中只发热而不发寒的，这是病人阴气先绝，阳气单独旺起来，所以在病发作时，就会感到气短烦闷，手足发热，想要呕吐。这病叫做瘅疟。

黄帝道：医经上说有余的应当泻，不足的应当补。现在说发热为有余，发冷为不足。疟病患者的寒冷，即使是热汤和火，也不能使之温暖；发热时，就是用冰水，也不能使之清凉。这种寒热，都属有余或不足之类。当其发热发冷时，就是良医也无法止住，必待自行冷热衰退时，才可用针刺治疗。这是什么原因呢？希望听您讲讲这其中的道理。

岐伯说：医经上说，有高热时不能刺，脉搏混乱时不能刺，汗大出时不能刺。这是因为病在逆行，所以不能治疗。疟疾在开始发作时，外阳并于里阴，这时是阳分虚而阴分实，体外无阳气，所以先感寒冷战栗。至阴气逆乱到了极点，则又外出到达阳分，因此阴阳又相并于外，这时是阴分虚而阳分实，所以感到热而干渴。疟病并于阳分则阳气胜，并于阴分则阴气胜。阴气胜则发寒，阳气胜则发热。疟疾是由于风寒之气的变化异常，阴热到极点，则阴邪之寒气至；阴寒到极点，则阳邪之热来。这疟疾发作时，热得像火在燃烧，寒得像风雨般不可抵御。所以医经上说，当邪气正盛时，不要攻邪，待邪气衰退时，治疗才可见效，就是这个意思。疟疾在未发作时，阴气未并于阳分，阳气未并于阴分，如能及时进行调治，那么则不伤正气，邪气也就除去了。所以医生不能在病人正发病的时候进行治疗，是因为病人在这个时候正气和邪气逆乱的缘故。

黄帝道：疟疾究竟该怎样治疗？治疗时间的早晚应怎样掌握？

岐伯说：疟疾将要发作时，阴阳也将相互移转，它必定是从四肢的末端开始，因为人体的阴阳经脉是在四肢末端交接。若阳气已被邪伤，阴气必受影响，所以在阴阳之气还未合并时，就用绳子牢固地缚住病人四肢的末端，使邪气不能侵入，阴气不能泄出，两者不能相合；再经仔细地诊察，看到孙络充实的地方，察其瘀血所在；将血刺出，这样就能去掉真邪，而不致使邪气并入体内。

黄帝道：疟疾在未发作时，它的情况如何？

岐伯说：疟气是盛虚更替的，它随同邪气的所在而发作，病在阳分，则会发热而脉搏躁疾；病在阴分，则会发冷而脉搏沉静；发病达于极点，则阴阳之气都已衰退，卫气和邪气相离，病也就休止了；但当卫气与邪气再相合时，病就会重新发作。

黄帝道：疟疾的发作，有的隔二日，有的隔数日；发作时有的口渴，有的口不渴，这是什么原因？

岐伯说：它之所以隔几天再发作，是因为邪气与卫气会于风府的时间，有时是相错的，不是同时的，所以要间隔几天才再发作。疟疾是阴阳交替相胜，故阴阳之气，或重些，或轻些，所以有的口渴，有的不口渴。

黄帝道：医经上说，夏天被暑气所伤，秋天就一定要得疟疾。可是现在有些疟疾，却并非如此，这是为什么？

岐伯说：夏天被暑气所伤，秋天就一定得疟疾，这是指和四时发病规律相

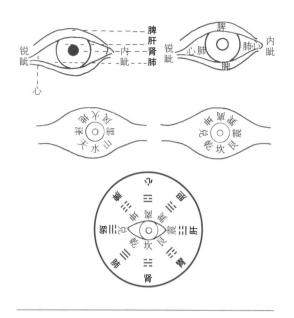

人体眼八卦全息图

　　《周易》太极八卦是一幅宇宙全息缩影图。八卦系列中，每一个卦都是一个小的宇宙全息，而整个六十四卦是一个大全息。就人体而言，人体是一个大八卦全息，人体各个局部又是一个小八卦全息，如面部、手足、眼、耳、腹等都分别为小八卦全息图景。

顺应而言的。那些形症不同的疟疾是因为与四时发病规律相反所导致的。发于秋天的，寒冷较重；发于冬天的，寒冷不重；发于春天的，怕风；发于夏天的，便会多汗。

　　黄帝道：温疟和寒疟，邪气各自居于什么地方？居留在哪一脏？

　　岐伯说：温疟是在冬天被风邪侵害，寒气留在了骨髓里面，到了春天阳气生发的时候，如邪气不能自行外出，遇到暑热，就会使人倦怠，头脑昏沉，肌肉消瘦，腠理发泄，这时一旦用力劳动，邪气与汗就会一齐外出。这种病是邪气先伏藏于肾，它发作的时候，邪气是从内而出于外；这样的病，阴气先虚，而阳气偏盛，阳盛就会发热，乃至偏盛到极点就衰退，邪气又乘机回入体内。如此阳气又虚，阳虚就发冷。这种病是先热后寒，故名叫温疟。

　　黄帝道：瘅疟是怎样的情况？

　　岐伯说：瘅疟由于肺先有热，肺气盛，气逆上冲，气实不能向外发泄，适逢劳累之后，腠理开泄，风寒侵袭于皮肤之间，肌肉之内，因而发病。发病则阳气偏盛而不衰退。病邪始终停在体表的阳气中，而未深入体内并入阴气，所以只是热而不恶寒。这种病，是邪气内藏于里，而外留于肌肉之间，能使人肌肉消瘦，所以叫做瘅疟。

刺疟篇·第三十六

足太阳经的疟疾，会使人腰痛、头重，寒冷从背部起，先寒后热，热势很盛，热止汗出。这种疟疾，不易痊愈。治疗方法是刺委中出血。

足少阳经的疟疾，会使人身体倦怠，发冷不很厉害，发热也不厉害，怕见人，见人就感到恐惧，发热时间比较长，汗出得也多。治疗方法是刺足少阳经。

足阳明经的疟疾，使人先感到冷，寒冷得厉害，经过很久才发热。热一退，汗也就停止了。这种病人，喜欢见日月光及火焰，才感到舒适。治疗方法是刺足阳明经足背上的冲阳穴。

足太阴经的疟疾，使人闷闷不乐，好叹气，不想吃东西，多寒热，汗出，病发时就呕吐，呕吐后病势就衰减了。治疗方法是刺足太阴经的公孙穴。

足少阴经的疟疾，使人呕吐得很厉害，多发寒热，热多寒少，总想紧闭门窗待在屋里。这种病不易痊愈。

足厥阴经的疟疾，使人腰痛，小腹胀满，小便不利，症状同癃病相似，小便次数多，嗳气，易恐惧，气不足，肠中不通畅。治疗方法是刺足厥阴经的太冲穴。

肺脏的疟疾，使人心里感到发冷，冷极了就发热，发热时易生恐惧，像看到什么东西一样。治疗方法是刺手太阴、手阳明两经的列缺、合谷两穴。

心脏的疟疾，使人心里烦热得厉害，喜欢喝冷水，这样反而寒多，不太发热。治疗方法是刺手少阴经的神门穴。

肝脏的疟疾，使人面色苍青，常叹息，形状如同死人一般。治疗方法是刺足厥阴经穴出血。

脾脏的疟疾，使人冷得难受，肚腹疼痛，脾热下行又会使人肠鸣，肠鸣后汗出。治疗方法是刺足太阴经商丘穴。

肾脏的疟疾，使人感到有寒意，腰脊疼痛，不能转动，大便不通畅，目眩，手足发冷。治疗方法是刺足太阳、少阴两经。

胃脏的疟疾，使人胃里发热，感到饥饿，但不能吃东西，进食就腹部膨大胀满。治疗方法是刺足阳明、太阴络脉出血。

疟疾发作在身体正热的时候，刺脚背上的动脉，开通经穴，放出一些血，立时就可退热。如疟疾是刚要发冷，那就应该刺手阳明和手太阴、足阳明和足太阴上的穴位了。疟疾病人脉搏满大而急，刺背部的腧穴，用中等针，靠近五胠俞各取一穴，酌量病人的肥瘦刺出其血。如病人脉搏小实而急，灸胫部的少阴穴，并刺手足指末端的井穴。疟脉满大而急，应刺背部腧穴，刺五胠俞、背俞各一次。根据患者情况行针以至出血。

疟疾病人的脉搏缓大而虚的，就要用药治疗，不应该用针刺。凡是治疗疟疾，应在病发作之前一顿饭的时候，给予治疗，过了这个时间，就失去时机了。各种疟疾，如脉伏而不见的，急刺十指之间出血，血去病邪就可止了；若先见皮肤上发出赤小豆般的红点，应该都用针刺去。上述的十二种疟疾，它们的发作各不相同，观察病人的症状，就可以了解病是属于哪一经脉。如果在发作前约一顿饭的时候就用针刺，刺一次，邪气就可减退；刺两次，则疗效显著；刺到三次，病就痊愈。如果还没好，可刺舌下两脉出血。如再不好，可取委中血盛的经络，刺出其血，并刺颈项以下夹脊的经穴；这样，病是一定会好的。上面所说的舌下两脉，指的是足少阴廉泉穴。

凡刺疟疾，一定得先问明在病发作时最先感觉的部分，先行针刺。如最先的症状是头痛、头重的，就先刺头上及两额两眉间出血。先发的症状是项背痛的，就先刺项部背部。先是腰脊痛的，就先刺委中出血。先是手臂痛的，就先刺手少阴阳明十指间的孔穴。先是足胫酸痛的，就先刺足阳明十指间的孔穴。风疟病发作时，汗出怕风，可刺太阳经背部的腧穴出血。如果病人小腿酸痛剧烈，不能按触，这叫做"胕髓"病，可用头大而锋利的镵针刺绝骨穴出血，痛就可以马上止住。如果病人觉得身体微痛，刺至阴穴。诸阴经的井穴，皆不可出血，并应隔一天刺一次。疟疾口不渴而隔日发作的，刺足太阳经；如口渴而隔日发作的，刺足少阳经。温疟而汗不出的，用针刺治疗热病的五十九个穴位。

气厥论篇·第三十七

黄帝问道：五脏六腑的寒热相互转移的情况是怎样的呢？

岐伯说：肾将寒移至肝，会生痈肿和气虚的病。脾移寒于肝，会生痈肿和痉挛的病。肝移寒于心，会生狂症和心气不通的病。心移寒于肺，会形成"肺消"，肺消病的症状，是饮水一份，小便要尿二份，这种病是死证，尚无法可治。肺移寒于肾，成"涌水"，涌水病的症状，是病人的下腹部按之不坚硬，但因水气侵犯大肠，走得快时，可以听到肠中濯濯的鸣叫声，像皮囊里裹着浆水一样，这种病，是水气形成的。

脾移热于肝，会发生惊恐和鼻出血的病。肝移热于心，会导致死亡。心移热于肺，日久传变，会成为膈消病（消渴病的一种，也称上消、肺消）。肺移热于肾，日久传变，会成为柔痉病。肾移热于脾，会损伤脾的阳气，会形成痢疾，无法治疗。胞宫移热于膀胱，就会小便点滴涩痛并尿血。膀胱移热于小肠，便会大便不通，热气上行，从而导致口舌糜烂。小肠移热于大肠，则会热结不散，成为"伏瘕"，或为痔疮。大肠移热于胃，会多吃饭却反消瘦，叫做"食亦"，即虽能吃而身体懈惰。胃移热于胆，也叫做食亦。胆移热于脑，鼻梁内就会觉得辛辣成为"鼻渊"。所谓鼻渊，即恶浊的鼻涕下流不止，日久传变，就会鼻中出血，目暗不明。这些就是寒热之气逆乱的缘故。

咳论篇·第三十八

黄帝问：肺脏能使人咳嗽，这是为什么？

岐伯说：五脏六腑都能使人咳嗽，不只是肺脏。

黄帝说：很想听您讲讲具体情况。

岐伯说：皮毛属表，和肺是相配合的。皮毛感受了寒气，寒气就会侵入肺脏。比如喝了冷水，吃了冷的食物，寒气入胃，从通肺的经脉注入肺，肺也会因此受寒。如此，外内的寒邪互相结合，停留在肺脏，就会造成肺咳。至于五脏的咳嗽，是五脏各在所主的时令受病，并不是肺在它所主之时受病，是五脏的病传给肺的。人体的五脏同季节有一定的对应关系，所以五脏各在它所主的时令中受寒邪侵袭，得了病，轻微的，只是咳嗽；严重的，则会寒气入里，造成泄泻、腹痛。一般而言，秋天的时候，是肺先受邪，春天的时候是肝先受邪，夏天的时候是心先受邪，长夏的时候是脾先受邪，而冬天的时候是肾先受邪。

黄帝问：那么这些咳嗽又如何分别呢？

岐伯说：肺咳的症状是：咳嗽时，喘息有声音，严重时，还会咯血。心咳的症状是：咳嗽时，感到心痛，喉头像有东西哽塞，严重时咽喉就会肿痛闭塞。

肝咳的症状是：咳嗽时，两胁会疼痛，如果很严重，行走都会很困难。此时如若行走，则会造成两胁胀满。脾咳的症状是：咳嗽时，右胁下痛，隐隐然作痛牵连肩背，严重时便不能动弹，一动弹，就咳得更厉害。肾咳的症状是：咳嗽的时候，腰背互相牵扯痛，严重时，就要咳出黏沫来。

黄帝问道：六腑咳嗽的症状是怎样的？又是怎样受病的呢？

岐伯说：五脏咳嗽，日久不愈，就会转移到六腑。例如脾咳久不见好，胃就要受病；胃咳的症状，咳而呕吐，严重时，也可能呕出蛔虫。肝咳久不见好，则胆就要受病；胆咳的症状：咳嗽起来，可吐出苦汁。肺咳久不见好，大肠就要受病；大肠咳的症状是，咳嗽时，大便失禁。心咳久不见好，则小肠就要受病；小肠咳的症状是：咳嗽放屁，常常是咳嗽和放屁并作。肾咳久不见好，则膀胱就要受病；膀胱咳的症状是：在咳嗽时，小便会失禁。上述各种咳嗽，如果经久不愈，三焦则要受病。三焦咳的症状是：咳嗽时肚肠胀满，不想吃东西。这些咳嗽，最终都会影响到脾胃，再进一步影响到肺，使人多吐稠痰，面目浮肿，气逆。

黄帝问：既然这样，那么又该如何治疗？

岐伯说：治疗五脏的咳嗽，要取腧穴；治疗六腑的咳嗽，要取合穴；凡是由于咳嗽而致浮肿的，要取经穴。

举痛论篇·第三十九

黄帝问道：我听说善于谈论天道的，必能把天道验证于人；善于谈论古今的，必能把古事与现实联系起来；善于谈论别人的，必能与自己的情况相结合。这样，对于万物规律，才可无所疑惑，也才算是透彻地明白了重要的道理。现在我要问您的是，那言而可知、视而可见、按而可得的诊法，使我有所体验，启发蒙昧，解除疑惑，能够听听您的见解吗？

岐伯再拜叩头问：您要问哪方面的道理？

黄帝说：五脏突然作痛，是什么邪气致使的？

岐伯回答说：人身经脉中的气血，周流全身，循环不息，寒气侵入经脉，经血就会留滞，凝涩而不畅通。假如寒邪侵袭在经脉之外，血液必然会减少；若侵入脉中，则脉气不通，就会突然作痛。

黄帝道：有的痛忽然自止；有的剧痛却不能止；有的痛得很厉害，甚至不能揉按；有的当揉按后痛就可止住；有的虽加揉按，亦无效果；有的痛处跳动应手；有的心与背相牵引而作痛；有的胁肋和小腹牵引作痛；有的腹痛牵引大腿内侧；有疼痛日久不愈而成积聚的；有突然剧痛，就像死了一样，不省人事，稍停片刻，才能苏醒；有又痛又呕吐的；有腹痛而又泄泻的；有痛而胸闷不舒畅的。所有这些疼痛，表现各不相同，如何加以区别？

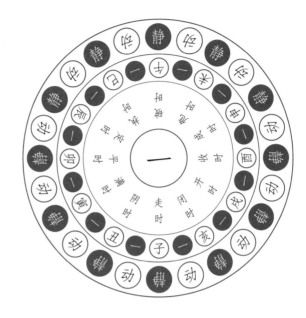

□ 五气朝元图

　　五气指风、暑、湿、燥、寒，它与人体五脏相对应。五脏之气失调，就会发生疾病。五气归于五脏，即阴阳之气朝元归，则身体健康无疾。

　　岐伯说：寒气侵犯到经脉外，经脉便会受寒，经脉受寒则会收缩蜷曲，造成经脉痉挛拘急，进而牵引在外的细小脉络，所以就会忽然间发生疼痛，但只要受热，疼痛就会立止。假如再受寒气侵袭，则痛就不易消解。

　　寒气侵犯经脉之中，与经脉里的热气相互交迫，经脉就会满盛，满盛则实，所以就会痛得厉害而不能休止。寒气一旦停留，热气便会跟随而来，冷热相搏，则经脉充溢满大，气血混乱于中，就会痛得厉害不能触按。

　　寒气侵入肠胃之间，膜原之下，血气聚集而不能散行，细小的脉络因之绷急牵引而痛，以手揉按，则血气可以散行，所以按摩后痛就可停止。

　　寒气侵入了督脉，即使重按，也不能达到病所在的地方，所以即使按了也无效果。

　　寒气侵入冲脉，冲脉是从关元穴起，循腹上行的，所以冲脉的脉不得流通，那么气也就因之而不通畅，所以试探腹部就能应手疼痛。

寒气侵入到背腧脉，则血脉运行凝涩，血脉凝涩则血虚，血虚则疼痛。因为背俞与心相连，所以互相牵引作痛，如以手按之则手热，热气到达病所，痛就可止。

寒气侵入厥阴脉，厥阴脉连络阴器，并系于肝。寒气侵入厥阴脉中，气血凝滞不得流畅，脉道迫急，所以胁肋与小腹互相牵引而作痛。逆行寒气侵入到阴股，寒气上行至小腹，阴股之血凝涩，在下相引，所以腹痛连于阴股。

寒气侵入小肠膜原之间、络脉之中，血脉凝涩，不能灌注到大的经脉里去，因而血气停留，不得畅通，这样日久就积为气了。

寒气侵入到五脏，则厥逆之气向上散发，阴气衰竭，阳气郁遏不通，所以会忽然痛死，不省人事；如果阳气恢复，仍然是可以苏醒的。

寒气侵入肠胃，厥逆之气上行，所以发生腹痛并且呕吐。

寒气侵入小肠，小肠失其正常功能，水谷不得停留，所以就后泄而腹痛了。热气蓄留于小肠，肠中要发生疼痛，并且发热干渴，大便坚硬不得出，所以就会疼痛而大便闭结不通。

黄帝问：以上病情，是可以通过问诊了解到的。那么通过目视可以了解病情吗？

岐伯说：五脏六腑，在面部各有所属的部位。观察面部的五色，黄色和赤色为热，白色为寒，青色和黑色为痛。这就是视而可见的道理。

黄帝问：通过触诊就可了解病情吗？

岐伯说：这要看主病的脉象。坚实的，是邪盛；陷下的，是不足，这些是可用手按切而得知的。

黄帝说：讲得很有道理！我听说许多疾病都是由于气的影响而发生的。如暴怒则气上逆，大喜则气缓散，悲哀则气消散，恐惧则气下陷，遇寒则气收聚，受热则气外泄，过惊则气混乱，过劳则气耗损，思虑则气郁结。这九样气的变化，各不相同，各又导致什么病呢？

岐伯说：大怒则气上逆，严重的，可以引起呕血和飧泄，所以说是"气逆"。高兴气就和顺，营卫之气通利，所以说是"气缓"。悲哀过甚则心系急，肺叶胀起，上焦不通，营卫之气不散，热气郁结在内部，所以说是"气消"。恐惧就会使精气衰退，精气衰退就要使上焦闭塞，上焦不通，还于下焦，气郁下焦，就会胀满，所以说是"气下"。寒冷之气，能使腠理闭塞，营卫之气不得流行，所以说是"气收"。暑热则腠理开放，营卫之气过于疏泄，汗大出，所以说是"气泄"。过忧则心悸如无依靠，神气无所归宿，心中疑虑不定，所以说是"气乱"。过劳则喘息汗出，里外都在消耗，所以说"劳则气耗"。思虑过多则心气凝聚，精神呆滞，气就会凝滞而不能运行，所以说"思则气结"。

腹中论篇·第四十

黄帝问：有一种心腹胀满的病，即早上吃了东西，到晚上却不再想吃。这种病是什么呢？

岐伯道：这种病叫做"鼓胀"。

黄帝又问：那该怎样治疗呢？

岐伯说：用鸡矢醴治疗，一剂就可见效，两剂病就好了。

黄帝又问：有的病人，治好之后又复发，又是什么缘故？

岐伯说：这是由于不节制饮食，所以有时会复发。另一种情况是，病虽接近痊愈，但因为受风，冷气便会聚于腹中，也是要复发的。

黄帝问：胸胁胀满的病，饮食受妨碍，发病时先闻到有腥臊气味，鼻流清涕，吐血，四肢寒冷，目眩晕，大小便经常出血。这种病叫什么？因什么而得？

岐伯说：这种病，叫血枯，是因为年少时，曾经有过大出血病而留下了病根；或者大醉以后行房事，致使精气耗竭，肝脏损伤，所以月经量少，或停止不来。

黄帝问：该如何治疗呢？用什么方法能使血气恢复？

岐伯说：用四份乌贼骨、一份芦茹，两种药合并，用雀卵调和制成如小豆大的丸药，先服药后吃饭，一次五丸，用鲍鱼汁送下，这样能利肠中而下行，并能补益受伤的肝脏。

黄帝问：小腹盛满的病，与上下左右的组织有粘连，这是什么病？可治疗否？

岐伯说：这种病叫做"伏梁"。

黄帝问：伏梁病是因为什么而得的呢？

岐伯说：小腹里裹着脓血，生在肠胃外面，不易治疗。在治疗时，如按重了，甚至可以致死。

黄帝问：怎么会这样呢？

岐伯说：如果这种病在下腹部，部位靠近肛门和尿道，可以出现从大小便中排出脓血的症状。如果病的部位在上腹部接近胃和横膈膜，可以引起胃和横膈膜之间发生脓肿包块，成为病程迁延、很难治愈的重病。所以，伏梁病部位在脐以上的严重难治，部位在脐以下就稍微轻些。要避免触动患处，也不能用猛药，以免引起穿孔。关于这种病的详细论述，记载在《刺法》里。

黄帝问：有的病人大腿和小腿部位发生肿痛，且有环绕脐部疼痛的症状，这是什么病？

岐伯说：这种病也叫做"伏梁"，这是因为感受风寒而发病的。风寒之气充斥大肠，滞留在肠外的脂肪系膜上，该系膜的根源在气海，所以环脐而疼痛。对这种病不能重按患处，也不可轻率地用猛药攻泄，否则会引起小便涩滞。

黄帝问道：您数次说患热中、消中的病人，不能吃厚味精粮，也不可以用芳香类草药和矿石类药物。因为矿石类药物能使人发癫，芳香类草药会使人发狂。但患热中、消中之病的，多是富贵之人，禁忌吃厚味精粮，显然不合他的心愿；但如果不用芳草石药，病又不能治愈。希望能听到您的具体解说。

岐伯说：芳香的草药多数性质是辛热的，矿石类药物多数性质是猛烈的，这两类药物，都有急疾坚劲的性质，所以不是心气缓和的人，不能服用这两类药物。

黄帝问：为什么不能服用这两类药呢？

岐伯说：热气本身是轻捷猛烈的，药物之气也同样如此，两者若遇在一起，脾气就要受损伤。脾气属土，土恶木克，服用这类药物，逢到甲乙日，再看病情是加重还是减轻。

黄帝道：很有道理！有一种患胸肿颈痛，胸满腹胀的，这是什么病？病是怎样得的？

岐伯说：此病名叫做"厥逆"。

黄帝问：那该怎样治疗呢？

岐伯说：用灸法则会失音，用砭法则会发狂，须等待它的上下之气交合，才可以进行治疗。

黄帝问：为什么？

岐伯说：阳气重，则上部有余，假如再用灸法，那就是以火济火，阳盛入阴，就会产生失音的症状；若用砭石刺之，则阳气就会随之外出，阳气外出，就会出现神志失常以致发狂的症状。所以对这种病的处理，必须等待上下之气交合，然后进行治疗，才可治愈。

黄帝道：有道理！怎样可以知道妇女怀孕将要分娩呢？

岐伯说：妇女身体不适，好像有病，但又切不出来有病象的脉息。

黄帝道：有一种病的症状是发热且觉得身体有的地方疼痛，这是何缘故？

岐伯说：凡是发热的病，都可见阳脉。三阳经脉，显然是动的。人迎脉比气口脉大一倍的，病在少阳；比气口脉大两倍的，病在太阳；比气口脉大三倍的，病在阳明。病邪由阳入阴，病在头部与腹部，就会发生腹胀和头痛。

黄帝道：说得很有道理！

刺腰痛篇·第四十一

足太阳经脉发生病变所引起的腰痛，痛时牵引颈椎和尾骶部背面，像背着沉重的东西一样。治疗时应该将足太阳经的委中穴针刺出血。若在春季，就不要刺出血。

足少阳经脉发生病变所引起的腰痛，疼的时候就好像用针刺皮肤一样，顺着经脉的动息，使人不能俯仰，也不能回顾。治疗时应该刺胫骨的起点出血，就是膝关节外侧的骨头突出的部分。如在夏季，就不要刺出血。

足阳明经脉发生病变（得此病者爱悲哀），使人腰痛起来不能回头，假如回头，似乎有所见。治疗时应该刺阳明经的三里穴。为了调和上下，刺之出血，如在秋季，最好不要出血。

足少阴经脉发生的病变，腰痛时，牵引着脊骨内侧都痛。治疗时应当刺少阴经的复溜穴两次。若在春天，不要出血，假如出血太多，就会血虚，是不易恢复的。

厥阴经脉发生的病变使人腰痛时，感觉腰中就像弓弦张开般紧绷难受。治疗时应该刺厥阴络脉。在腿肚与足跟中间鱼腹突出处的外侧（蠡沟穴），循摸到好似串珠一样的地方，就可进行针刺。如果病人话语多，却不狂妄，且语言不清楚，就可针刺三次。

解脉（膀胱经分散在膝关节后的小血络）发生病变而导致的腰痛，痛时会牵引到肩部，从而使眼睛模糊，且常常遗尿。治疗时应针刺解脉。解脉在膝后两筋之间委中穴外侧的横纹处。要刺到使它出血，待到血色由紫黑变红时才停止。

解脉发生病变而导致腰痛，痛时腰间像要裂开，而平时也像折了一样，心中常有恐惧感。治疗时，应针刺解脉。解脉在委中穴部位，此取络脉结如小米般块状物。刺的时候会有黑血射出，到血色变赤为止。

同阴之脉（胆经在腿部的一个分支）发生病变所引起的腰痛，痛起来好像有小锤在里面敲击，外部突然肿大。治疗时，应针刺同阴之脉，即外踝上绝骨尽处的阳辅穴，要刺三次。

阳维之脉发生病变所引起的腰痛，痛处的经脉会突然肿起。治疗时应当刺阳维之脉，因为阳维脉与太阳经相合，应在腿肚下部取穴，即距离地面一尺左右的部位。

衡络脉（膀胱经在大腿外侧的一个小分支）发生病变所引起的腰痛，痛起来不能俯仰，仰则恐跌倒。这种病是因用力举重，而伤及腰部，从而导致横络阻绝，恶血灌注。治疗时应该刺委阳、殷门两穴，其部位离臀下横纹数寸，要刺两次，使它出血。

会阴之脉发生病变所引起的腰痛，痛时会不断地出汗，汗干了，人便想喝水，喝完水就想小便。治疗时应该刺直阳脉三次，其位置在上郄阳跷脉中穴下的承筋穴处，要在看起来血络盛满的地方，刺其出血。

飞阳脉（膀胱经络穴处的一个小分支）发生病变所引起的腰痛，痛起来心里会感到惝惝不安，甚至于会有悲哀和恐惧。治疗时，应该刺飞扬脉，在内踝上五寸、少阴之前，与阴维交会的地方。

昌阳脉（肾经在复溜穴处的一个小分支）发生病变所引起的腰痛，痛起来牵引胸部，眼睛会模糊，严重时甚至出现腰痛反折，舌短卷缩，不能言语。治疗时应该刺筋内侧复溜穴两次。其穴在内踝上大筋之前的太阴后的交信穴，即内踝上二寸处。

散脉（脾经在小腿部的支脉）发生病变所引起的腰痛，会使人发热，热极了，人便会烦躁不安，腰的下面就像有条横木，甚至于遗尿不禁。治疗时应该刺散脉。在膝关节前骨肉间，络外侧的小脉上，刺三次。

肉里之脉（胆经在小腿部位的分支）发生病变所引起的腰痛，痛得使人不能咳嗽，如果咳嗽，筋脉就发生痉挛。治疗时应该刺肉里之脉二次。这条脉在太阳经的外侧，少阳经绝骨之端。

腰痛牵连到脊部而一直痛到巅顶的，头部也觉得沉重，眼睛惊视着，好像要跌倒。治疗时应该刺足太阳郄中出血。如果腰痛时有寒冷的感觉，应该刺足太阳足阳明经；如果腰痛时有热的感觉，应该刺足厥阴经；如果腰痛时不可以俯仰，应该刺足少阳经；如果腰痛并伴有内热气喘，应该刺足少阴经，并刺郄中血络。

腰痛时感觉寒冷，不能四顾，应该刺足阳明经；腰痛时上部感觉燥热，应该刺足太阴经；腰痛并且内热气喘，应该刺足少阴经。腰痛而且大便困难，应该刺足少阴经。腰痛并小腹胀满，应该刺足厥阴经。腰痛如折，不可以俯仰，不能活动，应该刺足太阳经。腰痛牵引到脊骨内侧痛，应该刺足少阴经。如果腰痛牵引小腹，拉扯得季胁也不好受，不能向后仰，应该刺骶骨部位的下穴，其穴在腰下两旁胯骨上坚肉处。以月亮盈亏计算针刺次数，针刺立即就见功效。左部痛的，取右部穴；右部痛的，取左部穴。

风论篇·第四十二

黄帝问道：风邪伤害人体，有的发为寒热，有的发为热中，有的发为寒中，有的成为疠风，有的成为偏枯，有的是其他风邪引起的病，病情不一样，病名也不同，有的侵入内部，直达五脏六腑。我不了解这其中的道理，希望听听您的看法。

岐伯回答说：风气侵入了人体的皮肤，既不能在内部得到流通，又不能向外部发散。风的行动最快，病变多端，腠理开的时候，会使人觉得寒冷；腠理闭的时候，会使人觉得热闷。发寒就会饮食减退，发热就会肌肉消瘦，所以使人寒战而不想吃东西，病名叫做寒热。

风气从阳明经入胃，循着经脉上行一直到眼角内侧。假如这个人是肥胖的，风邪之气就不易向外发泄，滞留时间长了，成为热中，致使目珠发黄；如果是肌肉消瘦的人，阳气容易向外发泄而感到寒冷，就会成为寒中而不时流泪。

风气从太阳经脉侵入人体，流行于各经腧穴，散布在肌肉之间，与卫气纠结在一起，这样，气道就不能通畅，所以肌肉就会肿起而成为疮疡。如因卫气有所凝滞，影响运行，那么肌肉就会麻木而不知痛痒。疠风，是由于营气有热，血气不清，所以致使鼻梁损伤，面色败坏，皮肤溃烂。因为风寒久留在经脉里而

坤	艮	坎	巽	震	离	兑	乾
顺	止	陷	入	动	丽	说	健

□ **孔子八卦性情图**

八卦性情即：乾健，坤顺，震动，巽入，坎陷，离丽，艮止，兑说。孔圣人就遵循八卦性情的变化规律进行修身养性。

不能除去，所以叫做疠风。有的又称寒热。

在春季甲乙日被风邪所伤，是肝风；在夏季丙丁日伤风的，是心风；在夏季戊己日伤风的，是脾风；在秋季庚辛日伤风的，是肺风；在冬季壬癸日伤风的，是肾风。

风邪侵入五脏六腑的腧穴，就形成了五脏六腑的风病。无论是络、经、脏、腑，只要被风邪所侵，就成为偏风。风邪侵入后，循着风府经脉上行至脑，就成为脑风；风邪进入头中的目系，就成为目风，就是眼寒；醉后感受风邪，就成为漏风；入房时汗出，感受风邪，就成为内风；刚洗完头，感受风邪，就成为头风；风邪久留肌腠，伤及脾胃，就成为肠风飧泄；至于外在腠理之间的，就成为泄风。风邪是引起各种疾病的首要因素，它的变化极多，而且发为其他疾病时，没有一定规律。但是致病的原因，归根到底是来自风气的侵入。

黄帝问：五脏的风病所表现的症状，都有哪些不同？希望听您谈谈其临床现象和诊察的要点。

岐伯说：肺风的症状是：多汗怕风，面色苍白，时而咳嗽气短，白天较轻，傍晚较重。诊察时要注意眉的上部，色白即是。

心风的症状是：多汗怕风，形体干瘦，经常发怒，面有赤色。病重时，说话不爽快。诊察时要注意口舌，当见赤色。

肝风的症状是：多汗怕风，表情悲伤，面色微青，咽喉干燥，容易发怒，常厌恶女人。诊察时要注意目下，当见青色。

脾风的症状是：多汗怕风，身体疲倦，四肢不愿意活动，面色微黄，厌食。诊察时要注意鼻上，当见黄色。

肾风的症状是：多汗怕风，面部浮肿，腰脊疼痛，不能长时间站立，面色黑得像煤炭，小便不通畅。诊察时要注意面颊，当见黑色。

胃风的症状是：颈部多汗怕风，食饮不下，膈部痞塞不通，腹满闷。如少穿衣服，腹部就会更显胀满。吃了凉食，就要泄泻。诊察时要注意病人形瘦腹大这一特点。

头风的症状是：头痛，面部多汗怕风。在风气将发的前一天，就已先感到很痛苦，头痛厉害，不愿到外面去。到了发病那一天，头痛的情况反而会减轻。

漏风的症状是：汗多，不能穿单薄的衣服，一吃饭就出汗，甚至全身汗出喘息，怕风，衣裳总是被汗水浸湿，口干甚渴，禁受不了劳累。

内风的症状是：多汗。汗出多了，沾湿衣裳，口中干燥，身上一如水浸渍而有风，经受不住劳累，周身疼痛且发冷。

黄帝说：讲得好！

痹论篇·第四十三

黄帝问：痹病是怎样发生的？

岐伯说：风、寒、湿三气一起袭来，相互错杂就形成了痹证。偏重于风的，叫做行痹；偏重于寒的，叫做痛痹；偏重于湿的，叫做著痹。

黄帝问：痹病又可分为五种，都是什么？

岐伯说：在冬天得此病的叫做骨痹；在春天得此病的叫做筋痹；在农历六月得此病的叫做脉痹；在夏季得此病的叫做肌痹；在秋天得此病的叫做皮痹。

黄帝问：痹病的病邪滞留于五脏六腑，是什么气使它这样的呢？

岐伯说：五脏与筋、脉、肉、皮、骨，是内外相应的。病邪久留在体表而不去，就会侵入它所相应的内脏。所以骨痹不愈，又感受了邪气时，就会内藏于肾；筋痹不愈，又感受了邪气时，就会内藏于肝；脉痹不愈，又感受了邪气时，就会内藏于心；肌痹不愈，又感受了邪气时，就会内藏于脾；皮痹不愈，又感受了邪气时，就会内藏于肺。因此说，痹病是由其在所主季节里感受风、寒、湿三气所形成的。

痹病侵入五脏，所发生的病变是不同的。肺痹的症状表现为：烦闷，喘息而呕。心痹的症状表现为：血脉不通，心烦而且心跳如擂鼓，暴气上冲而喘，咽喉干燥，经常嗳气，逆气上乘于心，易惊恐。肝痹的症状表现为：夜间睡眠多惊，好饮水，小便频数，小腹部膨胀得像怀孕时一样。肾痹的症状表现为：浑身肿胀，直胀得只能坐而不能行，好像用尾骨着地，又好像颈骨下倾、脊骨上耸。脾痹的症状表现为：四肢倦怠无力，咳嗽，吐沫，胸部痞塞。肠痹的症状表现为：常饮水而小便困难，中气喘急，偶尔发生飧泄。胞痹的症状表现为：小腹、膀胱手按之有痛感，且腹中觉热，好像灌了热汤，小便涩滞，上部鼻流清涕。

　　五脏的阴气，安静时就使精神内藏，躁动时就易于耗散。假如饮食过多，肠胃就要受伤。气失其平和而使人喘息迫促，则风寒湿所致的痹气就容易凝聚在肺；气失其平和而使人忧愁思虑，则风寒湿所致的痹气就容易凝聚在心；气失其平和而使人遗尿，则风寒湿所致的痹气就容易凝聚在肾；气失其平和而使人疲乏口渴，则风寒湿所致的痹气就容易凝聚在肝；气失其平和而使人过饥伤胃，则风寒湿所致的痹气就容易凝聚在脾。

□ 阳中阴与阴中阳图

　　人体四时病在阴阳，可作为治疗的依据，是非常重要的。如冬病在阴，夏病在阳，春病在阴，秋病在阳，都需要根据疾病的部位来确定进行治疗的方法。此外，需要说明的是：背为阳，阳中之阳为心，阳中之阴为肺。腹为阴，阴中之阴为肾，阴中之阳为肝，阴中的至阴为脾。人体的阴阳、表里、内外都是互相关联的，人体与自然界的阴阳都是相适应的，不可违逆。

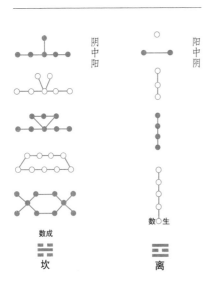

阴中阳　　　　　阳中阴

数成　　　　　数生

坎　　　　　离

　　各种痹病日久不愈，会逐渐向人体的内部发展。如属于风气较胜的，那么病人就比较容易痊愈。

　　黄帝问：患痹病后，常常有死的，有疼痛长期不好的，有很快就好的，这是什么缘故？

　　岐伯说：痹病如入于五脏，就会致人死亡；如缠绵在筋骨间，疼痛就会长久；如邪气只留在皮肤上，那就容易好。

　　黄帝道：有的痹病侵入六腑，这是为什么？

　　岐伯说：饮食不节，居处失宜，就成了导致腑痹的根本原因。六腑各有腧穴，风寒湿三气从外侵袭了某个腧穴，而饮食又失调，内外相应，病邪就循着腧穴而入，各自潜留在本腑。

　　黄帝道：用针刺治疗痹症应怎样？

　　岐伯说：五脏有腧穴，六腑有合穴，根据脏腑经脉的分布，各有疾病发生的所在处，只要在其所主处进行治疗，病就会

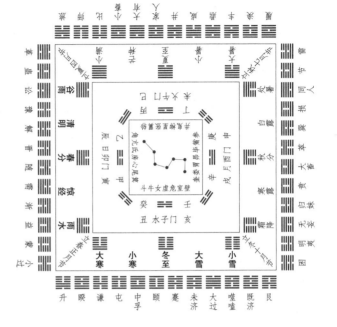

□ **周易七十二候图**

七十二候，是我国古代黄河中下游的物候历。以五日为一候，三候为一气，一年分二十四气，共七十二候，每候以一个物候现象相应，称为"候应"，表示一年中物候和气候的一般变化情况。七十二候的起源甚早，《逸周书》中已有记载。

自然界中的天地、阴阳和物候变化规律，与人体的五脏六腑相对应，如果违背这些变化规律，风邪之气就会伤害人体。

痊愈的。

黄帝问：营气卫气也会与风寒湿三气相合而成痹病吗？

岐伯说：营气是水谷所化成的精气，调和五脏，散布在六腑，并进入脉中，循着经脉的道路而上下，具有贯通五脏、联络六腑的作用。卫气是水谷所化成的悍气，悍气是急滑的，不能进入脉中，所以只循行于皮肤之中，腠理之间，上熏蒸于肓膜，下不散于胸腹。如果营气和卫气运行紊乱，就会产生疾病；营卫之气运行正常，疾病就会痊愈。如果营卫之气正常，不与风、寒、湿邪相合，是不会发生痹病的。

黄帝道：讲得好！痹病有痛的，有不痛的，有麻木的，并有寒、热、燥、湿等情况的不同，这是什么原因？

岐伯说：痛是由感受寒邪偏多造成的，寒气使气血运行缓慢，经脉阻滞不前，所以疼痛。如不痛而麻木不仁，就说明病的日子很长，病邪深入，营卫之气运行迟滞，但经络有时还能疏通，所以痛；皮肤得不到营养，所以麻木不仁。如寒多，就表明阳气少、阴气多，阴气加剧了风寒湿的痹气，所以是寒冷；如热多，就表明阳气多、阴气少，阳凌于阴，病气占上风，所以说是痹热。如多汗出而沾湿，就表明感受湿气太甚，阳气不足，阴气有余，阴气和湿气相感，所以出现多汗而沾湿的情况。

黄帝问：痹病有不痛的，这是何缘故？

岐伯说：痹在骨的则身重；痹在脉的则血凝滞而不流畅；痹在筋的则屈而不伸；痹在肌肉的则麻木不仁；痹在皮肤的则发寒。若同时具有这五种症状，就不会有疼痛。大凡痹病之类，遇到寒气就加重，遇到热气就减轻。

痿论篇·第四十四

黄帝问：五脏的病能使人四肢发生痿弱的病，这是什么原因？

岐伯说：肺主管全身的皮毛，心主管全身的血脉，肝主管全身的筋膜，脾主管全身的肌肉，肾主管全身的骨髓。所以肺脏有热，肺叶就会枯萎，皮毛也呈现出虚弱枯干的状态，严重的，就会生痿病。心脏有热，下行之脉就会逆而上行，以致上盛下虚，虚就形成了脉痿，关节像被折了一样，不能互相联系，足胫弛缓不能走路。肝脏有热，可使胆汁上泛而觉口苦，筋膜失却营养而干枯；筋膜一干枯，就会发生挛急，生筋痿。脾脏有热，可使胃内津液干燥、口渴，肌肉麻痹不仁，发为肉痿；肾脏有热，则精液耗竭，腰脊不能活动，骨枯髓减，形成骨痿，可表现为足跟疼痛，难以承受体重。

黄帝问：痿证是怎样引起的呢？

岐伯说：肺是脏器的首领，覆盖在心脏之上，它是各脏之长。如果精神受到刺激，或欲望得不到满足，就会使肺气不通畅而发生病变，热邪造成肺叶焦枯，无法将津液输送到全身，而生痿躄的，就是这个道理。悲哀太过，就会损伤胞络，进而使心脏受伤害，阳气在体内妄动，迫使血液从下部溢出体外，使小便尿血。所以《本病篇》讲：大的经脉空虚，发为脉痹，最后变为脉痿。思虑太多，而愿望又达不到，意志总浮游在外，或房劳过伤，致使宗筋弛缓，就会发为筋痿，以致遗精、白带等病。所以《下经》说：筋痿生于肝，是由房事过度引起的。感受湿邪，好饮酒浆，内有湿热流连，外居潮湿之地，肌肉为湿所困，以致麻木不仁，就成为肉痿。肉痿，是由久居湿地引起的。有的因为远行劳累，又遇到炎热天气，感到发渴。渴就是内部的阳明之气亏乏，致使虚热侵入到肾脏。肾是水脏，如水不能胜火热，就会骨枯髓空，导致两足不能支撑身体，发为骨痿。骨痿，是由大热所引起的。

黄帝问：怎样区别五痿证呢？

岐伯答道：肺脏有热，面色白而毛发败坏；心脏有热，面色红而小络脉浮见；肝脏有热，面色青而爪甲干燥；脾脏有热，面色黄而肌肉软；肾脏有热，面色黑而牙齿枯槁。

黄帝问：您以上所说是可取的。但古代医论上说：治疗痿证，应该独取阳明（健脾胃），这是什么道理？

岐伯说：阳明是五脏六腑的源泉，能够润养宗筋。宗筋的功能，是约束骨肉并使关节滑利。冲脉是经脉的源泉，它能渗透灌溉分肉肌腠，与阳明合于宗筋。阴经阳经都在宗筋处相聚，再复合于气街。阳明是它们的统领，都连属于带脉，而系络于督脉。所以阳明经虚，那么宗筋就会弛缓，带脉也就不能收引，致使足部痿弱，失去正常功能。

黄帝问：那么如何治疗呢？

岐伯答道：针刺发病经脉的荥穴，疏通各经的腧穴，这样来调和虚实逆顺，无论筋、脉、骨、肉，都各在其当旺的月份进行治疗，病就会好。

黄帝说：讲得好！

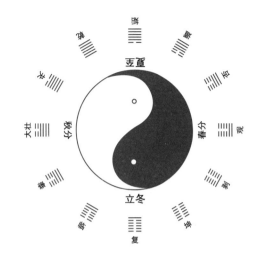

□ 十二消息卦图

内自复至乾、自姤至坤为十二消息卦，主十二辰，其多主七十二候。十二消息卦表明了天地阴阳与一年四时的对立统一，以及阴阳消长转化的关系。

厥论篇·第四十五

黄帝问：厥病有寒有热，是怎么回事？

岐伯回答说：阳气从足部渐衰，就是寒厥；阴气从足部渐衰，就是热厥。

黄帝问：热厥必定先从足下发生，这是什么道理？

岐伯说：阳经之气在足五趾的外侧运行，足的阴经之气集中于足心处，如果阳经之气过于亢盛，阴经之气不足，阳气就会乘机占据阴经的位置，所以足底发热。

黄帝问：寒厥病的寒冷，必定先从足小趾发生，然后上行到膝下，这又是什么道理？

岐伯说：阴气起于足小趾的里侧，集中在膝下，而聚集在膝上。所以阴气胜，寒冷就先起于足小趾，上行到膝上。这种寒冷，不是从外侵入人体的寒气，而是由于内部阳虚所致的寒冷。

黄帝问：寒厥是怎样形成的？

岐伯答道：前阴是宗筋聚集的地方，也是太阴脾经和足阳明胃经的会合场所。一般来说，春夏季阳气多而阴气少，秋冬季阴气盛而阳气衰。患寒厥的人，往往是自恃形体壮实，在秋冬阳气已衰的季节，房事不节，使在下的阴气，向上浮越，与阳相争，而阳气不能内藏，精气漏泄，阴寒之气得以随之上逆，成为寒厥。寒邪之气，潜居在体内，阳气就逐渐衰退，不能渗透营运于经络之中。这样，阳气天天受损害，只有阴气存在，手足就会发冷。

黄帝问：热厥是怎样形成的？

岐伯答道：酒入胃里，能使络脉中血液充满，而经脉反见空虚。脾的功能是帮助胃来输送津液的。如饮酒过度，脾就无所输而致阴气虚，阴气虚则阳气实，阳气实则胃气不和，胃气不和则水谷所生的精气衰减，精气一旦衰减，就难以营养四肢了。这种病人，一定是由于经常酒醉，饱食后行房，气聚于脾中而不宣散，酒气与谷气两相搏结，酝酿成热，热从里面起来，所以全身发热。因为有内热，所以小便色赤。酒气盛而性烈，阴气日益衰退，而阳气独胜于内，所以手足就发热。

黄帝说：厥病有的使人腹满，有的使人突然不知人事，或者半天甚至一天才能认识人，这是什么道理？

岐伯说：阴气偏盛于上，那么下部就虚，下部虚则腹部就容易胀满。阳气偏盛于上，阴气也会并行于上，而邪气是逆行的，邪气上逆则阳气就会紊乱，阳气一旦紊乱就会使人突然不省人事了。

黄帝说：讲得好！我希望听听六经厥病的症状。

岐伯说：太阳经患厥病，令人感觉头脚都沉重，足不能行，眼花昏倒。阳明经患厥病，就会发为癫疾，病人狂走呼叫，腹满，不能卧下，面红发热，仿佛看到稀奇古怪的东西，且胡言乱语。少阳经患厥病，令人突然耳聋，颊部肿，胸部发热，两胁疼痛，大腿不能行动。太阴经患厥病，令人肚腹胀满，大便不爽，不思饮食，吃了就呕吐，不能安卧。少阴经患厥病，令人口干，小便赤，腹满，心痛。厥阴经患厥病，令人小腹肿痛，腹胀，小便不利，睡眠喜欢蜷腿，前阴萎缩，足胫内侧发热。治疗以上厥病，身体强壮的就用泻法，虚弱的就用补法，如既不强壮又不虚弱的，就刺所在病变的本经主穴。

足太阴经厥逆，有小腿拘挛拘急现象，并见心痛牵连腹痛，治疗时取患病经脉上的穴位。足少阴经厥逆，有腹部虚满、呕逆、下泄清水等现象，治疗时取患病经脉上的穴位。足厥阴经厥逆，有筋挛、腰痛、小便不通、胡言乱语等现象，治疗时取患病经脉上的穴位。如太阴、少阴、厥阴同时厥逆，便会大小便不通，且手足逆冷，上至肘膝，三天后就会死亡。足太阳经厥逆病变，有突然昏倒、呕吐带血和鼻出血等现象，治疗时取患病经脉上的穴位。足少阳经厥逆，有筋骨关节不灵活，腰部难以动弹，脖项发僵的现象，如若兼发肠痈，就难以治疗，如病人发惊，就可能死亡。足阳明经厥逆，有喘促咳嗽，身发热，容易惊骇，鼻出血、呕血等现象，治疗时取患病经脉上的穴位。

手太阴经厥逆，有胸腹虚满，咳嗽，常常呕出痰水等现象，治疗时取患病经脉上的穴位。手厥阴经和手少阴经厥逆，有心痛连及咽喉等现象，如身体发热，就会死亡，这种病很难治愈。手太阳经厥逆，有耳聋、眼流泪、头颈不能回顾、腰不能俯仰等现象，治疗时取患病经脉上的穴位。手阳明经和少阳经厥逆，有发为喉痹、咽肿、颈项强直等现象，治疗时取患病经脉上的穴位。

病能论篇·第四十六

黄帝问：有人患了胃脘痈的病，应怎样诊断？

岐伯答说：诊断这种病，应当先检查胃脉，其脉必然沉细，沉细就说明胃气上逆，上逆则颈部人迎穴处跳动过甚，跳动过甚就表明有热。人迎是胃脉的要穴，由于胃脉沉涩，出现气逆现象，而人迎跳动又盛，这就说明是热聚结在胃口而不得散发，所以胃脘发生痈肿。

黄帝说：讲得好！又有人睡眠不安，这是何缘故？

岐伯说：这是因为五脏有所损伤，或情绪过于偏激，如果不能消除这两种原因，睡眠是得不到安宁的。

黄帝说：又有人不能仰卧，这是何缘故？

岐伯说：肺脏位居最高，覆盖着各个器官，如肺内邪气充盛，那么络脉就胀大，肺的络脉胀大，人就不能仰卧了。古代医书《奇恒阴阳》篇里已有这样的论述。

黄帝说：又有因气逆而病的，诊得右手脉搏沉而紧，左手浮而迟，不知道主要病变在哪里？

岐伯说：在冬天诊察，右脉本应当沉紧，这是与四时相适应的；而左手脉搏浮而迟，就与四时相违背了。左手见浮、迟脉，应该是肾脏有病，脉象大约近于肺脉，腰部也会感到疼痛。

黄帝说：为什么这样说呢？

岐伯说：少阴脉贯穿肾脏，向上联络肺脏，冬天诊得浮迟之脉，就说明肾气不足，肾脏有病，所以才有腰痛之苦。

黄帝说：讲得好！患有颈痈的病人，有的用砭石治疗，有的用针治疗，都能痊愈，它的治法是怎样的？

岐伯说：这是由于病名虽然一样，而病的类型却不同的缘故。如由于气结聚而成的痈肿，就应该用针刺开其穴，泻去其气；若气盛血聚、脓已成熟的痈肿，就应该用砭石泻其淤血。这就是所谓的同病异治。

黄帝问：有一种使人狂怒的病，是如何产生的？

岐伯答道：由阳气逆乱导致的。

黄帝又问：阳气逆乱为什么能够使人发狂？

岐伯答道：病人突然遭受重大精神刺激而又难以疏解，导致阳气突然发生逆乱，就容易使人发怒，这种病叫做阳厥。

黄帝说：怎么能知道要发阳厥病呢？

岐伯说：正常人的阳明经脉搏动明显，而太阳经脉、少阳经脉的搏动不明显；如果本来搏动不明显的经脉突然搏动明显而且频率加快，就是阳厥病善怒而狂的征候。

黄帝又问：那么这种病怎样治疗呢？

岐伯答道：减少膳食，就可痊愈。因为食物入胃，能够助长阳气，所以减少食物，阳明气衰，病就能好，再让病人服饮生铁洛，它具有降气开结、清热、重镇安神的功效。

黄帝说：讲得好！有周身发热的人，四肢倦怠，汗多得像洗浴一样，怕风，感觉气不够用，这是什么病？

岐伯答：这叫做酒风。

黄帝又问：怎样治疗？

岐伯说：用泽泻、白术各十份，麋衔五份，配合研末，每次服三指撮，在饭前服下。

所谓沉伏而细小的脉，脉象在手指下的感觉像针一样，推之、按之，脉气聚而不散，是坚脉；阴阳搏结，是大脉。《上经》是讲自然界与人体活动关系的；《下经》是讲疾病变化的；《金匮》是讲诊断疾病，决定死生的；《揆度》是讲切按脉象以判断疾病的；《奇恒》是讲分析异常之病的。"奇"就是不受四时季节的影响而致死亡；"恒"就是随着四时气候变化而致死亡；"揆"就是切按其脉而求它的致病原因；"度"就是以诊断所得，结合四时逆顺，分析治法、死生的规律。

□ **文王八卦次序图**

关于八卦的排列，1973年从长沙马王堆三号汉墓新出土的帛书《周易》上的八卦排列顺序为：乾、艮、坎、震、坤、兑、离、巽是先天八卦及后天八卦之外的另一种排列方法。

坤母			乾父		
兑 离 巽			艮 坎 震		
兑为少女得坤上爻	离为中女得坤中爻	巽为长女得坤初爻	艮为少男得乾上爻	坎为中男得乾中爻	震为长男得乾初爻

奇病论篇·第四十七

黄帝问：妇人怀孕九个月，说话时发不出声音，这是什么病？

岐伯说：这是由于子宫中的络脉受到了胎儿的压迫所致。

黄帝又问：为什么这样说呢？

岐伯说：子宫中的络脉连系于肾脏，而少阴肾脉又是贯通肾脏而上连舌根的，所以子宫中络脉受阻，说话时就没声音了。

黄帝又问：该怎样治疗呢？

岐伯说：不需要治疗，等到十月分娩后，自然就会复元。古代《刺法》篇说过，不要伤不足、补有余，意思是不要以泻法治疗虚性疾病，也不能以补法治疗实性疾病，以免因误治而造成新的疾病。所谓伤不足，是说身体虚弱的病人，不能用针石治疗。不能补有余，就是用补以后，可能精神好些，但是病邪会牢固地停聚在体内，有可能导致另类疾病。

黄帝问：有人胁下胀满，气上逆，经过两三年都不好，这是什么病？

岐伯说：这种病叫做"息贲"，饮食照常，不受妨碍。不要用灸法或针法治疗，应该长期用导引来疏通气血，并服用药物慢慢调治。不能单纯依靠药物来治疗。

黄帝问：有人身体的髀部、大腿、小腿都发肿，并环绕肚脐周围而痛，这是什么病？

岐伯说：这叫做"伏梁"。这种病，风邪是致病的主要原因。邪气满布在大肠外面，留在肓膜，而肓膜的根源在肚脐以下，所以环绕脐部作痛。这种病不可用按摩法，否则会导致小便困难。

黄帝问：有人尺脉搏动快、筋拘挛，这是什么病呢？

岐伯说：这种病叫做疹筋。患这种病，肚腹一定痛。如果皮肤上出现白或黑的颜色，病就更重些。

黄帝说：有人头痛，多年不愈，是怎么得的？叫什么病？

岐伯说：一定是身体的某个部位遭受了很厉害的寒气，寒气向内侵入骨髓，骨髓是以脑为主的，寒邪之气向上侵犯到脑部，就会发生头痛和齿痛的症状，这叫做厥逆头痛。

黄帝问：有的病人嘴里发甜，是什么病？又是怎样得的？

岐伯说：这是土气的泛溢，叫做脾瘅。一般说来，食物进入嘴里，贮藏于胃，再由脾脏运化，输送所化精气于各个器官。现在脾脏失其正常功能，津液停留在脾，所以令人嘴里觉有甜味，这是饮食过于肥美所诱发的。患这种病的人，大都是经常吃甘美厚味造成的。肥厚能够使人内里生热，甜味能够使人脘腹胀满，所以脾气向上泛溢，并可以转为消渴的病。应该以兰草治疗，兰草能够排除陈积蓄热之气。

黄帝说：有的病人嘴里发苦，针刺阳陵泉后仍然口苦不愈，这是什么病？

怎么得的?

岐伯说:这叫做胆瘅。人的肝脏好比是将军,主管出谋划策;胆好比是公正的法官,主管判断。肝胆的经脉都经过咽部,所以咽部就像是肝胆的信使。患胆瘅的人,因为经常思虑不断,情绪苦闷,所以胆失却正常的功能,胆汁向上泛溢,因此嘴里发苦。治疗时,刺胆募、胆俞二穴。它的治疗原则载于古书《阴阳十二官相使》。

黄帝问:有人小便频数,一天数十次,这是肾气虚的现象;身上发热像炭火,颈项和胸膺之间像有东西阻隔,人迎脉躁盛,发喘、气上逆,这是邪气有余的病象;寸口脉微细如发,是正气不足的征象。这是哪里患病?叫什么病?

岐伯说:这种病本源在太阴,由于胃热过盛,症状却偏重在肺,叫做厥,是无法治疗的死证。这是得了五有余、二不足的病啊!

黄帝说:怎样叫五有余、二不足呢?

岐伯说:所谓"五有余",就是身热如炭、颈膺如隔、人迎躁盛、喘息、气逆这五种有余的病态。所谓"二不足",就是尿频、寸口脉细如发这两种不足的病态。现在外表有五种有余的脉症,内里有两种不足的脉症,对这种病人,既不能从表治,又不能从里治,所以是死证。

黄帝说:人生下来就患有癫痫病的,是什么病?怎样得的?

岐伯说:这叫做胎病。是因为胎儿在腹中时,其母曾屡次受到大的惊恐,气逆于上而不下,惊气聚在一起,所以致使孩子生下来就患有癫痫病。

黄帝说:有人患面皮肿,像有水气的样子,按它的脉,大而紧,身体不疼痛,形体也不消瘦,但不能吃东西,或者吃得很少,这叫什么病?

岐伯说:这种病的根本在肾,叫做肾风。肾风严重到了令人不能吃东西的阶段,就会使人多恐惧,如恐惧不止,心脏就会衰竭而死。

大奇论篇·第四十八

肝脉、肾脉、肺脉被邪气壅塞而满实,可发生痈肿。如果肺脉壅塞,就会出现气喘,两胁下胀满;若肝脉壅塞,则两胁胀满,睡眠时会惊骇不安,小便不通;若肾脉壅塞,则从胁下至小腹胀满,两腿看上去粗细不一,髀部和胫部有变

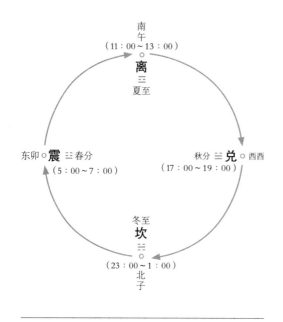

南
午
（11：00～13：00）
○
离
☰
夏至

东卯○**震** ☳ 春分
（5：00～7：00）

秋分 ○ **兑** 西西
（17：00～19：00）

冬至
坎
☵
（23：00～1：00）
北
子

□ 四正卦消息图

八卦分为四正卦及四维卦，四正卦为：坎卦居正北方；震卦居正东方；离卦居正南方；兑卦居正西方。

化，走路身体不平衡，容易发展成为偏枯病。

心脉满而大，说明体内热甚，会出现癫痫，手足搐搦，筋脉拘挛的现象。肝脉小而紧，说明肝脏虚寒，也会出现癫痫，手足搐搦，筋脉拘挛的现象。如肝脉迅急，突然受到惊骇，脉搏一时按不到，并且失音，说明这是受惊气逆的现象，不必治疗，余气平就会自然痊愈。

肾脉小而紧，肝脉小而紧，心脉小而急，且在指下不能搏击，说明气血凝滞，都能够发为瘕病。

肾脉、肝脉都见沉象的，会发生石水的病证。肾肝都见浮脉，便是风水的病症。如果肾肝二脉都呈现虚象，就为死证。若二脉小而弦的，就会发为惊病。

肾脉大而急沉，或肝脉大而急沉的，都会发为疝气病。

心脉之动，滑而且紧，患有心疝；肺脉之动，见沉象，是肺疝。

膀胱和小肠脉紧急，说明是瘕病。脾肾脉紧，说明是疝病。心肾脉紧，说明是痫厥。胃和大肠脉紧，说明是惊病。

脾脉浮动，而又见沉象的为痢疾，时间长了自然会好的。肝脉小而缓的痢疾，容易治疗。肾脉小搏而沉又兼便血的痢疾，如血温于内，而身体发热的，是死证。心脉、肝脉小而沉涩的痢疾，如果二脏同病，木火相生，就可以治疗。如果是脉细小而沉的痢疾，身体发热，就有死亡的危险，发热严重的，过七天就会死亡。

胃脉沉涩，或浮动而大，以及心脉小急，全是气血不通的征象，都可发为偏枯的病。如果男子发病在左侧，女子发病在右侧，说话不失音、舌头动转灵活，就可以治疗，且大约经过三十天就能恢复。如果男子发病在右侧，女子发病在左侧，说话发不出声音，那么大约需要三年才能恢复。如果年龄不满二十岁，正在发育时，大约三年后就会死亡。

脉来搏指，大而有力，流鼻血、身体发热的，就有死亡的危险。脉来如悬空无根，呈现微钩而浮之象的，这是衄血应有的脉象。

脉来像水流般湍急的，叫做暴厥。得暴厥的病人，一时不省人事，不能言语。脉来快速，这是热邪冲及心脏，所以使人暴惊。热退自安，大约过三四天就会好。

脉象在指下像水波一样，变化迅速，在一呼一吸之间，脉搏跳动十次以上，这是人身十二经气不足的现象。大约从开始见到这种脉象，经过九十天人就会死亡。脉来时像火刚燃起来一样旺盛，这是心脏的精气已经脱失的脉象，大约到冬初草枯的时候人就要死亡。脉来时像散叶一样，这是肝气虚极的脉象，大约到树木叶落的时候，人就要死亡。脉象忽来忽去，脉去似乎闭塞欲绝，但忽又应指有力，是肾脏精气已经不足，大约从枣树花开到花落的期间就会死亡。脉来时像泥弹一样，坚强短涩，说明胃腑的精气已经不足，大约在夏初榆叶落的时候人就会死亡。脉来像有东西横格在指下，这是胆气已经不足的脉象，大约到深秋禾谷成熟的时候，人便要死亡。脉来如弦如缕，这是胞络的精气已经不足的脉象。如病人爱说话，大约到霜降季节便会死亡；如不爱说话，还可以治疗。脉象如绞滤漆汁一样四处流散，从开始见到这种脉象起，大约经过三十天病人就要死亡。脉来像泉水一样，浮动肌肤中，是太阳经脉的精气已经不足的脉象，到长夏尝到韭菜的时候，人就要死亡。脉象如颓败的松土一样，按上去虚大无力，是脾脏的精气已经虚弱不足。如果再见到颜面色黑，人就要死亡。脉象如悬瓶一样上大下小，轻按脉小，重按脉大，说明十二腧穴的精气不足，到天寒地冻的时候，就要死亡。脉象如仰卧的刀刃，轻按脉小而急，重按脉大而坚，是五脏中有郁热，寒热相交侵于肾脏，病人不能坐起，到立春时就要死亡。脉象如弹丸，滑不着手，按之不得，这是大肠的精气已经不足，到初夏枣树生叶的时候，人就会死亡。脉象轻浮软弱如花，使人多恐惧，坐卧不安，行走、站立经常听见声音，这是小肠精气不足，大约到深秋就会死亡。

脉解篇·第四十九

太阳经病变出现腰部肿胀和臀部疼痛，这是因为正月指向寅位，主管太阳。正月阳气向上升发，然而阴寒之气尚盛，阳气暂时只能屈居其下，从而使腰椎部肿痛。有的病人因阳气偏虚而跛足，是因为正月阳气解开地气之冻而上升，由于寒气的影响，体内阳气极感不足，所以偏虚在一侧，从而跛足。有的病人颈项僵硬强直，是因为阳气上升互相争扰而发生。有的病人出现耳聋，是因为阳气向上生长活跃，所以耳聋。有的病人有癫狂之症，是因为阳气聚集在上部，阴气停留在下部，下虚上实，阴阳之气不能调和，所以发生癫狂病。有的病人因阳气浮导致耳聋，是因为气分失调。有的病人发生失音症，是由于阳气不足，所以失音不语。色欲过度，使精气耗散而导致厥逆，就会形成"喑俳"病，这是因为肾脏衰弱，少阴经气不能到达四肢的缘故。少阴经气达不到四肢，还可引起四肢厥逆。

少阳经病变有心和胁肋痛的症状。这是因为少阳属九月，月建在戌，故气盛，其气现于外，其病本在胆，发病影响到心。九月阳气将尽，阴气方盛，所以心和胁肋发生疼痛。有的病人出现睡卧时不能辗转身体，是因为九月阴气渐盛，万物闭藏不动，人体相应出现喜静而厌动的情况，少阳经也受影响，所以不能转动。有的病人因少阳经有病而想跳跃，是由于九月万物衰败，草木凋零，人身之气也由阳入阴，由表入里，阴气旺于下，阳气被阻于上，所以出现想跳跃的症状。

阳明经病变有发冷的时候全身颤抖的症状，是因为阳明经旺于五月，月建在午，五月是阳气极盛而阴气初生的时候，如果阴气逐渐复加在阳气之上，抑制了阳气的功能，所以出现寒冷、颤抖的症状。有的病人出现足胫肿，大腿不能自由屈伸的，是由于五月里阳气盛到极点后开始衰弱，阴气开始上升。而阴气一旦上升，便与阳气相争，使阳明经气不和，所以发生足胫肿、大腿不能自由屈伸的病症。有的病人上气喘息，发生水肿，是因为阴气自下部上逆，水邪停留在脏腑之间，所以发生喘息。水液属阴，若停留在体内，就会出现胸痛呼吸短浅的症状。有的病人出现厥逆症，厌恶人和火光，听见树木的声音，就很害怕，这是由于阳气和阴气相争，水火不协调，所以发生这类惊惧症状。有的病人喜欢独居一室，关门闭窗，这是由于阴气和阳气相争，阴胜阳负，阴气主静，所以病人关门闭窗，喜欢独处。如果阳明病极端严重时，就会出现病人喜上高处，胡乱歌唱，脱衣乱跑，这是由于阴阳二气相争，阳胜阴负，邪气并于阳经，阳盛则热，所以病人不欲穿衣。阳气扰乱心神，则精神错乱，胡乱歌唱。有的病人出现头痛、鼻塞、流涕、腹胀的，是由于阳明经中的邪气侵入头部的细小络脉，所以出现头痛、鼻塞流涕。阳明经与太阴经互为表里，阳明经感受到邪气，必然会影响到太阴经，所以腹部发胀。

太阴经病变有腹胀满的症状。这是因为太阴经旺于十一

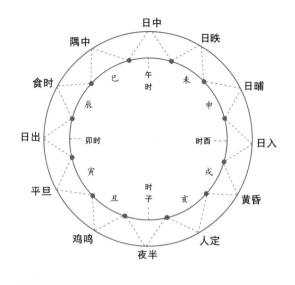

□ **十二辰经气图**

十二时，是汉代"动历"的内容之一。以十二分别配属于十二地支，组成"十二辰"以纪一日，其划分原则是以太阳出没运动为依据。《内经》把"十二辰"与人体经气相配合，从而奠定了中医时间医学的基础，为针灸学的发展起到了推动作用。

月，是阴中之阴，其月建在子。十一月是万物收藏的季节，人体的阳气闭藏在体内，脾脏经脉布于腹部，易于出现腹部胀满的症状。有的病人出现噫气，是由于阴气旺盛，向上侵入足阳明胃经，阳明胃经的络脉上属于心，所以阴气侵犯心经，产生嗳气的症状。有的病人进食而呕吐，是因为脾经功能减弱，食物过多而不能消化，胃气盛满，向上溢出，所以呕吐。有的病人腹满，通了大便或放屁后，腹部极畅快的，是因为十二月阴气盛到极点，渐渐下衰，阳气自然发出，所以大便或放屁后，就会感到舒畅。

少阴经病变有腰痛的症状，是足少阴肾经有病，出现腰痛。十月间，天地万物的阳气被抑制，三阴已起而阳气已衰，人体阳气也随着衰弱，所以发生腰痛。有的病人出现呕吐、咳嗽、气逆而喘的，是因阴气旺盛于下，阳气浮越于上，无所依附，所以气上逆而成呕吐咳嗽等症候。有的病人忧虑怅惘，不能久立，久坐突起则眼花缭乱，看不清东西，是因为阴阳不能安定，万物未有所生，而秋天肃杀之气已来，微霜开始下降，万物因之凋零。人体阴阳之气在内相争，

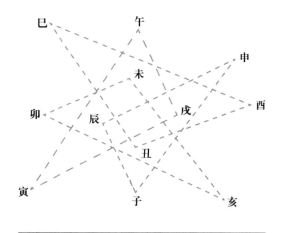

□ 五行家三合图

　　五行，广指自然界中的五种状态：木表示生命态，火是综合、平衡态，金表示结构致密、硬的固态，水表示液态。子、丑、寅、卯、辰、巳、午、未、申、酉、戌、亥十二时辰分之合。即每三个时辰为一合，即：申子辰合水，寅午戌合火，巳酉丑合金，亥卯未合木，十二时辰合为一天。也就是说人体应与五行在一天中相应合。

正和这种情况相同，所以眼睛模糊，什么也看不清了。有的病人因气少多怒，是由于阳气郁滞，失去调节作用，少阳经气不能外出，肝气郁结不得疏泄，所以易怒，此病名为"煎厥"。有的病人恐惧不安，好像有人要抓捕他一样，是由于秋气初降，万物的阳气还未尽去，阴气少，阳气在内，阴阳相争，所以会出现恐惧症状。有的病人厌恶闻到食物的气味，是由于胃腑失去了消化功能，所以不愿闻到食物的气味。有的病人面黑如炭色，是由于秋天肃杀之气耗散了内藏的精华，肾脏之气被损伤而衰竭，所以面色变黑。有的病人咳嗽出血，是因上部的络脉受了损伤，这并不是阳气充盛于上，而是络脉充满了血液，所以就发生咳嗽以及鼻出血的症状。

　　厥阴经脉病变有男性阴囊肿大的"癀疝"及女性小腹肿的症状，这是因为厥阴经月建在三月，是阳气方虚、阴气将尽的季节，为阳中之阴。阴邪积聚于小腹内，所以会发生癀疝和小腹肿胀的病变。有的病人腰痛不能俯仰，是由于三月阳气鼓动，草木繁荣，枝叶下垂，呈现俯而不仰之势，人体与之相应，也就会腰痛不可俯仰。有的病人之所以出现癀疝、癃闭、腹胀的病变，是因为阴邪旺盛，厥阴经脉闭塞不通所致。有的病人有咽喉干燥及身体发热的症状，是因为阴阳相争，产生内热，热伤津液，所以使咽喉干燥。

刺要论篇·第五十

黄帝说：我想听一听针刺的要领。

岐伯说：疾病有在表或在里之别，所以刺法有浅深不同，疾病在表应浅刺，在里应深刺。刺得过深，会内伤五脏；刺得过浅，又达不到病处，使在表的气血受到扰乱而壅滞，这样，邪气就会乘机侵入。所以针刺的浅深，如不恰当，反有很大危害，造成五脏功能失常而生大病。这是因为疾病的部位，有的在毫毛和皮肤的纹理上，有的在皮肤内，有的在肌肉中，有的在脉中，有的在筋中，有的在骨中，有的在髓中。

所以应该针刺毫毛和纹理的，不要损伤了皮肤的深层，如皮肤深层受伤，就会影响内部的肺脏。肺脏功能受到影响后，到秋天就会患温疟，出现战栗怕冷的症状。

应该针刺皮肤深层的，就不要损伤肌肉，如肌肉受伤，就会影响内部的脾脏，以致在每季最后十八天发生腹胀烦满、不思饮食的症状。

应该针刺肌肉的，不要损伤到脉。如脉受伤，就会扰乱心脏功能，到夏天就容易出现心痛的病证。

应该针刺脉的，不要损伤到筋。如筋受伤，就会影响肝脏功能，到春天就容易患热性疾病，而且筋也会变得松弛。

应该针刺筋的，不要损伤骨。如骨受伤，就会影响肾脏功能，到冬天容易发生腹胀、腰痛等症。

应该针刺骨的，不要损伤到髓。如髓受伤，髓便日渐消减，不能充养骨骼，以致小腿酸软，身体倦怠无力，不愿行动。

刺齐论篇·第五十一

黄帝说：请谈谈刺法里浅深的分别。

岐伯答说：应针刺至骨的就不要浅刺伤害到筋；应针刺至筋的就不要浅刺伤害到肌肉；应针刺至肌肉的就不要浅刺伤害到脉；应针刺至脉的就不要浅刺伤

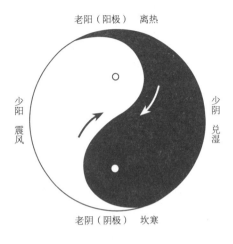

老阳（阳极）　离热

少阳　　震风

少阴　兑湿

老阴（阴极）　坎寒

□ 太极气象图

太极图蕴藏着丰富的气象学思想，太极图如同气象变化的缩影图。可以作为一年及一日的常规气象标志。图中的老阴为太极至阴，应对一年的冬季；少阳为太极的少阳，应对一年的春季；老阳为太极的阳极，应对一年的夏季；少阴为太极的少阴，应对一年的秋季；"S"线象征天地寒温气流的曲线。

害到皮肤。反之，应针刺至皮肤的就不要深刺而伤害到肌肉；应针刺肌肉的就不要深刺伤害到筋；应针刺筋的就不要深刺伤害到骨。

黄帝说：我不明白您所说的意思，请您解释一下。

岐伯说：所谓针刺骨而不伤筋，就是说要刺骨，不能仅仅刺到筋的部位，还没有达到刺骨的深度，就停针或拔出；所谓针刺筋而不伤肉，就是说要刺筋，不能仅仅刺到肌肉，还没有达到筋的深度，就停针或拔出；所谓针刺肉而不伤脉，就是说要刺肌肉，不能仅仅刺到脉，还没有达到刺肉的深度，就停针或拔出；所谓针刺脉而不伤皮肤，就是说要刺脉的，不能仅仅刺到皮肤，还没有达到刺脉的深度，就停针或拔出。

所谓针刺皮肤不要损伤肌肉，是说病位在皮中，针入皮肤即可，不可太过而伤害肌肉。所谓针刺肌肉不伤筋，是说病位在肌肉，针刺肌肉即可，不要再深刺而伤到筋。所谓针刺筋而不伤骨，是说病位在筋，只可针入病变的筋上，不要再深刺伤害到骨。所以，在针刺的深浅上超过或不及应刺病位的深度，都是违反针刺原则的。

刺禁论·第五十二

黄帝问：请讲讲人体禁刺的部位。

岐伯说：五脏都有其要害的地方，不可不注意。肝长在左边；肺生在右边；心脏主管外表；肾脏治理体内；脾脏有运化输送水谷精华以营养各脏器的作用；胃腑容纳水谷，应该保持通畅；横膈膜上有维持生命的心肺二脏，第七椎旁里面有心胞络。这些重要部位在针刺时，遵循禁忌，就不会犯错误，反之，则有灾祸。

如误刺心脏，大约一天就会死亡，其表现是出现噫气。如误中肝脏，大约五天就死亡，其表现是出现自言自语的症状。如误刺肾脏，大约六天就会死亡，其表现是出现打喷嚏的症状。如误刺肺脏，大约三天就会死亡，其表现是出现咳嗽的症状。如误刺脾脏，大约十天就会死亡，其表现是出现吞咽的症状。如误刺胆，大约一天半就会死亡，其表现是出现呕吐的症状。如误刺足部的大动脉，可能会造成出血不止而死亡。

针刺面部时，如误刺与眼睛相流通的经脉，就会出现失明的后果；针刺头部时，如针刺过深，伤及脑户穴，会使人立即死亡。针刺廉泉穴时，如刺入脉中太深，就会血流不止，以致失音不能说话。如误刺足下散布的经络，血液不出，就会形成局部肿胀。针刺委中穴时，如针刺过深，误伤大的血脉，会使人晕倒，面色变白。针刺气街穴时，如误伤血脉，血液留聚于内不得出，鼠蹊部位就会肿胀。针刺脊骨间隙时，如误伤脊髓，会发生背曲的病变。针刺乳中穴时，如伤及乳房，就会使乳房肿胀，从内部腐蚀溃烂。针刺缺盆穴时，如进针太深，伤及肺脏，使肺气外泄，会使人喘逆。针刺手上鱼际穴时，如进针太深，会使人体局部发肿。

不可针刺大醉的病人，否则会使人脉气紊乱。不可针刺正在大怒时的病人，否则会使人气逆。此外不可针刺过于疲劳的病人，不可针刺过饱的病人，不可针刺过于饥饿的病人，不可针刺极度口渴的病人，以及刚受到极大惊吓的病人。

针刺大腿内侧的穴位时，如误刺中大的血脉，就会流血不止而死；针刺客主人穴时，如进针过深，误伤络脉，会产生耳底生脓，耳聋。刺膝盖骨时，如关节腔液外流，会使人跛足；针刺手太阴经脉时，如误伤血脉，导致失血过多，就会立即死亡；针刺足少阴经脉时，若病人肾脏原本就虚弱，再误伤出血则更使肾气损，会出现舌不灵活，难以说话的疾病；若针刺胸部太深，使气凝聚于局部 而运行不畅，损伤肺脏，产生气喘、呼吸困难，身体随呼吸前后俯仰的症状；若针刺尺泽、曲泽两穴太深，气便结聚于局部，会使臂部不能屈伸；若针刺大腿内侧下三寸的部位太深，会使人小便失禁；若针刺胁肋之间太深，会使人咳嗽；若针刺少腹太深，膀胱破损，小便就流入腹腔，使人少腹胀满；若针刺小腿肚过深，会导致局部发肿；若针刺眼眶而损伤到眼的脉络，会使人流泪不止，甚至失明。针刺腰脊或四肢的关节时，如果误伤，使关节腔中的体液外泄，会造成关节伸屈功能障碍。

刺志论篇·第五十三

黄帝说：请您讲讲虚实的要领。

岐伯说：气充实的，形体也充实，气不足的，形体也衰弱，这是正常的生理现象；与此相反的，就是病态。饮食量多的，气就充盛，饮食量少的，气就不足，这是正常现象；与此相反的，就是病态。脉搏充实有力的人，他的血液也就充实，脉搏虚弱无力的人，他的血液也就不足，这是正常的现象；与此相反的，就是病态。

黄帝问道：反常的病态是怎样的呢？

岐伯说：气旺盛但身体反而感觉寒冷，气虚少但身体反而感觉发热，这就是反常的病态；饮食量多反而觉得气虚弱，饮食量少反而觉得气旺盛，这就是反常的病态；脉搏充实有力但血液不足，这是反常现象；脉搏虚弱无力但血液反而充实，这也是反常现象。

气旺盛而身上寒冷，这是受了寒邪的伤害。气不足而身体发热，这是受了暑热的伤害；饮食量多而气反少的，这是由于失血之后，湿邪聚于下部的原因。饮食量少而气反有余的，说明邪气侵犯了胃和肺脏。脉搏小但血反而多，是饮酒产生内热的表现。脉搏大但血反而少，是风邪侵犯血脉和饮食不进造成的。所谓实，是说邪气侵入人体后的亢盛状态。所谓虚，是指正气外泄后的虚弱状态。邪气实，就会有热；正气虚，就会有寒。针刺治疗实证，出针时应左手开针孔，使邪气外泄；针刺治疗虚证，出针应左手闭合针孔，不使正气外泄。

针解论篇·第五十四

黄帝说：我想听您讲讲九针的主要内容以及虚实补泻的方法。

岐伯说：针治虚证必须用补的手法，要使病人觉得针下有发热的感觉，如正气充实，则针下就有发热的感觉；针治实证必须用泻的手法，要使病人觉得针下有凉的感觉，如邪气衰退，则针下就有发凉的感觉。血液中有郁积已久的邪气，应用放血的方法放出恶血，祛除邪气。针刺邪气亢盛的疾病，出针以后，不要按闭针孔而应使邪气外泄。所谓"徐而疾则实"，就是说慢慢出针，出针后，迅速按闭针孔，这样正气就不致外泄。所谓"疾而徐则虚"，就是说迅速出针，出针后，不按闭针孔，这样就可使邪气得以外散，这里所说的虚实，是指气至时凉感和热感的多少而言，如果凉感或热感似有似无，那么疾病的虚实就难以断定了。审察疾病的先后，是要认识病的标与本。掌握病的虚实，医生应该确守针法，不发生错误。假如得失无定（应补而用泻法，应泻而用补法），那就是违背了治疗准则。治虚实证的关键，是要灵活运用九针，因为九针能适应不同病证。用针补泻时，应该与气的开阖相配合。所谓"九针"，是说针有九种名称，形状各不相同，这九针是根据或补或泻而发挥其作用的。

刺实证，要用泻法，要留针等待经气到来，当病人感到针下有寒凉的感觉时，然后出针。刺虚证，要用补法，要留针等待经气到来，当病人感到针下有发热的感觉时，然后出针。所谓得经气后应该谨慎守候，是说不要轻率地改变手法。所谓应做到针刺的深浅，都装在心里，是要求搞清楚疾病的或内或外。所谓针刺的远近都一样，是说不论病变深浅，候气之法是相同的。所谓行针时，要像临近深渊似的，是说不要怠惰疏忽。所谓持针要像握虎一样，是说行针需要坚定有力。所谓精神不要注意外界的事物，是说应平心静气观察病人，不左右张望。所谓下针不能倾斜，是说一定要使针保持端正直下。所谓施术一定要正病人的神志，是说要注视病人的眼睛，来控制其精神活动，使经气容易运行。足三里穴在膝下外侧三寸的地方；冲阳穴在足背上，举膝易见之处。上巨虚穴就是上廉穴，在胫骨与腓骨之间，足三里下三寸的地方；下巨虚就是下廉穴，在上廉穴下凹陷处。

黄帝说：我听说九针与天地、四时、阴阳是相应合的，请您讲讲其中的道理，使其流传后世，作为治疗疾病的法则。

岐伯说：一天、二地、三人、四时、五音、六律、七星、八风、九野，人形体的各部分与这些是相对应的。而针各有与其相适应的疾病，所以有九针之名。具体来讲，人的皮肤如同覆盖万物的天，所以皮肤与天对应；人的肌肉如同厚实的地，所以肌肉与地对应；人有动静，而脉搏亦有盛衰，所以脉与人对应；人体的十二条筋起于四肢，在各部功用不同，如同四时气候各异，所以筋与四时对应；人的声音含有五音，所以人的发声与自然界的五音对应；人体脏腑阴阳相互对应，与六律需要协调的情况类似；人的面部七窍与牙齿的分布，像天上的七星排列对应；人身之气运行处于全身，如八风一样充满天地，相互对应；

人的九窍、三百六十五络分布全身，与九野相对应。所以，在九针中，第一种镵针刺皮，用于治疗皮肤病变；第二种圆针刺肌肉，用于治疗肌肉病变；第三种针刺脉，用于治疗络脉病变；第四种锋针刺筋，用于治疗筋络病变；第五种铍针刺骨，用于治疗骨骼病变；第六种员利针刺脏腑经脉，用于调和阴阳；第七种毫针用于补益精气，第八种长针用于驱除风邪，第九种大针疏通九窍，以应三百六十五节之气。九针各有它的功能主治。人的心情，像八风一样变化无常；人的正气，像天一样运行不息；人的发齿耳目，像五音六律一样有条不紊；人的血气阴阳经脉，如同生化万物的大地；人的肝脏之气通目，与九之数相应。

长刺节论篇·第五十五

　　精于针术的医生，有时不受脉诊限制，而是只听病人的自述，就可以针刺治疗。病在头部，且头痛剧烈，可针刺头部治疗，针刺至骨，病可痊愈。但针刺的深浅要适当，不要伤及骨肉和皮，皮是针出入的道路，更要注意不可损伤。

　　阴刺的手法，即中间直刺一针，左右斜刺四次，可治寒热的疾患。病邪深入，而专攻于内脏的，可针刺五脏的募穴。邪气迫近五脏的，应该针刺背部的腧穴。背部为内脏之气聚会的所在，针刺背部腧穴可以驱除迫近内脏的邪气。针刺时，以腹中寒热已去为止。针刺的要点是出针时要稍微出点血。

　　治疗痈肿时，就针刺痈肿的腐软部位，并根据痈的大小来确定针刺的深浅。大的痈肿，浓血较多，浅刺即可；小的痈肿，部位较深，应该深刺，持针要端正，直刺而下，到达一定深度后即可停止进针。

　　少腹有积聚的疾病，应针刺从上腹部到少腹部皮肉较厚的穴位，然后再针刺第四椎间两旁的孔穴和髂骨两侧的居穴，以及季胁肋间等处的穴位，引导腹中热气下行，病就会痊愈。小腹有病，疼痛并不能大小便，病名为"疝"，这种病是受寒邪引起的。治疗时应刺小腹与两股之间，再针刺腰部和髁骨之间，并加灸治，待小腹产生发热的感觉，疾病就会痊愈。

　　病在筋，筋拘挛，关节痛，不能行动，叫做筋痹。以刺筋为准则，刺筋要刺在肌肉相合的地方，不可刺伤骨，刺后如筋有热感，表示病已好转，就可停针。

　　病在肌肤，皮肤和肌肉全部疼痛的，叫做肌痹。这种病是受了寒湿侵犯引起的。应针刺大分、小分的穴道，针刺要深，要多针刺几处，以产生热感为准则。不要损伤筋骨，若伤害了筋骨，痛疮就会发作而出现病变。假如针刺时大小分肉处都有热感，说明病趋痊愈，应停针。

病变发生在骨，病人骨骼沉重举动不便，骨髓酸痛，局部寒冷，这种病叫做骨痹。治疗时应深刺，以不刺伤脉和肌肉为准。针刺至大分、小分之间，病人骨部感觉发热，表示病已痊愈，就可止针。

病发生在各阳经脉，大小分肉处时寒时热，这叫做狂病。针刺时应该用泻法，以泄散阳脉的病邪，观察各处分肉，如都有了热感，说明病趋痊愈，即可停针。狂病在初得的时候，每年发一次。如不及时治疗，就会发展到每月发作一次。再不治疗，就会发展到每月发作四五次。这叫做癫病，应针刺大小分肉。如果没有寒气外出，就需用针刺调理气血，到疾病痊愈为止。

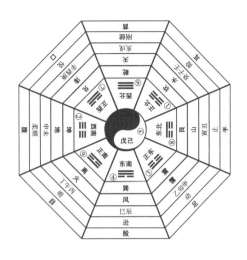

□ 八卦图

阴阳八卦近取诸身，远取诸物。近者取自阴阳二性的区别，远者取于天地万物。日月星辰，昼夜寒暑，生老病死……天地万物生灵开始于太极。太极动静则分阴阳二仪，阴阳消长进退，千变万化，而转化出天地间无限事来；二仪再生四象，天的四象是日月星辰，地的四象是水火土石；四象分为水火木金土五行，五行则分气候行，气候行则分阴、阳、风、雨、晦、明六气通顺。

因受风得病，出现时寒时热的症象，热则汗出，一日发作数次。应先刺分肉皮肤和络脉。若依旧汗出，时寒时热，应该三天针治一次，治疗百日，疾病就可以痊愈。

如果是因大风侵袭，周身骨节沉重，须眉脱落，治疗时应以针刺肌肉为原则，使之出汗；治疗百日后，再针刺骨髓，仍应使之出汗，再治疗百日，前后共二百日，直到须眉重新长出，才可止针。

皮部论篇·第五十六

黄帝说：我听说皮肤上有十二经脉分属的部位，脉的分布有横有纵，筋的分布有结有络，骨的大小长短也有一定的度数。它们所生的疾病各不相同，这就要靠十二经脉在皮肤上所分属的部位来区别，同时要照顾到左右上下阴阳的部位以及疾病的发展过程。请您具体讲一讲。

岐伯说：要知道皮肤上的分区是以经脉循行的部位作为标记的，各经都是这样。阳明经的阳络，叫做"害蜚"。手足阳明经都是相同的。凡在阳明经上下分部区内可以看到的，浮现在体表的小血脉，都是阳明经的络脉。这些小络脉如果大多是青色的，就说明有痛证；大多是黑色的，就说明有痹证；大多是黄赤色的，就说明有热性病；大多是白色的，就说明有寒性病。倘五种颜色都存在，就是寒热相兼的病。络脉中的邪气盛了，就会向体内侵犯它所归属的经脉，络属阳主外，经属阴主内。

少阳经的阳络，叫做"枢持"，并且手足少阳经都是相同的。凡是在少阳经上下分部区内所看到的，浮现在体表的小血脉，都是少阳经的络脉。络脉中的邪气盛了，就会向体内侵犯它所归属的经脉。

太阳经的阳络，叫做"关枢"，手足太阳经都是相同的。凡是在太阳经上下分部区内所看到的，浮现在体表的小血脉，都是太阳经的络脉。络脉中的邪气盛了，就会向体内侵犯它所归属的经脉。

少阴经的阴络，叫做"枢儒"，手足少阴经都是相同的。凡是在少阴经上下分部区内能看到的，浮现在体表的小血脉，都是少阴经的络脉。络脉中的邪气盛了，就会向体内侵犯它所归属的经脉。病邪从阳络传入经脉，再出于经脉，侵犯到骨骼。

厥阴经的阴络，叫做"害肩"，手足厥阴经都是相同的。凡是在少阴经上下分部区内能看到的，浮现在体表的小血脉，都是厥阴经的络脉。络脉的邪气盛了，就会向体内侵犯它所归属的经脉。

太阴经的阴络，叫做"关蜇"，手足太阴经都是相同的。凡是在少阴经上下分部区内能看到的，浮现在体表的小血脉，都是太阴经的络脉。络脉中的邪气盛了，就会向体内侵犯它所归属的经脉。总之，十二经络脉，都是分属于皮肤各个部分的。

因此，百病的发生，往往从皮肤毫毛开始。病邪入体表后，就使腠理开泄，毫毛孔张开，邪气因而进一步侵入络脉中，邪气久留不去，则向内传到经脉，邪气在经脉中久留不去，就会向内传入腑中，积聚于肠胃。当病邪开始侵入皮时，会使人寒栗，毫毛竖起，腠理开泄。病邪侵入络脉时，会使络脉盛满、颜色改变。病邪侵入经脉的时候，则往往是经脉之气本来已虚，而导致邪气内陷。病邪留滞在筋骨间，若使寒气偏盛，就会筋挛骨痛；若使热气偏盛，就会筋骨痿缓，肩、肘等处肌肉败坏，皮毛焦枯。

黄帝说：您所说皮的十二部，它发生病变都是怎样的？

岐伯说：皮上是络脉遍布的部分，邪气侵入皮，则腠理开泄；而腠理开泄，邪气就会侵入络脉；络脉盛满，就会贯注于经脉；经脉盛满，则留于腑脏。所以皮有十二经的分布，在络浅病轻的时候，不及时治疗，就会发展为大病。

经络论篇·第五十七

黄帝问道：络脉表现于外，它的五色各不相同，有青、黄、赤、白、黑的区别，这是什么缘故？

岐伯回答说：经脉的颜色是不变的，而络脉却没有固定的颜色，是经常变化的。

黄帝说：经脉固定的正常颜色是什么？

岐伯说：心主赤色，肺主白色，肝主青色，脾主黄色，肾主黑色。经脉和脏腑相通，所以经脉所主的颜色和内脏主色相对应。

黄帝问道：阴络和阳络，也与其经脉的颜色相应吗？

岐伯说：阴络的颜色与其经脉相应，而阳络的颜色却变化无常，它是随着季节的改变而变化的：寒冷过甚，血液就迟滞，因而呈现青黑色；温热过甚，血液就滑利加速，因而呈现黄赤色。若体表络脉上五色同时出现，则是患有寒热病的缘故。

气穴论篇·第五十八

黄帝说：我听说人身有三百六十五个气穴，与一年的天数相应，但不知道这些气穴的部位，请您仔细讲解一下。

岐伯叩头再拜回答说：这个问题，是很令人为难的。如果不是圣帝，谁还肯深入研究这些道理？既然您提出来了，那就让我尽量说明一下这些气穴的所在吧。

黄帝拱手谦逊地说：先生讲的，对我很有启发，我的眼睛虽还没看见您要讲的事物，耳朵虽还没听到您所要讲的道理，但却使我已经耳聪目明、心领神会了。

岐伯说：这就是所谓的"圣人易语，良马易御"啊！

黄帝说：我并不是您所说的那种容易告之、一听就明的圣人。俗话说，探索事物的道理，可以开拓人的思维。但今天我要请教的内容，不过是想启发我的蒙昧，解除我的疑惑，还谈不上讨论什么深刻精细的道理。我希望您能详尽讲解气穴的部位，使我了解其中精髓，我一定要把所学到的内容珍藏于金匮，绝不轻易示人。

岐伯起身再拜后回答说：那么我就说一下吧！背部属阳，胸部属阴。背部与胸部因阴脉和阳脉互相牵扯而痛，治疗时，应取任脉经的天突穴，督脉经的中枢穴，以及中脘穴、关元穴。胸背部的经脉斜着连系前后左右，发病时会出现背部胸部疼痛不能呼吸，不能平卧，呼吸短促，或者偏于一侧疼痛，经脉胀满。这是因为经脉中的斜脉向下连于尾骶部，再连络到胸胁部，其中的分支脉入心连贯到膈，与任脉交会于天突穴，再斜下至肩，交会于背部十椎之下的肾脏。

脏腧有五十个穴位，即每脏各有井、荥、输、经、合五穴，五脏共计二十五个穴位，左右两侧共为五十个穴位；腑腧有七十二个穴位，即每腑各有井、荥、输、经、合、原六穴，六腑共计三十六穴，左右两侧共计七十二穴；针刺热病的有五十九穴，针刺水病的有五十七穴。另外，头上的五行，每行有五穴，五五共二十五穴；五脏的背俞在脊椎两旁各有五穴，共计十穴；大椎上面两旁各有一穴，共两穴；眼旁的瞳子和耳旁的浮白，左右两侧共四穴；两侧髀枢中有环跳二穴；犊鼻穴左右共二穴；听宫穴左右共二穴；眉根部攒竹穴左右共二穴；完骨左右共二穴；项中央风府一穴；枕骨处窍阴穴左右共二穴；上关穴左右共二穴；大迎穴左右共二穴；下关穴左右共二穴；天柱穴左右共二穴；上下巨虚左右共四穴；地仓穴左右共二穴；天突穴一穴；天府左右共二穴；天牖左右共二穴；扶突左右共二穴；天窗左右共二穴；肩井左右共二穴；关元一穴；委阳左右共二穴；肩贞左右共二穴；哑门一穴；脐中央的神阙一穴；胸部有腧府、彧中、灵墟、神封、神藏、步廊六穴，左右共十二穴；背部膈俞左右共二穴；膺俞有云门、周荣、中府、天溪、胸乡、食窦六穴，左右共十二穴；足外踝有阳辅穴，左右共二穴；踝上横骨处有解溪穴，左右共二穴；阴穴、阳穴，左右共为四穴。治水病的穴位在各条经脉的肌肉之间；治热病的穴位都在各条经脉的阳气汇聚之处；治寒热的穴位在左右两侧骸厌中有二穴；大禁穴是

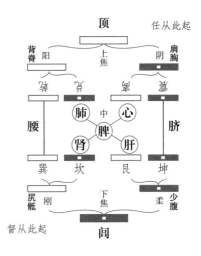

□ **四象八卦六体图**

　　此图背阳腹阴，头圆象奇，窍阴象偶，身半以上同乎天，身半以下同乎地。人秉受天地阴阳精气而成形，身体机理与天地间的阴阳、四时变化规律相应。人体五脏六腑的营养物质精微之气，依靠摄入五谷，使五味滋养五脏。

五里穴，禁二十五刺，在天府下五寸处，左右共二穴。以上总共是三百六十五穴，是针刺时的穴位。

　　黄帝问道：我已经知道气穴的部位和要穴的所在，还想听听孙络和溪谷的情况，它们也各有所应吗?

　　岐伯答道：孙络与三百六十五穴内外相会，也和一岁相应。孙络的作用，是去邪气。如果邪气侵入人体，造成荣卫停滞，气粗浊，血凝结，就会在外发热，在内短气，得赶快用针泻其邪气，以使荣卫流畅。只要见到以上情况，就用泻法，不必考虑诸穴的会合情况。

　　黄帝说：很好，请再讲讲溪谷交会的情况。

　　岐伯说：人体较大肌肉的会合处叫"谷"，较小肌肉的会合处叫"溪"。肌肉之间，也就是溪谷的会合处，可以畅通营卫，也可以停留邪气。若外邪亢进，正气壅塞，脉热肉坏，营卫不能通行，肌肉必定要产生脓肿，向内可使骨髓腐败，向外蔓延可使大的肌肉消瘦破溃。若邪热之气停留在关节，必将造成筋骨

败坏的重症。若寒邪侵入人体，长久滞留不去，则营气和卫气就不能正常循行，以至于内部过寒，筋络拘急不能伸展，这样，在内可以发为骨痹，在身体表面引起皮肤麻木不仁。这是由于大寒之气留于谿谷所造成的。溪谷与三百六十五穴相会，也和一岁相应。若是较轻微的邪气造成的小痹，也能随脉往来致病，可以用微针治疗，治法和一般刺法相同。

黄帝遣开左右，起身再拜说：今天听您讲话，使我的迷惑解除了，我要把这些内容藏在金匮里，绝不轻易示人。并将金匮藏于金兰之室，署名为"气穴所在"。

岐伯说：孙络之脉是经脉分出来的别支，在于其血盛就能用泻法。孙脉也有三百六十五脉，但都贯注于络脉，再转注于十二经脉，虽不是与十四经络相通，但实际已包括在其中了。即使是骨缝之中的络脉受邪，也能够传入五脏的经脉中。

气府论篇·第五十九

足太阳经脉气所通达灌注的穴位共七十八穴：两眉头陷中的攒竹穴各一穴；自眉头上行进入头发至前顶穴，其中有神庭穴、上星穴、卤会穴，共长三寸半，前顶穴居中央一行，两旁各有二行，共五行，中央一行到外行相距三寸；太阳经脉之气上浮于头部皮肤中，共五行，每行有穴位五，五五共二十五穴；后颈大筋两侧为天柱穴，左右各一，共二穴；风府穴两旁各有一穴，即风池穴，共二穴；自此下行至脊两旁，从大椎往下至尾骶，有二十一节，其中第十五个脊椎骨间两旁约一寸半处，左右各有一个穴位；五脏的腧穴左右各有五个，六腑的腧穴左右各有六个，共计二十二穴，从委中穴下到足小趾旁，左右各有六穴。

足少阳经脉之气所通达灌注的穴位共六十二穴：两头角上各有一穴；自瞳孔直上发际内各有五穴；耳前角上各有一穴；耳前角下各有一穴；鬓发下各有一穴；客主人穴左右各一穴；耳后陷中各有一穴；下关穴左右各一穴；耳下牙车之后各有一穴；髀枢中左右各有一穴；膝以下到足小趾侧次指，左右足各有六穴。

足阳明经脉之气所通达灌注的穴位共六十八穴：额颅发际旁各有三穴；颧骨下骨空中间各有一穴；大迎穴在骨空陷中左右各有一穴；人迎穴左右各有一穴；

缺盆外骨空陷中各有一穴；胸膺部每根肋骨中间各有一穴；挟在鸠尾穴之外，正在乳房下三寸，挟着胃脘左右各有五穴；挟着脐部，旁开二寸左右各有三穴；脐下二寸，左右各有三穴；在动脉跳动处是气街穴，左右各一穴；伏兔穴上左右各有一穴；从足三里穴开始，向下到足中趾，左右各有八穴，这些穴位分布在骨空之中。

手太阳经脉之气所通达灌注的穴位共三十六穴：眼睛内角各有一穴；眼睛外角各有一穴；耳廓上各有一穴；巨骨穴左右各一穴；曲掖上各有一穴；柱骨上陷者中各有一穴；天窗上四寸处各有一穴；肩解部各有一穴；肩解下三寸处各有一穴；肘部以下至手小指端处，各有六穴。

手阳明经脉之气所通达灌注的共二十二穴：鼻孔外侧和项上各有二穴；大迎穴在下颌角前方，左右各有一穴；项肩相会之处各有一穴；肩臂相会之处各有一穴；肘部以下至手大指侧的次指间，左右手各有六穴。

手少阳经脉之气所通达灌注的共有三十二穴：颧骨下面各有一穴；眉后各有一穴；头角处各有一穴；下完骨后各有一穴；项中足太阳之前各有一穴；扶突穴左右各一穴；肩贞穴左右各一穴；肩贞穴下三寸，左右各有一穴；肘以下到手小指侧的次指端，左右各有六穴。

督脉之气所通达灌注的共有二十八穴：项部中央有二穴；从前发际到后发际，中央有八个穴位；面部中央有三穴；大椎以下至尾骨及旁线上共有十五穴；从大椎到骶骨共二十一节，这是根据脊椎骨来确定穴位的方法。

任脉之气所通达灌注的共有二十八穴：喉中央有二穴；胸膺骨陷各有一穴；鸠尾下三寸是上脘穴；上脘穴至脐中是五寸，脐中至横骨毛际是六寸半，每寸各有一穴，共计十四穴，这是腹部取穴的方法。下部前后二阴的中间，有会阴穴；眼睛下有承泣穴，左右各一；唇下有承浆一穴；外加龈交一穴。

冲脉之气所通达灌注的共有二十二穴：挟鸠尾外两旁各横开半寸到脐部共有六穴，每穴各相距一寸，挟脐两旁各横开五分，下至横骨部各有五穴，每穴各相距一寸，这是取腹部经脉穴位的方法。

足少阴经脉之气所通达灌注的穴位：在舌下有二穴；足厥阴经脉之气所通达灌注的穴位，在毛际左右各有一急脉穴；阴、阳各有一穴，左右共四穴。手足两旁肌肉丰满隆起之处，都是经脉之气通达灌注的地方。

骨空论篇·第六十

黄帝问道：我听说风邪是一切疾病的根由，若用针刺来治疗，应采取什么方法呢？

岐伯答道：风邪从外侵入人体，使人寒战、出汗、头痛、身体沉重、怕风寒，治疗时应针刺风府穴以调和阴阳。若是正气不足的，就用补法；若是邪气有余的，就用泻法。

若感受严重的风邪出现颈项痛，应刺风府穴。风府在颈椎第一椎上面。若因感受严重的风邪而出汗的，应灸譩譆穴。譩譆穴在背部第六脊椎下旁开三寸，用手指压其穴位，病人就会感觉疼痛而呼出"譩譆"的声音，此时医生的手指下有跳动之感。

见风怕风的病人，应刺眉头攒竹穴。颈项疼痛，不能着枕的疾患，应取肩上横骨之间的穴位治疗。臂痛如折的，可使病人伸臂，然后引两肘尖相合寻找正当脊部中央的部位，给以灸治。

季胁牵引脐下而痛胀的，刺譩譆穴。

腰痛不能转侧动摇，牵引睾丸疼痛者，刺八髎穴和疼痛部位。八髎穴在腰尻骨间孔隙中。

得了鼠瘘病，寒热往来，应刺寒府穴，寒府穴在膝膑外旁的骨缝中。取膝上外侧的孔穴时，要让病人作揖拜的姿式；若取足的涌泉穴就让病人作跪的体位。

任脉起源于中极穴的下面，上行至毛际，再循腹部经关元穴到咽喉，再上颐循面进入目中。冲脉起源于气街穴，与足少阴肾经相并，夹脐左右上行，到胸中分散。任脉发生病变，在男子为腹部的七种疝病，在女子为瘕聚病。冲脉发生病变，就会气逆上冲，腹内疼痛。

督脉发生病变，会使脊柱强硬反张。督脉的循行，起于少腹下髁髀大骨的中间。在女子督脉循行入廷孔，廷孔就是尿道的外端。然后从这里分出一支别络，循着阴户会合于会阴部，绕行于肛门外面；再分支别行绕臀部到少阴，与太阳经的中络相合。少阴经从股内后廉而上，穿过脊柱连属于肾脏，与足太阳经起于目内眦，上行至额，在巅顶交会，又向里联络于脑，复还出循项下至肩膊内，夹脊抵腰中，入内循膂络于肾而止。在男子，督脉则循阴茎，下至会阴，这与女子是相同的。不同的是，此后它从少腹直上，穿过脐中央，再向上通过心进入喉，又上行到颐，并环绕口唇，再上行系于两目之下。督脉发生病变，其症状是气从少腹直上冲心而痛，不能大小便，称为冲疝，如在女子，就不能怀孕，或小便不利，遗尿，嗌干等症。总而言之，督脉生了病，还是应从督脉治疗，病轻的话从脊骨或横骨的各穴去治；病重的话就取脐下阴交穴治疗。

如患者气逆喘息有音，治疗时，应取廉泉穴和天突穴。如逆气上冲喉部，就治夹颐处大迎穴。

对于行走困难，膝关节能伸不能屈的病人，治疗时，可取髀关穴；坐下时膝痛的，治疗时可取环跳穴；站立时，感到骨缝欲裂且有热痛感的，治疗时可取膝关节经穴；膝痛牵引到拇指的，刺其膝弯处委中穴；坐下时，膝痛如有物藏在里面的，治疗时可取髀枢穴；膝痛不可屈伸的，治疗时可取背部足太阳经的腧穴；如疼痛牵连小腿部像折断似的，治疗时可取阳明中腧的陷谷穴；膝痛如分离般的，治疗时可取太阳经荥穴通谷、少阴经的荥穴然谷；膝部酸痛无力，不能久立的，治疗时可取少阳之络的光明穴，穴在外踝上五寸处。

辅骨之上，横骨之下叫"楗"；夹髋骨相接的地方叫"机"；膝部关节叫"骸关"；夹膝两旁的高骨叫"连骸"；连骸下面叫"辅骨"；辅骨上面是膝弯，膝弯上骨节动处叫"关"；项后部的横骨叫"枕骨"。

治疗水病的腧穴有五十七个孔穴：尻骨上有五行，每行各五穴；伏兔上有两行，每行各五穴；又左右各一行，每行各五穴；足内踝上各一行，每行各六穴。髓穴在脑后三分，颅骨边际锐骨的下面，有一孔在基的下面，有一孔在项后伏骨的下面，有一孔在脊骨上孔的风府上面；脊骨下端之孔，是尻骨下面的髓孔长强穴；在面部夹鼻两旁有数处髓孔，有的在口下通于两侧肩骨的大迎；两肩骨孔在肩中的外侧；臂骨的骨孔在外侧，离手踝四寸处两骨的中间；股骨上面的骨孔在股面上至膝四寸的地方；骨的骨孔在辅骨的上端；股际的骨孔在阴毛中的动脉下面；尻骨的骨孔在髀骨的后面相去四寸处。扁骨有血脉渗灌的纹理，没有髓孔。

灸治寒热症的方法是，先灸项后的大椎穴，根据病人年龄来决定艾灸的壮数。次灸尾骶骨的尾闾穴，也是以年龄定艾灸的壮数。察看背部有凹陷的地方用灸法，举臂肩上有凹陷的地方用灸法，两季胁间的京门穴用灸法，足外踝上绝骨的阳辅穴用灸法，足小趾和次趾间的侠溪穴用灸法，小腿肚下凹陷处的承山穴用灸法，外踝后的昆仑穴用灸法，缺盆骨上切按坚动如筋的用灸法，胸膺中陷骨间的天突穴用灸法，掌横骨下的阳池穴用灸法，脐下三寸的关元穴用灸法，毛际边缘有动脉跳动处的气冲穴用灸法，膝下三寸的三里穴用灸法，足阳明经用灸法，足跗上动脉处的冲阳穴用灸法，头顶上的百会穴用灸法。

被犬咬的，可就犬所咬处灸三壮，按着犬伤病法灸治。以上灸寒热的部位共有二十九处，因伤食而发寒热的，如用灸法还不见好，一定要细察经脉过盛的地方，多刺几个穴位，同时配合药物治疗。

水热穴论篇·第六十一

黄帝问道：少阴为什么主肾？肾又为什么主水？

岐伯答道：肾的位置在人体下半部，为阴中之阴，所以是至阴之脏，而阴属水，所以说肾是主水的脏器。肾属少阴，这是因为少阴在冬季最旺，而冬季与水相应，足少阴经的气在冬季最旺，少阴经脉起源于肾脏，它的末端分支入肺，因此水肿病的根本在肾、标在肺，肺肾两脏如不健全，都能够积水为病。

黄帝又问道：肾为什么能够积水而生病？

岐伯说：肾就好比胃的闸，是水谷精气和糟粕之物进出的关口。如果肾脏功能失调，那么水气必然积聚，水气积留太多必然上下溢于皮肤，形成水肿病。水肿病的成因正是体内水液的积留引起的病变。

黄帝问道：所有的水肿病都是由于肾功能失调吗？

岐伯说：肾脏属阴，地气上升时与之相连，并化生为水液。肾为至阴，如果自恃勇猛，过度劳累以致肾气受损，汗液会从阴分深处流出，名为"肾汗"，遇到风邪侵袭，则向内不能回归脏腑之中，向外不能排出皮肤之外，这时水气就会侵袭玄府，渗透至肌肤腠理之间，形成水肿病。这种病是由于劳累过度导致肾脏受损而引起的，继而感染风邪，因此病名叫做"风水"。上面所说的"玄府"，指的是汗孔。

黄帝问道：治疗水肿病的穴位有五十七个，这五十七个穴位与哪些脏器有关呢？

岐伯说：这五十七个穴位都是阴气聚集的地方，也是水液出入的通道。尾骶骨上共五行，每行五个，共二十五个穴位，都是与肾脏有关的穴位。当人体患有水肿病时，下部会出现肌肉浮肿、腹部胀满的症状；上部则表现为气喘气促，不能平躺，因此说明肺脏和肾脏都发生了病变。肺脏病变的症状是：气喘气促，不能平躺；肾脏病变的症状即水肿；肺脏被上逆的水气所逼迫，因此人不能平躺。肺脏和肾脏相互协调的功能失常，是由于水气的停聚造成的。

在伏菟穴向上腹部夹脐两侧各有两行，每行五个，共二十个穴位，这些穴位都是肾气通行的道路。足三阴经在小腿的内侧交会。足内踝骨上有一行六个穴位，左右共十二个穴位。这是足少阴肾经的经脉下行的部分，称为"太冲"。以上所说的这五十七个穴位，均是五脏的阴络经过之处，为水气所停滞的部位。

黄帝问道：春天针刺，要多取络脉的肌肉，这是为什么？

岐伯说：春天是木当令，人体内与之相应的肝气开始生发。肝气性能劲急，肝的病变多形成于春季的疾风，病邪在人体表层的络脉与肌肉之间，不能深入到经脉，所以针刺时只能浅刺，取络脉肌肉之间。

黄帝问道：夏天针刺，要多取盛经皮肤腠理，这是为什么？

岐伯说：夏天是火当令，人体内与之相应的心气也开始旺盛起来，因此虽然脉瘦气弱，却充满了阳气，热气熏蒸于分腠之间，向内进入经脉，所以应取盛经分腠。针刺只透过皮肤，病邪就会外出，这是由于病邪处于浅表的关系。所谓的"盛经"，就是阳脉。

黄帝问道：秋天针刺，要多取各经的腧穴，为什么呢？

岐伯说：秋天是金当令，肺脏之气与秋天收敛清肃的气候相对应。此时火气渐衰，金气渐盛，这时人体的阳气在经脉的合穴。秋季阴气开始旺盛，如果湿邪侵犯人体，到达合穴处与阳气结合，仍然不能深入机体内部，所以应取各经的腧穴以泻阴邪，并且多取各经的合穴，用来泻除与阳经相合的病邪，因为体表的阳气开始衰弱，而向内运行到合穴之处，所以要取合穴针刺。

黄帝问道：冬天针刺，要多取各经的井穴和荥穴，为什么？

岐伯说：冬天是水当令，人体内与之相应的肾脏就呈现出阳衰阴盛的气象。足太阳经气伏沉在骨，阳气随之下行，故取井穴以抑制阴逆的太过，取荥穴以充实阳气的不足。所以说"冬取井荥，春不鼽衄"，就是这个道理。

黄帝道：先生所说治疗热病的五十九个腧穴，我已经明白了个大概，但还不能分清它们的所在部位，现在我想知道其部位的所在和作用。

岐伯说：头上五行，每行五穴，能够发散诸阳经上逆的热邪。大杼、膺腧、缺盆、背腧这八穴，可以泻除胸中的热邪。气街、三里、上巨虚、下巨虚这八穴可以泄除胃中的热邪。云门、肩髃、委中、髓空这八穴，可以泻除四肢的热邪。背部五脏腧穴旁左右各五穴，针刺这十穴，可以泻五脏的热邪。以上五十九个穴位，都是热邪所经过的，可以刺而泻之。

黄帝道：人受了寒邪，会转为发热，这是什么缘故？

岐伯说：寒邪太甚，就会郁而发热。

调经论篇·第六十二

黄帝问道：我听刺法上说，病属有余的用泻法，病属不足的用补法。但是怎样是有余，怎样是不足呢？

岐伯回答说：有余的有五种，不足的也有五种，您要问哪一种呢？

黄帝道：全都想听听！

岐伯说：神有有余和不足，气有有余和不足，血有有余和不足，形有有余和不足，志有有余和不足。这十种情况随气流变，变化无穷。

黄帝问道：人有精气津液、四肢、九窍、五脏、十六部、三百六十五节，能够发生各种疾病，而各种疾病的发生，各有虚实的不同。现在，先生只说有余的有五种，不足的也有五种，它们究竟是怎样发生的呢？

岐伯说：这十种情况都是产生于五脏的。心藏神，肺藏气，肝藏血，脾藏肉，肾藏志，五脏各有不同的分工，而形成了有机的人体。但人体只有精神畅快，气血才能流通正常，并与内部骨的髓相连，才能使五脏的功能和全身正常协调，形成一个健康的人体。五脏是人体的中心，它们与身体各部的联系，都是借助经脉形成的通道，从而使血气得以运行。假如血气得不到调和，各种疾病就会因而发生。所以诊断治疗，应以经脉变化作为依据。

黄帝问：神有余和不足的情况是怎样的？

岐伯说：神有余就大笑不止，神不足就会忧虑。如果病邪尚未与血气相杂，那么五脏功能就还正常而安定。这时病邪还只是滞留在形体中，恶寒只是起于肌表和毫毛之间，尚未进入经络，这是一种轻微的神病。

黄帝又问：治疗时怎样使用补泻之法呢？

岐伯说：神有余的就刺小络之脉，使之出血，但不要推针深刺，更不要刺伤大的经脉，这样，神气自然就能协调，恢复正常。神不足的要看准虚络，按摩以达病所，再配合以针刺，不要使其出血，也不要使其气外泄，只要使其经脉的气血运行畅通，病人的神气就会协调正常了。

黄帝说：针刺微邪应该怎样？

岐伯说：对病变部位要多加按摩，针刺时不要开大针孔，通过运针把气血引导到虚弱不足的地方，神气就可以恢复正常了。

黄帝道：很好！气有余和不足的情况是怎样的？

岐伯说：气有余就喘咳、上逆；气不足就鼻塞、呼吸不利、气短。如果邪气尚未与气血相杂，那么五脏就功能正常而安定，这时的病邪只是侵入人体皮肤肌肉的表层，对肺脏的功能活动造成轻微影响，这时的病症叫做肺气微虚。

黄帝问：治疗气的病变时，补泻的方法是怎样？

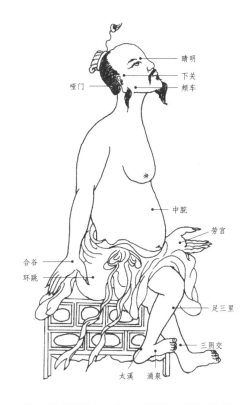

□ 《凌门传授铜人指穴》回阳九针穴

回阳九针穴的分布，大多在肘、膝关节以下，如合谷、劳宫穴位于手部，涌泉、太溪、三阴交、足三里4穴位于脚和小腿部。此外，哑门穴位于后项发际部位，环跳位于臀部，中脘位于腹部。此9穴中，有6个穴位分布在四肢的远端，这有利于急救时的取穴、针灸。

岐伯说：气有余就泻比较表浅的经脉，但不要损伤机体深部的大经脉，针刺时不要放血，不能使正气外泄。如气不足的，应该用补法来补充病人的降脉之气，不能使气外泄。

黄帝又问：针刺微病时应怎样？

岐伯说：针刺前应按摩病处，同时拿出针对病人说："我准备深刺。"但进针时一定得改为浅刺，这样病人的精气自然贯注于内，而邪气就散乱于浅表，无处留藏；邪气从腠理排泄出，正气自然就能恢复正常。

黄帝说：很好！血不足和有余的情况是怎样的？

岐伯说：血有余就易发怒，血不足就易悲伤。如果邪气尚未与血气相杂，那么五脏功能就正常而安定。这时邪气侵犯人体，也只是在体表的孙络中，但孙络被邪气阻塞不通畅，邪气外溢，也会导致络脉和经脉中的血运不畅而停留在局部。

黄帝又问：对血的病变应该怎样治疗呢？

岐伯说：血有余就泻其气充盛的经脉，使之出血；血不足，就补其气虚弱的经脉。在进针后，如病人脉搏不大不小，留针时间就要稍长，并注意病人的目光；如脉象洪大，就要立刻拔针，不能使它出血。

黄帝又问：刺留血的方法怎样？

岐伯说：看准有留血的络脉，刺出其血，但注意不要让恶血流入经脉，而引起其他疾病。

黄帝道：很好！形有余和不足的情况是怎样的？

岐伯说：形有余就会腹部发胀，小便不利；形不足则手足不灵活。如果邪气尚未与血气相混杂，那么五脏功能就正常而安定，即使外邪侵袭，也仅是肌肉有些蠕蠕微动的感觉，这叫做"微风"。

黄帝又问：对形的病变，应该怎样运用针刺补泄的方法呢？

岐伯说：形有余就泻足阳明胃经之气，形不足就补足阳明胃经的络脉之气。

黄帝又问：对轻微的形病，如微风，应该怎样治疗呢？

岐伯说：针刺时应针刺到肌肉之间，用以驱散邪气，但不要刺中经脉，也不要刺伤络脉，这样才能使卫气恢复，那么邪气也就消散了。

黄帝道：很好！志有余和不足的情形是怎样的呢？

岐伯说：志有余就会发生腹胀和大小便不利。如果邪气尚未与气血相混杂，那么五脏功能就正常而安定，即使外邪侵袭，也只是骨节里有轻微震动的感觉。

黄帝又问：对志的病变，应该怎样运用针刺补泻的方法呢？

岐伯说：志有余就刺泻然谷出血，志不足就在复溜穴用补法针刺。

黄帝又问：在邪气与血气尚未相并的时候，怎样针刺呢？

岐伯说：在骨节轻微震动的局部针刺，但不要深刺损伤经脉，这样，停留在局部的邪气就能很快被驱除掉。

黄帝说：很好！我已经听到关于各种虚实病变的表现，但还不知道这些虚实病变是怎样产生的？

岐伯说：虚实的产生，是由于邪气与血气相混杂，以致阴阳间相互失去平衡。这样，气窜乱于卫分，血逆行于经络，血气都离了本位，就形成了一虚一实的情况。如果血与阴邪相混，气与阳邪相混，就会发生惊狂的病证。如果血与阳邪相混，气与阴邪相混，就会发生内热的病证。如果血与邪气在人体上部相混杂，正气与邪气在人体下部相混杂，就会使人心中烦闷、多怒。如果血与邪气在下部相混杂，气与邪气在人体上部相混杂，就会使人气乱、健忘。

黄帝问：血与阴邪相杂，气与阳邪相混，像这样血气离了本位的情况，怎样才算是实，怎样才算是虚呢？

岐伯说：血和气都是喜温暖而恶寒冷的，寒冷会使血气涩滞不能畅通，温暖就能使血气消释而易于运行，所以气如果偏胜，就有血虚的现象；血如果偏胜，就有气虚的现象。

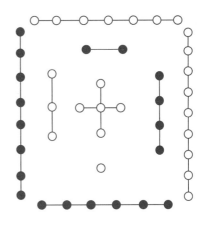

□ 《素问》和《契》的五行数图

人体生命赋于宇宙之中，与日地时空之阴阳升降息息相通。《周易参同契》所采用的五行生成数与《素问》运气说一样，只有从一至九这九个数，即所谓"子南午北，至为纲纪，一九之数，终而复始"。此图外圈八、七、九、六和中央五配肝、心、肺、肾、脾，与五方、五色、五季、五星、五味、五畜、五谷、五音等多维单相系统组成一个复合模，说明人与整个自然环境的同一性。

黄帝道：人体最重要的就是血和气了，现在您却说血偏胜、气偏胜都是虚，那么就没有实了吗？

岐伯说：多余的就叫做实，不足的就叫做虚。因为气偏胜，血就相对不足；血偏胜，气就相对不足。加之血和气失掉了正常的相互联系，所以就成为虚。大络和孙络里的血气，那是流注到经脉去的，如果血与气相混杂，那就成为实。如血和气混杂后，循着经络上逆，就会发生大厥的病证，得了大厥病，就会突然昏死过去，如手足还暖和的就能治活，否则就会死亡。

黄帝道：实是从什么渠道来的？虚又是从什么渠道去的？关于虚实的关键，我希望听您讲一讲其中缘故。

岐伯说：阴经和阳经，都有输入和会合的腧穴。阳经的气血，灌注到阴经，阴经气血充满了，就流走于他处，这样阴阳得以平衡，从而充实人的形体，人体三部九候的脉象表现一致，这样才能称为健康人。凡邪气产生的病变，有生于阴的内伤，有生于阳的外感。生于阳的，是受了风雨寒暑的侵袭；生于阴的，是由于饮食不节，起居失常，情欲过度，喜怒无常的缘故。

黄帝问：风雨之邪是怎样侵袭损伤人体的？

岐伯说：风雨之邪损伤人体，是先侵入人体的皮肤，然后进入细小的孙脉中，孙脉中的邪气充满了，则输送传入到大的经脉中，并且病邪和人体的血气相合并，混杂侵袭到分肉腠理之间，这样的病人可以见到脉搏坚硬而大，所以称做实性病证。实症外表有坚实充满的样子，肌肤不能按压，按压就会发生疼痛。

黄帝又问：寒湿伤害人的情况是怎样的呢？

岐伯说：寒湿伤人，先造成人体皮肤收缩，功能失常，肌肉紧张坚硬，血液受寒后凝涩而运行不畅，卫气受到损伤而不足，所以称做虚性病证。虚性病证的病人，病变局部的皮肤往往松弛而有皱纹，体表卫气不足，所以病人喜欢按摩病变局部，按摩后气血通行而感到温暖，所以病人觉得舒服而不痛。

黄帝道：很好！那么阴经发生的实性病症是怎样形成的？

岐伯说：多怒而不加节制，就会使阴气上逆。若阴气上逆，下部就空虚，阳气因而趁机侵占原本属于阴气的部位，所以将这种病称为实性病证。

黄帝又问：阴经发生的虚性病证是怎样形成的？

岐伯说：如欢喜太过，就会使气下陷；悲哀太过，就会使气消散；气消耗，血脉就虚，若同时又吃了寒冷的饮食，让寒气伤了脏气，就会使血涩滞而气耗散，所以将这种病称为虚性病证。

黄帝道：古医经上说，阳虚就产生外寒，阴虚就产生内热，阳盛就产生外热，阴盛就产生内寒。我已听到了这种说法，但不知其所以然。

岐伯说：诸阳都是受气于上焦的，它的功用是温养腠理之间。现在寒气侵袭于外，使上焦之气不能达于肤腠之间，以致寒气独留在皮肤肌肉之中，所以就会发生恶寒战栗的症状。

黄帝又道：阴虚产生内热是怎么回事？

岐伯说：若劳倦过度，形体气力就会衰疲，脾胃之气也会不足，其结果是既不能将饮食精华向上正常输送到上焦，又不能将糟粕从下部顺利排出，糟粕滞留胃中腐化生成热邪，向上熏蒸胸中，因此出现内热阴虚的症状。

黄帝又问：阳盛产生外热是怎样的？

岐伯说：由于上焦不利，就使皮肤紧密，腠理闭塞，毛孔不通，卫气不能向外发散，所以就发生外热。

黄帝又问：阴盛产生内寒是怎样的？

岐伯说：由于厥逆之气向上，寒气积在胸中不得下泄，就使阳气散去，寒邪独留，因而血液凝涩，血液凝涩就使脉不通畅，其脉盛大而兼涩象，所以成为寒中。

黄帝道：阴与阳相混杂，同时又与血气相混杂，病已经形成，那么刺治的方法应怎样？

岐伯说：刺治这样的病证，一般应该取经脉上的穴位。对血的病变应调理治疗血，用深刺法；对气的病变应调理治疗气，用浅刺法。同时还要观察病人形体的长短肥瘦和四时气候的情况，来决定针刺穴位数量的多少。

黄帝又问：邪气已和血气相混杂，病形已形成，阴阳已失去了平衡，这时补法和泻法该如何运用呢？

岐伯说：用泻法治疗实性病证的方法是，当病人在吸气时进针，使针与气一起进入人体内，并摇大针孔，从而开放邪气外泄的门户；在病人呼气时出针，针随着呼气而拔出体外，这样，人的正气不受到损伤，邪气就会消退。因为针孔是邪气外泄的门户，所以针孔不能闭塞，以让邪气出尽。甚至可以摇大针孔，从而通利邪气外出的道路，这种方法就叫做大泻。出针时一定要加重手法，迅速出针，这样邪气自然就会被制服。

黄帝又问：补法治疗虚性病证的方法又是怎样呢？

岐伯说：医生持针后，不要立即刺入，而需要安定病人情绪，等待病人呼气时进针，针随着呼气进入体内。这样，针孔四周就会变得紧密，也就使人体的正气不能外泄。待经气来到针下有充实感之时，迅速出针，并按闭针孔。这样，邪气散失，不再复还人体，正气也就得以保全。总之，在针刺时，不论入针还是出针都要不失时机，这样才能使已来到针下的气不致散失，并把远处的气引导到针下。这就是针刺的补法。

黄帝道：您说虚和实的病变有十种，都是由五脏所产生。五脏只有五条经脉，但人身有十二经脉，都能够产生各种病变，您仅仅谈了五脏，那十二经脉，联络人体的三百六十五个气穴，每个气穴有病，必定波及经脉，经脉的病又都有虚实，它们与五脏的虚实怎么能相应呢？

岐伯说：五脏本来和六腑有表里的关系，其经络和支节，各有虚实的病证，这要审视病变的所在，随即进行调治。若病变在脉的，治疗时可以调治血；若病变在血的，治疗时可以调治络；若病变在气的，治疗时可以调理卫气；若病变在肌肉的，治疗时可以调治肌肉；若病变在筋的，治疗时可以调治筋；若病变在骨的，治疗时可以调治骨。如果是风寒痹痛，经脉拘急，可以用火针劫刺患处。如病在骨，可用针深刺，出针后，用药温熨病处。如病人不知疼痛，可针刺阳、阴二脉；如有疼痛，而九候的脉象没有病变，就用缪刺法治疗。如疼痛在左侧，而右脉见了病象，就要用巨刺的方法治疗。所以必定要谨慎审察病人九候的脉象，然后进行针刺，这样才能比较完备地掌握针刺的技术。

缪刺论篇·第六十三

黄帝问：我听说有一种缪刺法，但不知道它的意义，究竟什么叫做缪刺法呢？

岐伯回答说：邪气在侵袭人体时，必定先侵入皮毛。如果逗留不去，就会进入孙络；再逗留不去，就会进入络脉；如果还逗留不去，就会进入经脉。经脉与体内的五脏相连，分散到肠胃。这样，阴阳交互偏盛，五脏就要受伤。这就是邪气先从皮毛进来，到达五脏的顺序。遇到这样的情况，应当治其经穴。假如邪气侵入皮毛，并且到了孙络，邪气就会逗留不去；而络脉闭塞，流行不通，邪气不能传入经脉，于是流到大络，就会发生一侧病变。当邪气进入大络以后，从左流窜到右，又从右流窜到左，或者上下流窜干扰经脉正常功能，并进而流布到四肢。邪气流窜，没有固定的停留之所，也不侵入经脉的腧穴，这就需要采用左病治右，右病治左的缪刺针法。

黄帝道：我希望听您解说缪刺，左病刺右、右病刺左是因何道理，它和巨刺又是如何分别呢？

岐伯说：邪气侵袭到经脉，左侧邪气盛，则影响到右边发病，右侧邪气盛，则影响到左边发病。但是也有改变的时候，左边疼痛还没有好，而右侧的脉象已经开始发病了。像这样的情况就必须用巨刺法。但使用巨刺法必须刺中邪气留存的经脉，绝不是络脉。因为络脉疼痛的部位与经脉疼痛的部位不同，所以叫做缪刺。

黄帝道：希望您讲讲怎样进行缪刺，如何取穴运用？

岐伯说：如果邪气侵入足少阴肾经的络脉后，会使病人突然发生心痛、腹胀、胸胁部撑满等症状。若邪气没有积聚，就刺然骨穴出血，大约一顿饭时间，病就痊愈了。若病未好就需要采用左病取右，右病取左的方法。若属于复发症，用针刺后过五天，病就可痊愈。

若邪气侵入手少阳三焦经的络脉，会使病人发生喉痹、舌卷、口干、心中烦闷、手臂外侧疼痛，不能高举到头部等症状。治疗这种病变，应当针刺小指次指上的关冲穴，在距离指甲根约韭菜叶那样宽的地方，左右各刺一次。若病人身强力壮，立刻就可以见效；若是年老体弱的病人，稍等一刻就可以见到效果。病在左，刺右侧；病在右，刺左侧。假如是新发生的病变，过几天就可以恢复正常。

若邪气侵袭足厥阴肝经的络脉，会使病人发生突然疼痛的疝气。治疗这种病变，应当刺足大趾趾甲和肉相接处的大敦穴，左右各刺一次。如果是男性病人，立刻就会痊愈；如果是女性病人，稍过一些时候就可以好。刺的方法是：病在左侧的取右侧，病在右侧的取左侧。

若邪气侵入足太阳膀胱经的络脉，会使病人发生头项痛、肩痛。治疗这种病变，应刺足小趾趾甲上和肉相交接处的至阴穴。左右各刺一次，一般可立刻见效。如果病还没有痊愈，改刺外踝下的金门穴各三次，左病刺右，右病刺左。一般过一顿饭左右的时间，就可以痊愈。

若邪气侵入手阳明大肠经的络脉，会使病人胸中气满、喘急、胸内发热。治疗这种病变，应当刺手食指的指甲上方，距离顶端如韭菜叶宽处的商阳穴。左右各刺一次，左病取右，右病取左。约一顿饭的时间，就可痊愈了。

若邪气侵入臂掌之间，会使病人腕关节不能屈伸，活动不便，治疗这种病变，应针刺手腕关节之后的部位。先用手指按压痛处，然后进针。要根据月亮的盈亏来决定用针的次数。上半月月亮由缺变圆时，初一刺一针，初二刺两针，逐日递增一针，到十五那一日刺十五针。如下半月月亮由圆变缺时，每日递减一针，如十六日十四针等。

若邪气侵入足部的阳脉，会使病人眼痛，这种疼痛是从眼内角开始的。治疗这种病变，应当刺外踝下面半寸处的申脉穴。左右各刺两次，左病刺右，右病刺左，一般经过大约走十里路的时间就可以痊愈。

人由于跌伤，瘀血留在体内，会使腹中胀痛，大小便不通。这时要先服用逐瘀的药物。这种病属于上面伤了厥阴经的经脉，下面伤了少阴经的络脉所致。治疗时，应当刺足内踝下面的足厥阴肝经的中封穴和然谷穴前少阴经的络脉，使之出血，并针刺足背上动脉跳动处的足阳明胃经的冲阳穴。若不见效，可以再针刺足大趾三毛上面的大敦穴，左右各刺一次，出血后，立刻可以见到效果。左侧病痛就针刺右侧的穴位，右侧病痛就针刺左边的穴位。如果有的病人经常出现悲哀惊恐、闷闷不乐等症状，也可按上述刺法针刺。

如果邪气侵入手阳明大肠经的络脉，会使病人出现时好时坏的耳聋症状。治疗这种病变，应当刺手大拇指侧食指端距离指甲如韭菜叶宽处的商阳穴，左右各刺一次，病人就能恢复听觉。如不见效，改刺中指指甲和肌肉相交处的中冲穴，病人立刻就能听见声音；如果不能即时听见，说明络气已绝，不可用针刺治疗了。耳鸣如听到风声的，也可采取与上述刺法同等的次数，左病刺右，右病刺左。

凡是痹证的疼痛往来，并无固定地方的，就在疼痛的肌肉部分进行针刺。以月亏月盈的日期作为次数标准，倘使针刺超过了应刺的日数，就会使人体的正气受到损伤；如果针刺达不到当日应刺之数，则不能驱除邪气。左侧有病的刺右侧，右侧有病的刺左侧。病愈即停止。倘若还没有治好，可以仍采用上面的刺法。月亮由缺变圆的初一刺一针，初二日刺两针，以后逐日增加一针，到十五日刺十五针；以后逐日递减一针，如十六日刺十四针。

若邪气侵入足阳明胃经的络脉，会使病人出现流涕流鼻血，上齿寒冷等症状。治疗时应针刺足中趾无名趾趾甲与肌肉交界处的厉兑穴，左右各刺一次。左病刺右，右病刺左。

若邪气侵入足少阳胆经的络脉，会使病人出现胁痛、呼吸不畅快、咳嗽、出汗等症状。治疗时应针刺足四趾端趾甲与皮肉交界处的窍阴穴，左右各刺一次。这样，呼吸不畅的症状就会去掉，出汗也会立刻停止。如果有咳嗽的病人，就要注意衣食的温暖。大约过一天，疾病就可痊愈。左侧有病刺右，右侧有病刺左，一般疼痛立刻就会好转。如还没有好，那么就按照上述的方法再行针刺。

若邪气侵入足少阴肾经的络脉，会使病人出现咽痛，不能进食，无故发怒，气上逆至胸膈等症状。治疗时应针刺足心的涌泉穴，左右各刺三次，共六针，立刻就可见效。刺法是左病刺右，右病刺左。

若咽喉肿胀以致不能咽唾液、口有涎沫也不能吐出时，应刺然骨前面的然谷穴，针刺出血，会立即见效。刺法是左病刺右，右病刺左。

若邪气侵入足太阴脾经的络脉，病人会出现腰痛连及小腹，一直牵引到季肋下面，并且使人不能挺胸呼吸。治疗时应针刺腰尻部的骨缝当中脊两旁之肌肉上方的腰俞穴。以月亮的盈亏来决定针刺的多少。刺完出针以后，会立即见效。刺法是左病刺右，右病刺左。

若邪气侵入足太阳膀胱经的络脉，病人会出现背部拘急，牵引胁肋疼痛。进行针刺时，应当从项后数着脊椎，循脊骨两旁，迅速按到病人感到疼痛的地方，并针刺脊骨旁三针，会立即见效。

若邪气侵入足少阳胆经的络脉，病人会出现环跳部疼痛，大腿不能举动。治疗时应用极细的毫针，刺环跳穴。如寒太重，留针时间要长。以月亮的盈亏来决定针刺的次数，病情会立刻好转。

治疗各经的疾病，用针刺的方法，经脉所过的部位并不疼痛，那是病变发生在络的地方，要用缪刺法。

耳聋症，刺手阳明经的商阳穴。如没有取得疗效，就要改刺手阳明经脉所经过耳前分支上的听宫穴。

龋齿病，刺手阳明经的商阳穴。如没有取得疗效，就刺入齿中取其恶血，可立即收到效果。

若邪气侵入人体内五脏之间，引起病变，可以见到经脉和络脉相引而痛，有时来自络脉，有时止于经脉。根据病情，用缪刺法针刺病人手足上的井穴，并查看相关经脉分布区内有无充血显露的络脉，如有则可针刺出血，隔日针刺一次，如一次不见效，连刺五次就可以治愈病变。

若手阳明大肠经中的病邪，不能按正常途径流动，而是反常地流入足阳明胃经的经脉中，牵连到上齿部位，发生齿唇痛的症状。治疗时要看病人手背上的络脉有瘀血的地方，针刺出血，然后针刺足阳明胃经的中趾趾甲上的内庭穴和手大拇指侧食指指甲上的商阳穴，各刺一次，针刺后立刻就好。左侧病变病取右，右侧病变病取左。

如果邪气侵入手少阴心经、足少阴肾经、手太阴肺经、足太阴脾经、足阳

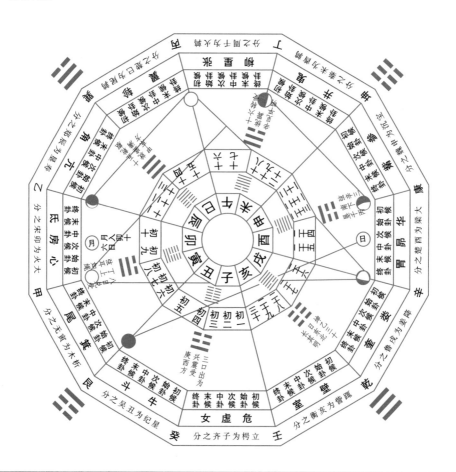

□ **周天火候图** 《故龙虎经注疏》插图

　　八卦与天干地支、四时、二十四节气、年、月、日等构成周天。周天火候本为道家炼取丹药要领，只有让金火交融，丹药才能最终炼得。

明胃经的络脉中，由于这五经的络脉都聚集在耳中，并上绕到左耳上面的额角，如五种络脉的脉气全都衰竭，就会使人全身经脉虽运转如常，形体却失去知觉，像死尸一样，称为尸厥。治疗时当针刺病人的足大趾内侧趾甲上距离顶端韭菜叶宽度的隐白穴，然后刺足心的涌泉穴，再刺足次趾的厉兑穴各一针，而后再刺手大拇指内侧距离顶端一韭菜叶处的少商穴和掌后锐骨端少阴的神门穴各一针，会立刻见效。如无效，再用竹管吹病人的两耳，可立刻见效。如仍无效，就把病人左头角上的头发，剃下一方寸来，火烧燔，研末，用好酒一杯冲服。如病人因失去知觉而不能饮服，就把酒灌入病人口中，立时可将其挽救过来。

大凡针刺之法，要首先观察病人的经脉，用手细加按摩，详审虚实，调其气血。如有偏虚偏实的现象，就用巨刺法。如果有疼痛而经脉没有病变的，就用缪刺法。并且要看看皮部，如有血络，就得把血都刺出来，这就是缪刺的原则。

四时刺逆从论篇·第六十四

若足厥阴肝经的经气过于亢盛，会使病人出现因气血凝滞不通的痛痹症；若足厥阴肝经的经气过于稀少，会使病人发生热痹病。厥阴脉滑，则邪气充盛，就要发生狐疝风；厥阴脉涩，则说明经气不足，主少腹里有积气。

若足少阴肾经的经气过于亢盛，进而影响到肺经，会发生皮痹和隐疹；若足少阴肾经的经气过于稀少，影响到肺，则可能会使病人发生肺痹。少阴脉滑，会患肺风疝病；少阴脉涩，会患积聚和尿血。

若足太阴脾经的经气过于亢盛，会发生肉痹和寒中的病证；若足太阴脾经的经气过于稀少，会使病人发生脾痹。太阴脉滑，会患脾风疝；太阴脉涩，则主患积聚，使人心腹经常胀满。

若足阳明胃经的经气过于亢盛，影响到心，可发生脉痹，身体常发热；若足阳明胃经的经气过于稀少，影响到心，则可能会使病人发生心痹症。阳明脉滑，会患心风疝症；阳明脉涩，则会患积聚症，使人时常惊恐。

若足太阳膀胱经的经气过于亢盛，影响到肾，会发生骨痹，身体沉重的病；若足太阳膀胱经的经气过于稀少，则可能使病人发生肾痹症。太阳脉滑，会患肾风疝症；太阳脉涩，则主有积聚，或使人经常发生头部疾患。

若足少阳胆经的经气过于亢盛，影响到肝，会发生筋痹，胁部满闷的病；若足少阳胆经的经气过于稀少，则可能会使病人发生肝痹症。少阳脉滑，说明侵入的外邪严重，病人可能会患肝风疝的病；少阳脉涩，则主积聚，使人时常感到筋脉拘急和眼痛。

这是因为人体的脏腑之气是随四时气候的变迁而发生相应变化的，春季人身之气在经脉，夏季人身之气在孙络，长夏人身之气在肌肉，秋季人身之气在皮肤，冬季人身之气在骨髓。

黄帝道：我希望听听这其中的缘故。

岐伯说：春天是自然界中万物开始生长的季节，阳气刚升发，阴气开始趋于衰弱，冻土已解，冰也融化，水流行而河道通，与之相应，人体经脉中的气血也开始旺盛、流通，所以人身之气春天旺盛在经脉中。夏天是自然界万物生长最旺盛的季节，人身经脉中的气血充盈，孙络得到了血的滋养，皮肤也就充实。在长夏季节，人身中的经脉与络脉都很旺盛，能够充分地润泽肌肉。秋天是收获的季节，自然界的阳气开始收敛，人身的腠理闭塞，皮肤也随着收缩。冬天是万物闭藏的季节，人身的血气也收藏在内，附于骨髓，贯通五脏。所以邪气常常随着四时气血的不同而入侵人体。至于病邪侵入人体后的种种变化，那是不可揣度的。但是，在治疗方面，所有的疾病都必须顺着四时的经气来排除病邪。邪气被驱除了，则气血调和不致逆乱。

黄帝道：在治疗时，违背了四时气候变迁的规律，而产生血气逆乱的情况，是怎样的？

岐伯说：春气在经脉，如果错误地针刺络脉，血气就会向外散溢，使人发生气短的症状；如误刺肌肉，血气就会循环逆乱，使人发生气喘的症状；如误刺筋骨，血气就会滞留在内，使人发生腹胀的症状。夏气在孙络，如果误刺了经脉，血气就会衰竭，使人发生倦惰的症状；如误刺肌肉，血气就会内闭，阳气不通，使人产生容易惊恐的症状；如误刺筋骨，血气就会逆行而上，使人产生容易发怒的症状。秋气在皮肤，如果误刺经脉，气血就会上逆，使人产生健忘的症状；如误刺络脉，气就会虚损而不能卫外，使人产生嗜睡、不想活动的症状；如误刺筋骨，就会气血散乱于内，使人产生寒战的症状。冬气在骨髓，如果误刺经脉，气血就会虚脱，使人产生目视不明的症状；如误刺络脉，血气就会向外泄出，使人产生大痹的症状；如误刺肌肉，阳气就会竭绝，使人产生记忆力减退的症状。以上结合四时的各种刺法，用于治疗气血逆乱之病时必须遵从。如果违反了，必定会产生逆乱之气，而逆乱之气的泛滥就要导致病变的扩大。所以说，针刺时如不懂得四时经气的所在和疾病发生的情况，以顺为逆，就会使正气内乱，邪气和真气相搏击。因此诊断时必须审察三部九候之脉，使正气不致紊乱，真气不受邪气的搏击。

黄帝道：讲得好！针刺五脏时，如刺中心脏，一日左右就会死亡，其病变的症状是噫气；如刺中肝脏，五日左右就会死亡，其病变的症状是多语；如刺中肺脏，三日左右就会死亡，其病变的症状是咳嗽；如刺中肾脏，六日左右就会死亡，其病变的症状是多喷嚏；如刺中脾脏，十日左右就会死亡，其病变的症状是吞咽之态。总之，刺伤了人的五脏必死。刺中后所发生的病变，就是某脏所伤的依据，并可以此测知病人死亡的日期。

标本病传论篇·第六十五

黄帝问：疾病有标与本的区别，针刺有逆与从的手法，这是怎么回事？

岐伯回答说：大凡针刺的原则，必定要先辨别病情属阴还是属阳，并把病变过程中出现的先后症状之间的相互关系弄清楚。然后确定施行逆治还是施行从治，治标还是治本。所以说标病治标，本病治本，有的本病治标，有的标病治本。因此在治法方面，有治标而奏效的，有治本而奏效的，有反治而奏效的，也有正治而奏效的。懂得了逆治与从治的方法，就可放手治疗而无须疑虑；懂得了治标和治本的区别，就能屡治屡愈，万无一失。如果不懂得标本，治疗时必然盲目错乱。

病情的属阴属阳，治疗的逆治从治，可以使人们对疾病的认识由小到大，从某一点出发，触类旁通，得以了解各种疾病的原理和对人体造成的危害；又可以引少入多，由浅到深，从一种疾病而推知各种疾病。尽管如此，标病与本病的道理，说起来容易理解，但要真正掌握，不易做到。

不懂标本的道理，治疗时违背了原则，称为逆；知道标本的道理，治疗时顺从原则，称为从。假如先患某病，然后才气血紊乱的，要治本病，即先犯之病；若先因气血紊乱，然后才患病的，也应先治本病，即气血紊乱。若先因寒邪致病而后发生其他病变的，应当先治其寒病；先患病而后生寒病的，当先治其原本所犯的病。若先患热病而后发生其他病变的，应当先治热病；若先患热病而后出现脘腹胀满的，当先治脘腹胀满的标病；若先患病而后发生泄泻的，应先治先患之病；若先患泄泻而后又生其他病的，当先治疗泄泻。先把泄泻调治好，才可治疗其他病证。若先患病而后发生脘腹胀满的，应当先治脘腹胀满的标病；先患脘腹胀满，而后又增加了心烦不舒的，应先治其脘腹胀满的本病。人体发生疾病，有的是由外界邪气引起的，有的是由体内本身的邪气引起的，外界邪气引发的为标病，体内固有的邪气引起的为本病。凡由某种疾病引起的大小便不通利的，应先治大小便不通这一标病；然后再治其本病。若是邪气亢盛导致的实性疾病，应用本而标之的治法，即先治其本，后治其标；若是正气虚损不足导致的虚性疾病，应用标而本之的治法，即先治其标，后治其本。要谨慎地观察病情的轻重，根据具体情况而进行适当的治疗。病轻的可以标本兼治，病重的就要从实际出发，或治本或治标。另外，如果先是大小便不通利，而后引发其他疾病的，应先治大小便不利这一本病。

疾病的传变，与五行中生克制约的规律相应，先传到患病之脏所克制的脏中。若心脏有病，则先有心痛，大约经过一日，病传到肺，会有咳嗽的症状；大约经过三日，病传到肝，有胁部撑痛的症状；大约经过五日，病传到脾，会有大便闭塞不通的症状，身体痛且沉重；如果再过三日不愈，五脏受到损伤，就会导致死亡。冬天多死于午夜，夏天多死于午时。

若肺脏有病，先是喘咳，大约经过三天，病传到肝，会有胁肋胀满疼痛的症状；大约经过一天，病传到脾，产生身重疼痛的症状；大约经过五天，病传到肾，就会发生肿胀的症状；如果再过十天不愈，就会导致死亡。在冬天多死于日落时，夏天多死于日出时。

若肝脏有病，先是头目眩晕，胁肋撑胀，大约经过三天，病传到脾，便产生体重身痛的症状；大约经过五天，病传到胃，就产生腹胀的症状；大约经过三天，病传到肾，就产生腰脊小腹疼痛，腿胫发酸的症状；如果再过三天而不愈，就会死亡。在冬天多死于日落时，夏天多死于正吃早餐时。

若脾脏有病，先是身体疼痛沉重，大约经过一天，病传到胃，产生胀闷的症状；大约经过两天，病传到肾，产生腹腰脊疼痛，腿胫发酸的症状；大约经过三天，病传到膀胱，产生背脊筋，小便不通的症状；如果再过十天不愈，就会导致死亡。在冬天多死夜深人静时，夏天多死于吃晚饭时。

若肾有病，则腹腰脊疼痛，胫部发酸，经过三天，病传到膀胱，产生背脊筋痛，小便不通的症状；再经过三天，病传到小肠，产生小腹膨胀的症状；然后再过三天，病传到心，产生两胁撑痛的症状；如果再过三天仍不愈，就会导致死亡。在冬天多死于天亮时，夏天多死于晚饭时。

若胃有病，先是胀满，大约经过五天，病传到肾，产生小腹腰脊疼痛，胫部发酸的症状；大约经过三天，病传到膀胱，产生背脊筋痛，小便不通的症状；

大约经过五天，病传到脾，就会导致身体沉重；如果再过六天不愈，就会导致死亡。在冬天多死于半夜以后，夏天多死于午后。

若膀胱有病，先是小便不通，大约经过五天，病传到肾，产生小腹胀满，腰脊疼痛，胫部发酸的症状；大约经过一天，病传到小肠，产生腹部膨胀的症状；大约经过一天，病传到心，产生身体重痛的症状；如果再过两天不愈，就会导致死亡。在冬天多死于半夜后，夏天多死于午后。

各种病证，按次序相互传变，像上述次序相传的，都有一定的死期，不可用刺法。只有是间脏或隔三四脏相传的，才可进行针刺治疗。

天元纪大论篇·第六十六

黄帝问：天有五行，主五方之位，因而产生寒、暑、燥、湿、风的气候变化。人有五脏化生五气，因而产生喜、怒、思、忧、恐。《六节脏象论》说道：五运之气相承袭，都有其固定的顺序，到年终的那一天是一个周期，然后重新开始循环。这些道理，我已经了解了，希望再听听五运与三阴三阳这六气是怎样结合的？

鬼臾区恭敬行礼回答说：您问得很高明啊！五运阴阳是天地间的规律，是一切事物的纲领，是千变万化的起源，是生长、毁灭的本源，是精神活动的大本营，难道可以不通晓它吗？凡是万物的生长称为"化"，生长发展到极端就叫做"变"，阴阳的变化不可揣测叫做"神"，神的作用变化无穷叫做"圣"。神明变化的作用，在天就是幽远玄妙的宇宙，在人就是深刻的哲理，在地就是万物的化生。地能够化生，就产生了万物的五味；人明白了这些道理，就产生了智慧；天幽远玄妙，就产生神妙难测的变化。而这些变化，在天为风，在地为木；在天为热，在地为火；在天为湿，在地为土；在天为燥，在地为金；在天为寒，在地为水。总之在天为无形的六气，在地为有形的五行，形气相互感应，就能化生万物。如此说来，天地之间是一切事物化生的场所，左为阳，右为阴，左右是阴阳升降的道路；水为阴，火为阳，水火是阴阳的具体表现；金象收敛，木象升发，金木是万物生长与收成的始终。六气有多有少，五行有盛有衰，形气相互感召，就会使运气产生不足和有余的变化，并明显地显现出来。

黄帝道：很想听听五运主四时的情况是怎样的。

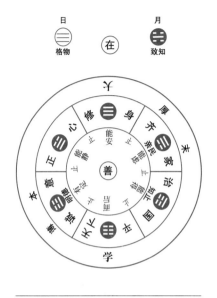

□ 持志养气

　　人有五脏化五气，以生喜怒思忧恐。中医认为，七情虽由五脏所主，但心是产生情志的主要脏器。也就是说，心是主宰精神意识、情志活动的。其五志与五脏的关系是，心主喜，肝主怒，肺主悲，脾主思，肾主恐。

　　鬼臾区说：五气运行，每运各主一年，终而复始，并非单独主一时令。

　　黄帝又问：请问这是什么道理？

　　鬼臾区说：我查考了《太始天元册》一书，那上面说：广阔无垠的天空，是化生的基础，万物依靠它而有了开始，五运之气在那找到了归宿。它还敷布天元真灵之气，是总统万物生长的根源。九星在那儿悬挂辉耀，七曜在那儿环绕旋转。于是天道有阴阳的变化，大地有刚柔的生杀现象：昼夜的明暗既已有固定的规律，四时寒暑也就更替有常；这样生化不息，万物自然就都会明显地繁荣昌盛。我家祖传已经十代了，就是研究前面所讲的这些道理的。

　　黄帝说：讲得好！那么什么叫做气有多少，形有盛衰呢？

　　鬼臾区说：阴气和阳气，各有多少的不同，所以有三阴三阳之别。形有盛衰，是说五行主岁运，各有太过与不及。在开始的时候，如太过，随之而来的下一运便不足；如开始不足，随之的下一运便太过。懂得有余和不足的道理，就可以推知运气的周期。凡运气与司天之气相应而符合的叫做"天符"，与该岁的年支相符的叫做"岁直"，若运气与天气、年支相会合，那么就可以算做"治"了。

　　黄帝道：上下互感是怎么一回事呢？

　　鬼臾区说：寒、暑、燥、湿、风、火是在天的阴阳之气，人身的三阴三阳与之相应。木、火、土、金、水是地的阴阳，生长化收藏的变化与之相应。春夏二季，在上半年属阳，所以有春生夏长；秋冬二季，在下半年属阴，所以有秋收冬藏。天有阴阳，地也有阴阳，天地相合，则阳中有阴，阴中有阳。所以要想知道天地阴阳变化的情况，就必须了解五行与天干相配合是运转不息的，每五年岁运轮转一周，并自东向西右迁一步。此外，还必须了解天的六气与地的五运相配合，是每六年环绕一周的。由于天地之气有动有静，上下相应，阴阳相互交错，于是六十年的运气变化就由此产生了。

黄帝道：天干地支上下五六相合，形成周和纪，也有定数吗？

鬼臾区说：天以六气为节，地以五行为制。六气司天，六年方能循环一周，五运制地，五年才能循环一周。因为君火主宰神明，只有相火主运，所以运仅有五，而气有六，五六相合，计三十年共有七百二十个节气，是为一纪。经过一千四百四十个节气，是为六十年甲子一周，于是各年运气的不及和太过，就都可以清楚了。

黄帝道：您以上所讲的，上通天气，下达地理，可以说极为详细了。我要把听到的珍藏起来，上以治疗百姓的疾苦，下以保护自己的健康，并使百姓也明白这些道理，上下和睦，德泽遍施，子孙俱无病苦之忧，并传于后世，使其没有终止时。您能不能再跟我讲一讲呢？

鬼臾区说：五运六气相合的规律，可以说是近于微妙的，应用这一规律，可以追溯以往之气的变化，也可以推测将要发生之气的情况。重视这些变化规律，就可以避免疾病，忽视它，人体就会受到自然变化的伤害，发生疾病，甚至死亡。若违背了这个道理而行为放肆，必遭灾祸。所以必须要谨慎地适应运气的自然规律，请允许我讲讲其中的主要道理吧！

黄帝道：善于讲解事物起源的，必然知道事物发展的结局；善于讲解事物现状的，也必然通晓将来的发展。只有这样，对五运六气的道理，才能深刻理解而不至迷惑。希望您依此推理，有条不紊、简明扼要

□ **生命逆顺图示**

从生命大周天的"逆、顺"来看，人的生命钟和太极八卦周期是一致的。人从坤时出生后，子时一阳生，至离时（寅时）坎离交媾，心肾水火既济，阴阳辈破男子开始遗泄，女子开始行经，乾坤已失去圆满。泰卦（辰时）已是成年阶段，阳长阴消阴阳平衡，到乾卦为阳气鼎盛，至坎卦时阳气消退。阳气已达到与阴气抗衡的程度，并逐渐向更年期过渡。这是从先天六十四卦论人的整个生命盛衰过程。

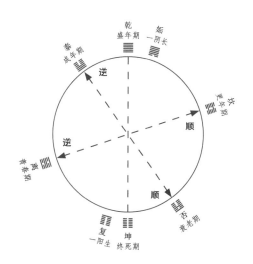

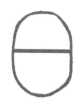

□ 太阳图

日为阳。太阳者日也，日从"○"从一，"○"者太极之全，一者阳奇之数，以一而横亘于"○"中，其精实而不虚。

□ 太阴图

月为阴。太阴者月也，月从"冂"从二，"冂"者太极之阙，二者阴偶之数，以二而并列于"冂"中，其精虚而不盈，故月为太阴之象。

地进行讲解，以使其能永久流传而不断绝，容易推广应用而不被遗忘。对于五运六气的纲要，我愿意详尽地听听。

鬼臾区说：您问得高明啊，而运气的道理又是多么明确啊！这个问题对您来说，就像鼓槌敲在鼓上，发出的声音立刻得到了回响，会很快明白过来。我曾听说：甲年和己年都是土运，乙年和庚年都是金运，丙年和辛年都是水运，丁年和壬年都是木运，戊年和癸年都是火运。作为统主一年的五运，它们也被称为统运或中运。

黄帝道：五运与三阴三阳是怎样相合的呢？

鬼臾区说：子年、午年都是少阴司天，丑年、未年都是太阴司天，寅年、申年都是少阳司天，卯年、酉年都是阳明司天，辰年、戌年都是太阳司天，巳年、亥年都是厥阴司天。年支阴阳的次序，是以子年为始，亥年为终，所以少阴为首，厥阴为终。风是厥阴的本气，热是少阴的本气，湿是太阴的本气，相火是少阳的本气，燥是阳明的本气，寒是太阳的本气，因为风、热、湿、火、寒是三阴三阳的本气，又都是天气一元所化，所以称为"六元"。

黄帝道：您讲得太明白了，请允许我记载在玉版上，藏之于金匮，题名为《天元纪》。

五运行大论篇·第六十七

黄帝坐在明堂里，开始验算校正天文，观看八方地形，研究五行运气阴阳变化的理论，并请来岐伯，问他道：有的书上说，天地的运行变化，可以通过观察日月星辰做为之标志和纪度；阴阳的升降，可以通过四时寒暑的变迁，来观察它的征兆。我曾听您讲过五运的规律，您所讲的仅仅是五运主岁，应以甲为首。我曾就此与鬼臾区讨论过。

鬼臾区说：土运统率甲己，金运统率乙庚，水运统率丙辛，木运统率丁壬，火运统率戊癸；子午两年是少阴司天，丑未两年是太阴司天，寅申两年是少阳司天，卯酉两年是阳明司天，辰戌两年是太阳司天，巳亥两年是厥阴司天，与您讲的阴阳归类不相符合，这是什么缘故呢？

岐伯说：这个道理是显而易见的，因为这里讲的，是五运六气天地的阴阳变化，以前讲的数得清的阴阳，是人体中的阴阳。由于事物的阴阳属性是相对且又可分的，所以推演下去，可以从十至百，由百至千，由千至万。天空无限广大，大地无比辽阔，它们的阴阳变化，是不可能用数字去推算的，而只能从对自然现象的观察中来估算。

黄帝道：我希望听您讲运气的理论是如何创立的。

岐伯说：您问得很高明。在《太始天元册》中有如下记载：古人测天时看见天空当中有赤色的气，横亘在牛女二宿与戊位之间；黄色的气横亘在心尾二宿与己位之间；青色的气横亘在危室二宿与柳鬼二宿之间；白色的气横亘在亢氐二宿与昴毕二宿之间；黑色的气横亘在张翼二宿与娄胃二宿之间。所谓戊位，就在奎壁二宿的所在，己位是角轸二宿的所在，奎壁是在立秋到立冬之间，角轸是在立春到立夏之间，所以是天地的门户。上述的五色云气横布天空的理论，是研究气候变化的第一步，是不可不通晓的。

黄帝说：讲得好。

黄帝道：我曾听鬼臾区说过，天地是万物的上下，左右是阴阳运行的道路，我不明白这是什么意思。

岐伯说：所谓上下，是指一年的司天之气以及与司天相对的在泉之气。而左右，是指司天、在泉左右两侧的四个间气。凡司天的位置出现厥阴时，左面便是少阴，右面是太阳；出现少阴时，左面是太阴，右面是厥阴；出现太阴时，左面是少阳，右面是少阴；出现少阳时，左面是阳明，右面是太阴；出现阳明时，左面是太阳，右面是少阳；出现太阳时，左面是厥阴，右面是阳明。这里所说的方位，是上为南，下为北，司天在正南方。所谓左右，是指面向北方所见的位置。

黄帝道：那么什么是在泉呢？

岐伯说：厥阴在司天的位置，那么少阳就在在泉的位置，左是阳明，右是太阴；少阴在司天的位置，那么阳明就在在泉的位置，左是太阳，右是少阳；太阴在司天的位置，那么太阳就在在泉的位置，左是厥阴，右是阳明；少阳在司天的位置，那么厥阴就在在泉的位置，左是少阴，右是太阳；阳明在司天的位置，那么少阴就在在泉的位置，左是太阴，右是厥阴；太阳在司天的位置，那么太阴就在在泉的位置，左是少阳，右是少阴。这里所说的左右，是指面向南方而确定的位置。五运之气上下相互交合，寒暑相互加临，若属于相生关系的，则气候和平，不引起疾病；若属于相克的，则气候失常，会使人生病。

黄帝又道：有时五气并不彼此克制而使人生病，又是什么缘故呢？

岐伯说：这是上下关系颠倒所致，也就是君火与相火虽属同类，并不相克制，但若地位低下的相火，加临于至高无上的君火，气候便会异常，并能引起疾病。

黄帝道：司天、在泉运转的动静怎样？

岐伯说：司天之气向右转，在泉之气向左转，左右旋转一周年，又回归原位。

黄帝又道：我听得鬼臾区说，与地相应的气多主静，现在您说在下者向左转，不知道是什么道理，希望听您讲一讲是怎么运动的？

岐伯说：天地阴阳的运动与静止，五行之气的周而复始，是十分复杂的。鬼臾区虽然能够观测和推算天之运动而有象，地之相对静止而有形，却不能全部明白天地阴阳运行的规律。那天地阴阳的运动变化，在天表现为高悬的星象，在地表现为万物的形态。日月五星循行于天空，各有各的轨道，五行之气附着于大地，形成各种事物的形体。所以大地盛载着有形的物质，天空悬列着日月五星。大地上有形的万物，与天空中精气的关系，好像树木的根干与枝叶一样，是紧密联系的。因此仰观天象，它虽然幽深玄远，但仍是可以了解的。

黄帝问：地是否处在天空的下面呢？

岐伯说：大地是在人的下面，处在太空的中间。

黄帝又问：那么它有依靠吗？

岐伯说：是太虚的大气托浮着它（大气中包含着有风、寒、暑、湿、燥、火六气）。燥气使它干燥，暑气使它蒸发，风气使它运动，湿气使它润泽，寒气使它坚实，火气使它温和。风寒在下，燥热在上，湿气位于中央，火气游行于上下。一年之中，六气分别侵入地面，地面受其影响而化生万物。所以燥气太过，大地就干燥；暑气太过，大地就发热；风气太过，大地上的万物就动摇；湿气太过，大地就湿润；寒气太过，大地就冻裂；火气太过，大地就坚实固密。

黄帝道：司天、在泉之气在脉搏上怎样诊察呢？

岐伯说：天地间的六气有相互克制的胜气，亦有报复的复气，这种胜复的变化，并不表现在人的脉搏上。《脉法》上说：天地的变化，无法从脉象上来诊察，就是这个意思。

黄帝道：那么左右间气，在脉搏上有怎样的反映呢？

岐伯说：根据间气的位置，可以诊察左右的脉搏。

黄帝又道：怎样进行诊察呢？

岐伯说：脉象变化与间气变化相一致的，为和平无病的表现；脉象与间气变化相违的，就会生病；如果间气不在自己相应的位置上，就会引起疾病；间气位置左右颠倒的，也会引起疾病；脉象上出现相克表现的，病情就很危险；尺部与寸部的脉象变化与间气变化相反的，就会死亡；若本应左脉出现的变化应于右脉，也会死亡。在诊察脉象时，首先要确定该年的司天、在泉，从而知道它的左右间气，然后才可推测病的或死、或生、或逆、或顺。

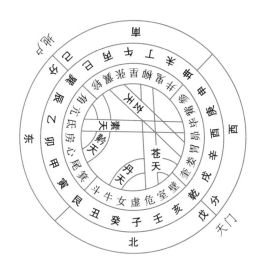

□ **五运六气图**

"五运"指金运、木运、水运、火运、土运。"六气"指风、寒、热、湿、燥、火。《周易》六十四卦是由八经卦重叠组成，五运六气的甲子周期表是由天干地支轮周排列而成的。

黄帝道：天的寒、暑、燥、湿、风、火六气，在人体是怎样与生理和病理相合的？它们与万物生化又有什么联系呢？

岐伯说：东方与春季相应，是产生风的方位，风能使木气生长，木气能生酸味，酸味能够养肝，肝血能够养筋，由于筋生于肝，肝属木，木能生火，所以筋又能养心。六气的变化，在天表现为幽深渺远，变化无穷，是为玄；在人表现为能够掌握事物发展变化的规律，是为道；在地表现为能使万物生化不息，是为化。化能生五味，道能出智慧，玄能生神明。地有化生作用，从而产生了六气。它在天为风，在五行为木，在人体中为筋，风木之气可使万物柔软，其在五脏中是肝。风木之气的性质温暖，它的本质属于平和，它的功能在于运动，它的颜色是苍青，它的品德是和平，它的功能特点在于动摇，它的变化结果是使万物欣欣向荣。风木之气养殖的动物，属于有毛的一类，它的作用是发散，它在时令上属于宣散温和。风木之气的异常变化能使万物易受摧折，能使草木折损败坏。它在气味上属于酸类，在情志上属于忿怒。怒发损肝，但悲哀的情绪能够制约忿怒；风气太过能伤肝，但燥气能够克制风气；酸味太过会伤害筋，但辛味能克制酸味。

南方与夏季相应，阳气旺盛能生热，热能使火气兴旺，火气能生苦味，苦味能够养心，心能够生血，血足能够养脾。火热之气在天为六气中为热，在地为五行中的火，在人体为五味中的脉。火热之气能使万物生长繁茂，在内脏为心。它的性质是暑热，它的品德是光华显明，它的功能是躁急，它的颜色是赤，它的变化是使万物繁茂。火热之气养殖的动物，属于羽毛类。它在作用上是明达，它在时令上是盛热蒸腾。火热之气的异常变化，是炎热而消灼津液。它所造成的灾害，是发生大火焚烧。它在气味上为苦，在情志上是喜乐。喜乐太过会损害心，但恐惧情绪能够制约喜乐；过热会伤气，但寒气能够克制热气；苦味太过也能伤气，但咸味能够克制苦味。

中央与长夏相应，属土，气候多雨而生湿气，湿能使土气增长，土气能使农作物产生甘味，甘味能滋养脾气，脾气能滋养肌肉，肌肉强壮，能使肺气充实。所以它在六气中为湿，在五行中为土，在人体为肌肉，湿土之气可使万物充实盈满，在内脏为脾。它的性质沉静而兼容万物。它的本质属于润泽，它的功能属于化生万物，它的颜色是黄色，它的变化是盈满。湿土之气养殖的动物，属于倮体类。它的作用是安静宁谧，在时令上属于云行雨施。湿土之气的异常变化，是易发暴雨或霪雨连绵。它所造成的灾害，为久雨溃堤，它在气味上属于甘味，在情志上属于思虑。思虑太过会损伤脾，但忿怒的情绪能够制约思虑；湿气会伤害肌肉，但风气能够克制湿气；甘味太过，也会伤脾，但酸味能够克制甘味。

西方与秋季相应，秋天雨湿减少而干燥，燥能助长收敛清凉的金气，金气能生辛味，辛味能滋养肺气，肺气能滋养皮毛，皮毛润泽又能滋生肾水。它在六气里是为燥，在五行里是为金，在人体是为皮毛，燥金之气可使万物收成，在内脏里为肺。它的性质清凉，它的品德属于清静，它的功能特点是坚固，它的颜色是白色，它的变化结果是使万物收敛。燥金之气养殖的动物，属于甲介类。它的作用是强劲有力，在时令上的特点是雾生露降。燥金之气的异常变化，是万物肃

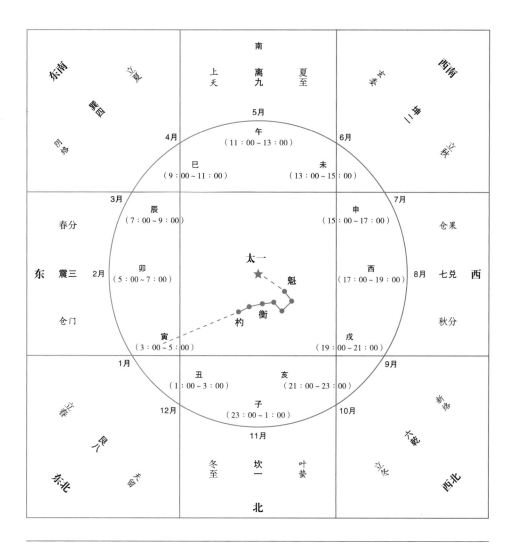

□ 洛书历图

　　洛书历由洛书的九个方位组成，即东、南、西、北、东北、西北、西南、东南、中央，并分别配以后天八卦。故洛书历最早应为汉《易纬·乾凿度》的九宫图。洛书历包含了太阳回归年视运动，其东、南、西、北、东北、西北、西南、东南八个方位又反映了月相变化的八个阶段，突出了洛书历的月相变化背景。

　　杀凋残。它所造成的灾害，是使草木凋落。它在气味上是辛味，它在情志上属于忧愁。忧愁太过会伤害肺，但喜乐的情绪能够制约忧愁；热气太过会伤害皮毛，但寒气能克制热气；辛味太过，也能损伤皮毛，但苦味能克制辛味。

北方与冬季相应，阴气盛而生寒，寒能使水气生旺，水气能产生咸味，咸味能滋养肾气，肾气能滋养骨髓，骨髓充实，又能养肝。它在六气里是为寒，在五行里是为水，在人体是为骨骼。寒水之气可使物体坚凝，其在内脏为肾。它的性质清冷，它的品德属于寒冽，它的功能特点是闭藏，它的颜色是黑色，它的变化结果是使万物肃静。寒水之气养殖的动物，属于鳞虫类。它的作用是澄澈清冷，在时令上是霰撒雪飞。寒水知气的异常变化，是冰冻寒甚。它所造成的灾害，是冰雹非时而降，它在滋味上属于咸类，在情绪上属于恐惧。恐惧太过会伤害肾，但思虑能够制约恐惧；寒气太过会伤害血脉，但燥气能够克制寒气；咸味能伤害血脉，但甘味能够克制咸味。五气运行，交替更换以主时令，是有一定先后次序的。若五气出现在它不该出现的时令，那便是邪气；如果五气与时令相合，那便是正常的气候。

黄帝道：邪气致病会有什么变化？

岐伯回答说：来气与主时之令相合的，病就轻微；不相合的，病就加重。

黄帝道：五气如何主岁呢？

岐伯说：五运之气太过，不仅加重克制它所能克制的气，而且还要欺侮本是克制自己的气，加重了克制的力量；另一方面，原属于自己所克制的气，也轻视自己反而轻易侵犯。但凡恃强而欺凌它气的，也会受到邪气的伤害。之所以如此，是因为它无所畏惮的横行，削弱了本身力量的缘故。

黄帝说：讲得好。

六微旨大论篇·第六十八

黄帝问道：哎呀，关于天的道理，真是太深远了，好像仰接浮云，又像俯视深渊，但深渊还可测量，而浮云却不可能知道它的边际。您屡次说，天道是应该谨慎奉行的，我听了以后，记在心里，但又充满了疑惑，不知其所以然。希望您详尽地讲一讲，使它永不泯灭，长久流传。像这样的天道，可以讲给我听吗？

岐伯行礼参拜回答说：您问得很高明啊。所谓天之道，就是自然的变化所显示出来的时序和盛衰。

黄帝道：我希望听听天道六六之节的盛衰是怎样的呢？

岐伯说：上下六步有一定的位置，左右升降有一定的范围，所以少阳的右面由阳明所司，阳明的右面由太阳所司，太阳的右面由厥阴所司，厥阴的右面由少阴所司，少阴的右面由太阴所司，太阴的右面由少阳所司。这都是六气之标，要面向南方而等待它。所以说自然界的时序及盛衰，要靠观看日光移影来确定，真正地站着等待它，说的就是这个道理。

少阳的上面是火气所司，所以中气是厥阴；阳明的上面是燥气所司，所以中气是太阴；太阳的上面是寒气所司，所以中气是少阴；厥阴的上面是风气所

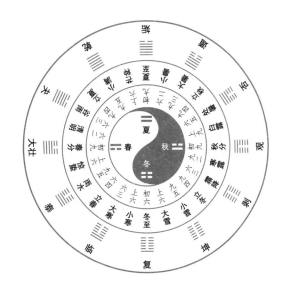

□ 八卦阴阳气化示意图

八卦气是八卦象数的重要内容，因为易学就是本于气的。八卦气是五行的胎源，五行实质上是五行气，即木、火、水、金、土五气，八卦气的内核就是五行气，性质属阴阳气化。

司，所以中气是少阳；少阴的上面是热气所司，所以中气是太阴；太阴的上面是湿气所司，所以中气是阳明。以上所说的"上面"是三阴三阳的本气，本气的下面是中气，中气之下，是六气之标。由于本标不同，所以六气所反映的现象也是不同的。

黄帝道：就时与气的关系来说，有时至而六气至的，有时至而六气不至的，有六气比时先至的，这是为什么？

岐伯说：时至而六气至的是和平之气，时至而六气不至的是来气尚未到达，时未至而六气先至的是来气有余。

黄帝又道：时至而气不至，时未至而气先至又如何呢？

岐伯说：时与气相应则顺。时与气不能相应则逆，逆就产生变化，产生变化就能致病。

黄帝道：讲得好！请您再讲一下什么叫做相应？

岐伯说：万物的生长是与四时相应的，大气与脉象是相应的。

黄帝道：很好！想听您讲讲关于六气主时的位置是怎样的？

岐伯说：春分节以后是少阴君火的位置；君火的右边，后退一步是少阳相火主治的位置，再后退一步是太阴土气主治的位置，再后退一步是阳明金气主治的位置，再后退一步是太阳水气主治的位置，再后退一步是厥阴木气主治的位置，再后退一步是少阴君火主治的位置。

相火主治之位的下面，有水气来制约它；水气主治之位的下面，有土气来制约它；土气主治之位的下面，有风气来制约它；风气主治之位的下面，有金气来制约它；金气主治之位的下面，有火气来制约它；君火主治之位的下面，有阴精来制约它。

黄帝又道：这是为什么？

岐伯说：六气亢盛就产生伤害作用，随之要有克制它的，只有加以克制，才能生化。六气要是有太过或不及的情况就会为害，从而败坏生化之机，出现极大的病变。

黄帝道：那么，自然界的盛衰又是怎样的呢？

岐伯说：不合其位的是邪气，合其位的是正气，邪气使病的变化多，正气则少。

黄帝又道：怎样叫做当位呢？

岐伯说：例如木运遇卯年，火运遇午年，土运遇辰戌丑未年，金运遇酉年，水运遇子年，这就称为岁会，也就是平气。

黄帝又道：不当其位又怎样？

岐伯说：那就是主岁的天干与地支不能相会于五方正位啊。

黄帝道：土运主岁而司天是太阴，火运主岁而司天是少阳或少阴，金运主岁而司天是阳明，木运主岁而司天是厥阴，水运主岁而司天是太阳，这些都是怎样分的？

岐伯说：这是司天之气与主岁的运气相合，所以《天元册》里把这种情况叫做天符。

黄帝又道：既是天符又是岁会的怎样？

岐伯说：这叫太乙天符的会合。

黄帝又道：它们之间有什么贵贱的分别呢？

岐伯说：天符如同执法，岁会如同行令，太乙天符如同贵人。

黄帝又问：如属感受邪气而发病，这三者有什么区别呢？

岐伯说：感受执法之邪的，发病急而比较危险；感受行令之邪的，发病较缓而邪正呈相持状态；感贵人之邪的，发病急骤并容易死亡。

黄帝道：六气的位置相互变换会怎样？

岐伯说：君居臣位是顺的，臣居君位是逆的，逆则发病就会很急，它的危害就大；顺则发病就会较慢，它的危害也小。所谓六气位置的变换，是针对君火与相火说的。

黄帝道：说得好！我想听听步是怎样的？

岐伯说：一步就是六十日有零，所以二十四步以后，其奇零之数积满一百刻，就成为一日。

黄帝道：六气与五行相应的变化怎样？

岐伯说：六气的每一气位都有始有终，每一气有初气，有中气，又有天气和地气的分别。所以推求起来也就不能一律了。

黄帝又道：怎样推求呢？

岐伯说：天气以甲为开始，地气以子为开始，子与甲相互组合，称为岁立，只要认真地推测四时的变化，就可以求得六气终始的会合。

黄帝又道：我希望听听每年六气始终的早晚怎样？

岐伯说：问得高明啊！甲子的年份，初气开始于水下一刻，终止于八十七刻半；第二气开始于八十七刻六分，终止于七十五刻；第三气开始于七十六刻，终止于六十二刻半；第四气开始于六十二刻六分，终止于五十刻；第五气开始于五十一刻，终止于三十七刻半；第六气开始于三十七刻六分，终止于二十五刻。这就是六气第一周的始终刻分数。

乙丑的年份，初气开始于二十六刻，终止于十二刻半；第二气开始于十二刻六分，终止于水下百刻；第三气开始于一刻，终止于八十七刻半；第四气开始于八十七刻六分，终止于七十五刻；第五气开始于七十六刻，终止于六十二刻半；第六气开始于六十二刻六分，终止于五十刻。这是六气第二周的始终刻分数。

丙寅的年份，初气开始于五十一刻，终止于三十七刻半；第二气开始于三十七刻六分，终止于二十五刻；第三气开始于二十六刻，终止于十二刻半；第四气开始于十二刻六分，终止于水下百刻；第五气开始于一刻，终止于八十七刻半；第六气开始于八十七刻六分，终止于七十五刻。这是六气第三周的始终刻分数。

丁卯的年份，初气开始于七十六刻，终止于六十二刻半；第二气开始于六十二刻六分，终止于五十刻；第三气开始于五十一刻，终止于三十七刻半；第四气开始于三十七刻六分，终止于二十五刻；第五气开始于二十六刻，终止于十二刻半；第六气开始于十二刻六分，终止于水下百刻。这是六气第四周的始终刻分数。接下来是戊辰年初气，重新从水下一刻开始，不断循着上述次序，周而复始地循环不已。

黄帝问：希望听听以年来计算又是如何？

岐伯说：问得真详细啊！太阳循行第一周，天气开始于一刻，太阳循行第二周，天气开始于二十六刻，太阳循行第三周，天气开始于五十一刻，太阳循行第四周，天气开始于七十六刻，太阳循行第五周，天气又从一刻开始。这是天气四周的循环，叫做一纪。所以各年六气终始的刻数，寅、午、戌三年相同，卯、未、亥三年相同；巳、酉、丑三年相同，如此天气循环不已，终而复始。

黄帝道：我希望听您讲一讲天气的作用。

岐伯说：说到天，当推求于六气；说到地，当推求于主时之六位；说到人体，当推求于天地气交之中。

黄帝又道：什么叫做气交？

岐伯说：天气降于下，地气升于上，天地气相交之处，就是人类生活的地方。所以说中枢的上面，是属于天气所主；中枢的下面，是属于地气所主；而气交的部分，人气随之而来，万物也由之化生。就是说的这个。

黄帝又道：什么叫做初气、中气呢？

岐伯说：初气三十度有零，中气也是这样。

黄帝又道：有初气又有中气，这是为什么？

岐伯说：赖以分别天气与地气啊。

黄帝又道：我希望听您讲个究竟。

岐伯说：初就是地气，中就是天气。

黄帝道：气的升降是怎样的？

岐伯说：气的上升和下降，天地交互更迭着使用。

黄帝又道：我希望听您讲它的作用怎样？

岐伯说：升后而降，降是天的作用；降后又升，升是地的作用。天气下降，气就下流于大地；地气上升，气就蒸腾于天空。天（至阳）地（至阴）之气上下交

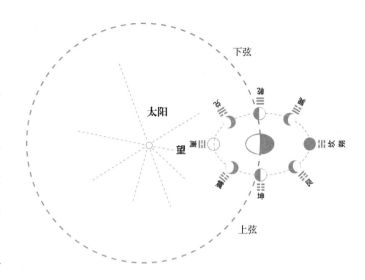

通相互为用，互为因果，因而就发生了诸多变化。

黄帝道：讲得好！寒与湿相遇，燥与热相守，风与火相当，其中有什么可以说来听的吗？

岐伯说：六气里有胜有复，而胜复的变化中，有根本与生化，有原因与变异。一旦有了变异，就会招致邪气的流连。

黄帝道：什么是邪呢？

岐伯说：万物的生成都由于化，万物的终结都由于变。变与化的互相克制，是成长与毁败的根源。所以气有往有返，作用有快有慢，从往返快慢里，就会出现化与变的过程，这就是风气的由来。

黄帝道：慢快往返，是风气产生的原因，由化至变的过程，是随着盛衰的变化而进行的。成败祸福在其中不停地运动，这是为什么？

岐伯说：成败祸福是由于六气的运动，运动不止，就会发生变化。

黄帝道：变化一出现，有停止的时候吗？

岐伯说：没有生，没有化，就是停止的时候。

黄帝道：也有不生不化的时候吗？

岐伯说：凡动物之类，如果其呼吸停止，那么生命就立即消失；植物矿物类如果其阴阳升降停止，则其活力也就立即委顿。因此没有出入，就不可能由生而长、而壮、而老、而死亡；没有升降，也就不能由生而长、而开花、而结实、而收藏。所以有形之物，都具有升降出入之气。可见有形之物，是生化的所在。

如果形体解散，生化也就熄灭了。因此任何具有形体的东西，没有不出不入、不升不降的，其间仅仅是生化的大小，和时间早晚的分别而已。升降出入的存在重要的是要保持正常，若违反了正常，就会遭灾。所以，除非是无形体的东西，才能免于灾患，就是说的这个。

黄帝道：讲得好！那么有没有不生不化的人呢？

岐伯说：问得真详细啊！能与自然规律相融合，而同其变化的，只有真人。

气交变大论篇·第六十九

黄帝问道：五运交替，与在天之六气相应；阴阳往来，与寒暑变化相随；真气与邪气相逼迫，因而使人体的表里分离，六经的血气为之波动，五脏之气也失去了平衡而互相倾移，出现太过不及，专胜以及互相兼并现象。我希望听您谈谈这里的起始原理和反映于人身的病变情况，您能讲给我听听吗？

岐伯行礼后回答说：您问得太好了，这是应该讲明的道理，历代帝王对此都非常重视，这是我的老师传授下来的，我虽不聪敏，却也有机会聆听教诲而获知其主要宗旨。

黄帝道：我听说遇到了适当的人而不教，就会失去传道的机会；如传授给不适当的人，则是对学术态度的不严肃。我固然才德菲薄，不足以接受最好最高深的道理，但我又很同情黎民百姓因疾病而夭折，因此希望您能为了保护民众的生命和使医学学术永久流传，而把这些理论讲出来，由我来主持掌握，一定按照规矩办事，您看可以吗？

岐伯说：让我详细地讲讲。《上经》说：所谓道，可上知天文，下知地理，中知人事，只有这样，医学的理论才能发扬光大，并保持长久。

黄帝又问：这又怎么讲呢？

岐伯说：这里的根本就在于推求天地人三气的位置。位天，就是司天的气象；位地，就是司地的六节；通晓人气变化的是人事。所以太过的气先天时而至，不及的气后天时而至，所以岁运有常有变，人体的生理病理也必然随之发生变化。

黄帝道：五运气化太过，是什么情况呢？

岐伯说：岁木之气太过，风气就会流行，脾土受到侵害，人们多患飧泄，饮食减少，肢体沉重，烦闷，肠鸣，肚腹胀满等，上应木星。如果风气过度旺盛，在人体就会产生骤然发怒、头眩、眼发黑及头部疾病。这是土气不能行其政令，木气独胜的现象。因此，风气就更猖獗，使天上的云雾飞腾，地上的草木动摇不定，甚至枝叶摇落，在人就会发生胁痛，呕吐不止。如果胃经的冲阳脉绝，那就是不治之症，这时的金星分外明亮。

岁火之气太过，暑热就会流行，肺金就要受到侵害，人们多患疟疾，呼吸少气，咳嗽气喘，吐血、衄血、便血，水泻如注，喉干、耳聋，胸中发热，肩背发热等病，上应火星。如果火气过度旺盛，在人体就会有胸中疼痛，胁下胀满，胸膺部、背部、肩胛之间均感到疼痛，两臂内侧疼痛，身热，骨痛，因而发生浸

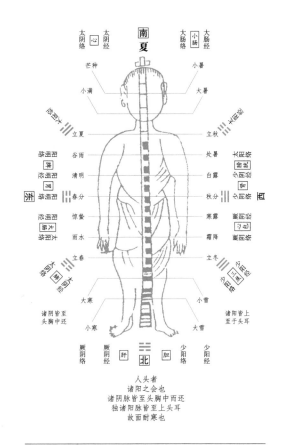

□ 人面耐寒之图

　　宇宙运动产生阴阳的相互作用——气化，气化产生物化。气化形成风、寒、暑、湿、燥、火六气，六气的消长再形成寒、热、温、凉四季的气候。万物在气候的影响下，发生生、长、化、收、藏的相应反应。人面的耐寒与无疾也要顺应天地阴阳、六气的消长，以及气候变化。

淫疮。这是金气不行，火气独旺的现象。由于物极必反，水气乘之，因而出现雨水霜寒的变化，上应水星。假如遇到少阴、少阳司天，火热之气就会更加亢盛，好像火烧一样，以致水泉干涸，植物焦枯，人们的病，多见谵语狂乱，咳嗽气喘，呼吸有声，二便下血不止。若肺金的太渊脉绝，属于不治之症，这时的火星分外明亮。

岁土之气太过，雨湿之气就会流行，肾水就要受到侵害，人们多患腹痛，

手足逆冷，情志抑郁，身体不轻快，烦闷等病，上应土星。如果土气过度旺盛，在人体就会肌肉萎缩，两足痿弱不能行走，经常抽掣拘挛，脚跟痛，水邪蓄积于中，而生胀满，吃东西减少，以致四肢不能举动，出现水气无权、土气独旺的现象。因此泉水涌出，河水满溢，干涸的池塘也滋生鱼类，甚至会发生急风暴雨，使堤岸崩溃，河水泛滥，鱼类在陆地上漫游等现象。在人体就会患肚腹胀满、大便溏泻、肠鸣、泄泻不止等症。如果太溪谷脉绝止的，大多死亡，无法治疗。这时的木星分外明亮。

岁金之气太过，燥气就会流行，肝木就要受到侵害，人们多患两胁下面少腹疼痛，目赤痛、眼角痒、耳聋等病。燥金之气过于亢盛，就会身体觉重、烦闷、胸痛牵引到背部、两胁胀满，而痛势下连少腹，由于金气太过，上应金星，金气过度旺盛，在人体就会有喘息咳嗽、逆气，肩背疼痛，尾骶、前后阴、大腿、膝关节、髋关节、小腿肌肉、小腿骨骼以及足等部位疼痛的病症，由于火气来复，上应火星，若是金气收敛太过，木气受到克制，草木就要呈收敛之象，甚至苍老干枯凋零。在人体，因为肝气被抑制，所以多表现为胁肋疼痛，因而不能转身，咳嗽气逆，甚则吐血、衄血。若肝经的太冲脉断绝，则属于不治之症。这时的金星分外明亮。

岁水之气太过，寒气就会流行，心火从而受到侵害，人们多患身热、心烦、焦躁心悸、虚寒厥冷、全身发冷、谵语、心痛等病。在气候方面是寒气早至，上应水星，水气过度旺盛，在人体就会有腹水、足胫浮肿、气喘咳嗽、盗汗、怕风等病症。由于水气盛，因而大雨下降，尘雾迷蒙不清，土气来复，上应土星。如遇太阳寒水司天，则会冰雹霜雪不时下降，湿气太盛，致使物变其形。人们的疾病，多见肚腹胀满、肠鸣、溏泄、食物不化、渴而眩晕等症。若心经神门脉断绝，则属不治之症。这时火星昏暗，水星明亮。

黄帝道：讲得好！那么五运不及的情况又是怎样呢？

岐伯说：问得真详细啊！岁木之气不及，燥气就会流行，生气不能及时而来，草木就要晚荣。金气亢盛，坚硬的树木就会破折如劈，柔嫩的枝叶会委顿枯干，上应于金星。人们易患中气虚寒、胁肋部疼痛、少腹痛、肠鸣、溏泄。在气候方面，是凉雨时至。这一切均与天上的金星相应。在谷类，则不能成熟，呈现青苍色。如遇阳明司天，木气不能行其政令，土气兴起，草木再度茂盛，因而开花、结果、成熟的过程急速。因为燥、土二气俱盛，所以天的金星、土星俱明。木气受克制，则其子气（火气）来复，那么就会炎热如火，万物湿润的变为干燥，柔嫩的草木也都焦枯，枝叶从根部重新生长，于是一边开花，一边结果。在人体中，多患寒热、疮疡、痱疹、痈痤等疾病。相应天上的火星、金星，而五谷却因火气制金，不能成熟，白露提前下降，肃杀之气流行，寒雨非时，损害万物，味甘色黄的谷物遭到虫害。在人则脾土受邪，火气后起，心气虽然旺起较迟，但等到火能胜金的时候，金气就会受到抑制，谷物也不能成熟。在人体会出现咳嗽、流鼻涕等症状，与此相应，天上的火星明亮、金星昏暗。

岁火之气不及，寒气则大规模流行。夏天生长之气不能行其政令，植物就由茂盛走向零落。寒凉之气过甚，阳气不能生化，植物就由繁茂走向凋零，与此相应的水星分外明亮。人们多患胸痛，胁部胀满，两胁疼痛，胸膺部、背部、肩胛之间以及两臂内侧都感疼痛，甚至出现筋脉屈伸不利的病症。因为火受水气制约，所以上应水星，与火气相应的红色谷物不能成熟。水气克火，则火的子气（土气）来复，于是土湿之气上蒸为云，大雨将至，水气下降，在人体中就多见大便溏泄，腹满，饮食不下，肚中寒冷，肠鸣，大便泻下如注，腹痛，突然拘挛、痿痹而足不能支撑身体等症。与此相应，土星明亮，水星昏暗，与水气相应的黑色谷物不能成熟。

岁土之运不及，风气就大规模流行，而土气就不能发挥化的作用。风木能生万物，所以草木茂盛，但只是枝叶飘扬，华秀而不能结实。与此相应的木星分外明亮。在人体多患飧泄、霍乱、身体重、腹痛、筋骨摇动、肌肉掣动发酸等症，并时常发怒。土气不及而不能制约水气，寒水之气亢盛，虫类提前蛰伏在土里。人们一般易患中气虚寒。由于土被木克，所以木星明亮，土星昏暗，色黄的谷类遭受虫害，不能结实。土受木制，其子气（金气）来复，收敛之气严峻，因此高大的树木凋零。在人体就会有胸胁突然疼痛，牵引小腹，频频叹气等症。由于木气被金气制约，所以与木气相应的青色谷物受到损害。与此相应的金星明亮，木星昏暗。如遇厥阴司天，少阳在泉，则流水不能结冰，蛰伏的虫类又重新出现，寒水之气不能用事，金气也就不得复盛。与此相应，木星也不昏暗，人们康健无病。

岁金之气不及，火气就会流行，木气得行政令，生长之气专胜，万物因而茂盛。但火气旺盛了，气候就会干燥灼热。与此相应，天上的火星明亮。在人体多患肩背沉重，鼻流清涕，喷嚏，便血，泻下如注等病。金气被制，所以收敛之气后至。与此相应，金星昏暗，白色的谷类不能成熟。金气被制以后，它的子气

（水气）来复，于是寒雨暴至，然后降落冰雹霜雪，伤害万物。在人体就会出现寒邪盛于下部，而格拒阳气，使阳气浮越于上。阳气上浮，以致头后部疼痛，连及脑顶，身体发热。与此相应，水星明亮，水盛火衰，红色谷类不能成熟。心火上炎，因而口舌生疮，甚至发生心痛。

岁水之气不及，湿气就大规模流行。水气不能制火，火气反行其令，属火的长气旺盛，万物生化迅速，气候炎热，暑雨屡降。与此相应，天上土星明亮。在人体，常发生腹部胀满，身体困重，腹泻，疮疡流脓清稀如水，腰股发痛，下肢运动不便，烦闷，两脚痿弱，脚底疼痛，甚至足背浮肿，这是冬藏之气不能行其政令，肾气失掉平衡的缘故。与此相应，水星昏暗，与水气相应的黑色谷物不能成熟。如遇太阴司天，寒水在泉，强大寒流常常侵袭，虫类提前伏藏，地面上凝积厚冰，阳光也不能发挥温暖的作用，人们多患下部寒疾，严重的腹满浮肿。与此相应，土星明亮，与土气相应的黄色谷物得以成熟。由于土气被水气制约，则其子气（木气）来复，就出现大风暴发，草类偃伏，枝叶凋零，因为风吹干裂，植物失去鲜艳润泽的气象，人们的面色也就萎黄无光，筋骨拘急疼痛，肌肉跳动抽搐，两眼视物不清，甚至出现复视，肌肉发风疹。如果风气侵入胸膈，就会产生心腹疼痛。这是木气太盛，土气受损，黄色的谷类难以成熟，与此相应，木星明亮。

黄帝道：讲得好！希望听一下五气与四时的关系怎样。

岐伯说：问得真详细啊！在木运不及的年份，如果春天有鸟语花香的和气，那么秋天就有雾露清凉的正常气候；如果春天反见寒冷凄清的金气，夏天就会有炎暑如焚的火热气候。所以灾害往往发生在东方，在人体应在肝脏，其发病部位，内在肢胁，外在关节。

在火运不及的年份，如果夏天有显明的正常生化之气，那么冬天就有严肃霜寒的正常气候；如果夏天反见惨凄寒冷，那么就会出现尘埃昏蒙、大雨倾盆的气候。而灾害往往发生在南方。在人体应于心脏，其发病部位，内在胸胁，外在经络。

在土运不及的年份，如果四季之末有云雾润泽的和气，那么春天就有风和鸟鸣、草木萌芽的正常气候；如果四季之末有暴风飞扬、草木摇折的异常现象，那么秋天也就有阴凉久雨不止的气象。所以灾害往往发生在与土气相应的四隅，在人体应在脾脏，其发病部位，内在心腹，外在肌肉四肢。

在金运不及的年份，如果夏天有显明湿蒸的和气，那么冬天就有严寒凝结的寒肃之气相应；如果夏天出现炎热如焚的异常变化，那么秋天就会有冰雹霜雪的气候。所以灾害往往发生在西方，在人体应在肺脏，其发病部位，内在胸胁肩背，外在皮毛。

在水运不及的年份，如果四季之末有湿润之气，那么就时常有和风生发；如果四季之末有天空昏暗、暴雨如注的变化，那么就时常会有暴风飞扬、摇折草木的情况。所以灾害往往发生在北方，在人体应在肾脏，其发病部位，内在腰脊骨髓，外在腧穴及膝关节、小腿肌肉等部位。五运之气应保持平衡，太过的就加以抑制，不及的就加以辅助，正常的变化有正常的感应，异常的变化就有相应之气产生。这是万物生长化收藏的自然道理，四时气序的常规，如果运气失去这些规律，则天地四时之气就会闭塞不通。所以天地的动静，有日月星辰的运行作为参照，阴阳的消长，有寒暑的变迁可以作为征兆，说的就是这个道理。

黄帝道：您讲五气的变化，四时的相应，可以说是很详尽了。但是五气发生动乱，与另外的气接触后，常可发为灾害，而发生动乱的时间，又没有一定的规律，请问怎样能先期预测呢？

岐伯说：五气的动乱变化，固然是没有一定的常规，然而各气的德化政令和变异，不同之处是可以推测的。

黄帝又道：这是什么道理呢？

岐伯说：东方生风，与木气相应。它的特性是敷布和气；它的作用是使万物滋生繁荣；它的职权是使万物舒展松缓；它的表现是风气；它的异常变动为大风怒号；它的灾害是吹散万物使其凋零。南方生热，与火气相应，它的特性是光明显耀；它的作用是使万物繁茂昌盛；它的职权是光明照耀；它的表现是热气；它的异常变动是火势炎炎；它的灾害是销铄万物。中央生湿，与土气相应，它的特性是湿热；它的作用是使万物丰满盈盛；它的职权是安静，它的表现是湿气；它的异常变动是暴雨如注；它的灾害是久雨不止；土溃泥烂。西方生燥，与金气相应，它的特性是清洁凉爽；它的作用是使万物紧缩收敛；它的职权是强劲急切；它的表现是燥气；它的异常变动是肃寒而伤万物；它的灾害是使草木干枯凋零。北方生寒，与水气相应，它的特性是寒冷；它的作用是使万物清静；它的职权是坚固整肃；它的表现是寒气；它的异常变动是酷寒；它的灾害是冰雪霜雹。所以观察各气运动，有特性、有作用、有职权、有表现、有异常变动、有灾

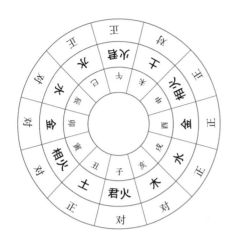

□ 五天五运图

五天为玄天、苍天、丹天、黅天、素天。五运
为金运、木运、水运、火运、土运。张介宾根据六
壬式盘之下盘方位绘制的五天五运图,标明了五天
之气的出没天区,并就天门地户之说,以一年之内
周天七政躔度的迁移情况作了解释。

害,万物与之相随,人也与之相应。

黄帝道:您所说五运的太过与不
及,而上应五星的变化。现在特性、作
用、灾害、变动,非常规发生而属于突
然的变化,五运是否也会随之变动呢?

岐伯说:如果五运是随天道而行,
那就肯定与五星相应。突然而来的胜复
变动,是由于气候的交相变化,五星是
不和它相应的。五星应常规,而不应突
然变化,就是讲的这个道理。

黄帝又道:五星是怎样与五运的常
规相应的?

岐伯说:那就是各从其天运之气。

黄帝道:五星的运行有慢快逆顺的
不同,这都说明了什么?

岐伯说:五星在运行的过程中,在
顺行的轨道上徘徊不前,或长久停留而
光芒变小,这叫省下,即察看所属分野的情况;若去而速回,或者迂回而行的,
这叫省遗过,即察看所属分野中是否还有什么遗漏和过错;若久留而回环旋转,
似去不去的,叫议灾,即议论所属分野中的灾难和福德;若距离发生变动的时间
近,那么其星就小,反之则大。若是星的光芒大于平常一倍,那气化就亢盛,大
二倍的,灾害就会立即发作;小于平常一倍的,那气化就小,小二倍的,叫做临
视,好像亲临视察下面的过与德,有德的降福,有过的降灾。所以五星的呈现,
若是高而远,看起来就小;若是下而近,看起来就大。因此星的光芒大,就表示
喜怒的感应期近,星的光芒小,就示祸福的降临期远。岁运太过,运星不免背越
出轨;运气相和,则各自按道而行。所以岁运太过,它所克制之星就会黯淡而兼
见母星的颜色;若是岁运不及,则岁星就兼见其所不胜之星的颜色。总之,天的
变化,道理是极精微而不易审察的,谁能了解它的奥妙呢?虽然这一道理隐蔽难
懂,但谁能够用更好的办法来阐述呢?那无知的人,毫无根据地胡猜一番,只能
使君王们感到恐惧而已。

黄帝道：五星在灾害方面的应验情况是怎样的？

岐伯说：也是各从岁运气化而有所不同。所以岁时的更至有盛有衰，运星的侵犯有逆有顺，星的留守日期有长有短，星的呈象中有好有坏，星宿所属有胜有负，应验的征兆有吉有凶。

黄帝道：星象的好坏怎样验证呢？

岐伯说：五星呈象中有喜、怒、忧、丧、泽、燥的不同，这是星象变化时常呈现的，应该慎重观察。

黄帝道：星的喜、怒、忧、丧、泽、燥六种现象，在它所居地位的高低有什么不同吗？

岐伯说：星象虽然可看出高低的不同，但在应验上却是一样的，所以应在人身方面也是如此。

黄帝说：讲得好！它们的德、化、政、令的动静损益都是怎样的？

岐伯说：德、化、政、令、灾变都有一定的限度，是不能彼此相加或相减的，胜盛复就胜，胜衰复就衰，不能增多或减少的，胜复往来的日数，多少一样，不能彼此相越，五行阴阳的升降，是互相结合而不是一方独胜的，这都是随五气的运动而与之相应的。

黄帝道：它对疾病的发生有什么影响呢？

岐伯说：五运正常的特性和作用，是岁气和祥的征兆，五运正常的职权与表现，是岁气规律和形式的表现，变易是复合产生的前提，灾害是万物受伤的原因。人气和岁气相当的就平和，人气和岁气不相当的就生病，若再重感邪气，病就更要加重了。

黄帝道：这是精湛高深的理论，圣人的伟大事业，晓畅的学说，直达无穷之境、无极之地。我听说善于讲天道的，必定把天道应验于人；善于讲古事的，必定把古事应验于今；善于讲气化的，必定把气化明确地表现于万物；善于讲感应的，就把天地的造化统一起来；善于讲生化与变动的，就要了解自然的道理，除了像您这样的人，谁能讲解这种至道宏论呢？

于是，黄帝选择了一个吉祥的日子，把它藏在书房里，每天清晨诵读，命名为《气交变》，不是专心诚意时不敢打开，并且不肯轻易传授于人。

五常政大论篇·第七十

黄帝问道：天空广阔无垠，五运循环不息止。其盛衰各不相同，损益也随之而异。希望听听五运中的平气是怎样命名，又怎样来识别的？

岐伯回答说：问得真高明啊！木的平气，是敷布和柔，称为敷和；火的平气，是上升而明，称为升明；土的平气，是广布生化，称为备化；金的平气，是清宁平和，称为审平；水的平气，是静穆顺达，称为静顺。

黄帝道：那么五运不及又怎样呢？

岐伯说：如果木运不及，称为委和；火运不及，称为伏明；土运不及为卑监；金运不及为从革；水运不及为涸流。

黄帝道：五运太过又怎么讲？

岐伯说：木运太过叫做发生；火运太过叫做赫曦；土运太过叫做敦阜；金运太过叫做坚成；水运太过叫做流衍。这就是五运太过的名称。

黄帝道：平气、太过和不及的物候怎样来判断？

岐伯说：您问得真详细啊。木运平气，即敷和之纪，木气的德性得到流行，阳舒阴展，五气宣和平宁。木气性质柔和；它的功用表现为或曲或直；它的生化之气能使万物兴旺；其属类是草木；其功能是发散；其征兆是温和；其表现是风；在人体相应于肝。肝木被金克，开窍于目；它在谷类与麻相应；在果类与李相应；在果实与核仁相应；它所应的时令是春；在虫类是毛虫；在畜类是犬；在颜色是苍；它的精气所养的是筋；在病是里急胀满；在五味是酸；在五音是角；在物体是属于中坚；在河图成数是八。

火运平气，即升明之纪，火气的作用遍及四方，无所不至，五行的气化从而得以平衡发展。火气性质急速；其变动是燃烧；它的生化之气能使物类茂盛；其属类是火；其功能是使万物明曜；其征兆是炎暑；其表现是热；它在人体相应于心，心火被寒水所克，舌为心之苗；在谷类与麦相应；在果类与杏相应；在果实中与络相应；它所应的时令是夏；在虫类是羽虫；在畜类是马；在颜色是赤；它的精气所养的是血脉；在病是肌肉跳动，身体抽搐；在五味是苦；在五音是徵；在物体是属于脉络一类；在河图成数是七。

土运平气，即备化之纪，天地之气协调和平，土气的作用流布四方，使五行的气化同时盛行。土气性质柔顺；其变动是或高或低；它的生化之气能使万物成熟盈满；其属类是土；其功能是使万物安静；其征兆是湿热相蒸；其表现是湿；在人体相应于脾。脾土被风木之气所克，开窍于口；它在谷类与稷相应；在果类与枣相应；在果实中与果肉相应；它所应的时令是长夏；在虫类是倮虫；在畜类是牛；在颜色是黄；它的精气所养的是肉；在病是痞塞；在五味是甘；在五音是宫；在物体是属于皮肤一类；在河图成数是五。

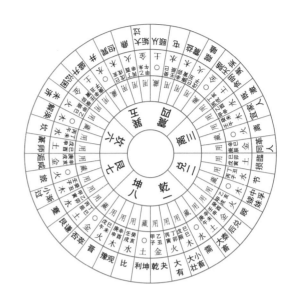

□ **归藏坤乾气左旋象右转图**

八卦在中国古代用以气象历时已久，八卦气象为八卦气的应用。坤卦人属土，性阴气湿，湿气通于脾，该型人易患腹痛泄泻、水肿等病。乾卦人属金，阳气偏盛，金气较浓，阳气主热，金气主燥，燥气通于肺，该型人易患便秘、消渴、咳嗽等病。

金运平气，即审平之纪，天地之气收敛约束，但无肃杀残害的现象，五行的气化，从而得以通畅、明洁。金气性质刚强锋利，其功用为成熟坠落；它的生化之气能使万物结实收敛；其属类是金；其功能是使万物清劲严肃；其征兆是清凉急切，其表现是燥；在人体相应于肺。肺气被火热之气克制，开窍于鼻；它在谷类与稻相应；在果类与桃相应；在果实与壳相应；它所应的时令是秋；在虫类是介虫；在畜类是鸡；颜色是白；它的精气所养的是皮毛；在病是咳嗽；在五味是辛；在五音是商；在物体是属于外壳坚硬一类；在河图成数是九。

水运平气，即静顺之纪，水气纳藏而无害万物，生化而善于下行，五行的气化从而得以完整。水气性质润泽下行；它的功用表现为灌溉满溢；其生化是水物凝坚；其属类是水；它的功能是使井泉不竭，河流不息；其征兆是寒静，其表现是寒；在人体与肾相应。肾水被土湿之气制约，开窍于二阴。它在谷类与豆相应；在果类与栗相应；在果实与汁液相应。它所应的时令是冬；在虫类是鳞虫；在畜类是猪；在颜色为黑。它的精气荣养的是骨；在病是气逆；在五味是咸，在五音是羽；在物体是液体一类；在河图成数是六。

如果五运为平气，那么敷和之年，是发生万物而不杀伤；升明之年，是长养万物而不刑罚；备化之年，是化育万物而不制止；审平之年，是收敛万物而不残害；静顺之年，是封藏万物而不压抑。这就是平气的物候特点。

委和，即木运不及之纪，名为"胜生"。木的生发之气不能发挥作用，土气于是播散，火气自然平静，收气因此早来。这样凉雨不时下降，风云交相变换，草木生发得晚，并且易于干枯凋落，但当谷物抽穗结实后，皮肉充实。委和之气收敛，其作用是聚集；在人体的异常变动是筋络收缩弛缓；其发病是易于惊骇；与人体中与肝相应；在果类与枣、李相应，在果实中与核、壳相应，在谷类与稷、稻相应；它在五味是酸、辛；在颜色为白、青；在畜类是犬、鸡；在虫类是毛虫、介虫；它所主宰的气候是雾露寒凉；其声音为角与商。如发生病变是摇动和狂怒，这是木从金化的缘故；这时少角与半商相同，上角与正角相同，上商与正商相同。如所发病变是四肢痛肿、疮疡、生虫等，这是金气伤了肝气的缘故。这时上宫与正宫相同。木受金克，秋气肃杀，但随之而来的就是火势炎炎，其灾害应于东方。木受金克，属火的羽虫、蠹虫、蛆虫、雉鸡应之而出，但木气郁到极点，就会震发而为雷霆。所以说委和主羽虫、蠹虫、蛆虫、雉鸡以及雷霆。

伏明，即火运不及之纪，名为"胜长"。火的生长之气不得发扬，水气乘机施布，收气也自行发挥作用，土气于是平静，寒冷之气屡现，暑热之气逼近。万物虽承土的化气而生，但因火运不及，生后不能成长，虽能结实，却稚小不肥，一遇长夏之化令就先衰老。由于阳气不能伸展，所以虫类不等岁气到就蛰藏起来。伏明之气郁结，其作用是暴急；其变动或明或隐并不一定；其发病是疼痛；在人体与心相应；在果类与栗、桃相应；在果实中与络和汁液相应；在谷类是豆、稻相应；它在五味是苦、咸；在颜色为玄、丹；在畜类是马、猪；在虫类是羽虫、鳞虫；它所主宰的气候是冰、雪、霜、寒；在声音是徵、羽。如发生神志昏乱、悲哀、健忘的病，则是火从水化。这时少徵与少羽相同，上商与正商相同，人体中所发生的疾病，是邪气伤害了肝木。火运既衰，阴凝惨淡，随之大雨倾泻，其灾害应于南方。火受水克，以致暴雨如注、雷霆震惊，但火郁到极点，又会转为乌云蔽日，阴雨连绵。所以说伏明主暴雨、雷霆以及霖雨。

卑坚，即土运不及之纪，名为"减化"。土的化气不能起主导作用，木的生气就独自张扬，火的长气倒可完整如常，但雨水会过期不降。收气也是平定的，可是风寒并起，草木虽然荣美，也秀而不能成实，所成的，仅是空壳之类。由于木气过盛，所以卑坚之气的特点为发散，它的功用表现是镇静、安定；其变动是疮疡溃烂、痈肿；其发病是水湿凝滞；在人体与脾脏相应；在果类与李、栗相应；在果实与仁、核相应；在谷类是豆、麻相应；它在五味是酸、甘；在颜色为苍、黄；在畜类是牛、犬；在虫类是倮虫、毛虫；它所主的气候是大风刮起，树木摇动；在声音为宫、角；其病变是胀满痞塞不通，这是土运不及而从木化的关系。这时少宫与少角相同，上宫和正宫相同，上角和正角相同，其发病为飧泄，这是木气伤脾所致。土衰木盛，所以暴风骤起，草木摇

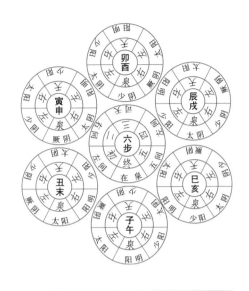

□ **司天在泉左右间气图**

　　图中央是定式，环周六图是六个动式，定式是对六个动式的形式抽象，动式中六气的位置则各不相同。图中占据司天位置的是当年的主事之气，特别对上半年气候起着决定性作用；在泉之气则对下半年气候有一定影响。图中司天与在泉莫上下之位，按六步之气，司天之气为阳，在泉之气必为阴，反之亦然。司天、在泉、左右间气，按十二地支之次轮转。

折，随之干枯散落，其灾害应在东南、西北、西南、东北，其所主败坏折伤，有如虎狼之势，清冷之气也发生作用，于是生气的功能便被抑制了。

　　从革，即金运不及之纪，名为"折收"。金的收气后至，生气就张扬，火气和土气合在一起发挥作用，火的功用就发动了，各种植物从而得以茂盛。火气升扬，其作用是躁急；其变动是喘咳、失音、胸闷、气逆；其发病是咳嗽、气喘；在人体与肺相应；在果类与李、杏相应；在果实与外壳和丝络相应；在谷类与麻、麦相应；它在五味位苦、辛；在颜色为白、赤；在畜类是鸡、羊；在虫类是介虫、飞鸟；它所主的气候是晴朗炎热，在声音为商、徵；其发病是喷嚏、咳嗽、鼻涕、鼻血，这是金运不及而从火化的关系。这时少商和少徵相同，上商与正商相同，上角和正角相同。这是火气伤肺所致。金衰火旺，所以火势炎炎，火气过盛，水气来复，随之而见冰、雪、霜、雹。其灾害应于西方，鳞虫、鼠、猪

类随之而出，冬藏之气早到，于是发生大寒。

涸流，即水运不及之纪，名为"反阳"。水的藏气不能行使其封藏的职能，土化之气就昌盛，长气也乘机宣布，蛰虫不按时藏伏，土润泽、水泉少，草木条达茂盛，万物荣秀丰满盛大。水运窒塞，其作用是慢慢渗漏。其变动是症结不动；其发病是津液枯竭；在人体与肾相应；在果类与枣、杏相应；在果实是液汁和肉相应；在谷类与黍、稷相应；它在五味是甘、咸；在颜色是黄、黑；在畜类是猪、牛；在虫类是鳞虫、倮虫；它所主的气候，是尘土飞扬空中昏暗，它在声音为羽、宫；其病变是痿厥和大小便不利，这是水运不及而从土化的关系。这时少羽和少宫相同，上宫与正宫相同。其病症表现是尿闭或排尿困难，这是土气伤了肾脏的缘故。水运不及，所以尘土昏暗，突然降雨，但木气来复，反见大风飞扬，树木摧拔。其灾害应于北方，毛虫狐貉之类就应之而出，出来活动而不潜藏。综上可以看出，所有的乘危而行，不速而至，暴疹无行的结果，反而会使自身受到灾害，而且，所虐微小，得报复亦微小，所施虐胜，受报复亦胜，这是气理的常规呀！

发生之纪，即木运太过之纪为"启陈"。土气因木气太过而疏松发泄，草木的青气条达，阳气和柔布化于四方，阴气相随，生气淳厚，化生万物，万物因之欣欣向荣。其运化是生发；其气美好；其职权是向外散布；其表现是畅达舒展；应在人体变动上是颤摇、眩晕和巅顶部的疾病；它的特性是风和日暖，推陈出新，若有异常变化就会出现狂风振摇，摧折树木；它在谷类与麻、稻相应；在畜类与鸡、犬相应；在果类与李、桃相应；它的颜色属青、黄、白；在五味属酸、甘、辛；它相应是春天，在人体的经脉是足厥阴及少阳，与肝、脾相应；它在虫类为毛虫、介虫，在物体中属内外坚硬；在病变上主忿怒。这时太角与上商同。若逢少阴君火司天，火性上逆，木旺克土，所以病发气逆吐泻。若木运自恃太过，不注意坚守自己的品性而去侮土，那么金的收气就来制约报复，以致发生秋令劲急，甚至呈现出肃杀之气，如果突然气候清凉，草木摇落，木运衰败，那么邪气就会损伤人的肝脏。

赫曦之纪，即火运太过之纪，命名为"繁茂"。物遇太阳，阴气从内而退，阳气显荣于外，炎暑发挥蒸腾作用，草木得以昌盛。其运化是成长，其气上升；其职权是推动；其表现是声色显露于外；其应在人体变动上是发生高热，烦扰不宁；其特性是暑热湿蒸；其异常变化是炎热异常，如烈焰升腾；在谷类与

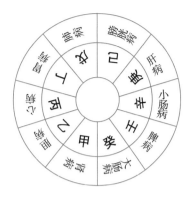

麦、豆相应；在畜类与羊、猪相应；在果类与杏、栗相应；在颜色属赤、白、黑；在五味属苦、辛、酸；它相应的是夏天；在人体的经脉是手少阴及太阳和手厥阴及少阳；与心、肺相应；在虫类是羽虫、鳞虫；在物体中属脉络和汁液；在病变上主笑、疟疾、疮疡、出血、发狂、目赤。这时上羽与正徵同。若火气太过又逢火气司天，二火相合，则金气受伤，而收气作用的发挥推迟。如火运过于暴烈，水气必来报复，就会经常看到阴凝惨淡的景象，甚至下雨、下霜、下雹，极为寒冷。火运衰退，邪气会伤心脏。

敦阜之纪，即土运太过之纪，名为"广化"。土性厚而清静，使万物顺应时节生长而形体充盈，土的精气充实于内，万物生化而成形。土气太过，蒸腾好像烟尘，隐约呈现于丘陵之上，大雨常常下降，湿气横行，燥气开始退避。它的生化作用是圆满；其气丰盛；其职权主安静；其表现周密详备；其应在人体变动上是濡湿蓄积；其特性是柔润光泽；其变化是雷霆震动；暴雨骤至；山崩土溃；在谷类与稷、麻相应；在畜类与牛、犬相应；在果类与枣、李相应；在颜色属黄、黑、青；在五味为甘、咸、酸；其相应是长夏；在人体的经脉是足太阴及阳明；与脾、肾相应；其在虫类是倮虫、毛虫；在物体中属于肉、核之类；其病变主腹满和四肢不能举。土运太过，木气来复，所以大风迅速而来，土木交争，土运衰败，邪气会伤脾脏。

坚成之纪，即金运太过之纪，命名为"收引"。天气洁净，地气明朗，阳气随之而来，阴气也显得条达，燥金之气行使职权，因而万物成实，但收气频繁地施布，化气就不能尽其作用。它的生化作用是成熟；其气峭利；其职权过于肃杀；表现得尖锐急切；在人体变动上是折伤、肤疮；其特性是雾、露萧瑟；其变化是肃杀凋零；在谷类与稻、黍相应；在畜类与鸡、马相应；在果类与桃、杏相

逐日受病歌

受病歌请君斟酌用心传／亦遭伤不可言此谓十干／防心丁壬便与脾不合胃／病雨连胆腑气戊癸此谓敏肺辛／此亦如然乙庚之日肝家／甲巳之日肾不安膀胱逢

□ 逐日受病图

干支纪时与临床用药，运气推算，子午流注，疾病预测等关系密切。此图表明甲己日肾不安，膀胱有病；乙庚日肝有病；丙辛日防心、小肠气病；戊癸日防肺病；丁壬日便与脾不合胃，有脾病此为干受病。

应；其颜色属白、青、丹；在五味为辛、酸、苦；其相应是秋天；在人体的经脉是手太阴、阳明；与肺、肝相应；在虫类是介虫、羽虫；在物体中属于皮壳和丝络之类；在病变上主气喘呼吸困难，甚至仰面呼吸。这时上徵与正商相同，发生的病变，是咳嗽。如金运太过，而暴虐多变，则金胜克木，致使树木不能繁茂，草类也会变得末梢枯焦，夏天的长气就得以恢复，所以炎热流行，蔓草枯槁。金运衰败，邪气会伤肺脏。

流衍之纪，即水运太过之纪，名为"封藏"。天寒地冻，万物凝结，闭藏之气主宰一切，长化之气不能发扬。它的生化作用是寒冷凛冽；其气坚凝；其职权为安静；其表现是流动灌注；在人体变动上是痛泄、吐涎沫，其特性是阴凝惨淡的寒气；其异常变化是冰雪霜雹；在谷类与豆、稷相应；在畜类是与猪、牛相应；在果类与栗、枣相应；它的颜色属黑、赤、黄；在五味是咸、苦、甘；其象征是冬天；在人体的经脉是足少阴、太阳，与肾、心相应；在虫类是鳞虫、倮虫；在物体中属于浆汁、肉之类；其病变是胀满。如水运太过，则土气来复，于是水土交争，大雨下降，水运衰败，邪气就会伤人肾脏。所以不能保持正常的性能，以强凌弱，就会有克制者前来报复。若五运正常发挥作用，即使有胜气来侵，也可能被主岁的运气同化。

黄帝道：西北的阳气不足，所以北方寒，西方凉；东南方的阴气不足，所以南方热，东方温。这是什么缘故？

岐伯说：阴阳、地理都随着四方疆域的大小而有所不同。东南方属阳，阳的精气自

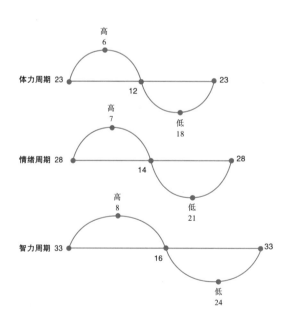

□ 人体生物钟周期示意图

人体生物钟的具体计算为从冬至日算起，方法是：先算出从冬至日到计算日这一天的总数，然后除以28，所得余数即为情绪周期日，除以23的余数为体力周期日；除以33的余数为智力周期日，由此可知这一天是生物钟高潮还是低潮期。

上而下降，所以南方东方温热；西北方属阴，阴的精气自下而上承，所以西方凉北方寒。所以地势有高低，气候有温凉，地势高峻气候就寒，地势低下气候就热。往西北寒凉地方去就容易生胀病，往东南温热的地方去就容易生疮疡。患胀满的人，用通利药可治愈，患疮疡的人，用发汗药可治愈，这是人体腠理开闭的一般情况，不过受寒被热的程度大小不同而已。

黄帝道：这些情况对人的寿命长短有影响吗？

岐伯说：阴精上承的地方，人多长寿。阳精下降的地方，人多寿夭。

黄帝说：讲得好！不同地方的人有了病，应该怎样治疗呢？

岐伯说：西北方气候寒冷，应该散其外寒，清其里热；东南方气候温热，应该收敛外泄的阳气，温其内寒，这就是同样发病而治法不同的道理。气候寒凉的地方，多内热，可以用寒凉药治疗，并可用汤水浸渍。气候温热的地方，多内寒，可用温热的方法治疗，加强内守，不使真阳外泄。治法必须与该地的气候一致，方可使人体正气平复，如果有假热的冷病，或假寒的热病，当用相反的方法治疗。

黄帝道：讲得好。同是一个地区的气候，而生化寿夭，各有不同，这是何缘故？

岐伯说：这是高下不同，地势差异所导致。地势高峻的地方多寒，属于阴气所治；地势低下的地方多热，属于阳气所治；阳气太过，四时气候就到得早；阴气太过，四时气候就到得晚，这就是地理高下与生化迟早关系的一般规律。

黄帝又道：生化迟早，与人们寿命长短有关系吗？

岐伯说：地势高的地方，因为寒，则元气固而多寿；地势低的地方，因为热，则元气泄而多夭。地域小则寿夭的差别就小，地域大则寿夭的差别就大。所以治病必须懂得天道和地理，阴阳的相胜，时令气候的先后，人们寿命的长短以及生化时期，然后才可以了解人的形体和气机。

黄帝说：讲得好。

黄帝道：岁运当病却不病，或根据岁运推算应当发生某中疾病而不发生，五脏之气应当与岁运相应而不应，这是什么原因？

岐伯说：这是司天之气制约人身，脏气有所适从的关系。

黄帝道：希望详细地听您讲讲其中的道理。

岐伯说：少阳相火司天，火气弥漫于地，火能克金，人体的肺脏受其制约。金被火气所使，进而克制木气，于是草木受灾，现出烧灼的景象，火气太过、炎暑流行。在人则有咳嗽、喷嚏、鼻涕、衄血、鼻塞、疮疡、疟疾、浮肿等病症。少阳相火司天，则厥阴风木在泉，风气起行于地，飞沙扬尘，发生的病变为心痛、胃脘痛、厥逆、胸膈不通等。由于风行急速，所以发病急暴，变化迅速。

阳明司天，燥气下临于地，肝气上从于天，木化金用，凉气常常到来，导致木坏草枯。在人体表现为胁痛、目赤、动摇、战栗、筋脉痿弱、不能久立等病症。于是暴热流于天，地气暑热蒸腾，在人体由于阳气郁结于内发生疾病，出现小便赤黄，寒热往来好像疟疾，甚至心痛。火气流行于草木枯槁的冬季，流水不得结冰，蛰虫不藏反而外出活动。

太阳司天，寒气下临于地，心火上从于天，化而为水用。寒气太过，水结成冰，在人体发病为心热烦闷、咽喉干、口渴、流涕、喷嚏，容易悲哀，常常打呵欠。热气妄行于上，寒气报复于下，严霜不时下降，在人体中，寒水伤害心火，所以善忘，甚至发生心痛。所以土气滋润，水流溢满，寒水之客气加临，火为沉阴所化，万物就会因寒湿而变易。人体受气运的影响，可发生水饮内停，腹中胀满，不能饮食，皮肤麻痹，肌肉不仁，筋脉活动不利，严重的还会发生浮肿，背部生痈肿。

厥阴司天，风气下临于地，脾气从木化而为木用。土气太过，水气因之受害，土的功用亦为之改变。人们随气运而产生的病变，有身体发重、肌肉萎缩，食少，口不辨味。风气行于天空之间，云气与草木动摇，人体也感觉有眼转、耳鸣的情况。厥阴风木司天，则少阳相火在泉，风火相煽，所以火气横行，地气暑热。应在人体，出现小便短赤，多发赤色血痢。这时，应该蛰伏的虫类常见于外，流水不能结冰，风性善于运动变化，所以引起的疾病急骤，变化迅速。

少阴司天，热气下临于地，肺气上从于天，化为火用，草木于是受害。在人体就会产生哮喘、呕吐、寒热、喷嚏、鼻流涕、衄血、鼻塞不通等病。火气当政，所以大暑流行，甚至病发疮疡、高烧。炎暑酷热极盛，好像能使金石熔化流动一样。少阴君火司天，则阳明燥金在泉，地气干燥清凉，寒凉之气屡屡到来，在人体易发生胁痛，好叹息。由于肃杀之气流行，所以草木也发生了变化。

太阴司天，湿气下降于地，肾气上从于天，化为水用，土气上冒而为云雨。人体受此影响，就会产生胸中不快、阳痿不举等阳气不足的病症。若遇湿土之气旺盛的时令，又会感到腰臀疼痛，动转不便，厥逆。太阴司天，则太阳寒水在泉，所以地气阴凝闭藏，大寒的气候提前到来，蛰虫很早便开始伏藏。在人体，会产生心下痞塞而痛。如果寒气太过，土地冻裂，水结坚冰，则病发为少腹痛，影响进食。水气上乘肺金，水得金生，寒凝更加显著，所以井泉水增，水味变咸，而江河流动之水减少。

	木	火	土	金	水	
一阳	杨柳	木火	砂	汞	涧水	九峰蔡氏曰 天数五
二阳	桃李	石火	石	银	井水	地数六 五六天地之中
三阳	松柏	雷火	壬	金	雨水	合五为五行 六为六气
一阴	竹笈	油火	土	铜	潜渠	阳性阴质 五行之性
二阴	禾炎	虫火	壤	钱	陂泽	曰木曰火曰土曰金曰水 六气之质
三阴	草	粼	泥	铅	湖海	曰胎曰生曰壮曰老曰死曰化

□ 五行人体性情图

自然界阴阳消长存在着一定的规律，人与自然界的阴阳消长变化有着同步律。故人体的摄生原则也应顺应自然界的阴阳消长规律。人的性情与五行运动规律相应。五行人体性情为：木形人多愁善感，火形人充满活力，金形人坚持原则，水形人高深莫测，土形人大智若愚。

黄帝道：虫类胎孕繁殖，生育与否，每年不同，这生化的不同原因，究竟是什么气所导致的呢？

岐伯说：六气和五行所化的五种虫类，是相胜相克的。如六气与运气相同，则生物就会繁盛，如六气与运气不同，则生物就会衰减，这是天地孕育的道理，生化的自然规律。所以厥阴司天时，毛虫不受影响，羽虫可以生育，介虫不能生成；若厥阴在泉，毛虫生育，倮虫遭损，羽虫不育。少阴司天时，羽虫不受影响，介虫可以生育，毛虫不能生成；若少阴在泉，羽虫可以生育，介虫遭到耗损并且不得生育。太阴司天时，倮虫不受影响，鳞虫可以生育，羽虫不能生成；太阴在泉，倮虫可以生育，鳞虫虽育而难生成。少阳司天时，羽虫不受影响，毛虫可以生育，倮虫不能生成；少阳在泉，羽虫可以生育，介虫遭到耗损，毛虫不能生育。阳明司天时，介虫不受影响，羽虫可以生育，介虫不能生成；阳明在泉，介虫可以生育，毛虫遭到耗损，羽虫不能生成。太阳司天时，鳞虫不受影响，倮虫可以生育；太阳在泉，鳞虫遭到耗损，倮虫不能生育。如果不能孕育生成的五气，又遇到不能孕育的六气，那么情况就会更严重。所以六气所主各有所胜，而岁运所立，各有其生化的作用。在泉之气，制其所胜者；司天之气，制

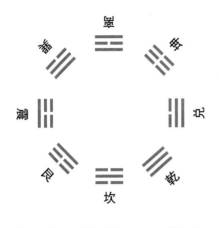

□ 八卦阴阳相荡图

八卦阴阳相荡阴入阳，荡阳入阴，震荡艮，兑荡坤，离荡巽，坎荡乾。八卦往来，迭相推荡。

其胜己者；司天之气制造五虫的颜色，在泉之气制造五虫的形体。五种虫类的繁衍和衰败，都与六气相适应，所以有胎孕和不育的分别，这不是治化的不全，而是运气的一种正常现象，称为中根。中根以外的六气，也是根据五行而施化。所以生化之气不齐，而有臊、焦、香、腥、腐五气，酸、苦、辛、咸、甘五味，青、黄、赤、白、黑五色，毛、羽、倮、鳞、介五类分别。它们在万物之中各得其宜。

黄帝道：这是什么道理呢？

岐伯说：生物的生命，其根源藏于内的，叫做神机，如果神离去了，则生化的机能也就停止。凡生命根源于外的，叫做气立，假如在外的六气歇止，那么生化也就随之断绝。所以运各有制约、各有相胜、各有所生、各有所成。所以不知道岁运和六气的加临，以及六气的同异，就没有资格谈论万物的生化问题。

黄帝道：初始之气能化生万物，气的流动造就万物的形体，气敷布就有生命繁殖，气到了极点，事物就会发生变更，一切物质都是如此。然而五味所禀受之气，在生化上有厚有薄，在成熟的程度上有少有多，其结果与开始也不同，这是什么缘故呢？

岐伯说：这是由于受在泉之气的制约，所以生化上有厚薄多少的差异，所以万物非天气不能生，非地气不能长。

黄帝又道：我想听听其中的道理。

岐伯说：寒、热、燥、湿的气化，各有不同。所以少阳相火在泉时，寒毒之物不能生长，金从火化，所以味辛，其主治之味是苦、酸，其在谷类颜色上是青色和红色。阳明燥金在泉时，湿毒之物不能生长，木从金化，所以味酸，其气湿，其主治之味是辛、苦、甘，其在谷类颜色上是红色和白色。太阳寒水在泉时，热毒之物不能生长，火从水化，所以味苦，其主治之味是淡、咸，在谷类颜色上是土黄色和黑色。厥阴风木在泉时，清毒之物不能生长，土从木化，所以味甘，其主治之味是酸、苦，在谷类颜色上是青色和红色。厥阴司天，少阳在泉，木火相生，气化专一，其味纯正。少阴君火在泉时，寒毒之物不能生长，金从火化，所以味辛，其主治之味是辛、苦、甘，在谷类颜色上是白色和红色。太阴湿土在泉时，燥毒之物不能生长，水从土化，所以味咸，其气热，其主治之味是甘、咸，在谷类颜色上是黄色和黑色。太阴在泉，气化淳厚，土能制水，所以咸味得以内守。土居土味，而能生金，其气专精，所以辛味也得以生化，能与湿土同治。

所以上下施补，就要顺其气而补。上下施治，就要逆其气而治，要根据表现出的寒热盛衰加以调治，无论上取，下取，内取，外取之法，总要先找到病因，再给予治疗。对于能够耐受剧烈药物的人，就用味厚峻猛的药物；对于不能耐受的，就给以性味薄的药物。若病气反其常候，则病在上而治其下，病在下而治其上，病在中而治其左右。治热用寒药，但应温服；治寒用热药，但应凉服；治温用凉药，但应冷服；治清冷用温药，但应热服。病者身体的虚实不同，施治的方剂也就不同，或用消法，或用削法，或用吐法，或用下法，或用补法，或用泻法，无论久病新病，都得遵从这一点。

黄帝道：若病在里面，不实也不坚硬，有时聚而有形，有时散而无形，又该如何治疗呢？

岐伯说：您问得真详尽！这种病如果没有积滞的话，应该从内脏里寻求病因，如虚就用补法，用药以祛邪，随用饮食加以滋养，用热汤以浴渍肌肤，使其内外调和，这样可以使病完全治愈。

黄帝道：有毒的药和无毒的药，服法也有限制吗？

岐伯说：病有新久，处方有大小，药的有毒无毒，一定有其常规。凡用大毒的药，病去十分之六，不可再服；用一般毒性的药，病去十分之七，不可再服；用轻微毒性的药，病

□ **八卦阴阳刚柔相摩图**

八卦阴阳刚柔相摩即乾阳居上，坤阴居下，乾自震而左行，坤自巽而右行。天左地右。

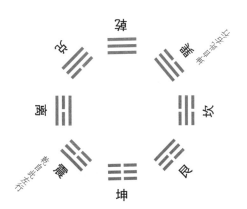

去十分之八，不可再服；无毒的药，病去十分之九，也不必再服。以后用谷肉果菜，饮食调养，就可使病气去掉，但不可吃得过多而损伤正气。如果邪气未尽，还可再按上法服药。一定得先知道岁气的偏胜，千万不能攻伐天真的冲和之气，不要使实者更实，不要使虚者更虚，而给患者留下后患。总之，一方面要注意不能使邪气更盛，另一方面要注意不能使正气丧失，以免断送性命。

黄帝道：那久病的人，有时气顺，但身体并不健康，后来病虽去了，而身体仍然瘦弱，又怎样办呢？

岐伯说：您问得真够高明！天地对万物的生化，人是不能代替的，四时的气序，人是不可违反的。因此只能顺应天地四时的气化，使经络畅通，气血和顺，慢慢来恢复不足，或补养，或调和，要耐心地观察，谨慎地守护着正气，不要使其耗损。这样，病人的形体就会强壮，生气也会一天天增长起来，这叫做圣王调养之法。《大要》上说，不要以人力来代替天地的气化，不要违反四时的运行，必须静养，必须安和，等待正气的恢复，就是这个意思。

六元正纪大论篇·第七十一

黄帝问：对于六气的正常和异常变化，以及胜气、复气、邪气，和平气之间的关系，甘苦辛咸酸淡等味先后生化的道理，我已经明白了。但是五行的运化，有时与司天之气相从，有时与司天之气相悖，有时从在泉之气逆司天之气，有时从司天之气逆在泉之气，我不明白这其中的道理。要想符合天之六气的规律，顺应地之五行的法则，就要调和五运的气化，使之上下协调，不互相违背，使天地的升降不失其常规；使五运之气畅行而不背离它的职能；然后用五味来调和气化的从和逆；应该怎样呢？

岐伯行礼回答说：您提出的问题，真高明啊！这是天地生化的纲领，气运变化的本源，但不是聪明圣哲之帝，哪能探讨这样高深的道理呢？尽管我的学识才智不高，但还是愿意讲述个中道理，使其永远不会磨灭，并能长久流传。

黄帝道：希望您进一步根据它们的类属和次序来分辨六气里的主气、客气，主宰和从属，从而阐明五行运化的气数和法则，这些内容能讲给我听听吗？

岐伯说：首先必须建立年岁干支，再明主岁之气金、木、水、火、土五行运行之数，寒、暑、燥、湿、风、火主从的变化。这样，自然的规律就可以了解，人们的气机就可以调和，对于阴阳胜负的道理，就能够认识而不致迷惑。现在，我仅将能够用一般理论进行推算的内容讲给你听听吧。

黄帝道：太阳寒水司天的运气情况是怎样的呢？

岐伯说：这是以地支的辰、戌为标志的年份。在辰、戌年，太阳寒水司天，太阴湿土在泉。壬为天干中的阳干，在五行中属木，故这两年木运太过，称为太角。木运主风，它的正常气候表现为：微风吹拂万物鸣响，自然界万物萌芽；它的异常变化为：

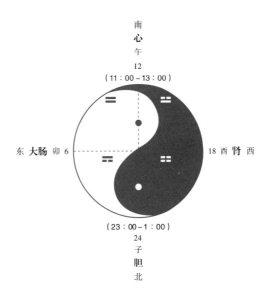

南
心
午
12
（11：00～13：00）

东 **大肠** 卯 6

18 西 **肾** 西

（23：00～1：00）
24
子
胆
北

□ **太极日时间图**

太极阴阳环抱旋转一周，为一年四季寒暑交替，标志着地球绕太阳一周，也系一日昼夜晨昏地球自转一周的象征，同样为人体生、长、壮、老、已生命周期的缩影。

狂风震撼，树木摧折。它所引起的疾病表现为：头晕目眩、抽搐振颤、视物不清。客运以每年的"中运"为初运，按五行太少相生的顺序分五步运行，逐年随中运变迁，十年为一个周期。辰戌年的客运五步为：初之运太角，二之运少徵，三之运太宫，四之运少商，终之运太羽。在这两年，客运与主运相同，均起于太角，终于太羽。

戊辰年、戊戌年，太阳寒水司天，太阴湿土在泉。戊为阳干，在五行中属火，所以这两年火运太过，称为太徵。但正当太阳寒水司天，受其制约，故其气运与火运平气之年相当。其运主热，如火运正常，则气候温暖并渐渐暑热熏蒸；如火运失常，则火气炎烈，水气沸腾。火气太过所致的疾病，多属于热郁在里的症候。在戊辰年、戊戌年，戊为阳干，属太徵，火由木生，太由少生，所以主运的客运是：初之运太徵，二之运少宫，三之运太商，四之运少羽，终之运太角；主运五步是：初运是少角，二之运太徵，三之运少宫，四之运太商，终之运少羽。

甲辰年、甲戌年，太阳寒水司天，太阴湿土在泉。甲为阳干，在五行中属土，所以这两年土运太过，称为太宫。由于土运太过，又与在泉的湿气相同，所以这种情况又称为同天符。土运之气为湿，如土运正常，则地气柔润，雨露滋泽；如土运失常，就表现为雷电大壮作，暴风雨至。土气太过所致的病，表现为肢体湿重。客运五步是：初之运太宫，二之运少商，三之运太羽，四之运太角，终之运太徵；主运五步是：初之运太角，二之运太徵，三之运太宫，四之运少商，终之运太羽。

庚辰年、庚戌年，太阳寒水司天，太阴湿土在泉。庚为阳干，在五行中属金，所以这两年金运太过，称为太商。金运之气为凉，如金运正常，则雾露降临秋风萧瑟。如金运失常，则气候肃杀，草木凋零。金气太过所致的病多为燥，背闷胸满。因岁运属金，故客运五步为：初之运太商，二之运少羽，三之运太角，四之运少徵，终之运太宫；主运五步是：初之运少角，二之运太徵，三之运少宫，四之运太商，终之运少羽。

丙辰年、丙戌年，太阳寒水司天，太阴湿土在泉。丙为阳干，在五行中属水，故这两年水运太过，称为太羽，又因司天与中运相同，故为天符。丙辰年、丙戌年，岁运为水，故其运为寒。如水运正常，则气候寒冷；如水运失常，则降冰雪霜雹。水气太过所致的病，多为严寒之气滞留于三百六十五穴会。因岁运属金，故客运五步为：初之运太羽，二之运少角，三之运太徵，四之运少宫，终之运太商；主运五步是：初之运太角，二之运少徵，三之运太宫，四之运少商，终之运太羽。

凡太阳司天行使职权

□ 太极子午阴阳消长图

太极图是宇宙和人体生物钟的模式图，是空间与时间相结合的模式图。太极图的阴阳环抱成螺旋式地旋转着，其阴阳运动并非封闭，太极图是一个立体的阴阳运动图，而不是平面图，"S"曲线是阴阳生物钟节律的模拟。

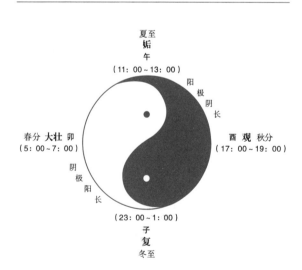

夏至
姤
午
(11：00～13：00)

阳
极
阴
长

春分 大壮 卯
(5：00～7：00)
阴
极
阳
长

酉 观 秋分
(17：00～19：00)

(23：00～1：00)

子
复
冬至

时，气化的运行常先天时而至，司天之气清肃，在泉之气清静。寒湿之气充满宇宙，阳气就不能正常布散，司天的寒水与在泉的湿土互相协调，相应于天上的辰星、镇星，生长的谷物呈黑色和黄色。其气象清肃，作用徐缓。如果寒气的作用过分发挥，使阴中之阳受到抑制，川泽里没有了升腾的阳气，那么火气必会待时而发。到了少阳当令的时候，寒水的客气加于主气相火之上，那么雨露就及时下降。三气之后，雨水就终止。待到四气之时，在泉的湿土之气发挥作用，云气朝向北极，湿土之气运化四散，使雨水润泽万物。太阳寒水之气布于上，少阴雷火动于下，寒湿偏胜之气相持于气交中。这时人们多受寒湿，发为肌肉痿痹，两足痿弱，伸缩无力，大便濡泻、失血等病。

初之气，主气为厥阴风木，客气为少阳相火。由于地气迁移，气候极为温暖，于是百草早早就开始繁盛。这时人们很容易感受疫病，发为温病，其症候为：身热、头痛、呕吐、肌肤赤斑等。

二之气，主气为少阴君火，客气为阳明燥金，有大凉的气候出现。人们遭遇此骤凉之气，百草不能生长，火气受到抑制。此时人们易患气郁不舒，胸腹胀满的病，司天的寒水之气由此发生。

三之气，主气为少阳相火，司天之气当令，寒气流行，雨水下降。人们易患外寒里热、痈疽、下痢、心中烦热、神志昏蒙、胸闷等症，若不及时治疗，就会死亡。

四之气，主气为太阴湿土，客气为厥阴风木。主客之气相加，风湿两气交争，风不胜湿，化为雨水，滋润万物生长、发育、成熟。这时人们易患高热、气虚不足、肌肉痿弱、两足痿弱无力、赤白痢等症。

五之气，主气为阳明燥金，客气为少阴君火，这时阳气重新发挥作用，百草因而生长、化育、成熟，人们也舒畅无病。

终之气，主气为太阳寒水，客气为太阴湿土，地气正胜，湿气运行。阴气凝聚在天空，尘土飞扬，蒙蔽四野，人们受这种气候影响，也感到凄惨，若再有寒风到来，风能胜湿，影响到人体，孕妇就会受影响而流产。

凡属太阳寒水司天，太阴湿土在泉的十年，疾病的性质多属寒湿，治疗的药物应选味苦性温之类，用苦味燥湿，用温性治寒。如果要避免引起气郁，首先就要培养化生的根源，从而抑制太过之气，扶植不及之气，不要使其有偏盛偏衰的现象而导致疾病的发生。饮食方面，应食用与岁气相合的青色、黄色谷类来保

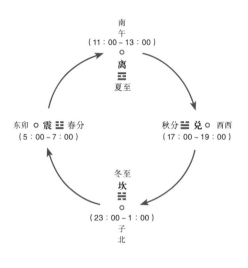

南
午
(11：00~13：00)
离
夏至

东卯 ○ 震 春分
(5：00~7：00)

秋分 兑 ○ 西西
(17：00~19：00)

冬至
坎 ○
(23：00~1：00)
子
北

□ 八卦四季图

坎离震兑为四正卦，主四时，其爻主二十四气，八卦四季图是以八卦位置，合二十四节令，来预测气象和病象。早在先秦时期，古人就认识人体气血盛衰与四时气候变化的关系，并提出因天时而调气血的主张，即根据天地阴阳的变化，结合日月星辰的运动规律来调节人体气血，从而达到养生防病的目的。

全真气，生活起居方面，应避免虚邪贼风的侵袭，以保持正气。根据五运与司天、在泉之气的异同，以确定用药的多少。若岁运与六气都属于寒湿，就选用燥热之品调治；若岁运与六气寒湿不同，就应用去湿之品调治；气运相同而气盛的，药物用量应多用，以抑制太过；气运不同而气弱的，药物用量应少用。更要注意用寒性药时应避开寒冷的天，用凉性药时应避开清冷的天气，用温性药时应避开温暖的天气，用热性药时应避开炎热的天气。饮食方面，也与此相同。假如气候反常，切不可按避寒避热等常规去做。违反这一规律就会引起新疾病，这就是所谓的因时制宜。

黄帝说：好。那么阳明燥金司天的运气情况又如何呢？

岐伯说：这是用地支卯、酉标志的年份。在卯、酉年，阳明燥金司天，少阴君火在泉。

丁卯年（丁、卯在五行的第二种配属关系中皆为木，故丁卯年为岁会）、丁酉年，阳明燥金司天，少阴君火在泉。丁为阴干，在五行中属木，故木运不足为少角。金能克木，金气偏盛，则气候清凉。金气胜则有火气来制约报复，此二年胜复之气相同。由于木运不及，又逢阳明燥金司天，木气顺从金气变化，故同金运平气。这两年，运气为风，胜气为清，复气为热。故客运五步为：初之运少角，二之运太徵，三之运少宫，四之运太商，终之运少羽。主运五步与客运相同，起于少角，终于少羽。

癸卯年、癸酉年（为同岁会），阳明燥金司天，少阴君火在泉。癸为干，在五行中属木火，故火运不及为少徵。水能克火，水气偏盛，则气候寒冷。水气胜则有湿土之气来制约报复，此二年胜复之气相同。由于火运不及，无力克金，又逢金气司天，故同金运平气。这两年，运气为热，胜气为寒，复气为雨。故客运五步为：初之运少徵，二之运太宫，三之运少商，四之运太羽，终之运少角。主运五步为：初之运太角，二之运少徵，三之运太宫，四之运少商，终之运太羽。

己卯年、己酉年，阳明燥金司天，少阴君火在泉。己为阴干，在五行中属土，故土运不及为少宫。木克土，木气偏胜，则气候多风。木气胜，则有金气来制约报复，此二年胜复之气相同。这两年，运气为雨，胜气为风，复气为凉。故客运五步为：初之运少宫，二之运太商，三之运少羽，四之运太角，终之运少徵。主运五步为：初之运少角，二之运太徵，三之运少宫，四之运太商，终之运少羽。

乙卯年（为天符）、乙酉年（既是岁会，又因中运与司天之气同属金，故为太乙天符），阳明燥金司天，少阴君火在泉。乙为阴干，在五行中属金，故金运不及为少商。火克金，火气偏胜则气候炎热。火气胜，则有寒水之气来制约报复，此二年胜复之气相同。这两年，运气为凉，胜气为热，复气是寒。故客运五步是：初之运少商，二之运太羽，三之运少角，四之运太徵，终之运少宫。主运五步是：初之运太角，二之运少徵，三之运太宫，四之运少商，终之运太羽。

辛卯年、辛酉年，阳明燥金司天，少阴君火在泉。辛为阴干，在五行中属水，故水运不及为少羽。土克水，土气偏胜则气候多雨。土气胜，则有木气来制约报复，此二年胜复之气相同。这两年，运气为寒，胜气为雨，复气为风。故客运五步是：初之运少羽，二之运太角，三之运少徵，四之运太宫，终之运少商。主运五步是：初之运少角，二之运太徵，三之运少宫，四之运太商，终之运少羽。

凡阳明司天行使职权的时候，气化运行比正常天气晚。司天之气急切，少泉之气盛明，阳热之气主宰着时令，炎热之气盛行，使草木干燥而硬。只有和淳之风吹来才可得到消解。风气和司天燥金之气相合，流于气交之中，所以上半年的气候特点是阳气多，阴气少。当太阴湿土主持时令时，土湿之气上蒸，云行雨布，使燥气变得湿润。与岁运相应的谷物是红白二色，称为岁谷。得到太过间气生长的谷物，称为间谷。在这种情况下，金气不足，火气乘之，损伤属金的甲虫类，使其不能繁盛。司天的金气与在泉的火气互相配合主宰着一年的气候，与它相应，太白、荧惑二星倍显明亮。金气气象劲急，火气表现急暴。于是水流而不结冰。在此情况下，人们多患咳嗽、咽喉肿塞、突然发寒、发热、颤抖、大小便不通等症。阳明燥金司天，其气清凉劲急，使属于木的毛虫不能生长；少阴君火在泉，则下半年火热之气急暴，使属于金的介虫遭殃。气温变动急骤，胜复变化交相发作，正常的气候被打乱，清气和热气相峙于交气之中。

初之气，主气为厥阴风木，客气为太阴湿土，上半年地气迁移，阴气开始凝聚，于是天气肃杀，水结冰冻，寒雨下降。人们易患内热胀满，面目浮肿，喜睡眠，鼻流清涕，流鼻血，打喷嚏，哈欠连连，呕吐，小便颜色黄赤，甚至尿频、尿急、淋漓不断等症。

二之气，主气为少阴君火，客气为少阳相火，二火相助，阳气敷布，人们感到舒畅，草木生长茂盛。但疫病会猖獗一时，易使人猝死。

三之气，主气为少阳相火，客气为阳明燥金，燥金司天当令，凉气运行，燥气热气相互交合。燥气到了极点反化为湿润，人们易患疟疾。

四之气，主气为太阴湿土，客气为太阳寒水，寒湿相合下降，人们易患突然仆倒，寒冷发抖，胡言乱语，气不足，咽喉干燥，口渴引饮，心痛，痈肿疮疡，寒疟，骨软无力，大小便出血等疾。

五之气，主气为阳明燥金，客气为厥阴风木，秋天反行春令，草木生发得繁荣，人们也很少生病。

终之气，主气为太阳寒冰，客气为少阴君火，在泉之气流行，阳气四布，气候反而温暖，蛰伏的虫类纷纷出现，流水不能结冰，人们安康，但是易患温病。

在这样的年份应吃白色或红色的岁谷，以安定正气，驱除邪气。用药时应用咸味、苦味、辛味的药物，用发汗法去表寒，用清热法解里热，用扬散法治疗温病。应用这些方法来适应运气的变化，不使人受到邪气的侵袭，并削弱郁结之气，资助化生之源。根据寒热轻重来调节用药，若中运与在泉之气同属热，应多以清凉之方治疗。若中运与司天凉气相同的，应多以与在泉热气相同的药品来治疗。用凉性的药物应该避免清凉的天气，用热性的药物应该避免炎热的天气，用寒性的药物应该避免寒冷的天气，用温性的药物应该避免温暖的天气。在饮食方面，与上述方法相同。有时天气反常，就要灵活应用。这些都是适应自然的法则，如果违反了它，就会扰乱自然变化的法则，违背阴阳的规律。

黄帝说：好。少阳相火司天的情形如何呢？

岐伯说：少阳相火施政在寅年与申年。

壬寅年、壬申年（同天符），少阳相火司天，厥阴风木在泉。丁壬为木运，壬为阳干，故运为太角。木运之气为风，因而木运太过之年，风气偏盛，气候偏温。其正常气化为风声綮乱，物体启开，其反常变化为大风震撼，摧毁折断树木。其引起的疾病是头目晕眩、两膝支撑胀满、惊骇等。其客运五步是：初之运太角，二之运少徵，三之运太宫，四之运少商，终之运太羽。主运五步与客运相同，起于太角，终于太羽。

戊寅年、壬申年（此二年俱为天府），少阳相火司天，厥阴风木在泉，戊癸为火运，戊为阳年，故运为太徵。火运之气为热，它的正常气化表现为酷热郁蒸；它的反常变化为火炎沸腾；引起的疾病为热郁于上、血溢、

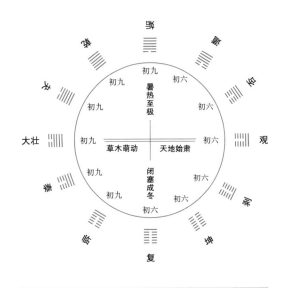

□ **卦气消息图**

　　卦气，汉代易学术语。以《易》卦与四时气候相配，故名。《内经》藏象学说认为，人是以五脏为核心的，自然界四时十二月的阴阳消长变化，与人体五脏功能活动是相互联系的。卦象象征着阴阳的消长转化规律，不独物候起着相应的变化，人体疾病亦与之相应，足见卦气与病象密切相关。

血泄、心痛等。其客运五步是：初之运太徵，二之运少宫，三之运太商，四之运少羽，终之运太角。主运五步是：初之运少角，二之运太徵，三之运少宫，四之运太商，终之运少羽。

甲寅年、甲申年，少阳相火司天，厥阴风木在泉。甲己为土运，甲为阳年，故运为太宫。土运之气为阴雨，它的正常变化为：柔软厚重润泽；它的反常变化为：风狂雨骤；它引起的疾病是：身体沉重、浮肿、痞满等。其客运五步是：初之运太宫，二之运少商，三之运太羽，四之运少角，终之运太徵。主运五步是：初之运太角，二之运少徵，三之运太宫，四之运少商，终之运太羽。

庚寅年、庚申年，少阳相火司天，厥阴风木在泉。乙庚为金运，庚为阳年，故运为太商。金运虽太过，但被司天相火所克，故同金运平气。它的正常气化表现为雾露清冷急切；它的反常变化为肃杀凋零；它引起的疾病发于肩、背与胸中。其客运五步为：初之运太商，二之运少羽，三之运太角，四之运少徵，

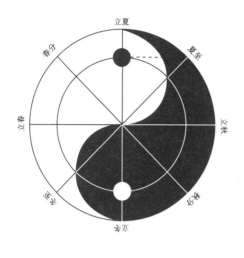

□ **太极四时图**

肾位正北方，对应冬气，阴极一阳生；肝位正东方，对应春气；心位正南方，对应夏气，阳极一阴长；肺位正西方，对应秋气。冬至以后阴渐消，阳渐长，夏至以后，阳渐消，阴渐长。这样时空和脏象相结合，形成了"四时—五脏—阴阳"相关理论。

终之运太宫。主运五步为：初之运少角，二之运太徵，三之运少宫，四之运太商，终之运少羽。

丙寅年、丙申年，少阳相火司天，厥阴风木在泉。丙辛为水运，丙为阳年，故运为太羽。水运之气为寒，它的正常气化为凝敛凄惨，风寒凛冽；它的异常变化为冰雪霜雹；它引起的疾病为：寒证、水肿。其客运五步是：初之运太羽，二之运少角，三之运太徵，四之运少宫，终之运太商。主运五步是：初之运太角，二之运少徵，三之运太宫，四之运少商，终之运太羽。

凡以上寅、申年份，少阳司天行使职权时，气化的运行比正常的天时要早。天气正常，地气扰动，于是暴风突起，树被吹倒，沙土飞扬，炎火流行。当厥阴湿土之气与少阳并行时，雨就应时下降。司天的相火与在泉的风木主持一年的气候，与它相应，天上的荧惑星、岁星显得明亮，与它相应的谷物，是红色和青色。司天相火的性质严厉，在泉风木的性质扰动不宁，风热之气相互参合于气交之中，所以云物沸腾。一旦等到太阴湿土之气横行布散时，寒气便时常到来，凉雨就随之降下。在这种情况下，人们易患寒抑于内，外生疮疡，内生泄泻腹满等症。懂得养生的人遇到了这种情况，就会使寒热之气调和，不致相争。假如寒热相争，反复发作，就会发生疟疾、泄泻、耳聋、目鸣、呕吐、心肺气郁、肿胀、皮肤变色等症。

初之气，主气为厥阴风木，客气为少阴君火，由上一年在泉之气迁移而来。风气胜时则摇动不宁，主客二气木火相生，寒气乃去，气候明显变暖，草木欣欣向荣，即使有些寒气，也不能减低气温。这时温热病开始发作，人们易患上部气郁，导致出血、目赤、咳嗽气逆、头痛、血崩、两胁胀满、皮肤生疮等症。

二之气，主气为少阴君火，客气为太阴湿土。火气反为温土之气郁遏而不发，白色的尘埃四起，云气归于雨府，风气若不胜湿土之气，则雨水降下，人们的身体也健康。假若引起疾病，多为热邪郁于上部的病变，出现咳嗽气逆、呕吐、疮疡发生于内部、胸中与咽喉不利、头痛身热、神志昏聩不清、脓疮等等。

三之气，主气为少阳相火，客气也为少阳相火，主客气同，司天之气施布政令，炎暑到来。客主之气相同，火气过甚，故雨水穷尽而不降。人们易患内热、耳聋、目鸣、血外溢、脓疮、咳嗽、呕吐、鼻塞、口渴、喉痹、目赤等症。

四之气，主气为太阴湿土，客气为阳明燥金，阳明主令，凉气乃至，炎暑之气间时而化，白露降下，人们平和无殃。其发病为腹满身重。

五之气，主气为阳明燥金，客气为太阳寒水，阳气乃去，寒气乃至，雨水乃降。由于阳气敛藏，水气收闭，所以人们皮肤的汗孔关闭，坚硬的树木也提前凋零，人们应避开寒邪，通晓养生之道者，居处周密，以避寒邪。

终之气，主气为太阳寒水，客气为厥阴风木，也就是在泉之气，风气流行。虽然时值冬季，万物反有生长的气象，时常出现雾露。在这种情况下，人们由于皮肤疏松，阳气不能闭藏，容易发生咳嗽、心痛等症。

凡此少阳司天之年，在防治疾病时，要抑制太过的运气，资助不及的运气，减弱郁结之气，保证生化之源的充足。如此，运气和平，就不会产生急暴或严重的疾病。所以本年治病，应用咸味、辛味、酸味，并用渗法、泄法、水渍法、发汗法，观察运气的寒温，并加以调节不使其太过。岁运与在泉、司天之气相同，同属于风热，就应多用寒凉之品；若岁运与司天、在泉之气不同，就少用寒凉之品。用热品应避免炎热的天气，用温品应避免温暖的天气，用寒品应避免寒冷的天气，用凉品应避免清凉的天气。饮食方面的注意事项与上述相同。有时气候反常，就要灵活应用。这些都是根据气候变化防治疾病的基本规律，如果违反了，就会给疾病的发生创造条件。

黄帝说：好。太阴湿土司天的运气情形如何？

岐伯说：太阴湿土施政在丑年和未年。

丁丑年、丁未年，太阴湿土司天，太阳寒水在泉。丁壬为木运，丁为阴年，故运为少角，木运不及则金气偏胜，故气候清凉。金气胜则有火热之气制约报复。在这两年，胜复之气相同；因木运不及，不能克土，土气又得司天之气相助，故同土运平气。凡此二年，运气为风，胜气为清，复气为热。该年的客运五步是：初之运少角，二之运太徵，三之运少宫，四之运太商，终之运少羽。主运五步与客运五步相同，起于少角，终于少羽。

癸丑年、癸未年，太阴湿土司天，太阳寒水在泉。戊癸为火运，癸为阴年，故运为少徵。火运不及，水气偏胜，水气胜则有雨湿土气报复。在这两年，胜复之气相同；凡此二年，运气为热，胜气为寒，复气为雨。该年的客运五步是：初之运少徵，二之运太宫，三之运少商，四之运太羽，终之运少角。主运五步是：初之运太角，二之运少徵，三之运太宫，四之运少商，终之运太羽。

己丑年、己未年（此二年，土运与太阴湿土司天相遇，其气相同，所以为天符。又因在地支与五行的第二种陪属关系中，丑未属土，与中运相同，故为岁会。所以这两年为太乙天符），太阴湿土司天，太阳寒水在泉。甲己为土运，己为阴年，故运为少宫。土运不及则风木之气偏胜，风气胜，就会有清凉的金气报复。在这两年，胜复之气相同，运气为雨，胜气为风，复气为清。该年的客运五步是：初之运少宫，二之运太商，三之运少羽，四之运太角，终之运少徵。主运五步是：初之运少角，二之运太徵，三之运少宫，四之运太商，终之运少羽。

乙丑年、乙未年，太阴湿土司天，太阳寒水在泉。乙庚为金运，乙为阴年，故运为少商。金运不及则火气偏胜，火气胜，就会有寒水之气制约报复，在这两年，胜复之气相同，其运气为凉，胜气为热，复气为寒。该年的客运五步是：初之运少商，二之运太羽，三之运少角，四之运太徵，终之运少宫。主运五步是：初之运太角，二之运少徵，三之运太宫，四之运少商，终之运太羽。

□ **伏羲六十四卦应节气图**

　　根据八卦四季图，依八卦位置，合二十四节令，以预测气象和病象，有一定的实践意义。下图说明无论文王八卦，或消息卦，以及伏羲六十四卦，都以八卦为方位，结合二十四节令，体现一年四季的寒暑更替，四季变迁，都蕴涵着阴阳消长转化规律。

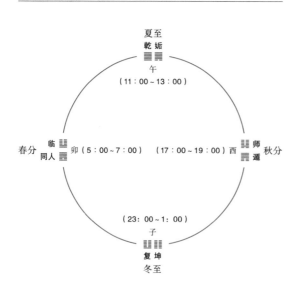

辛丑年、辛未年（此二年为同岁会），太阴湿土司天，太阳寒水在泉。丙辛为水运，辛为阴年，故运为少羽。水运不及则湿土之气偏胜，土气胜则有风木之气来制约报复。在这两年，胜复二气相同，其运气为寒，胜气为雨，复气为风。该年的客运五步是：初之运少羽，二之运太角，三之运少徵，四之运太宫，终之运少商。主运五步是：初之运少角，二之运太徵，三之运少宫，四之运太商，终之运少羽。

在以上丑、未年份，凡太阴司天行使职权时，气化运行比正常天气要慢，阴气取得支配地位，阳气就退避。大风经常刮起，司天的湿气下降，在泉的寒水之气上升，广阔的原野昏暗，白色的云气四起，云向南方奔驰，寒雨频频下降，万物在立秋后才能成熟。这时人们易患寒湿病，可见腹满、全身发胀、浮肿、痞塞气逆、阳气虚微而厥、手足拘急等症。湿寒二气相合，黄黑之色的尘埃流行于气交之中。与它相应，天上的镇星、辰星分外明亮，司天之气宁静，在泉之气严肃，与其相应的谷物是黄色和黑色。由于阴湿之气凝结于上，寒水之气积留于下，寒水胜过火，就会形成冰雹，阳气丧失作用，阴气就会流行。在运气有余的年份，应在高地种植谷物。在运气不及的年份，应在低地种植谷物。有余的年份应晚种，不及的年份应早种。人们也必须遵循这一规律，顺应天时而养生。

初之气，主气和客气皆为厥阴风木，由上一年的在泉之气迁移而来。主客二气皆为风木，故寒气退去，春气降临，和风吹来，生气四布，万物欣欣向荣，人们的气血也感到舒畅。湿气受风气逼迫，则雨期推迟。人们受了气候的影响，易患口鼻出血、筋络拘急强直、关节活动不便、身体沉重、筋痿无力等症。

二之气，主气和客气皆为少阴君火，万物得到化育，人民安康和美。但由于火盛气热，所以瘟疫流行，可使远近的病人症状相同。因司天的湿气与主时的火热之气相蒸，故雨水能及时下降。

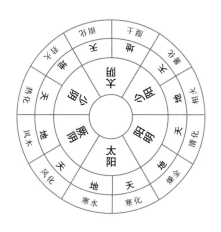

□ 天地六气图

六气由天之三阴和天之三阳生成，即：厥阴奉风气，少阴奉火气，太阳奉湿气；少阳奉暑气，阳明奉燥气，太阳奉寒气。天之六气，寒暑燥湿风火，基本上反映了中原地带一年内阴阳消长气候变化的基本状态。

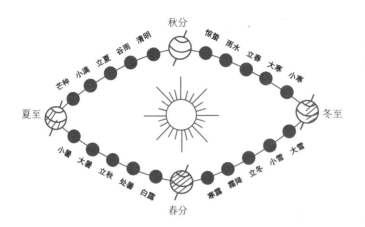

　　三之气，主气是少阳相火，客气是太阴湿土，太阴司天行使权力，湿气下降，地气上升，雨水应时而降，寒气也随之而来。如果人们感受寒湿，就会患身体沉重、浮肿、胸腹胀满等病症。

　　四之气，主气是太阴湿土，客气是少阳相火，湿土之气受到火气的熏蒸，使地气升腾，天气阻隔不通，早晚都有寒风吹拂，蒸腾的湿气与热气相逼，草木之间似有薄烟凝聚，湿气不能流动，而凝结为白露下降，从而表现为秋季收成的时令。这时人们易患肌肤发热、突然出血、疟疾、心腹胀满、皮肤发胀，甚至浮肿等病症。

　　五之气，主客二气皆为阳明燥金，清凉的金气流行，寒露既下，严霜早降，草木枯黄凋落，寒气侵犯人体，所以明事理的人，都会谨慎起居，以防疾病。这时人们易患的疾病多发于皮肤及肌肉的纹理间。

　　终之气，主客二气皆为太阳寒水，故寒气大盛，湿气运化，冷霜积聚，阴气凝结，水冻结成坚冰，阳气失去作用。人们感受寒气，易患关节强直、腰椎疼痛等症。这是由于寒湿之气积聚于气交之中而造成的。

　　凡此太阴司天之年，必须削弱其郁结的邪气，培补不足之气的化源，抑制岁气的太过，不使邪胜为害。服食岁谷以保全真气，服食间谷以保全精气。本年份在药物上应该用苦味之品来燥湿、温寒。对邪气重的，还可以用发散和宣泄的方法。若不使用，就会使湿气充溢于外，以致肉烂皮裂，血水淋漓。人们应该扶助阳气，使它能够抵抗严寒。根据运气的相同或差异来确定治法和药量：岁运和司气同寒的应调以热化，同湿的应调以燥化，不同的少投，相同的多投，用凉药应该避免清凉的天气，用寒药应该避免寒冷的天气，用温药应该避免温暖的天气，用热药应该避免炎热的天气。饮食方面的注意事项与上述相同。有时气候反常，就得灵活应用。这些都是基本规律，若违反了，就会产生新疾病。

黄帝说：讲得好。那少阴君火司天的运气情况如何呢？

岐伯说：少阴君火施政在子年和午年。

壬子年、壬午年，少阴君火司天，阳明燥金在泉。丁壬为木运，壬为阳年，故运为太角。木运之气为风气鼓动，其正常气化为风声萦乱，自然界的生机活跃，草木萌芽破土而出；它的异常变化为狂风大作，摧折树木。它引起的疾病表现为胁下支撑胀满。该年的客运五步是：初之运太角，二之运少徵，三之运太宫，四之运少商，终之运太羽。主运五步与客运相同，起于太角，终于太羽。

戊子年（天符年）、戊午年（太乙天符年），少阴君火司天，阳明燥金在泉。戊癸为火运，戊为阳年，故运为太徵。火运之气为火炎暑热，它的正常气化是酷热郁蒸；它的异常变化是火炎沸腾。它引起的疾病表现为热在上部，血液外溢。该年的客运五步是：初之运太徵，二之运少宫，三之运太商，四之运少羽，终之运太角。主运五步是：初之运少角，二之运太徵，三之运少宫，四之运太商，终之运少羽。

甲子年、甲午年，少阴君火司天，阳明燥金在泉。甲己为土运，甲为阳年，故运为太宫。土运之气为阴雨，它的正常气化是柔软厚重润泽；它的异常变化是狂风、雷震、暴雨。它所引起的疾病表现为：腹中胀满，身体沉重。该年的客运五步是：初之运太宫，二之运少商，三之运太羽，四之运少角，终之运太徵。主运五步是：初之运太角，二之运少徵，三之运太宫，四之运少商，终之运太羽。

庚子年、庚午年（此二年皆为同天符），少阴君火司天，阳明燥金在泉。乙庚为金，庚为阳年，故运为太商。虽然金运太过，但受到司天之气君火的抑制，故同金运平气。金运之气为清凉急切，它的正常气化为雾露萧瑟，它的异常变化为肃杀凋零，它引起的疾病是下部清凉。该年的客运五步是：初之运太商，二之运少羽，三之运太角，四之运少徵，终之运太宫。主运五步是：初之运少角，二之运太徵，三之运少宫，四之运太商，终之运少羽。

丙子年（岁会年）、丙午年，少阴君火司天，阳明燥金在泉。丙辛为水运，丙为阳年，故运为太羽。水运之气为寒冷，它的正常气化为凝敛凄惨，寒风凛冽；它的异常变化为冰雪霜雹，它引起的疾病是下部寒冷。该年的客运五步是：初之运太羽，二之运少角，三之运太徵，四之运少宫，终之运太商。主运五步是：初之运太角，二之运少徵，三之运太宫，四之运少商，终之运太羽。

凡此子午年少阴司天之政，气化运行比正常的天气早。地气肃杀，天气光明。寒气与暑气相交，热气和燥气相加，云奔雨聚，湿气大行，雨水时降。司天与在泉金火二气，共同主持一年的气候。与它相应的，天上的荧惑、太白二星光芒较强。天气布化光明，地气肃杀急迫，与之相应的谷物是红白二色，水火寒热相持于气交之中，是引起疾病的主因。热病生于上部，寒病生于下部，寒热之气互相错杂而争扰于中部。因此，人们多患咳嗽、喘息、口鼻出血、大便下血、鼻塞流涕、喷嚏、目赤、眼角生疮、寒厥入于胃部、心痛、腰痛、腹胀、咽喉干燥、头面胀肿等病症。

初之气，主气是厥阴风木，客气是太阳寒水，为上一年在泉之气迁移而来。燥气已去，寒气开始，虫类又开始蛰藏，河水冻结成冰，严霜复又下降，寒风常常刮起，阳气被寒气郁遏。这时人们应该谨慎起居。否则，就会发生关节屈伸不利、腰臀部疼痛等病症。在炎热即将到来时，还会引起内部和外部发生疮疡等病症。

二之气，主气是少阴君火，客气是厥阴风木，阳气散布，风气流行，所以春天的气候降临，万物欣欣向荣。但司天君火未盛，所以寒气时常到来，由于木火与时令相应，人们仍感到舒适。此时若发生疾病，多为小便淋漓、目视不清、两眼红赤、阳气郁滞于上而发热等病症。

三之气，主气是少阳相火，客气是少阴君火，君相二火主持时令，火气旺盛，万物繁盛、鲜明，但时常有疟疾侵犯。人们易患热厥、心痛、寒热相互发作、咳喘、眼睛红赤等

□ 八卦交为十二辰图

天地之分，只有四方四维八极即八卦。十二辰的辰巳未与巽卦相交，申酉戌亥与乾卦相交。

天地之分只是四方四维八极耳
数其交则四
外有十二亦十二辰位
交为皇极
十有六位也
几物莫不皆然

太极

病症。

四之气，主客二气皆为太阴湿土，且时值盛夏，因而湿热之气蒸腾，大雨时常降下，寒热交互而作。人们易患寒热、咽干、黄疸、鼻塞流涕、鼻出血、水饮等病症。

五之气，主气是阳明燥金，客气是少阳相火，由于火气降临，虽时值秋季，但气候反而炎热，阳热之气发挥作用，万物呈现出生长繁荣的景象。人们都很安康，如有疾病，一般也是温病。

终之气，主气是太阳寒水，客气是阳明燥气，燥气流行，因而使五之气的余火格拒于内，不能散泄。人们易患头面肿、咳嗽气喘等症，严重的口鼻出血。如果主时的寒水之气时常流动，自然界就会时常大雾迷漫。此时疾病在外生于皮肤腠理，在内留于胁肋，向下牵连到小腹，而产生内寒的病证，到这时，在泉之气又要转换了。

黄帝说：好。那么厥阴风木司天的运气情况如何呢？

岐伯说：厥阴风木值年在巳年和亥年。

丁巳年、丁亥年（此二年皆为天符年），厥阴风木司天，少阳相火在泉。壬为木运，丁为阴年，故运为少角。木运不及则金气胜，金气胜就会有火热之气来制约报复。这两年胜复二气相同，其运气为风，胜气为清，复气为热。该年的主客运五步相同，初之运少角，二之运太徵，三之运少宫，四之运太商，终之运少羽。

癸巳年、癸亥年（此二年皆为同岁会），厥阴风木司天，少阳相火在泉。戊癸为火运，癸为阴年，故运为少徵。火运不及则寒气胜，寒气胜，就会有土湿之气制约报复。这两年胜复二气相同，其运气为热，胜气为寒，复气为雨。该年的客运五步是：初之运少徵，二之运太宫，三之运少商，四之运太羽，终

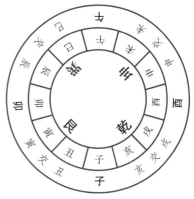

此圆四仲四季四孟止十有二位
循外弦数之却有十六
盖寅申巳亥之交而为两位也
各当四方之交皆若此二十四气
皇极交法皆当若此二十四气
交而为三十六气
气余闰余
交为月有四十日亦类于此

□ 十二辰交为十六位图

子、丑、寅、卯、辰、巳、午、未、申、酉、戌、亥为十二辰。图中只有四仲四季四孟十二位循环于外弦，其中寅、申、巳、亥与四方相交各为一位，共四位，总计十位。

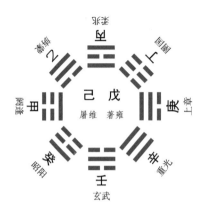

□ 地支图

地支是把旋转着的地球空间等分成十二个地支固定区位，依次命名为子、丑、寅、卯、辰、巳、午、未、申、酉、戌、亥。地支反映的是大地（人类自身）对此的支撑、接受规律。

之运少角。主运五步是：初之运太角，二之运少徵，三之运太宫，四之运少商，终之运太羽。

己巳年、己亥年，厥阴风木司天，少阳相火在泉。甲己为土运，己为阴土，故运为少宫。土运不及则风木之气偏胜，木气胜，就有金气来制约和报复，其运气为雨，胜气为风，复气为清。该年的客运五步是：初之运少宫，二之运太商，三之运少羽，四之运太角，终之运少徵。主运五步是：初之运少角，二之运太徵，三之运少宫，四之运太商，终之运少羽。

乙巳年、乙亥年，厥阴风木司天，少阳相火在泉。乙庚为金运，乙为阴年，故运为少商。金运不及则火热之气偏胜，火气胜，就有寒水之气来制约和报复，其运气为凉，胜气为热，复气为寒。该年的客运五步是：初之运少商，二之运太羽，三之运少角，四之运太徵，终之运少宫。主运五步是：初之运太角，二之运少徵，三之运太宫，四之运少商，终之运太羽。

辛巳年、辛亥年，厥阴风木司天，少阳相火在泉。丙辛为水运，辛为阴年，故运为少羽。水运不及则湿土之气偏胜，土气胜，就有风木之气来制约报复，其运气为寒，胜气为雨，复气为风。该年的客运五步是：初之运少羽，二之运太角，三之运少徵，四之运太宫，终之运少商。主运五步是：初之运少角，二之运太徵，三之运少宫，四之运太商，终之运少羽。

凡此巳亥年厥阴司天之政，气化不及，气候常比正常的天气来得较迟。若逢平气，则气化运行与天时相合。风木司天，所以天气扰乱。少阳在泉，所以地气正常。木在上，所以风生高远；火在下，所以炎热相从。云向雨府，象征湿土之气，散布流行。风火二气共同主持一年的气候，与它相应，天上的岁星、荧惑星发出明亮的光芒。司天风气的表现是扰动，在泉火气的表现是急速。与它相应的谷物是深青色和红色，间谷是感受太过的间气而成熟的。在此条件下，羽虫和角虫耗散而不繁殖。风燥火热之气胜复交替发作，蛰伏的虫子又外出活动，流水不能结冰。故人们易患的疾病为多发于下部的热病及多发于上部的风病；风燥与火热之气胜复相争于中部。

初之气，主气为厥阴风木，客气为阳明燥金。金气清凉，因而寒气急，肃杀之气到来，人们的右胁易生寒病。

二之气，主气为少阴君火，客气为太阳寒水。寒气不去，白雪纷飞，河水结冰，肃杀之气发挥作用，冷霜降下，草类尖梢干枯，寒雨屡降。由于少阴君火主时，阳气又复散发，人们易发里热病。

三之气，主气为少阳相火，客气为厥阴风木。司天之气行使权力，所以经常起风。人们多患眼睛流泪、耳鸣、头晕眩等症。

四之气，主气为太阴湿土，客气为少阴君火。湿热与炎暑之气互相逼迫，争扰于司天之间。人们易患黄疸、浮肿等病症。

五之气，主气为阳明燥金，客气为太阴湿土。燥气与湿气难分胜负，主客二气均为阴性，因而阴沉之气布散，寒气侵袭人体，于是风雨大作。

终之气，主气为太阳寒水，客气为少阳相火。阳气大盛，蛰伏的虫类出来活动，流水不能结冰，地气蒸发，百草萌芽，人们感到舒畅，但易患温病。

凡此厥阴司天之年，必须削弱郁结之气，资助生化的源泉和运气，不要令邪气太过。在本年应用辛味以调治司天的风邪，用咸味以调治在泉的火邪，少阳相火，其性尤烈，不能随意触犯。用温性之品时要避免温暖的气候，用热性之品时要避免炎热的气候，用凉性之品时要避免清凉的气候，用寒性之品时要避免寒冷的气候。在饮食方面，与上述方法相同。有时气候反常，就得灵活应用。这些都是防治疾病的基本规律，如果违反了，就会患病。

黄帝说：讲得好。先生的话，已说得很

□ **天干图**

"干支"说，把人类生存空间看成是一个随人们所在位置为中心，把其周的空间等分成十个天干空间区域，分别取名为甲、乙、丙、丁、戊、己、庚、辛、壬、癸。天干反映的是来自上天（宇宙）的干扰信息。

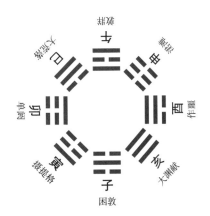

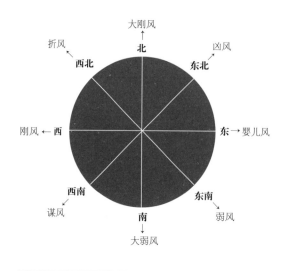

□ 八风示意图

八风即：正北方吹来的大刚风、东北方吹来的凶风、正东方吹来的婴儿风（东风）、东南方吹来的弱风、正南方吹来的大弱风、西南方吹来的谋风、正西方吹来的刚风、西北方吹来的折风。风是六气中很特殊的一气，这个特殊之处在于，风不仅生于东方，风可八面来。

详尽了，但是怎样才能知道运与气相应呢？

岐伯说：您问得真高明啊！六气的运行，各有一定的次序和方位，一般应根据正月初一早晨的气候为标准，以此来衡量节、气是否相应。凡是中运太过的，气至在节候之前；在中运不及的年份，就会节已到而气不至；这是六气变化的一般规律。如果中运既不太过也不是不及，就是所谓的"正岁"，其气至恰好与节候同时到来。

黄帝说：胜气与复气是常有的，而灾害也时常到来，当灾害到来的时候，会有什么表现呢？

岐伯说：如果不是正常的气候，就可称为灾害。

黄帝道：司天与在泉各主持一定的日数，那它们是怎样开始与终止的呢？

岐伯说：问得真详细啊，这正是我们需要明了的道理！天地的气数，开始于司天，终止于在泉，上半年为天气所主，下半年为地气所主。天地之气上下互合为用，为气交所主，一年中的气化规律就是这些了。所以说上、下、左、右的位置明白了，那么每气所主的月份就可知道，也就是所谓天地气数的终始。

黄帝又问：我用以上的规律观察运气，但有时运气之数和岁候有的不能相合，这是什么原因呢？

岐伯说：六气的作用有盈亏的不同，与五运的相合之化又有盛衰的差异。由于存在这些因素，所以就有了"同化"的问题。

黄帝道：希望听听什么是同化？

岐伯说：六气、五运、四时、五行，它们之间如果遇到性质相同的时候，就可以叫做"同化"。如风温之气与春天的木气同化，炎热的气候与夏天的火气同化；胜气与复气也有同化的情况，燥清烟露之气与秋天的金气同化，云雨昏暗之气与夏季的土气同化，寒凉霜雪之气与冬天的水气同化。这就是天地五运六气相互融洽，盛衰变化的一般规律。

黄帝道：五运值年与司天之气一致的称为天符，这我已经知道了。请问五运与在泉之气一致的情况是怎样的呢？

岐伯说：岁运太过而与司天一致的有三，岁运不及与司天一致的也有三，岁运太过而与在泉一致的有三，岁运不及而与在泉一致的也有三，总计有二十四年。

黄帝道：希望听听"三"具体指那些年份？

岐伯说：甲辰、甲戌年中运太宫，土运太过，下加太阴湿土在泉；壬寅、壬申年中运太角，为木运太过，下加厥阴风木在泉；庚子、庚午年中运太商，为金运太过，下加阳明燥金在泉。像这种情况的有三。癸巳、癸亥年中运少徵，为火运不及，下加少阳相火在泉；辛丑、辛未年中运少羽，为水运不及，下加太阳寒水在泉；癸卯、癸酉年中运少徵，为火运不及，下加少阴君火在泉。像这种情况的也有三。戊子、戊午年中运太徵，为火运太过，上临少阴君火司天；戊寅、戊申年中运太徵，为火运太过，上临少阳相火司天；丙辰、丙戌年中运太羽，为水运太过，上临太阳寒水司天。像这种情况的有三。丁巳、丁亥年中运少角，为木运不及，上临厥阴风木司天；乙卯、乙酉年中运少商，为金运不及，上临阳明燥金司天；己丑、己未年中运少宫，为土运不及，上临太阴湿土司天。像这种情况的也有三。除此这二十四年外，就是岁运与司天在泉不加不临的年份。

黄帝说：那么加是什么意思呢？

岐伯说：岁运太过而与在泉相加的叫做"同天符"，岁运不及而与在泉相加的叫做"同岁会"。

黄帝说：临是什么意思呢？

岐伯说：凡是岁运太过或不及与司天相临的，都叫做"天符"，由于运气变化有太过与不及的不同，病情变化则有轻微与严重的差异，生死也有早晚的区别。

黄帝说：您讲过，用寒药应该避免寒冷的天气，用热药应该避免热燥的天气，希望您能具体地讲讲这方面的道理？

岐伯说：用热药不要和天气之热抵触，用寒药不要和天气之寒抵触，顺应这一规律，就能使人平和，否则就必然造成疾病，因而不可不谨慎。这就是所说的应时而起的六步之气的方位。

黄帝说：温凉应该如何避免呢？

岐伯说：气运是热时，应该避免用热药；气运是寒时，应该避免用寒药；气运是凉时，应该避免用凉药；气运是温时，应该避免用温药；间气与主气相同的应该避免，与主气不同的，可以稍有违逆。这寒、热、温、凉药就叫做四畏，是要谨慎观察并加以注意的。

黄帝说：讲得好。在什么情况下可以违犯呢？

岐伯说：客气与主气不相合的，可以依照主气，至于客气胜过主气的，就可以违犯，但须以达到平衡为准，不可太过。这是由于邪气反而胜过主时之气的缘故。所以说，不违背天气时令，不违反六气的宜忌，不助长胜气，也不助长复气，就是最好的治法。

黄帝说：讲得好。五运轮流主岁，是否有一定的规律呢？

岐伯说：请让我按次序把它们排列出来，并用五行生成数表示。

甲子年、甲午年

上为少阴君火司天，中为太宫土运太过，下加阳明燥金在泉。司天热化之数二，中运雨化之数五，在泉燥化之数四，本年无胜复之气，所以叫正化日。司天热气所致化的病的应该用咸寒，中运雨湿之气所致的病应该用苦热，在泉燥气所致的病应该用酸热。

乙丑年、乙未年

上为太阴湿土司天，中为少商金运不及，下加太阳寒水在泉。由于金运的不及，致有热化的胜气和寒化的复气，因非本年正常之气，所以叫做"邪气化日"。它所致的灾害是在西方。司天之气数为湿化五，中运之气数为清化四，在泉寒化之数六，这是正气所化，所以叫做"正化日"。司天湿土之气所致的病应该用苦热，中运清气所致的病应该用酸和，在泉寒气所致的病应该用甘热。

丙寅年、丙申年

上为少阳相火司天，中为太羽水运太过，下加厥阴风木在泉。司天之气数为火化二，中运之气数为寒化六，在泉之气数为风化三，凡不出现胜气复气的，就是所谓邪化日。司天之气所致的病宜用咸寒，中运寒化所致的病宜用咸温，在泉风化所致宜用辛凉。

丁卯年（岁会年）、丁酉年

上为阳明燥金司天，中为少角木运不及，下为少阴君火在泉。木运不及则金气偏胜，金气胜，就会有火气来制约报复，出现清化的胜气与热化的复气，卯年与酉年相同，凡出现胜复二气的，就是邪化日，灾难发生在东方三宫。司天燥化之数九，中运风化之数三，在泉热化之数。若不出现胜气复气的，就是正化日。因司天燥气所致的疾病，宜用苦小温之品，中运风化所致的疾病，宜用辛和，在泉热化所致的病，宜用咸寒。

戊辰年、戊戌年

上为太阳寒水司天，中为太徵火运太过，下为太阴湿土在泉。司天寒化之数六，中运热化之数七，在泉湿化之数五，凡不出现胜复二气的，就是正化日。因司天寒化所致的病，宜用苦温，中运热化所致的病，宜用甘和，在泉湿化所致的病，宜用甘温。

己巳年、己亥年

上为厥阴风木司天，中为少宫土运不及，下为少阳相火在泉。土运不及则风木之气偏胜，木气胜，就会有金气来制约报复。在这两年，凡出现胜气为风，复气为清的，就是邪化日，灾难发生在中央五宫。司天风化之数三，中运湿化之数五，在泉火化之数七。若无胜气复气出现，就是正化日。因司天风气所致的疾病，宜用辛凉之品，中运湿化所致的疾病，宜用甘平之品，在泉火气所致的疾病，宜用咸寒之品。

周子曰

阳变阴合而生水火木金土五气

顺布四时行焉

五行一阴阳也

阴阳一太极也

太极本无极也

五行之生也

各一其性

□ 两仪生四象图

动则生阳，静则生阴，阴阳环抱而生两仪，两仪生四象，四象再演变成八卦，八卦分别象征天、地、雷、风、火、水、山、泽，这八种物质是自然界万物衍生的物质基础。

庚午年、庚子年（两年皆为同天符）

上为少阴君火司天，中为太商金运太过，下为阳明燥金在泉。司天热化之数七，中运清化之数九，在泉燥化之数九。凡不出现胜复二气的，就为正化日。因司天热化致病的，宜用咸寒之品，中运凉气所致病的，宜用辛温之品，在泉燥金所致病的，宜用酸温之品。

辛未年、辛丑年（两年皆为同岁会）

上为太阴湿土司天，中为少羽水运不及，下为太阳寒水在泉。水运不及则土湿之气偏胜，土气胜，就会有风木之气来制约报复。凡出现胜气复气的，就是邪化日，灾难发生在北方一宫。司天雨化之数五，中运寒化之数一，在泉寒化之数一。凡不出现胜复二气的，就是正化日。因司天湿气所致的疾病，宜用苦温之品，中运寒气所致的疾病，宜用苦平之品，在泉寒气所致的疾病，宜用苦热之品。

壬申年、壬寅年（两年皆为同天符）

上为少阳相火司天，中为太角木运太过，下为厥阴风木在泉。司天火化之数二，中运风化之数八，在泉风化之数八。凡不出现胜复二气的，就是正化日。因司天火气所致的疾病，宜用咸寒之品，中运风气所致的疾病，宜用酸平之品，在泉风气所致的疾病，宜用辛凉之品。

癸酉年、癸卯年（两年皆为同岁会）

上为阳明燥金司天，中为少徵火运不及，下为少阴君火在泉。火运不及，则寒水之气偏胜，水气胜，就会有湿土之气来制约报复，凡出现胜复二气的，就是邪化日，灾难发生在南方九宫。司天燥化之气九，中运热化之数二，在泉热化之数二。若胜复二气没有出现，则

□ 伏羲八卦属五行图

五行在天地间，独阳不生，独阴不成，未尝无偶然。金水土之卦，分阴分阳以为偶，水火之卦何无偶也；坎为水，阴中含阳；离为火，阳中含阴。乾偏阳，坤偏阴，震艮一阳，巽、兑一阴，皆居卦体之偏，故五行一阴阳，阴阳一太极也。

乾一阳金	兑二阴金	离三火	震四阳水	巽五阴水	坎六水	艮七阳水	坤八阴土

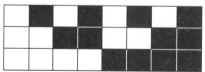

为正化日。因司天燥气所致的疾病，宜用苦小温之品，中运热气所致的疾病，宜用咸温之品，在泉热气所致的疾病，宜用咸寒之品。

甲戌年、甲辰年（两年既是岁会又是同天符）

上为太阳寒水司天，中为太宫土运太过，下为少阴相火在泉。司天寒化之数六，中运湿化之数五，在泉湿化之数五。凡不出现胜复二气的，就为正化日。因司天寒气所致的疾病，宜用苦热之品，中运湿气及在泉所致的疾病，宜用苦温之品。

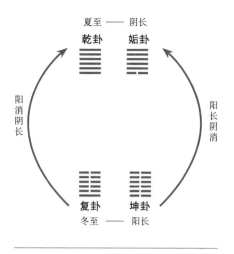

夏至 —— 阴长
乾卦　姤卦
阳消阴长
阳长阴消
复卦　坤卦
冬至 —— 阳长

□ **太极阴阳消长图**
　太极图的阴阳消长转化规律实际上是总结了八卦中的阴阳关系。在整体八卦中，也包含着阴阳的消长，气机的升降。

乙亥年、乙巳年

上为厥阴风木司天，中为少商金运不及，下为阳明燥金在泉。金运不及则火气偏胜，火气胜，就会有寒水之气制约报复。凡出现胜复二气的，就是邪化日，灾难发生在西方七宫。司天风化之数八，中运清化之数四，在泉火化之数二。若不出现胜复气的，就为正化日。因司天寒化所致的疾病，宜用辛凉之品，中运清气所致的疾病，宜用酸平之品，在泉火气所致的疾病，宜用咸寒之品。

丙子年（为岁会）、丙午年

上为少阴君火司天，中为太羽水运太过，下为阳明燥金在泉。司天热化之数二，中运寒化之数六，在泉清化之数四。凡无胜复二气出现的，为正化日。因司天热气所致的疾病，宜用咸寒之品，中运寒气所致的疾病，宜用咸热之品，在泉清气所致的疾病，宜用酸温之品。

丁丑年、丁未年

上为太阴湿土司天，中为少角木气不及，下为太阳寒水在泉。木运不及则金气偏胜，金气胜，就会有火热之气来制约报复。凡出现胜复二气的为邪化日，灾难发生在东方三宫。司天雨化之数五，中运风化之数三，在泉寒化之数一。若不出现胜复二气的，则为正化日。因司天雨气所致的疾病，宜用苦温之品，中运风气所致的疾病，宜用辛温之品，在泉寒气所致的疾病，宜用辛凉之品。

戊寅年、戊申年（二年皆为天符年）

上为少阳相火司天，中为少宫土运不及，下为厥阴风木在泉。司天火化之数七，中运火化之数七，在泉风化之数三，凡无胜复二气出现的，为正化日。因司天火气所致的疾病，宜用咸寒之品，中运火气所致的疾病，宜用甘平之品，因在泉风气所致的疾病，宜用辛凉之品。

己卯年、己酉年

上为阳明燥金司天，中为少宫土运不及，下为少阴君火在泉。土运不及则风木之气偏胜，木气胜，会有清凉的金气来制约报复。凡出现胜复二气的，为邪化日，灾难发生在中央五宫。司天清化之数九，中运雨化之数五，在泉热化之数七。未出现胜复二气的，为正化日。因司天清气所致的疾病，宜用苦小温之品，中运雨气所致的疾病，宜用甘和之品，在泉热气所致的疾病，宜用咸寒之品。

庚辰年、庚戌年

上为太阳寒水司天，中为太商金运太过，下为太阴湿土在泉。司天寒化之数一，中运清化之数九，在泉雨化之数五。凡不出现胜复二气的，就为正化日。因司天寒气所致的疾病，宜用苦热之品，中运清气所致的疾病，宜用辛温之品，在泉雨气所致的疾病，宜用甘热之品。

辛巳年、辛亥年

上为厥阴风木司天，中为少羽水运不及，下为少阳相火在泉。水运不及则土湿之气偏胜，土气胜，会有风木之气来制约报复，凡出现胜复二气的，为邪化日，灾难发生在北方一宫。司天风化之数三，中运寒化之数一，在泉火化之数七。未出现胜复二气的，为正化日。因司天风化所致的疾病，宜用辛凉之品，中运寒气所致的疾病，宜用苦平之品，在泉火气所致的疾病，宜用咸寒之品。

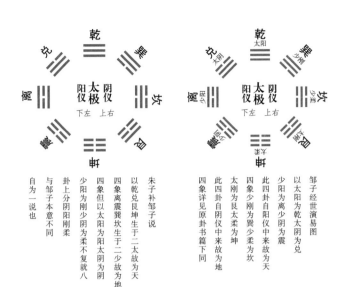

自为一说也

与邹子本意不同

卦上分阴阳刚柔

少阳为刚少阴为柔不复就八

四象但以太阳为阳太阴为阴

四象离震巽坎生于二少故为地

以乾兑艮坤生于二太故为天

朱子补邹子说

四象详见原卦书篇下同

此四卦自阴仪中来故为地

太刚为艮太柔为坤

四象少刚为巽少柔为坎

此四卦自阳仪中来故为天

少阳为离少阴为震

以太阴为乾太阳为兑

邹子经世演易图

壬午年、壬子年

　　上为少阴君火司天，中为太角木运太过，下为阳明燥金在泉。司天热化之数二，中运风化之数八，在泉清化之数四。凡不出现胜复二气的，为正化日。因司天热气所致的疾病，宜用咸寒之品，中运风气所致的疾病，宜用酸凉之品，在泉清气所致的疾病，宜用酸温之品。

癸未年、癸丑年

　　上为太阴湿土司天，中为少徵火运不及，下为太阳寒水在泉。火运不及则寒水之气偏胜，寒气胜，就会有湿土之气来制约报复。凡出现胜复二气的，为邪化日，灾难发生在北方九宫。司天雨化之数五，中运火化之数二，在泉寒化之数一。凡不出现胜复二气的，为正化日。因司天湿气所致的疾病，宜用苦温之品，中运火气所致的疾病，宜用咸温之品，在泉寒气所致的疾病，宜用甘热之品。

甲申年、甲寅年

　　上为少阳相火司天，中为太宫土运太过，下为厥阴风木在泉。司天火化之数二，中运雨化之数五，在泉风化之数八。凡不出现胜复二气的，为正化日。因司天火气所致的疾病，宜用咸寒之品，中运雨气所致的疾病，宜用咸平之品，在泉风气所致的疾病，宜用辛凉之品。

乙酉年（太乙天符）、乙卯年（天符）

上为阳明燥金司天，中为少商金运不及，下为少阴君火在泉。金运不及则火运偏胜，火运胜，就会有寒水之气来制约报复。凡出现胜复二气的，为邪化日，灾难发生在西方七宫。司天燥化之数四，中运清化之数四，在泉热化之数二。凡不出现胜复二气的，为正化日。因司天燥气所致的疾病，宜用苦小温之品，中运清气所致的疾病，宜用苦平之品，在泉热气所致的疾病，宜用咸寒之品。

丙戌年、丙辰年（两年皆为天符）

上为太阳寒水司天，中为太羽水运太过，下为太阴湿土在泉。司天寒化之数六，中运寒化之数六，在泉雨化之数五。凡不出现胜复二气的，为正化日。因司天寒气所致的疾病，宜用苦热之品，中运寒气所致的疾病，宜用咸温之品，在泉雨气所致的疾病，宜用甘热之品。

丁亥年、丁巳年（两年皆为天符）

上为厥阴风木司天，中为少角木运不及，下为少阳相火在泉。木运不及则金气偏胜，金气胜，就会有火热之气来制约报复，凡出现胜复二气的，为邪化日，灾难发生在东方三宫。司天风化之数三，中运风化之数三，在泉火化之数七。凡不出现胜复二气的，为正化日。因司天风气所致的疾病，宜用辛凉之品，中运风气所致的疾病，宜用辛平之品，在泉火气所致的疾病，宜用咸寒之品。

戊子年（大符）、戊午年（太乙天符）

上为少阴君火司天，中为太徵火运太过，下为阳明燥金在泉。司天热化之数七，中运热化之数七，在泉清化之气九。凡不出现胜复二气的，为正化日。因司天热气所致的疾病，宜用咸寒之品，中运热气所致的疾病，宜用甘寒之品，在泉清气所致的疾病，宜用酸温之品。

己丑年、己未年（两年皆为太乙天符）

上为太阴湿土司天，中为少宫土运不及，下为太阳寒水在泉。土运不及则风木之气偏胜，木气胜，就会有金气来制约报复。凡出现胜复二气的，为邪化日，灾难发生在中央五宫。司天雨化之数五，中运雨化之数五，在泉寒化之数一。凡不出现胜复二气的，为正化日。因司天雨气所致的疾病，宜用苦热之品，中运雨气所致的疾病，宜用甘平之品，在泉寒气所致的疾病，宜用甘热之品。

庚寅年、庚申年

上为少阳相火司天，中为太商金运太过，下为厥阴风木在泉。司天火化之数七，中运清化之数九，在泉风化之数三。凡不出现胜复二气的，为正化日。因司天火气所致的疾病，宜用咸寒之品，中运清气所致的疾病，宜用辛温之品，在泉风气所致的疾病，宜用辛凉之品。

辛卯年、辛酉年

上为阳明燥金司天，中为少羽水运不及，下为少阴君火在泉。水运不及则湿土之气偏胜，土气胜，就有风木之气来制约报复。凡出现胜复二气的，为邪化日，灾难发生在北方一宫。司天清化之数九，中运寒化之数一，在泉热化之数七。凡不出现胜复二气的，为正化日。因司天清气所致的疾病，宜用苦小温之品，中运寒气所致的疾病，宜用苦平之品，在泉热气所致的疾病，宜用咸寒之品。

壬辰年、壬戌年

上为太阳寒水司天，中为太角木运太过，下为太阴湿土在泉。司天寒化数

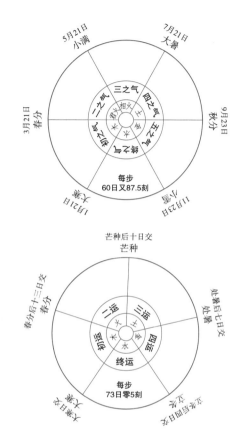

□ （上）主气图　（下）主运图

运气学说以大运代表全年总气象趋势，只要推测出大运（所属年干，再按照推算大运表所指即可测出气象特点。主气属五运，即把一年分为固定的五个阶段，排列次序为"始于木而终于水"（木、火、土、金、水），每一步（运）均为七十三日零五刻。

六，中木运风化数八，在泉雨化数五，这是正化日。气化所致的疾病，司天寒化所致的疾病，宜用苦温之品；中木运风化所致的疾病，宜用酸平之品；在泉雨化所致的疾病，宜用甘温之品。

癸巳年、癸亥年（两年皆为同岁会）

上为厥阴风木司天，中为少徵火运不及，下为少阳相火在泉。火运不及则寒水之气偏胜，水气胜，就有湿土之气来制约报复。凡出现胜复二气的，为邪化日，灾难发生在南方九宫。司天风化之数八，中运火化之数二，在泉火化之数二。凡不出现胜复二气的，为正化日。因司天风气所致的疾病，宜用辛凉之品，中运火气所致的疾病，宜用咸平之品，在泉火气所致的疾病，宜用咸寒之品。

在上述六是年运气变化的周期中，岁运不及之年就有胜复二气发生，气候就会反常而引起灾害；岁运太过之年，气化和平，称为"正化"。这些变化都有一定的规律性，必须要加以认真研究。所以只要掌握了要领的，只需简要地加以说明就能明白，如不知其要领的，就会漫无头绪。

黄帝道：好！五运之气，每年也有胜复的年份吗？

岐伯说：五运之气，若被胜气抑郁，也会发生复气，到了一定的时候就会发作。

黄帝道：请问这是为什么？

岐伯说：五运之气有太过和不及的分别，所以复气的发作也不一样。

黄帝道：我希望彻底了解一下。

岐伯说：运气太过发作就急暴，运气不及发作就徐缓。发作急暴的，引起的疾病也较重；发作徐缓的，引起的疾病持续时间较长。

黄帝道：太过、不及与五行生成数是怎样相应的呢？

岐伯说：太过的是成数，不及的是生数，唯有土不论太过或不及都用生数。

黄帝道：五气郁而发作的情况是怎样的呢？

岐伯说：土气郁而发作的情况是，山谷震动，气交之间雷声隆隆，尘埃蒙蔽，天昏地暗，湿气上蒸，化为白气，疾风骤雨发于高山深谷，冲击砂石，河水泛滥，巨川奔腾四溢。大水退后，原野变为一片汪洋，高出水面的土丘、山岗在一片汪洋之中好像一群牧马。然后湿化之气开始敷布，雨水按时而降，万物于是生长化成。在这种气候下，人们易患心腹胀满，肠鸣频泄，甚至发生心痛、胁胀、呕吐霍乱、痰饮、水泻、浮肿、身体沉重等病症。如果见到云气奔向降雨的地方，霞光环绕着朝阳，山泽间隐有尘埃昏蒙之气，这表明土郁即将发作，其发作的时候在太阴湿土之气主持时令，也就是夏秋之交时。如果见到云气横于天山，或聚或散、忽生忽灭、浮游不定，都是土郁将发的先兆。

金气郁而发作的情况是：天气洁净，地气明朗，气候清爽急切，秋凉于是到来。草木之间薄雾如烟，燥气流行，霜雾常常出现，肃杀之气应时而来，使草木因而苍老干枯，西风发出凄厉的声音。在这种气候下，人们易患咳嗽气逆，心胁胀满连及少腹，常常突然疼痛，不能翻身，咽干，面色难看好像蒙着一层灰尘等病症。如果山泽显出干涸的气象，地上凝结着白色的寒霜，就表明金郁要发作了，其发作时间是在五气当令，即秋分的时候。如果出现夜降白露，草木深处发出凄切的声音，便是金郁将发的先兆。

水气郁而发作的情况是：阳气退避，阴气突然发动，极寒之气来到，川泽之水急结成冰，甚至昏暗黄黑之气流于气交之中，于是霜降而杀害草木，寒水之气充斥大地。在这种气候条件下，人们感于寒邪，易患心痛、腰痛、大关节运动困难、屈伸不利，常常厥冷，痞硬，腹中胀满等病症。如果阳气失去作用，天空中聚满沉阴之气，白色昏浊之气蒙蔽天空，就表明水郁将要发作。水郁发作的时令，是在君火与相火当令的前后，即春分之后、小满之前。如果见到天空中出现深远黑暗，散乱如麻，隐约出现黑而微黄的颜色，则是水郁即将发作的先兆。

木气郁而发作的情况是：天空中多尘埃而昏暗，云气扰动，大风掀起屋顶，摧折树木，这是木气暴发所致。在这种气候条件下，人们多患胃脘当心疼痛，上肢两胁胀满，咽喉隔塞不通，饮食不能下咽，甚至耳鸣眩晕，眼花认不清人，突然僵直仆倒等病症。天色苍茫如烟，辨不出是天是山，有时呈混浊色，黄黑之

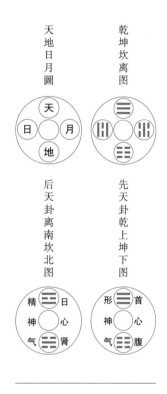

天地日月图

乾坤坎离图

天
日　月
地

后天卦离南坎北图

先天卦乾上坤下图

精
神　心
气　肾
日

形
神　心
气　腹
首

□ **乾上坤下与离南坎北图**

就人体而言，首乾腹坤，而心居其中，其位犹天地人三才。气统于肾，为水即坎卦，形统于首，精统于目为火即离卦。

气郁结不散，又像云横天空而不降雨，便是木郁将要发作。木郁发作的时间并不固定，但是可以观测得到。如果见到平原上的野草被风吹得倒伏，柔软的叶子皆背面翻转向外，高山上松涛怒吼，虎啸于山崖峰峦之上，便是木郁将发的先兆。

火气郁而发作的情况是：天空中有黄红之气遮蔽，太阳光不甚明亮，炎火流行，暑热之气到来，山泽之间热如火烤，树木的汁液被蒸腾外溢，高厅华屋之上犹如烟熏，地面浮起一层霜卤，井水日趋减少，蔓生的绿草也变得焦黄，热极风生，风火交炽，难以尽言，雨湿之气不能按时到来。在这种气候条件下，人们易患气不足，疮疡痈肿，胁、腹、胸、背、面、头、四肢胀大，肉皮发紧，或生痱疹，呕逆，四肢抽搐挛急，骨痛，关节游走性疼痛，泄泻如注，温疟，腹中急剧疼痛，血热妄行，血液流出，精液减少，眼目红赤，心中烦热，神昏烦闷等病症，甚至发生猝然死亡。在三之气终了时，本应凉爽反而大热，汗湿汗孔，就表明火郁将要发作，其发作的时候，是在四气当令之时，即大暑到秋分的时候。动后必静，阳极反阴，热极则生湿，湿土之气敷布则万物生长。因火被寒郁，故当百花开放之时，反而河水结冰，寒霜降地。如果见到朝南的池塘有阳气上腾，便是火郁积将发的先兆。先有抑郁的先兆，而后才有报复之气。凡是报复之气都是在被郁积到了极点，然后才发作的。木的复气，发作没有固定的时间，水的复气，发作在君、相二火主持时令的前后，只要仔细观察时令，那么疾病产生的原因就可以知道。如果不知时令，违反岁气，就是五行之气失其运行，生化收藏之事，都没有了常规，那还能够知道胜复的异常变化呢。

黄帝说：水郁而发作出现冰雪霜雹，土郁而发作出现暴风骤雨，木郁而发作出现毁坏断折，金郁而发作出现清爽明静，火郁而发作出现黄赤昏暗，这是什么原因造成的呢？

岐伯说：五运之气有太过与不及的差异，所以复气的发作也就有轻重的不同。轻微的，只限于本气发生变化，严重的，则兼见下承之气的变化，只要观察下承之气的变化，就可知道五郁发作的轻重情况。

黄帝说：讲得好。五运之气的郁极发作有时不与它所主的时令相应，这是为什么？

岐伯说：这是时间上的差异。

黄帝说：时间上的差异，有一定的日数吗？

岐伯说：发作都在相应时令之后三十天多一点。

黄帝说：气到来的时候，有先后的不同，为什么？

岐伯说：岁运太过，气的到来就会提前，岁运不及，气的到来就会推后，这是气候的常规。

黄帝说：气有当其时而到来的，为什么？

岐伯说：五运既非太过又非不及，气候就会准时到来，否则就产生灾害。

黄帝说：讲得好！气候与季节不相应有哪些表现呢？

岐伯说：岁运太过之年，气候一般与季节相应；岁运不及之年，气候与季节不相应。

黄帝道：四时之气到来，有早晚、高下、左右的不同，怎样来观察呢？

岐伯说：气行有顺有逆，气至有慢有快，因而岁运太过的气候在时令之前到来，岁运不及的气候在时令之后到来。

黄帝道：我想知道气行的逆顺、迟速是怎样的情形？

岐伯说：春气由东向西而行，夏气由南向北而行，秋气由西向东而行，冬气由北向南而行。所以春气从下开始运行，秋气从上开始运行，夏气从中开始运行，冬气从末开始运行。春气开始于东，秋气开始于西，冬气开始于北，夏气开始于南，这是四时正常的气化情况。所以极高的地方，常有冬气存在，极低的地方，常有春气存在，必须仔细进行观察。

黄帝道：五运六气所属之运表现于外，那么六气的常态和变异的规律是怎样的呢？

岐伯回答说：六气的运行，有正常的变化、有反常的变异、有胜气、有复气、有正常的作用、有异常的灾害，它们的表现都不相同，您要问的是什么呢？

黄帝道：我想全部听听。

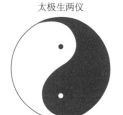

太极生两仪

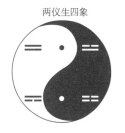

两仪生四象

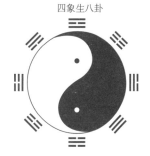

四象生八卦

□ **太极八卦发生图**

　　太极一八卦衍生律是宇宙万物的普遍规律，体现着万物产生于阴阳的相互作用。太极为阴阳二气的合抱体，为万物衍生前的氤氲状态。太极是无极无界的，由阴阳二气的作用，生成有极有界的物体。

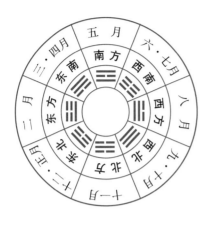

□ 后天八卦方位月令图

《通卦验》云：凡"《易》八卦之气，验应各如其法度，则阴阳和，六律调，风雨时，五谷成熟……"所谓"四正四维之分明"，尽"生长收藏之道"。四正卦各用一月，以当二至二分之季节；而四维卦则除各自的当值月令外，又渐一个月，从而各用两个月。四正四维的区分，使以月令配八卦之困难妥善解决。

岐伯说：那就让我详细地说吧！六气到来时，厥阴风木之气是和煦的，少阴君火之气是温和的，太阴湿土之气是湿润的，少阳相火之气是炎热的，阳明燥金之气是清凉劲急的，太阳寒水之气是寒冷的，这是四时气化的正常现象。

厥阴之气的到来，是风之所聚，象征草木萌芽；少阴之气的到来，是火之所聚，象征万物繁荣秀美；太阴之气的到来，是雨之所聚，象征万物充实丰满；少阳之气的到来，是热之所聚，象征万物生长茂盛；阳明之气的到来，是肃杀之气所聚，象征万物变得苍老成熟；太阳之气的到来，是寒之所聚，象征万物潜藏于内。这是六气所主，万物变化的正常现象。

厥阴之气的到来，为万物生发，风气动摇；少阴之气的到来，为万物繁荣秀美，形态显露；太阴之气的到来，为万物化生，云雨润泽；少阳之气的到来，为万物生长，茂盛鲜明；阳明之气的到来，为万物收敛，雾露下降；太阳之气的到来，为万物闭藏，阳气固密。这是六气正常变化的现象。

厥阴之气至，产生风气，最终有肃杀之气来制约；少阴之气至，产生热气，但中气为寒；太阴之气至，产生湿气，最终会发生暴雨；少阳之气至，产生火气，最终会蒸发为湿热；阳明之气至，产生燥气，最终发生寒凉；太阳之气至，产生寒气，但中气为温。这是六气自然变化的一般现象。

厥阴之气至，有毛的动物化育；少阴之气至，有翅膀的动物化育；太阴之气至，倮体的动物化育；少阳之气至，有翼的虫类化育；阳明之气至，有甲的动物化育；太阳之气至，有鳞的动物化育。这是六气化育万物的正常现象。

厥阴之气至，风气散布，万物始生；少阴之气至，热气散布，万物向荣；太阴之气至，湿气散布，万物濡润；少阳之气至，火气散布，万物茂盛；阳明之气至，燥气散布，万物坚实；太阳之气至，寒气散布，万物闭藏。这是六气敷布，万物顺其变化的一般规律。

厥阴之气至，狂风怒吼，气候大凉；少阴之气至，气候大热，有水气制则转大寒；太阴之气至，雷霆暴雨，有木气制则出现狂风大作；少阳之气至，风热若炙，有水气制则寒凝霜降；阳明之气至，草木散落，有火气制则气候温暖；太阳之气至，见寒雪冰雹，有土气制则地面见白色尘埃弥漫。这是六气太过发生的一般规律。

厥阴之气至，万物扰动，往来不定；少阴之气至，火焰高涨，热气熏蒸；太阴之气至，天气阴沉，白色尘埃弥漫，昏暗不明；少阳之气至，虹电光闪，赤云在天，热气蒸腾；阳明之气至，凉露如烟，夜有霜降，西风劲切，秋虫凄鸣；太阳之气至，寒凝冰坚，冷风刺骨，万物成熟。这是六气行使职权时的一般规律。

厥阴之气至，易患筋脉缩急的病证；少阴之至，易患疡疹发热的病证；太阴之气至，易患水饮积滞、胸脘痞塞的病证；少阳之气至，易患喷嚏、呕吐、疮疡的病证；阳明之气至，易患肌肤浮肿的病证；太阳之气至，易患关节屈伸不利的病证。这是在六气影响下所引起的常见病证。

厥阴之气至，易患两胁支撑作痛的病证；少阴之气至，易患疑惑，恶寒战栗，胡言乱动的病证；太阴之气至，易患腹中胀满的病证；少阳之气至，易患惊躁，满闷，昏昧的病证；阳明之气至，易患鼻塞流涕，喷嚏，尾骶、会阴、大腿、膝、髋、腓肠肌、小腿骨、足等部位的病证；太阳之气至，会引起腰痛。这也是在六气影响下所引起的常见病证。

厥阴之气至，会生肢体软缩，转动不便的病证；少阴之气至，会生无故悲妄，衄血和血污的病证；太阴之气至，会生霍乱呕吐下泻的病证；少阴之气至，会生喉痹、耳鸣、呕逆的病证；阳明之气至，会引起肌肤粗糙；太阳之气至，会生寝汗、抽筋的病证。这又是在六气影响下所引起的常见病证。

厥阴之气至，会生胁痛、呕吐、泄泻的病证；少阳之气至，会生语笑不休的病证；太阴之气至，会生身重浮肿的病证；少阳之气至，会生暴泻、肌肉跳动、筋脉抽搐的病证，有的病人还会突然死亡；阳明之气至，会生鼻塞流涕、喷嚏的病证；太阳之气至，会生大小便失禁或不通的病证。这还是在六气影响下所引起的常见病证。

从以上十二种变化，可以看出六气赋予万物"德化政令"，万物都有相应的回复。六气所至的位置，有高下、前后、内外的不同，在人体上，相应也有高下、前后、内外的不同。所以风气胜就会躁动不宁，热气胜就会肿胀，燥气胜就会干枯，寒气胜就会腹中疠痛，湿气胜就会濡泻，甚至小便不通、浮肿。总之，根据六气所在的位置，就可以知道它所引起的变化与病证。

黄帝道：我想听听六气的气化作用。

岐伯说：六气的气化，都是加于不胜之气而产生的。太阴湿气，加于太阳而为化；太阳寒气，加于少阴而为化；少阴热气，加于阳明而为化；阳明燥气，加于厥阴而为化；厥阴风气，加于太阳而为化。这要各随六气的所在方位来观测。

黄帝道：六气在本位上发挥作用是怎样的？

岐伯说：就是气化的常态。

黄帝道：我想了解一下六气的位置？

岐伯说：明白了六气命名的位次，那么它们的位置和所主持月份也就可以知道了。

黄帝道：六气有余和不足的情形如何？

岐伯说：太过和不及，两者是不同的，太过之气到来缓慢却能持久，不及之气到来急暴但很快会消失。

黄帝道：司天、在泉之气的有余和不足是怎样的呢？

岐伯说：司天之气不足，则在泉之气随之上升；在泉之气不足，则司天之气就随之下降；岁运之气居于气交之中，它的升降，常在天气地气的前面，它厌恶所不胜之气而归属于同和之气，但同和则助其气，所以随之就产生病变。司天之气胜，天气就下降，在泉之气胜，地气就上升。根据胜的多少可以决定升降的差别：胜气微的差别就小，胜气大的差别就大。如相差过甚，则气交的位置改变，而疾病也就产生了。《大要》上说：胜甚之年差别为五分在本位，五分升降，微甚之年差别为七分在本位，三分升降，其间的差别是可以看出的。就是这个意思。

黄帝道：讲得好。前面说过，用热性药时不要侵犯炎热的气候，用寒性药时不要侵犯寒冷的气候。我想不避忌寒，也不避忌热，这怎么办？

岐伯说：您问得真详细啊！发表散寒时不必忌热，攻泻里热时不必忌寒。

黄帝道：若不发表，也不攻里，而犯了寒天用寒，热天用热的禁忌。又怎样？

岐伯说：这样，寒热之气就会内伤脏腑，病情就更加严重。

黄帝道：对于没病的人来说怎样？

岐伯说：没病的人，会因此生病，有病的人，病情会因此加重。

黄帝道：无病的人因此生病了又怎样？

岐伯说：不避热就会生热病，不避寒就会生寒病。寒太甚，会生胸部坚痞、腹部胀满，急剧疼痛，下痢等病。热太甚，会生发热、吐下、霍乱、痈疽疮疡、昏昧郁闷、泄泻、身体抽搐、肿胀、呕吐、鼻涕、鼻血、头痛、骨节变化、肉痛、吐血、便血、小便淋漓或癃闭等病。

黄帝道：那应该怎样治疗呢？

岐伯说：必须顺应四时的时序。假如违犯了禁忌，在治疗时，就应该热病用寒、寒病用热。

黄帝问道：怀孕的妇人患病，应如何使用峻烈的药物呢？

岐伯说：针对疾病使用相应的药物，既不伤害母体，也不伤害胎儿。

黄帝道：我希望听听怎样针对疾病用药呢？

岐伯说：大积大聚的病，是可以用峻烈药品的，因为主要是为去病，如果病邪已减大半，就要停药，如用药过量，就会致人死亡。

黄帝道：讲得好。五气抑郁过甚的，应怎样治疗？

岐伯说：木气抑郁就应用疏泻法，使肝气条达；火气抑郁就应用发散法，使心火外散；土气抑郁就应用消导、泻下法，使脾气运化；金气抑郁就应用宣泄法，使肺肃降；水气抑郁就应用调理制约法，使肾气平衡。这就是治疗的基本方法。总之，对太过的要用相胜的药物来抑制其旺盛之势。这些都属于泻法之列。

黄帝道：假借之气致病，应怎样治疗？

岐伯说：如有假借之气，就不必依照远寒远热的禁忌，这是主气不足而客气胜的缘故。

黄帝道：无比的精深啊，这一宝贵的学说，天地气化的道理，五运运行的规律，六气加临的纲纪，阴阳变化的表现，寒暑时令的往来，除了先生您，谁还能够通晓呢？让我把它藏在灵兰之室，再署名《六元正纪》，不经斋戒沐浴，不让随便翻阅，以表传世的慎重。

刺法论篇·第七十二（亡佚）

本病论篇·第七十三（亡佚）

至真要大论篇·第七十四

　　黄帝道：五运之气交相配合，太过与不及互相更替，这些道理，我已经知道了。那么六气分时主治，其司天、在泉之气到来时所起的变化又怎样呢？

　　岐伯行礼后回答说：您问得多么清楚啊！这是天地变化的基本规律，也是人体与天地变化相应的规律。

　　黄帝道：我希望听听司天之气与天气相应，在泉之气与地气相应是怎样的呢？

　　岐伯说：这是医理中的主要部分，也是一般医生所不甚了解的。

　　黄帝道：我希望听听其中的道理。

　　岐伯说：厥阴司天，气从风化；少阴司天，气从热化；太阴司天，气从湿化；少阳司天，气从火化；阳明司天，气从燥化；太阳司天，气从寒化。这都是以客气所临的脏位来决定疾病名称的。

　　黄帝道：六气在泉各自的气化是怎样的呢？

　　岐伯说：与司天是同样的，间气也是如此。

　　黄帝道：怎样叫做间气？

　　岐伯说：分管司天在泉之左右的，就称为间气。

　　黄帝道：与司天在泉有什么分别呢？

　　岐伯说：司天在泉而主岁之气，主一年的气化。间气，主六十天（一步）的气化。

　　黄帝道：讲得好。各年的气化是怎样的呢？

　　岐伯说：厥阴在司天为风化，在泉为酸化，它主持的岁运属木，青苍的颜色与之相应，其在间气为动化；少阴在司天为热化，在泉为苦化，它不主持岁运，其在间气为灼化；太阴在司天为湿化，在泉为甘化，它主持的岁运属土，黄色与之相应，其在间气为柔化；少阳在司天为火化，在泉为苦化，它主持的岁运属火，红色与之相应，其在间气为明化；阳明在司天为燥化，在泉为辛化，它主持的岁运属金，白色与之相应，其在间气为清化；太阳在司天为寒化，在泉为咸化，它主持的岁运属水，黑色与之相应，其在间气为藏化。所以治病的医生，必须明白六气的不同气化作用，五味五色所产生的变化作用，和五脏的喜恶，然后才可以说掌握了气化的盈虚和疾病的发生。

黄帝道：厥阴在泉产生酸味，我早就知道了，那么请问风气的运行是怎样呢？

岐伯说：风气行于地，这是本于地之气而为风化，其他五气也是这样。因为本属于天的，是天之气，本属于地的，是地之气，天地之气相合，就有了六节之气的划分，于是万物就能化生。所以，要特别注意观察气候的变化，别错过病情的变化，就是这个道理。

黄帝道：怎样选择主治疾病的药物呢？

岐伯说：根据各年的气候特点来采备药物，就不会有遗漏。

黄帝道：为什么要根据气候特点采备药物呢？

岐伯说：因为这样才能得天地之气，而且药物的气味纯厚，药力精专。

黄帝道：与五运相应的药物如何呢？

岐伯说：按五运采集的药物与主岁的药物相同，但是有有余和不足的分别。

黄帝道：不根据气候特点采备的药物如何？

岐伯说：其气散而不纯。本质虽同，但等次却不同，如气味有厚薄的不同，性能有静躁的不同，治效有多少的不同，药力有浅深的不同，这就是不根据气候特点采备药物的说法。

黄帝道：六气分别主持各年的气候，为何会伤害五脏呢？

岐伯说：因为自然界的六气和人体的五脏息息相通，它们之间有胜负克制的关系，五脏受到它所不胜之气的克伐就会发生疾病，这是问题的关键。

黄帝道：应该怎样治疗呢？

岐伯说：司天之气淫胜伤人而六经生病的，那就以所胜之气的药物来调治；在泉之气淫胜而五脏生病的，那就以所胜之气的药物来治疗。

黄帝道：讲得好！但也有在岁气平和时生病的，又怎样治疗呢？

岐伯说：这要细心观察三阴三阳司天在泉的所在而加以调治，以达到正常为目的，正病用正治法，反病用反治法。

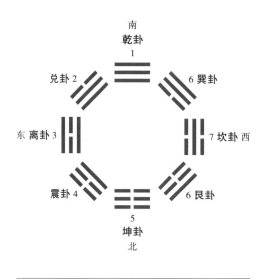

南
乾卦
1

兑卦 2   6 巽卦

东 离卦 3   7 坎卦 西

震卦 4   6 艮卦

5
坤卦
北

□ 先天八卦图

先天八卦与后天八卦其卦形、卦象皆相等同，区别仅
在于排列方位和顺序不一。先天八卦：乾南坤北，离东坎
西。如图所示。

黄帝道：您说要观察疾病所在的经脉、脏腑进行调治，但有的书上说，人迎和寸口的脉象要相应，像牵直的绳索一样，大小相等的才是正常现象，那么少阴司天、在泉时，在寸口应该有怎样的反应呢？

岐伯说：看主岁的是南政还是北政，就可以知道了。

黄帝道：我希望彻底地了解这个问题。

岐伯说：北政主岁时，少阴在泉，寸口脉沉细而伏不应于指；厥阴在泉，右寸口脉沉细而伏不应于指；太阴在泉，左寸口脉沉细而伏不应于指。南政主岁时，少阴司天，寸口脉沉细而伏不应于指；厥阴司天，右寸口脉沉细而伏不应于指；太阴司天，左寸口脉沉细而伏不应于指。凡是寸口脉不应于指的，用相反的诊法脉象就可应指了。

黄帝道：尺部的脉候又如何呢？

岐伯说：北政主岁时，三阴在泉，则寸口脉沉细而伏，不应于指；三阴司天，则尺部脉沉细而伏，不应于指。南政主岁时，三阴司天，寸口脉沉细而伏，不应于指；三阴在泉，则尺部脉沉细而伏，不应于指。左右尺部脉不应于指的，与上述相同。所以懂得要领，一句话就说明白了，不懂得要领，就漫无边际，说的就是这个道理。

黄帝道：很好，那么司天、在泉之气淫胜侵入人体内部而产生疾病的情形是怎样呢？

岐伯说：厥阴在泉的年份，风气偏胜，就会地气不明，原野昏暗，草禾提前抽穗。人们易患恶寒发冷、常常呻吟、不住地打哈欠、心痛并感觉撑满、两胁拘急不舒、饮食不进、咽膈不通畅、食后呕吐、肚腹发胀、多噫气，大便或矢气后，觉得身体轻快但全身沉重无力等病证。

少阴在泉的年份，热气偏胜，气就升浮于川泽，阴暗处也显得明亮。人们容易患腹中不时鸣响、逆气上冲胸脘、气喘不能久立、恶寒发热、皮肤痛、眼睛模糊、牙痛、项肿、寒热交替发作好像疟疾、少腹中痛、腹部胀大等病证。蛰虫也不按时伏藏。

太阴在泉的年份，百草早早生发，湿气偏胜，使山岩峡谷之中雾气弥漫而昏暗，黄土变为黑色，这是湿土之气相合的现象。人们易患水饮积聚、心痛、耳聋、头目不清，咽肿，喉痛，湿邪化热逼迫血液以致尿血和便血、少腹肿痛，小便不通，气上冲而头痛，眼睛胀痛像要脱出，颈项痛像将要拔出，腰痛像要折断，髋关节疼痛不能运动，膝关节像要凝结住而不灵活，小腿肚转筋痛如裂等病证。

少阳在泉的年份，火气偏胜，郊野光焰明亮，天气时寒时热。人们易患泄泻如注，下痢赤白，少腹痛，小便赤色等病，严重的还会出现便血，其余症候与少阴在泉相同。

阳明在泉的年份，燥气偏胜，故雾气迷蒙昏暗不清。人们易患呕吐之病，呕吐之物有苦味，时常叹气，心与胁部疼痛，不能转身；严重的则会生咽喉干燥，面似尘土般滞暗，身体干瘦，不润泽，足外侧发热等病证。

太阳在泉的年份，寒气偏胜，天地之间出现寒气凝结，肃杀惨栗的景象。人们易患少腹连及睾丸痛，并且牵连腰脊，寒气上冲而心痛，出血，咽喉痛，颔部肿痛等症状。

黄帝道：讲得好！那么应该怎样治疗呢？

岐伯说：凡是在泉之气，风气太过而伤于人体的，主药用辛凉之药，用苦性之药辅佐，用甘味之药缓解，用辛性之药来驱散风邪；热气太过而伤于人体的，主药用咸寒之药，用甘苦之药辅佐，用酸性之药收敛阴气，用苦性之药来发散热邪；湿气太过而伤于人体的，主药用苦热之药，用酸性之药辅佐，用苦性之药来燥湿，用淡性之药来泻湿邪；火气太过而伤于人体的，主药用咸冷之药，用苦性之药辅佐，用酸性之药来收敛阴气，用苦性之药来发散火邪；燥气太过而伤于热体的，主药用苦温之药，用甘性之药辅佐，用苦性之药泻热；寒气太过而伤于热体的，主药用甘热之药，用苦性之药辅佐，用咸性之药来泄泻，用辛性之药来温润，用苦性之药来坚实。

黄帝道：讲得好！司天之气淫胜会引起什么病变呢？

岐伯说：厥阴司天的年份，风气偏胜，天空就会尘浊不清，云被风气鼓荡而动摇不定，在寒冷的季节反而温暖如春，流水不能结冰。人们易患胃脘心口窝处疼痛、向上支撑两胁、膈咽阻塞不通、饮食不下、舌根强硬、食后呕吐、冷泄腹胀、溏泄、瘕证、小便不通等病证，蛰虫也不能按时潜藏。这是由于风邪伤及脾脏。如果足背的冲阳脉搏断绝，是脾脏衰败的反映，属难以治愈的绝症。

少阴司天的年份，热气偏胜，天气闷热，大雨下降，君火行其政令。人们易患胸中烦躁而热、咽喉干燥、右胁痞满、皮肤疼痛、寒热咳喘、唾血、便血、鼻出血、喷嚏、呕吐、小便变色，甚至疮疡浮肿，肩、背、臂、上臂及缺盆等处疼痛，心痛，肺胀，腹大而满，气喘咳嗽，这是由于热邪伤及肺脏。如果肘部的尺泽脉搏断绝，说明肺气已败，属难以治愈的绝症。

太阴司天的年份，湿气偏胜，故阴沉之气密布天空，雨水过多，反使草木枯萎。人们易患浮肿、骨痛阴痹等病证，阴痹按之不知痛处，腰脊头项疼痛、时常眩晕、大便困难、阳痿不举、饥不择食、咳嗽唾血、心有空悬的感觉，这是由于土湿之气伤及肾脏。如果足内踝的太溪脉搏断绝，说明肾气已败，属难以治愈的绝症。

少阳司天的年份，火气偏胜，故温热之气流行，金气不能发挥清肃下降的作用。人们易患头痛、发热恶寒而为疟疾，热气在上，皮肤疼痛，色变黄赤，如果进一步发展就会成为水病，身面浮肿、腹满、仰息，泄泻如注，赤白下痢，疮疡，唾血，心烦，胸中热，甚至鼻中流血，这是由于火邪伤及肺脏。如果腋下三寸处的天府脉搏断绝，说明肺气已败，属难以治愈的绝症。

阳明司天的年份，燥气偏胜，故草木回春的时间推迟。人体的筋骨发生病变。人易患左侧胁肋部疼痛，这是由于清凉之气侵入人体所致，若再感受寒凉之邪，就会发为疟疾。大凉之气使天气反常，人们易患咳嗽，腹中鸣响，泄泻如注，大便稀溏。金气收敛，故高大的树木枝梢萎缩，生气郁伏于根部，草类尖梢也因之枯焦。人们易患心胁剧痛、不能转侧、咽喉发干、面色就像蒙上尘埃般晦黯、腰痛、男子颓疝、妇人少腹疼痛、眼睛视物模糊、疮疡痤痈等症，而蛰虫也在伏藏的时令出来活动。这是由于燥邪伤及肝脏。如足大趾后足背的太冲脉搏断绝，说明肝气已败，属难以治愈的绝症。

太阳司天的年份，寒气偏胜，在不应当寒冷的季节而寒气到来，水凝结为冰。人体内血液生变，会发生痈疡、厥逆心痛、呕血、下血、鼻流血、善悲、时常眩晕仆倒等病。逢火运太过之年，就会发生暴雨冰雹俱下。人们易患胸腹满、手热、肘挛急、腋部肿、心悸不安、胸胁胃脘不舒、面赤、目黄，善噫气，咽喉干燥，甚至面黑如同煤灰，滞暗不华，口渴想饮水等病证，这是由于水气伤及心脏。如手腕部的神门脉搏断绝，说明心气已败，属难以治愈的绝症。所以说，由脉气的搏动，就可以测知五脏之气的存亡。

黄帝道：好。那么应该怎样治疗呢？

岐伯说：由司天之气所胜而致病的，如属风淫所胜，以辛凉之药平其胜气，辅佐以苦甘之药，以甘性之药缓其急，以酸性之药泻其邪；如属热淫所胜，以咸寒之药平其胜气，辅佐以苦甘之药，以酸性之药收敛阴气；如属湿淫所胜，以苦味热性之药平其胜气，辅佐以酸辛之药，以苦性之药燥湿，以淡性之药渗泄湿邪；如湿邪盛于上部而且有热，就要以苦味温性之药治疗，辅佐以甘辛之药，以汗解法恢复其常态；如属火淫所胜，以酸味冷性之药平其胜气，辅佐以苦甘之药，以酸性之药收敛阴气，以苦性之药发泄火邪，以咸性之药恢复津液，热淫所胜的与此相同；如属燥淫所胜，以苦味温性之药平其胜气，辅佐以酸辛之药，以苦性之药下其燥结；如属寒淫所胜，以辛味热性之药平其胜气，辅佐以甘苦之药，以咸性之药泻其寒邪。

黄帝道：讲得好。如果司天、在泉之气受到己所不胜之气的伤害而发生疾病，应怎样治疗呢？

岐伯说：厥阴风木在泉，反被清肃之金气所胜，当用酸温之药治之，辅佐以苦甘之药，用辛味药平其正气，使被抑郁的风木之气得以疏散；少阴君火之气在泉，反被寒水之气所胜，就用甘味热性之药治之，辅佐以苦辛之药，用咸味药平其正气，使在内的火热之气得以和平；太阴湿土之气在泉，反被火热之气所胜，就用苦味冷性之药治之，辅佐以咸甘之药，用苦味药平其正气，使土气得以运化；少阳相火之气在泉，反被寒水之气所胜，就用甘味热性之药治之，辅佐以苦辛之药，用咸味药平其正气，使火气得以平和柔软；阳明燥金之气在泉，反被火热之气所胜，就用平味寒性之药治之，辅佐以苦甘之药，用酸味药平其正气，使燥气得以平静。太阳寒水之气在泉，反被热气所胜，就用咸味冷性之药治之，辅佐以甘辛之药，用苦味药平其正气，使水气得以潜藏。

黄帝问：司天之气反被邪气所胜，应怎样治疗呢？

岐伯说：厥阴风木之气司天，反而被清凉的金气所胜，应用酸温之药治疗，用甘苦之药辅佐；少阴君火之气司天，反被寒水之气所胜，应用甘温之药治疗，用苦酸辛之药辅佐；太阴湿土之气司天，反被热气所胜，应用苦寒之药治疗，用苦酸之药辅佐；少阳相火之气司天，反被寒水之气所胜，应用甘热之药治疗，用苦辛之药辅佐；阳明燥金之气司天，反被热气所胜，应用辛寒之药治疗，用苦甘之药辅佐；太阳寒水之气司天，反被热气所胜，应用咸冷之药治疗，用苦辛之药辅佐。

黄帝道：六气相胜是怎样的情况？

岐伯说：厥阴风气偏胜，就会出现耳鸣头眩、烦乱欲吐，胃脘之上及横膈之下感到有寒气等病证。大风时常刮起，倮虫类不能孳生。人们易患胁肋之气积聚不散，化而成热，小便黄赤，胃脘当心之处疼痛，上肢两胁胀满，肠鸣飧泄，少腹疼痛，泄泻赤白，甚至呕吐及膈咽之间阻塞不通。

少阴热气偏胜，会发生心下热、常饥饿、脐下痛、热气遍及三焦，炎暑到来，树木被灼而汁液外溢，草类因之而枯萎。人们易患呕逆躁烦，腹部胀满而痛，大便溏泄，转变成为尿血。

太阴湿气偏胜，火气郁结在人体，就会酝酿成为疮疡。火热流散在外，则病发于胁肋、甚至心痛，热气阻格于上，头痛，喉痹，项强。如湿气独胜，郁结于里，湿寒之气迫于下焦，就会囟顶痛，并牵扯眉间也痛，胃中满闷等。大雨时常下降，于是雨后出现湿气偏胜的现象，人们易发少腹满胀、腰椎沉重强直、湿蕴于内、屈伸不利、时常泄泻、足下温、头部重、足胫肿、水饮发于内而上部出现浮肿等病症。

少阳火气偏胜，会发生热邪客于胃中，心烦、心痛、目赤、欲呕、呕酸、常感饥饿、耳痛、尿赤色、易发惊恐、谵言妄语等症。暴热之气销铄万物，草木枯萎、水流干涸、介虫类屈伏不动；人们易生少腹疼痛，下痢赤白等病症。

阳明燥气偏胜，则清凉之气发于内，左胁疼痛、泄泻、内则咽嗌窒塞、外则阴囊肿大。大凉之气肃杀，草木枯萎，毛虫类死亡。人们易患胸中不舒、咽嗌窒塞而且咳嗽等病症。

太阳寒气偏胜，凝肃凛冽之气到来，不到结冰之时而水已结冰，羽虫类延迟生化。人们易发痔疮、疟疾、寒气入胃，气逆上冲就会出现心痛、阴部生疮疡、小便不利，阴部与大腿内侧牵引疼痛、筋肉拘急引缩、血脉凝滞、络脉充血而颜色改变，或者发生便血、皮肤因水气郁积而肿胀、腹中痞满、饮食减少，热气上行，因而头项巅顶脑户等处都觉得疼痛，眼睛肿胀像要脱出，寒气入于下焦，转变成为水泻。

黄帝道：应该怎样治疗呢?

岐伯说：厥阴风气所胜之病，用甘凉的药品为主，用苦辛的药辅佐，用酸味药泻其胜气；少阴热气所胜之病，用辛寒的药品为主，用苦咸的药辅佐，用甘味药泻其胜气；太阴湿气所胜之病，用咸热的药品为主，用辛甘的药辅佐，用苦味药泻其胜气；少阳火气所胜之病，用辛寒的药品为主，用甘咸的药辅佐，用甘味药泻其胜气；阳明燥气所胜之病，用酸温的药品为主，用辛甘的药辅佐，用苦味药泻其胜气；太阳寒气所胜之病，用甘热的药品为主，用辛酸的药辅佐，用咸味药泻其胜气。

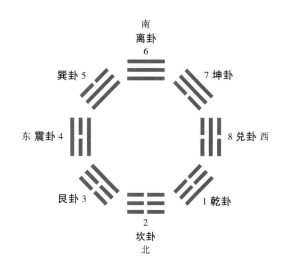

□ **后天八卦图**

　　后天八卦以离坎定南北，震兑定东西，故以震离坎兑划分东西南北，代表春温、夏热、秋凉、冬寒。进而细分出万物的生长收藏等八个阶段。

黄帝道：六气互为复气的情况是怎样的?

岐伯说：您问得真详细！厥阴风木为复气时，就会产生小腹部坚满，腹胁里拘急，突然疼痛的症状。在自然界就发生树木偃伏，沙土飞扬，倮虫类不能发育等现象。在病变上就产生气厥心痛、出汗、呕吐、饮食不入、食入而又吐出、筋骨震颤、目眩、手足逆冷，严重的还会风邪入脾，成为食后吐出的食痹之证。如冲阳脉绝，说明脾脏已经衰败，属难以治愈的死证。

少阴君火为复气时，烦热从心里发作，发生烦躁、鼻流血、喷嚏、少腹绞痛、身热如碳、咽喉干燥、大小便时下时止、气动于左而向上逆行于右、咳嗽、皮肤痛、突然失音、心痛、神志昏昏不知人事、寒战打抖、妄言乱语、寒战后又发烧、口渴想饮水、少气、骨痿弱、肠道梗塞而大便不通、外现浮肿、呃逆嗳气等病症。这是因为阳明燥金先胜，而后少阴君火之气报复所致。在自然界表现为流水不能结冰，热气因之大行，介虫类不能繁育。这时人们易患痱、疹、疮疡、痈疽、痤痔等外证。如果热邪过甚，还会进入肺脏，发为咳嗽鼻渊。如天府脉绝，说明肺脏已经衰败，属难以治愈的死证。

太阴湿土为复气时，湿气发作太过，人们易患身体重困、胸满、饮食不化、寒湿之气上逆，引起胸中不快，水饮发于内，咳嗽的声音不断。如大雨时常下降，鱼类游上陆地，人们就会头项痛而重，震颤抽搐的症状尤其严重，呕吐而烦，闭户独居，懒于行动，口吐清水。如果湿邪入肾，泄泻没有节制。若太溪脉绝，说明肾脏已经衰败，属难以治愈的死证。

少阳相火为复气时，炎热的气候到来，万物被灼热枯燥，介虫类受到伤耗。人们易患惊厥抽搐、咳嗽、衄血、心热烦躁、小便频数、恶风，火热之气上行，面色晦黯如同蒙上浮尘，两眼跳动抽搐。火气入内，在上表现为口舌糜烂、呕逆，或为血溢，在下表现为便血，还会发为疟疾，恶寒战栗的现象。寒极转热，咽部干燥，渴欲饮水，面色变为黄赤，少阳脉痿弱。气蒸热化则为水病，转变成为浮肿。如果邪气入肺，咳而出血。若尺泽脉绝，说明肺脏已经衰败，属难以治愈的死证。

阳明燥金为复气时，清肃之气大行，众多的树木苍老枯干，兽类多发生疫病。人们的疾病生于胁肋，其气偏于左侧不舒，时时叹息，甚则产生心痛、痞满、腹胀、泄泻、呕吐、咳嗽、呃逆、烦心。病在横膈的部位，头痛，如果邪气入肝，会发生惊骇、筋挛等症。若太冲脉绝，说明肝脏已经衰败，属难以治愈的死证。

太阳寒水为复气时，寒气流行，水结为冰，天降大雪。禽类因此死亡。人们多患心胃生寒、胸膈不通利、心痛、痞满、头痛、多伤惧，经常眩晕仆倒、饮食减少、腰椎疼痛、屈伸不利等症。在自然界表现为地冻裂、冰厚而坚、阳光不显温暖。人们出现少腹疼痛，连及睾丸，并牵引到腰脊。寒气上冲于心，唾出清水，呃逆嗳气，如果邪气入心，发生善忘善悲的现象。如神门脉绝，说明心脏已经衰败，属难以治愈的死证。

黄帝道：讲得好！应该怎样治疗呢？

岐伯说：厥阴风木为复气所致的病，主药用酸寒药，辅药用甘辛药，用酸药泻其邪，用甘药缓其急；少阴君火为复气所致的病，主药用咸寒药，辅药用苦辛药，用甘药泻其邪，用酸味药收敛，用辛苦药发散，用咸药软坚；太阴湿土为复气所致的病，主药用苦热药，辅药用酸辛的药，用苦药泻其邪，燥其湿，或泻其湿邪；少阳相火为复气所致的病，主药用咸冷药，辅药用苦辛药，用咸药软坚，用酸药收敛，用辛苦药发汗，发汗之药不必避忌热天，别用太热或太凉的药。少阴君火为复气所致的病，用发汗之药与此同法；阳明燥金为复气所致的病，主药用辛温药，辅药用苦甘药，用苦药渗泄，用苦药发散，用酸药补虚；太阳寒水为复气所致的病，主药用咸热药，辅药用甘辛药，用苦药以坚其气。凡治各种胜气复气所致的病，属于寒的用热药，属于热的用寒药，属于温的用清凉药，属于凉的用温性药，元气耗散的用收敛药，气抑郁的用疏散药，气燥的用滋润药，气急的用缓和药，病邪坚实的用软坚药，气脆弱的用固本药，衰弱的用补药，亢盛的用泻药，使五脏之气各安其所，清静无所扰乱，病气自然就会消退，那么其余也就各归其类属，无所偏胜，恢复到正常。这就是治疗上的大体方法。

黄帝道：人体上下之气与天地之气相应是怎么回事呢？

岐伯说：人体的上半身有三气，属于人身应天的部分，是司天之气主持的；人体的下半身有三气，属于人身应地的部分，是在泉之气主持的。用三阴三阳来命名六气，用六气配属经络脏腑来确定部位，然后根据疾病的特性和所在的部位确立疾病名称。"半"是指人体"天枢"穴的部位。人身上部三气亢胜而下部三气有病的，是以地气来命名疾病；人身下部的三气亢胜而上部的三气有病的，是以天气来命名疾病。以上是指胜气到来，报复之气尚潜藏未发的情况而言，而复气到来时，就不以司天在泉之气来分别其病名，而应根据复气的变化来确定病名。

黄帝道：胜气复气的变化，有一定的规律吗？胜复之气能够准时到来吗？

岐伯说：四时都有一定的固定位置，但胜复之气来与不来，却并不是必然的。

黄帝道：我想听听这其中的道理。

岐伯说：初之气到三之气，是天气所主持，是胜气常见的时位；四之气到终之气，是地气所主持，是复气常见的时位。有胜气才有复气，没有胜气就没有复气。

黄帝道：有时复气过去后胜气又发生，这是什么原因？

岐伯说：胜气到来，就会有复气，这本无一定的规律，直到气衰才会停止。复气之后又出现了胜气，就会再度发生复气，如没有复气发生，那么胜气就会成为灾害，能够伤害自然界的生命。

黄帝道：复气本身反病的，是什么原因？

岐伯说：这是复气到来的时节，不是时令的正位，其气与其位不能相得的缘故。复气若大复其胜气，那么复气本身就虚，而主时之气又胜它，所以复气反而自病，这是指火、燥、热三气来说的。

黄帝道：治疗的方法应该怎样？

岐伯说：胜气所造成的疾病，轻微的顺着它，严重的制止它；复气所致的疾病，和缓的加以平调，暴烈的加以削弱。总之，要随顺其胜气，安定被抑伏之气，不必管用药的次数，以和平为止，这就是治疗的原则。

黄帝道：客气和主气的胜复如何？

岐伯说：客气与主气二者之间，只有胜没有复。

黄帝道：其逆顺怎样区别？

岐伯说：主气胜是逆，客气胜是顺，这是天地间的常规。

黄帝道：其发生的病状是怎样的？

岐伯说：厥阴司天，客气胜就患耳鸣眩晕，甚至咳嗽；主气胜就病胸胁疼痛，舌强难以说话。少阴司天，客气胜就患鼽嚏、颈项强直、肩背发热、头痛、少气、身热、耳聋、目昏，甚至浮肿、血溢、疮疡，咳嗽气喘；主气胜就心热烦躁，甚至胁痛胀满。太阴司天，客气胜就患头面浮肿，呼吸气喘；主气胜就胸腹胀满，进食之后，精神昏乱。少阳司天，客气胜就患丹疹发于皮肤，也许成为丹毒疮疡、呕逆、喉痛、头痛、咽肿、耳聋、血溢，内症是手足抽搐；主气胜就患胸满、咳嗽、仰息、咳而有血、手热。阳明司天，清凉之气有余于内，就患咳嗽、衄血、嗌咽窒塞、心膈中热、咳嗽不止、面白、血出不止者死。太阳司天，客气胜就患胸中不利、流清涕、感寒则咳嗽；主气胜就病喉嗌中鸣响。

厥阴在泉，客气胜就患大关节不利，在内就发生痉挛强直抽搐，在外就发生动作不便的现象；主气胜就患筋骨摇动强直，腰腹经常疼痛。少阴在泉，客气胜就患腰痛，臀、大腿、膝、髋、小腿肚、小腿骨、足等部位生病，无规律地灼热而酸，浮肿不能久立，大小便变色；主气胜就患逆气上冲，心痛发热，膈部诸痹都可出现，病发于胁肋，汗多不藏，四肢因之而致厥冷。太阴在泉，客气胜，就发生足痿之病，下肢沉重，二便失常，湿邪停留于下焦，就发为濡泻以及浮肿隐曲之疾；主气胜就会寒气上逆、痞满，饮食不多，甚至发生疝痛之病。少阳在泉，客气胜就患腰腹痛，恶寒，甚至二便色白；主气胜就会热反上行而侵犯到心部、心痛发热，格拒于中，呕吐，其他各种症候与少阴在泉所致者相同。阳明在泉，客气胜则清凉之气扰动于下，少腹坚满，屡次便泻；主气胜就患腰重腹痛，少腹部生寒气，在下大便溏泄，寒气逆于肠胃，上冲胸中，气喘不能久立。太阳在泉，客气寒水加于主气寒水位置之上，就会发生腰、臀部疼痛，屈伸感到不便，股、胫、足、膝中疼痛。

黄帝道：应该怎样来治疗呢？

岐伯说：上冲的抑之使下，陷下的举之使升，有余的泻其实，不足的补其虚，再佐以有利的药物，调以恰当的饮食，使主客之气安泰，而适和其寒温。客主同气的，是胜气偏盛，可逆而折之；若客主异气的，当视其偏强偏弱之气从而调之。

黄帝道：治寒用热，治热用寒，主客气相同的用逆治，相反的用从治，我已经知道了。然而对于五行补泻的正味来说又是怎样的呢？

岐伯说：厥阴风木主气所致的，就用酸味泻之，用辛味补之；少阴君火与少阳相火所致的，就用甘味泻之，用咸味补之；太阴湿土主气所致的，就用苦味泻之，用甘味补之；阳明燥金主气所致的，就用辛味泻之，用酸味补之，太阳寒水主气所致的，就用咸味泻之，用苦味补之。厥阴客气为病，补用辛味，泻用酸味，缓用甘味；少阴客气为病，补用咸味，泻用甘味，收用咸味；太阴客气为病，补用甘味，泻用苦味，缓用甘味；少阳客气为病，补用咸味，泻用甘味，软坚用咸味；阳明客气为病，补用酸味，泻用辛味，泻下用苦味；太阳客气为病，补用苦味，泻用咸味，坚用苦味，润用辛味。这都是为了疏通腠理，引致津液，宣通阳气。

黄帝道：听说阴阳各有三，这是什么道理？

岐伯说：这是因为阴阳之气有多有少，其性用也各不相同。

黄帝道：阳明是什么意思？

岐伯说：太阳、少阳二阳合明，所以称为阳明。

黄帝道：厥阴是什么意思？

岐伯说：太阴、少阴之气交尽，所以称为厥阴。

黄帝道：气有多少的不同，病有盛衰的不同，治法有应缓应急的不同，制方有大小的不同，希望听听划分它们的标准是什么？

岐伯说：邪气有高下之别，病有远近之分，症状表现有在里在外之异，所以治法就需要有轻有重，总之，以药力达到病变所在部位为准则。《大要》

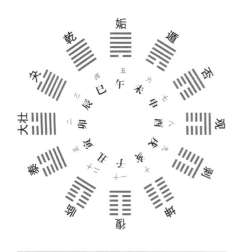

□ 十二卦月分图

十二卦与一年的十二个月和十二时辰相对应，其阴阳消息往复不穷，人体也要顺应十二卦月分的阴阳运动规律，才能百病不生。

说：君药一味，臣药二味，是奇方之法；君药二味，臣药四味，是偶方之法；君药二味，臣药三味，是奇方之法；君药二味，臣药六味，是偶方之法。病在近用奇方，病在远用偶方；发汗之剂不用奇方，攻下之剂不用偶方；补上部、治上部的制方宜缓，补下部、治下部的方制宜急；气味迅急的药物其味多厚，性缓的药物其味多薄，方制用药要恰到病处，就是指此而言。如果病变所在的部位远，服药后药力未到达病所便在中途发挥了作用，就当考虑食前或食后服药，以使药力达到病所，不要违反这个规定。

所以平调病气的规律是：如病变所在的部位近，不论用奇方或偶方，其制方服量要小；如病变所在的部位较远，不论用奇方或偶方，其制方服量要大。方制大的，是药的味数少而量重；方制小的，是药的味数多而量轻。味数多的可至九味，味数少的仅用到二味。用奇方而病不去，就用偶方，这叫做重方；用偶方而病仍不去，就用反佐之药以顺其病情来治疗，这就属于反用寒、热、温、凉的药来治疗。

黄帝道：我已经明白了六气之本引起疾病的治疗方法，那么因三阴三阳之标引起的疾病应该怎样治疗呢？

岐伯说：与本病相反的，就可知道这是标病。在治疗时不从本病着眼，那就明白了治标的方法。

黄帝道：六气中的偏胜之气，怎样观察？

岐伯说：这要趁六气到来的时候观察。清肃之气来临，是燥气之胜，燥胜则风木受邪，肝病就发生了。热气来临，是火气之胜，火偏胜则金燥受邪，肺病就发生了。寒气来临，是水气之胜，水偏胜则火热受邪，心病就发生了。湿气来临，是土气之胜，土偏胜则寒水受邪，肾病就发生了。风气来临，是木气之胜，木胜则土湿受邪，脾病就发生了。这些都是所谓感邪而生病的。如果正当岁气不足之年，则邪气更甚；如主时之气不和也使邪气更甚；在月亮亏缺的时候也使邪气更甚。以上三种情况，若再感受邪气，就很危险了。凡是有了胜气，相继而来的必定是报复之气。

黄帝道：六气到来时，脉的体象怎样？

岐伯说：厥阴之气到来，其脉就应表现为弦；少阴之气到来，其脉应表现为钩；太阴之气到来，其脉应表现为沉；少阳之气到来，其脉应表现为大而浮；阳明之气到来，其脉应表现为短而涩；太阳之气到来，其脉应表现为大而长。气至而脉和是正常的，气至而脉太盛的是病，气至而脉相反的是病，气至而脉不至的是病，气未至而脉已至的是病，若阴阳之气变易而脉象交错就很危险了。

黄帝道：六气的标本，变化所从不同，是什么原因？

岐伯说：六气有从本化的，有从标本的，有不从标本的。

黄帝道：我希望详细地了解这个问题。

岐伯说：少阳太阴从本化，少阴太阳既从本又从标，阳明厥阴不从标本而从其中气。从本的是因为病邪生于本气。从标从本的，是因为病的发生有从本的，也有从标的。从中气的，是因为病的发生基于中气。

黄帝道：脉象看似与病情一致，但实际却相反的情况，怎样诊断呢？

岐伯说：脉至与症状相一致，但按之不鼓动而无力的，这就不是真正的阳病，各种阳证阳脉都是这样。

黄帝道：各种象是阴证的疾病，其脉象怎样？

岐伯说：脉至与病证相一致，但按之鼓指而极盛的，这就不是正阴病。

所以疾病的产生，有发于本气的，有发于标气的，有发于中气的。在治疗上有治其本气而得愈的，有治其标气而得愈的，有治其中气而得愈的，也有标气本气兼治而得愈的。有逆其势而治愈的，有从其情而治愈的。逆，是逆病之情，在治疗上是正治顺治。若顺治，表面虽似顺，其实却是逆。所以说：知道标与本，在临证时，就能没有危害，明白逆治顺治的道理，就尽管施行治疗而无须询问。不知道这些道理，就不能谈有正确的诊断，相反却会扰乱正常的诊断和治疗。所以《大要》上说：庸医沾沾自喜，以为所有病证都已知道了，但一结合证尚未终了，谈论热证尚未终了，寒病征象又开始显出来，虽然感染同一种邪气，但却可以引起完全不同的证候。如果不明白这个道理，就必然对疾病的诊断迷惑不清，使正常治疗受到干扰。标本的道理，简要而应用极广，从小可

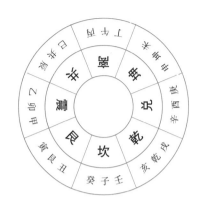

□ 八卦司化图

图中乾职生覆，坎司寒化，艮司湿化，震司动化，巽司风化，离司暑化，坤职形载，兑司燥化。

以及大，通过一个例子可以明白一切病的变化。所以明白了标与本，就容易治疗而不会发生损害；观察属本还是属标，就可使病气调和。明确懂得六气胜复的道理，就可以在养生、治疗方面为民众作出示范，这就是掌握天地变化规律的根本目的和意义所在。

黄帝道：胜气复气的发生有早有晚，其具体情况是怎样的？

岐伯说：六气成为胜气时，胜气到来人就生病，而当病气蓄积的时候，复气就开始萌发。六气成为复气时，是在胜气终了时才开始发作，复气的发生，如果正当其的时令，其势会更盛。胜气有轻有重，复气有少有多，胜气平和，复气也就平和，胜气虚，复气也虚，这是自然变化的一般规律。

黄帝道：胜复二气的发作，有时并不恰合时令，有的后于时令而至，这是什么缘故？

岐伯说：这是因为六气的发生变化，都有盛衰的不同。寒暑温凉盛衰的作用，表现在春、夏、秋、冬的最后一个月，即四维月。所以阳气的发动，开始于温暖而盛于暑热，阴气的发动，开始于清凉而盛于寒冽，因而形成了四时气候的差异。所以《大要》上说：春天的温暖，发展为夏天的暑热，秋天的清肃，发展为冬天的凛冽。仔细观察四维的变化，就可以了解阴阳之气盛衰开始与终止的时间，从而知道该年四季气候的变化。

黄帝道：四时气候的变迁，在时间上有一定的差数吗？

岐伯说：大概三十天左右。

黄帝道：那么在脉上有什么反应呢？

岐伯说：差分之脉见于脉象，与正常的相同，只不过在判断时，将所差的时数去掉罢了。《脉要》有言，春脉毫无沉象，夏脉毫无弦象，秋脉毫无数象，冬脉毫无涩象，叫做四时之气闭塞。沉而太过的是病脉，弦而太过的是病脉，涩而太过的是病脉，数而太过的是病脉，脉气乱而参差的是病脉，气已去而脉复见的是病脉，气未去而脉先去的是病脉，气去而脉不去的是病脉，脉与气相反的是死脉。所以说四时之气相互联系，各有所守，各有所司，就像秤砣与秤杆一样，缺一不可。阴阳之气，清静时就会生化安宁，扰动时人们就会产生疾病。

黄帝道：什么是幽明？

岐伯说：两阴之气都尽称做幽；两阳之气相合称为明，幽明的交替配合形成了自然界气候的寒暑往来变迁。

黄帝道：分和至是什么意思？

岐伯说：气来叫至，气去叫分，气至之时其气是相同的，气分之时其气是不相同的，冬至、夏至、春分、秋分是区分天地阴阳之气盛衰的纲领。

黄帝道：您说初之气、四之气开始于立春、立秋之前，三之气、六之气开始于立冬、立夏之后，我已经知道了。但是六气司天、在泉往复运动，主时之气变幻无常，其补泻的方法应怎样？

岐伯说：司天在泉，上下都有所主，应该随其所利而用补泻，考虑适宜的药物就是治疗的要点。左右间气的治法与此相同。《大要》有言，少阳主岁，先用甘药，后用咸药；阳明主岁，先用辛药，后用酸药；太阳主岁，先用咸药，后用苦药；厥阴主岁，先用酸药，后用辛药；少阴主岁，先用甘药，后用咸药；太阴主岁，先用苦药，后用甘药。辅以有利的药物，资助生化之机，这样就算是对六气偏胜所致之病最完善的治疗方法。

黄帝道：大凡各种疾病，都是由生于风、寒、暑、湿、燥、火六气引起的，医书里说，盛就应该泻，虚就应该补。我把这些方法教给医生，但他们运用后还不能收到十全的效果。我想使这些医学理论得到推广，并在医疗实践中收到卓越的成效，就如同鼓槌敲击到鼓上立刻发出声响，又像拔除肉中的刺、洗去衣物上的污浊那样立竿见影，让所有的医生都能达到工巧神圣的程度，您能给我讲讲相关的道理吗？

岐伯说：要仔细观察疾病发展变化的内在规律，也就是疾病的机理，称为"病机"。在治疗时不违背六气主时的原则，就可以达到这个目的了。

黄帝道：请问"病机"是什么？

岐伯说：凡因风气所致的颤动眩晕，都属于肝；凡因寒气所致的筋脉拘急，都属于肾；凡因气病所致的烦满郁闷，都属于肺；凡因湿气所致的浮肿胀满，都属于脾；凡因热气所致的视物昏花，肢体抽搐，都属于火；凡是疼痛、瘙

痒、疮疡，都属于心；凡是厥逆，二便不通或失禁，都属于下焦；凡是患喘逆呕
吐，都属于上焦；凡是口噤不开、寒战、口齿叩击，都属于火；凡是痉病颈项强
直，都属于湿；凡是气逆上冲，都属于火；凡是胀满腹大，都属于热；凡是躁动
不安，发狂而举动失常的，都属于火；凡是突然发生强直的症状，都是属于风
邪；凡是病而有声（如肠鸣），在触诊时，膨然如鼓声的病证，都属于热；凡是
浮肿、疼痛、酸楚、惊骇不安，都属于火；凡是转筋挛急，排出的水液浑浊，都
属于热；凡是排出的水液感觉清亮、寒冷，都属于寒；凡是呕吐酸水，或者突然
急泄而有窘迫的感觉，都属于热。所以《大要》说：要谨慎地注意病机，掌握各
种症状的所属，要分析它出现的原因；对于应该出现而没有出现的症状，也要分
析它没出现的原因；对于表现过盛的病症，要分析为什么会过盛；表现虚弱的病
症，要分析为什么会虚弱。首先要明白五脏之气的偏盛偏衰，治疗时要根据病情
疏通血气，使其调和畅达，从而恢复协调和平的正常状态。

黄帝道：药物五味、阴阳的作用是怎样的？

岐伯说：辛、甘味的药性是发散的，属阳；酸、苦味的药性是涌泄的，属
于阴；咸味的药性也是涌泄的，属阴；淡味的药性是渗泄的，所以属阳。这六种
性味的药物，其作用有的是收敛，有的是发散，有的是缓和，有的是迅急，有
的是干燥，有的是濡润，有的是柔软，有的是坚实，要根据它们的不同作用来使
用，从而调和其气，使之归于平和。

黄帝道：有些病用调气的方法不能治愈，应该怎么办？有毒的药和无毒的
药，哪种先用，哪种后用？我想听听其中的道理。

岐伯说：用有毒的药，或用无毒的药，要以能治病为准则，然后根据病情
来制定剂量的大小。

黄帝道：请您讲讲方制。

岐伯说：君药一味，臣药二味，这是小剂的组成；君药一味，臣药三味，
佐药五味，这是中剂的组成；君药一味，臣药三味，佐药九味，这是大剂的组
成。病属于寒的，要用热药；病属于热的，要用寒药。病轻的，就逆着病情来治
疗；病重的，就顺着病情来治疗。病邪坚实的，就削弱它。病邪停留在体内的，
就驱除它，病属劳倦所致的，就温养它。病属气血郁结的，就加以舒散。病邪
滞留的，就加以攻击。病属枯燥的，就加以滋润。病属急剧的，就加以缓解，病
属气血耗散的，就加以收敛。病属虚损的，就加以补益。病属安逸停滞的，要使

其畅通。病属惊怯的，要使之平静。或升或降，或用按摩，或用洗浴，或迫邪外出，或截邪发作，或用开泄，或用发散，都以适合病情为好。

黄帝道：什么叫做逆从？

岐伯说：逆就是逆其病证而治疗，也就是正治法；从就是顺从病证而治疗，也就是反治法。至于顺从治疗药物用量的多少，要根据病情来确定。

黄帝道：反治怎么讲呢？

岐伯说：以热治热，服药宜凉，以寒治寒，服药宜温，补药治中满，攻药治下泄。这样做的目的，就是要从根本上制伏其主病。反治之法，开始时药性与病情的寒热似乎相同，但是它所得的结果却并不相同。使用这种疗法，可以用来破除积滞、消散坚块、调和气血，使疾病得以痊愈。

黄帝道：有时尽管有六气调和，但人们难免会生病，应该怎样治疗呢？

岐伯说：或用逆治，或用从治，或主药逆治而佐药从治，或主药从治而佐药逆治，疏通气机，使之调和，这是治疗的正道。

黄帝道：病有内外相互影响的，应该怎样治疗呢？

岐伯说：病从内生而后至于外的，应先调治其内；病从外生而后至于内的，应先调治其外；病从内生，影响到外部而偏重于外部的，先调治内部，而后治其外部；病从外生，影响到内部而偏重于内部的，先调治外部然后调治内部；既不从内，又不从外，内外没有联系的，只要治疗主要的病证就可以了。

黄帝道：讲得好！火热之气盛，又见恶寒发热，好像疟疾的症状，有时一天一发，有时间隔数天一发，这是什么缘故？

岐伯说：这是胜复之气相遇的时候有多有少的缘故。阴气多而阳气少，那么发作的间隔日数就长；阳气多而阴气少，那么发作的间隔日数就少。这是胜气与复气相互逼迫，盛衰互为节制的道理。疟疾的原理也是如此。

黄帝道：医学论著中曾说，治寒病用热性药，治热病用寒性药，医生不能废掉这个规矩而变更治法。但是有些热病服寒性药而更热，有些寒病服热性药而更寒，不仅原来的寒热病俱在，反又引起新病，应该怎样治疗呢？

岐伯说：凡是用寒性药泻热而热不除的，它的本质是阴虚，应当用补阴的方法来治疗；凡是用热性药散寒而寒不去的，它的本质是阳虚，应当用补阳的方法治疗。这是根据疾病的阴阳属性来进行治疗的原则。

黄帝道：讲得好。服用寒性药反而出现热象，服用热性药反而出现寒象，这是什么原因呢?

岐伯说:这是没有抓住疾病的本质进行治疗,单纯地治疗虚假的旺盛之气,所以引出了相反的结果。

黄帝道:有的并不是虚假旺盛之气,也发生这种情况,那是什么原因呢?

岐伯说:问得真全面啊!这是对药物及食物的五味使用不当造成的。五味入胃以后,各归其所喜的脏器,酸味先入肝,苦味先入心,甘味先入脾,辛味先入肺,咸味先入肾,积之日久,便能增加各脏之气。长期服用某一味,就会使相应的内脏之器增长,这是气化作用的一般规律。脏气增长过久就会偏胜,这便是引起疾病的原因。

黄帝道:制方有君臣的分别,是什么道理呢?

岐伯说:主治疾病的药味就是君,辅佐君药的就是臣,供应臣药的就是使,这与把药物分成上、中、下三品并不是一回事。

黄帝道:什么是三品?

岐伯说:所谓三品,是用来说明药物有毒无毒及其功效的理论。

黄帝道:讲得好。疾病有内部与外部的区分,应该怎样治疗呢?

岐伯说:调治病气的方法,必须分别阴阳,确定其属内属外,各按其病之所在,在内的治其内,在外的治其外,病轻的调理它,较重的平治它,病势盛的就攻夺它。或用发汗法,或用泻下法。总之,要分辨病邪的寒、热、温、凉,根据病气的所属,使病气消退。应根据天时气候、人体体质、疾病性质,采用合适的治疗方法。谨慎地遵守如上法则,就可以万无一失,使气血平和,健康长寿。

黄帝说:讲得好。

著至教论篇·第七十五

黄帝坐在明堂上,召来雷公问道:你懂得医病的道理吗?

雷公回答说:我读过一些医学书籍,但理解不够全面;即使能够理解一些,也还不能分辨清楚;有的虽然能分辨其条理,但还不能明白其形成的基本原理;有的虽然明白其中原理,但在临床上还不能广泛运用。因此,我的医道能够治疗同僚的疾病,还达不到给王侯治病的资格。我愿意听你讲授天地运动的法则，并结合四时阴阳和星辰日月的运动变化规律，阐明其中深刻精微的道理，从而使医学道理得以发扬光大，愈到后世，其影响愈加明显。这是可以与神农、伏羲二皇相媲美的功德。

黄帝道：好！这些都是和阴阳、表里、上下、雌雄相互联系、相互呼应的道理，千万不要忘记丢掉。医学理论涉及的范围非常广泛，医者必须上知天文、下知地理、中知人事。只有包含了这许多方面知识的医学理论才可长久留存，才能使人们受益，而不致产生疑惑。把这些医学理论写成书籍，传之后世，可以成为宝贵的文献。

雷公说：请您讲授这些医学道理，以便我进一步诵读、理解。

黄帝道：你没有听过《阴阳传》这部书吗？

雷公说：没有。

黄帝道：太阳经的经脉之气护卫着人身的表层，它的功能相当于天上的阳气，若太阳经的经气运行失常，就会使体内和体外的邪气相合而生病，并使人体阴阳过盛危害身体。

雷公说：三阳之气并至，不可阻挡，请问这是什么意思？

黄帝道：太阳经主管各条阳气，三阳独至，实际上是指少阳经、阳明经、太阳经三条阳经之气合并而至，其势若疾风骤雨，侵犯到人体上部，就发生头顶疾病，侵犯到下部就发生二便失禁。它所引起的疾患，在外没有明显的征象可预料，在内没有什么规律可循。其病变不符合一般规律，所以诊断就无法肯定其病属上属下，应根据《阴阳传》加以识别。

雷公说：对于这类病，我能治愈的极少，请您说明这其中道理，以解除我的疑惑。

黄帝道：三阳是至盛之阳，积聚一起，就发为令人惊骇的病变，病起时如风一样迅速，如霹雳一样猛烈，九窍都为之闭塞，阳气盈溢于外，因而就咽干喉塞。如果并入于阴，就会上下失常，下迫于肠，发生肠澼病。若过盛的三阳之气上冲到心膈，影响经脉，就会使人坐下而不能站立，躺着也觉得身子沉重。以上虽然说的是三阳之病，但从而可进一步了解天与人的关系，以及如何区别阴阳，顺应四时以及如何与五行相配合。

雷公说：这些道理，如果您讲得十分详尽，我都还不能分辨清楚，更何况您讲得委婉，我就更不能领会了。让我站起来聆听您的讲解，以便领会其中深刻精细的道理。

黄帝道：你尽管接受了老师的传授，但却没有领会其精神实质，因此对老师所教的内容还有疑惑。现在，我告诉你这些深刻道理的要点吧。如果病邪伤人五脏，筋骨就会日渐消损。连这样的道理都不明白、不领会，那世上的医学理论就要失传了。例如肾脉即将绝时，病人表现为终日心中郁闷，在天将黑时更厉害，总想在安静地方待着，不想出门，也没有精神应酬。

示从容论篇·第七十六

黄帝安闲地坐着，召来雷公问道：你学过医术，诵读过医书，还能博览群书，掌握了取类比象的方法，可以说把医学道理融会贯通了。那么，就对我说说你的个人心得吧。如五脏、六腑、胆、胃、大小肠、脾、胞、膀胱、脑髓、涕唾、哭泣，以及水液的运行，这些都是人体之所赖以生存的，在治疗时易发生错误的，所以你务必明了这些道理，诊治疾病时才不会出错而十全十美，否则就会在诊治疾病时常常出错而遭到世人的埋怨。

雷公说：我读了《脉经·上下篇》的许多内容，但在取类比象、诊治疾病上，还不能做到完全正确，又怎能说是完全明白呢？

黄帝道：那请你在《脉经·上下篇》之外，根据你所通晓的，试述一下五脏的病变，六腑的不和，针刺砭石的副作用，药物的适宜，汤液的滋味等，要说得详尽一些，我也会详尽回答你。你就把自己所不了解的提出来问吧。

雷公说：肝虚、肾虚、脾虚，都能使人身体沉重、心情烦闷，我曾用药物、刺灸、砭石、汤液来治疗，可是有的治愈了，有的没有治愈，希望听听您对这个问题的解释。

黄帝道：为什么你的年纪这样大，却提出这样幼稚的问题呢？这样看来我前面所提的问题，也可能不太适当了。我问的是较深的医理，可你仅用《脉经·上下篇》的话来回答，这是什么缘故呢？那脾脉虚浮如同肺脉，肾脉小浮像脾脉，肝脉急沉而散像肾脉，这些都是一般医工容易搞错的。但如果能够从容不迫地去诊察，还是可以一一分清楚的。脾脏属土，肾脏属水，肝脏属木，小孩子都知道这三脏位于横膈膜以下，并且彼此部位很接近，你为什么还要问呢？

雷公说：有个病人，头痛、筋脉拘挛、骨节沉重、虚弱气短、呕哕嗳气、腹部胀满、时常惊恐、不想睡觉，这是哪一脏所发的病？他的脉象是浮而弦，按之坚硬如石，我不知道这种脉象作何解释，所以提出肝、脾、肾的问题，就是为了知道怎样进行类比区别。

黄帝道：类比区别就是在诊病时要从容不迫地分析。一般来说，对于年长人的病，应从六腑去探求；对于年少人的病，应从经络去探求；对于壮年人的病，应从五脏去探求。现在你仅从三脏之脉来说，那就错了。自然界的病邪侵入人体，郁结滞留不去，化而为热损伤五脏的阴精，病邪在体内流传，就会引起各种病理变化。脉浮而弦，说明是肾

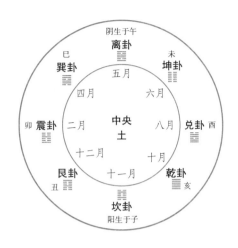

□ **《乾凿度》方位图示**

　　《乾凿度》方位图八卦方位论把八卦与十二节气相配合。八卦方位说，即八卦气说。本源于京房八卦卦气说，通过八卦与防卫，体现了四季阴阳二气消长转化规律。

气不足；重按而石坚，是肾中阳气不足阴气滞留的表现；虚弱气短，说明水液和气通行的道路不畅，以致形气消散；咳嗽烦闷，则是肾气上逆的缘故。因此说，此人的病状，其病变在肾脏，如果认为肝、脾、肾三脏都有病，那是不合医理和临床实践的。

雷公说：有个病人，四肢怠惰无力，喘息咳嗽，便血。我认为是肺脏之气受伤，可是切其脉浮大而虚，我不敢贸然治疗。但有个医术并不高明的医生用砭石治疗，病人出血更多，待血止后，却全身立感轻快，这是什么病呢？

黄帝道：你所能治和所知道的病，也是很多了，可是就此病来说，却是你错了。鸿雁平时飞得很低，可有时也会飞到高空。至于那个医生能治愈此病，不过是偶然所得而已。高明医生治病，一定要遵循基本法度，引物比类，通过思考分析，灵活加以运用。察上而知下，何必拘守经脉。病人的脉象是浮大而虚，为脾气注胃，以致津液独归于阳，二火制不住三水，所以经脉就乱而无常了。四肢懈惰无力，是脾精不能输布的关系。喘息咳嗽，是水气并走阳明所造成。大便出血，是经脉挛急，血不畅行而旁溢的缘故。所以脾脏受伤和肺脏受伤不是一类的

病变。不能明确这个道理，就如同天空没有认识的形象，大地是没有边际一样，就会颠倒是非，混淆黑白。你这次的失败，也是我的过错。我以为你已经知道了，所以没告诉你，没有使你懂得引物比类或者说从容不迫这一法则，而这正是诊断方法的精髓，是最高明的理论啊！

疏五过论篇·第七十七

黄帝道：哎呀，医学理论真是太深奥了！研究医学的理论既像探视深渊，又像仰视空中的浮云。深渊还可以探测，而飘游不定的浮云却无法知道它的边际。圣人的医术，是众人的典范，但圣人讨论判断疾病，必然有一定法则。只有遵守这些医学上的常规和法则，才能给众人造福。所以在医事上有"五过"与"四德"，这你知道吗？

雷公离开座位再拜，说：我年幼无知，没有听说过什么"五过"与"四德"，只能在疾病的表象和名称上进行比较区别，若只是空洞地引用医书论述，则心中茫然无底，无法回答。

黄帝道：凡是在诊病之前，必须询问病人有关的生活情况，是不是先高贵而后卑贱。如是，那么虽然中外邪，疾病也会由内而生，这种病叫做"脱营"。如果是先富裕后贫困而发的病，这种病叫做"失精"。这两种病都是由于情志不舒，气血郁结，渐渐积累而成的。当医生诊病时，因病的部位不在脏腑，躯体形态也没有变化，所以往往发生疑惑，不明白是什么病。但病人的身体却日渐消瘦，精气虚耗，等到病情加重，就毫无生气，怕冷且时常惊恐不安。这种病日渐加重的原因是病人情志抑郁，外耗卫气，内夺荣血。医生一时疏忽，不注意了解病情就随便处置，这是诊治上的第一种过失。

凡在诊察病人时，一定要问他饮食起居的情况，精神上有没有突然的欢乐，突然的痛苦，或者先欢乐后痛苦，这些都能损伤精气，使精气衰竭，形体毁坏。暴怒会损伤阴气，暴喜会损伤阳气。阴气阳气被伤害了，厥逆之气会上行，使经脉胀满，形体羸瘦。医术低劣的医生，诊治这些疾病时，不知道该补还是该泻，也不了解病情，使病人五脏的精气渐渐耗损，而邪气却更加厚实，这是诊治上的第二种过失。

　　善于诊脉的医生，必先比较，分析奇恒，所以能从容掌握病情。假如做医生而不懂得这个道理，那他就不值得称道。这是诊治上的第三种过失。

　　诊病时，对于病人的贵贱、贫富、苦乐三种情况，必须先问清楚。如原来是高官权贵，突然失去权势，虽然不中外邪，精神上也会受伤，身体就一定会衰败，甚至死亡。如是富有的人，后来贫穷了，虽没被外邪所伤，也会出现皮毛枯焦，筋脉拘挛，甚至两腿拘挛软弱而不能行走。对这种病人，医生如不认真对待，不能改变患者的精神状态，而只是按照病人的意志，敷衍诊治，以致在治疗上失去章法，那么病患就不能祛除，当然也就谈不上什么疗效了。这是诊治上的第四种过失。

　　凡是诊治疾病，必须了解发病的全部过程，同时还要做到察本而能知末。在切脉问症时，应注意到男女性别的不同，以及生离死别，情怀郁结，忧愁恐惧喜怒等因素，这些都能使五脏空虚，血气难以持守。如果医生不知道这些，还谈什么医术！例如有人曾经富有而后受到大的伤害，以致筋脉的荣养断绝，可是身体还能行动，但津液不能滋生，所以形体衰败，血气内结，迫于阳分，日久积脓，发生寒热。医术低劣的医生治疗时，屡次刺其阴阳经脉，结果使病人的身体日见消瘦，难于行动，四肢拘挛转筋，这样的病人离死期已经不远了。而那种自己都不能明辨，又不问发病原因的医生，只能说出患者的死期，这也是庸医。这是诊治上的第五种过失。

　　以上所说的五种过失，都是由于不精通所学的医术，又不知晓贵贱、贫富、苦乐等人间之事的缘故！所以说，高明的医生诊治疾病，必定知道天地阴阳，四时经络、五脏六腑的相互关系，经脉的阴阳表里，刺灸、砭石、药物所能治疗的主要病证，根据人事的变迁，掌握诊治的常规。人的贵贱贫富、品质修养各有不同。问明年龄的大小，分析个性的勇怯，再审查病的所在部位，就可以知道患病的根本原因；然后参对八正的时节、九候的脉象，诊治疾病就必能奏效。

　　治病的途径，应首先从内气的荣卫运行来探求邪正变化的原因。假如不能切中，那么过失就在于对表里关系的认识了。治疗时，应该以正气作为依据，不要搞错取穴的理法。如果能按一定的规范进行诊治，就永远不会出现差错。若不知取穴的理法，妄施刺灸，就会使五脏郁热，六腑发为痈疡。诊病不能审慎，就叫做失去常规。谨守常规来治疗，遵循《上经》《下经》中的有关理论，推断疾病发生在阴还是在阳，并通过观察鼻部及面部的色泽变化来辨明五脏的病变，只有仔细观察研究了疾病的全过程，才可能在治疗上得心应手，而没有不能治的病了。

征四失论篇·第七十八

黄帝坐在明堂里，雷公在一旁侍立。

黄帝道：你读书受业已经很久了，试谈谈你对治病的成功与失败的看法，如何才能成功？又为什么会失败呢？

雷公回答说：在我学习医学和治疗疾病的过程中，大家都说遵循医经上的理论和先师传授的技术，就可以得到十全十美的疗效，但我正是这样做的，却仍然难免有过失，这是为什么呢？

黄帝道：不知你是因为年轻知识不够全面，还是对阴阳离合之言无法融会贯通？人体的十二经脉、三百六十五络脉，是人人都明白的，也是医生们所经常遵循应用的。你之所以不能得到十全的疗效，是由于精神不集中，思想上不加分析，又不能参照色脉，因此时常产生疑问和失误。在诊治时不懂得阴阳逆从的道理，这是治疗中的第一个失败原因。

从师学习尚未学成，妄自使用旁门杂术，把荒谬的东西当作真理，巧立名目，好大喜功，乱用砭石，就会造成病人身体的损害。这是治疗中的第二个失败原因。

不了解贫困贵贱的区别，以及水土气候、居住环境等对人体的影响；不能区别病人形体的强弱；不能用对比异同的方法进行分析，就足以造成头脑混乱，以致不能有清醒的认识。这是治疗中的第三个失败原因。

诊治疾病时，不问明疾病发作的原因，究竟是精神因素的刺激引起的，还是饮食不当造成

□ 横图应气血流注图

八卦的乾、兑、离、震、巽、坎、艮、坤，其中乾为督脉主一身之阳，坤为任脉主一身之阴。人体中的五脏六腑气血流注与十二时辰相对应。如子时在胆、丑时在肝、寅时在肺、卯时在大肠、辰时在胃、巳时在脾、午时在心、未时在小肠、申时在膀胱、酉时在肾、戌时在心包、亥时在三焦。

坤	艮	坎	巽	震	离	兑	乾
☷	☶	☵	☴	☳	☲	☱	☰
任脉主一身之阴	脾	肾	肝	心包	心	肺	督脉主一身之阳
	巳	酉	丑	戌	午	寅	

的，或者是生活起居没有规律造成的，如果不问清楚原因，就贸然去诊治，如何能正确地判断呢？只好信口开河，杜撰病名，就会因粗心大意而陷于困境，这是治疗中的第四个失败原因。

有不负责任的医生，说起话来，可以夸大到千里之外，却不明白尺部诊法和寸部诊法，论治疾病，也不考虑人事。关于"治数"的原则，必定从容安缓才能得到，仅知诊察寸口的办法，不能精确地合上五脏之脉，也不会知道百病所起的原因，碰到医疗上的事故，开始自怨所学不精，继而归罪于老师传授得不好。所以治病如果不能遵循医理，就开业行医，炫耀于市，只能是妄投药石，胡乱治疗。偶有治愈的，就夸耀己功。唉！医学是微妙高深的，有谁能尽知其中的道理！医学理论的广博和深奥，就好像天地之大不可度量，四海之深难以探测，如果不明白这个道理，即使老师讲得再清楚，你也不能明白。

阴阳类论篇·第七十九

立春这一天，黄帝安然而坐，极目观看着八方的远景，察看八风所至的动态，一边对雷公说：按照阴阳的分析方法和关于经脉的理论，以及五脏主时的规律，你认为哪一脏最重要？

雷公回答说：春季属甲乙木，其色青，在五脏中主肝，肝木之气旺于春季七十二日，也是肝脉当令的时候，我认为肝脏是最重要的。

黄帝道：如果根据上下经阴阳对比分析的理论来分析，你认为最重要的，实际上却是最次要的。

雷公斋戒了七天，这天清晨又侍坐在黄帝身边。

黄帝道：在人体中，三阳为"经"，二阳为"络"，一阳为"游部"，从这里可了解五脏之气的运行终始。三阴为"表"，二阴为"里"，一阴是阴气的最终，也是阳气的开始，有如月亮朔晦交接由暗变明一样。人身阴阳经脉的循环交接是有一定规律和次序的，与消长变化的自然界阴阳之气的规律是相符的。

雷公说：我还是没听明白。

黄帝道：所谓"三阳"，以太阳为经。如果其脉至于手太阴寸口，呈现出弦浮不沉的脉象，就要用四时的规律来分析，并用心体察，再依据阴阳的理论来

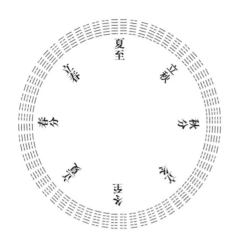

□ 圆图左旋配节气图

《易经》说：圆，天象也。卦之有圆图，法于天。天之可见者，不外于阴阳；阴阳之可见者，不外于四时。天之阴极于冬，阴极阳生为冬至；天之阳极于夏，阳极阴生为夏至。因此，"二至"为阴阳枢纽。卦之阳极于乾，阳极生阴而为姤；卦之阴极于坤，阴极阳生而为复，故乾、坤、姤、复也为阴阳之枢纽。

确定诊断。"二阳"就是阳明经。如果其脉至于手太阴寸口，呈现出弦而沉急的脉象且没有鼓动之象，说明热邪耗伤津液，这种病有死亡的危险。"一阳"就是足少阳经，其脉至于手太阴寸口，上连人迎。如见弦急悬而不绝，这是少阳经的病脉，如见有阴而无阳的脉象，便是预兆死亡的脉象。

"三阴"为手太阴肺经，这是六经的主宰。其气往来交会于寸口，脉象沉伏，鼓动不浮，上连心部之脉。"二阴"是少阴，其脉到达肺，其气归于膀胱，外与脾胃相连。"一阴"之气如独至于太阴寸口，这时经气已绝，所以脉气浮而不能鼓动，脉象如钩而滑。以上六种脉象，忽阴忽阳，互相交错，连属在一起，与五脏交错贯通，与阴阳相应合。先见于寸口的为主，后见于寸口的为次。

雷公说：我已经完全明白您的意思了。以前您传授给我的经脉之学和我自己诵读到的《从容》一书中的道理，与您今天所讲的都是吻合的，但我还不了解其中阴阳雌雄的含义。

黄帝道：太阳经是六经之首，相当于尊贵的父亲；阳明经的作用好像是一个护卫；少阳经相当于枢纽；太阴经输送精华，荣养全身，就像是母亲；少阴经主里，像雌性那样内守；厥阴经为阴尽阳生处，其作用犹如一个使者般交通着阴阳。

二阳一阴是阳明主病。二阳不胜一阴，阳明脉软不动，九窍之气就要沉滞而不通利。三阳一阴为病，表现为太阳脉胜，一阴之气不能制止寒水，因而内乱五脏，外现惊骇。二阴二阳的病在肺。少阴脉沉，少阴之气胜肺伤脾，在外伤及四肢。二阴二阳交互为患，其病在肾。它表现的症状是随意骂人，癫疾狂乱。二阴一阳，其病出于肾，阴气上逆心胞，下控小腹膀胱，以致闭塞不通，四肢就像分开一样。一阴一阳软弱已极，这是厥阴之气上至于心所发生的病变，或上或下，而无定处，饮食无味，二便失控，咽喉干燥，其病在脾。二阳三阴为病，至阴脾脏也在内，阴气不能超越阳，阳气也不能约束阴，如阴阳互相隔绝，那么阳浮于外时就会内成血瘕，阴沉于里时就会外成脓烂。如阴阳之气都盛壮，则病变趋向于下，在男子则阳道生病，女子则阴器生病。上配合天，下配合地，必以阴阳之理，诊断病者死生之期，就要合计一岁之中何气是为岁首。

雷公说：请问有的疾病，为什么在极短时期内便会死亡？

黄帝没有回答。雷公又问了一次，黄帝才说道：这在古医经里有说明。

雷公又说：请问如何才能知道哪些疾病在极短的时期内就会致人死亡呢？

黄帝道：冬季三月的病，如属于阳盛，到春季正月而脉有死的征象，就大都死在春天。冬季三月的病，就天人之理来讲，势已将尽，草和柳叶都枯死了，阴阳之气都绝，所以死期就在正月。春季三月的病，名叫"阳杀"。阴阳之气都绝，死期在秋天草枯的时候。夏季三月的病，如不愈而又与至阴相交会的，那么死期不过十日；若脉见阴阳交错的，则死期当在初冬结冰的时候。秋季三月的病，如果三阳都见起色，不治疗也会痊愈的。若是阴阳交互而病，就出现只能站立而不能坐下的症状；若三阳脉并至，只有阳而无阴，那么死期当在冰冻如坚石的时候。二阴脉并至，只有阴而无阳，死期当在夏天雨季。

方盛衰论篇·第八十

雷公请教道：气的盛衰，怎样算是逆，怎样又算是顺？

黄帝答道：阳气从左而右，阴气从右而左；老年之气从上而下，少年之气从下而上。所以阳归春夏则为顺、为生，阳归秋冬则为逆、为死。反过来说，阴归秋冬则为顺、为生，阴归春夏则为逆、为死。所以不论气盛气衰，只要不顺就都会成为厥证。

雷公又问道：气有余也能成厥证吗？

黄帝答道：阳气一味上行而不下，那么足部会厥冷到膝。如果是年少的，在秋冬出现这样的症状就会死，但是，年老的在秋冬却可以生。阳气上而不下，

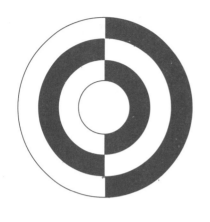

水火匡廓图

图中浅色半环为阴，深色半环为阳，象征气呈圆周不息的循环，说明《周易三同契》认为精气是不停流动着的，精气是圆周运动的，呈现着坎离交通的循环状态。

会发为头痛或巅顶疾患。这种厥证，说它属阳，找不出阳热；说它属阴，辨不清阴寒，五脏部分又隔得远，没有显著症状可作验证。病人好像置身旷野，又像独居空室，视物不清，对细微的东西，即使全神贯注也看不清楚。

所谓气虚的厥证，会使人恶梦纷纭，严重的甚至产生神志迷乱的现象。三阳脉气悬绝，三阴脉气细微，这就是少气形成厥病的脉象。

所谓肺气虚，就会梦见白色东西，或梦见有人被杀流血、血肉狼藉的场面；当金旺的时候，就会梦见战争。肾气虚就会梦见舟船淹死人；当水旺的时候，就会梦见自己潜伏在水里，似乎遇见了很让人害怕的事。肝气虚就会梦见菌香草木；当木旺的时候，就会梦见伏在树下不敢起来。心气虚就会梦见救火和见到雷电；当火旺的时候，就会梦见大火燔烧。脾气虚就会梦见饮食不够；在其当旺的时候，就会梦见筑墙盖房。这些都是五脏气虚，六腑的阳气有余，五脏的阴气不足，阴虚阳亢，所以才魂梦纷乱。应结合五脏病变可能出现的其他症状来调理病人的阴阳，这在经脉篇中有详述。

诊法有五种度法可用来衡量病人的情况，那就是脉度、脏度、肉度、筋度、俞度。如果将五者再分为阴阳则为十度，那么对病情就可以得到全面了解。脉息之动本无常规，或偏阴，或偏阳，或搏动并不明显，所以诊法也没有固定的常规。诊治时必须从各方面细察，又必须考虑到病人地位的高低，形志的苦乐。如果从师没有毕业，医术没能达到高明的地步，临证不能辨别顺逆，不是补阴伐阳，就是补阳耗阴。不知道阴阳平衡的道理，在诊断上造成混乱，这样的诊断方法如果流传后世，其错误的地方一定会暴露无遗。

至阴虚，则阳气绝而不降；至阳盛，则阴气微而不升；能使人体阴阳融合交通，这是高明医生的本事。阴阳之气融合交通，是阳气先至，阴气后至。所以高明的医生治病、诊脉，知道掌握阴阳的先后，参考奇恒之势六十首，综合各种细微的情况，推究阴阳的变化，清楚了解五脏的病情，领会其中的道理和虚实的纲要，再用五种度法加以判断。知道了这些，才可以诊病。所以只了解其阴而不能了解其阳，这是没有诊法；只了解其阳而不能了解其阴，说明所学的医道，是不高明的。知左而不知其右，知右而不知其左，知上而不知其下，知先而不知其后，这种治疗就不能长久。既要了解不好的，也要了解好的；既要了解有病的，也要了解无病的；既了解高，也了解低；既了解坐，也了解立；既了解行，也了解止。这样就能做到有条不紊，诊法才算齐备，而永远不会出差错了。

举其有余的一面，就可以知道不足的一面；考虑到病人的上下各部，诊脉就可穷究其理。因此形弱气虚的，主死；形气太盛，脉气不足的，也主死；脉气太盛，形气不足的，主生。所以诊病有一定的大法，医生应该起居有准则，举动有规律，头脑灵活，而且一定冷静地上下观察，来分别四时八节，观察邪气中于五脏的何部；按其脉息的动静，循摸尺肤滑涩寒温的概况；视其大小便的变化，参合病态，从而知道是逆是顺，又知道了病名，这样诊视疾病，可以十不失一，也不会违背人情。所以诊病的时候，或察其呼吸，或看其精神，都能不失去条理。医理极高明了，自然长久不出事故。假如不知道这些，违反了原则和原理，乱谈病情，乱下结论，就违背了治病救人的宗旨和方法。

解精微论篇·第八十一

黄帝坐在明堂，雷公请教道：我接受了您传给我的医道，再教给我的学生医学经典的内容，如《从容》《形法》《阴阳》《刺灸》《汤液》《药滋》等。但这些学生掌握医术的程度有高低之别，在治疗疾病时，有的也不能取得十全的疗效。我首先教给学生悲哀喜怒，燥湿寒暑，以及女性的生理病理理论。至于贫贱富贵和人的形体等方面的情况，则具体结合病人讲解。现在我还有一些粗浅愚陋的问题，在经典医书里找不到，希望您指教。

黄帝道：提的问题太大了。

雷公问道：哭泣而鼻涕眼泪不出，或泪出很少而有鼻涕，这是什么缘故？

黄帝道：这在医经里有记载。

雷公又问：我不知道眼泪是怎样产生，鼻涕是从哪里来的。

黄帝道：你问这些问题，对治疗虽没有益处，但是医生应该知道，因为它也是医理的所在。心脏是五脏和人身的总主，两目是它的通窍，面部的光华色泽是它的外在表现。所以人有得意的事，则神气集中在两目，假如有失意的事，就表现出忧郁之色。所以悲哀就会哭泣，泣下的泪是水所产生的。水的来源，是体内积存的水液，而积存水液的是至阴，至阴就是肾脏之精。来源于精的水液，平时不外溢，是肾中的阴精固摄着它，所以泪水不会自行流出。

水的精气是志，火的精气是神，水火相互交感，神志都感到悲哀，因而泪水就流出来了。俗语说：心悲叫做志悲。因为肾志与心精，同时聚合于目。所以心肾俱悲，神气就传到心精，而不下传于肾志，肾志独悲，水失去了精的约制，所以泪水就流出来了。鼻涕属于脑，脑属阴，髓是要充满骨空的，所以脑髓渗漏而成涕。肾志是骨的主宰，所以泪水流出而鼻涕也随着出来，这是因为涕、泪是同类的关系。涕和泪，好像兄弟一样，危急则同死，生乐则共存。如果肾志有了悲哀，那么涕、泪就会一起涌出。涕泪所以俱出而相随，是由于涕泪同属于水的缘故。

雷公说：这些理论太深奥博大了。

雷公又问道：有人哭泣而哭不出泪来，或泪少而且涕不随出，这是为什么呢？

黄帝道：哭而不出眼泪的，是内心里并不悲伤；不哭的是心神没有感动，神不感动，心就不悲伤，阴阳相持而不能相互交感，眼泪怎么能流出来呢？假如心悲，就会有凄惨之意；心意凄惨，就会冲动阴气；阴气受到了冲动，肾志就会离开眼睛；肾志离开了眼睛，就会神不守精。如果精和神都离开了眼睛，泪和鼻涕就会一起流出来了。

再说，你难道没有读过医经上的话吗？医经上说，厥则眼睛一无所见。人有了厥证，阳气聚在上部，阴气聚在下部。阳聚于上，则上部阳亢，阴聚于下则足冷，因而发生胀满。一水不胜两火，所以眼睛就看不见东西了。

迎风流泪不止，是因风邪中于目的时候，阳气下守于精，火气燔目，所以见风就会流泪。这就好像自然界中火热过极就要生风，疾风过后往往要下雨一样。

灵枢

　　《灵枢》共九卷，是与《素问》不可分割的篇章，内容与素问大体相同。除论述脏腑功能、病因、病机外，更着重论述了经络腧穴、针具、刺法及治则等。因其为《黄帝内经》之半，故名《九卷》。秦汉时期本无《灵枢》之名，因首卷《九针十二原》有"先立针经"一语，又称之为《针经》。之后又有《九虚》《九灵》之名，均为道家注本。《灵枢》之名，所出较晚，当是唐代中期医家王冰所定，与其"弱龄慕道，夙好养生"不无关系，因他也为道家之徒，故取名曰《灵枢》。

九针十二原·第一

黄帝问岐伯说："我怜爱万民，视百姓为自己的子女，为养育他们而向他们征收钱粮赋税。我怜悯他们日常生活不能自给，并不时为疾病所苦。对于疾病的治疗，我想使他们远离药物、砭石的伤害，而是用细小的针，以疏通经脉，调理气血，增强经脉气血的逆顺运行，从而来治疗疾病。但是要想使这种疗法能流传后世，就必须明确提出使用法则，要想它永不会湮没，便于运用而又不会失传，就必须建立条理清晰的体系，分出不同的篇章，区别表里，以明确气血周而复始运行的循环规律，而所用针具的形状及相应的用途也要一一说明。综上所述，我认为应先著一部针经。现在，我想听听您对这个问题的意见。"

岐伯答道：让我从小针开始，依次述说九针的道理，使之条理分明，就像万物始于一而终于九的规律般清晰明了。

用小针来治病，说起来是很容易掌握的，但要达到精妙的地步却很困难。医术粗浅的医生，只拘泥于观察病人的形体，仅从外表上来辨别病情，而高明的医生却能根据病人的精神活动及气血的盛衰来加以治疗。要知道，气血循行于经脉，出入有一定的门户，病邪也可从这些门户侵入体内。没有认清疾病的性质，怎么能了解疾病产生的根源呢？针刺的奥妙，关键在于针刺的疾徐的不同手法。医术低劣的医生仅会依据发病的症状来死守与这些症状相对应的穴位，而高明的医生却能通过观察人体经络中气机的变化，选取相应的穴位来进行治疗。人体经气的循行，是离不开穴位孔窍的，这些孔窍所反映出的气血的盛衰虚实，极其精密微妙。当邪气充盛时，不可迎而补之，当邪气衰减时，不可追而泻之。懂得气机变化的机要而施治的，便不会有毫发的差失；不懂得气机变化道理的，就如扣在弦上的箭，不能及时准确射出一样。所以必须掌握气机的往来顺逆变化，才能把握针刺的正确时间，取得良好的医疗效果。庸医对此昏昧不明，唯有高明的医生，才能体察其中妙用。

气已去的，脉虚而小，是为逆；气已来的，脉平而和，是为顺。明白逆顺之理，就可以大胆施行针法而不必犹豫不决。正气已虚，反用泻法，怎么会不更虚呢？邪气正盛，反用补法，怎么会不更实呢？迎其来而泻，随其去而补，用心体察其中奥妙，针刺的道理，也就尽在其中了。

大凡在具体实施治疗时，属于虚证的，当用补法，使正气充实；属于满实证候的，当用泻法，以疏泄病邪；对于气血淤结日久而引起病症的，当用泻血法。古经《大要》说：进针慢而出针快以使邪气外泄的为补法，进针快而出针慢以使正气充实的为泻法。针下得气，谓之实与虚，针下有气为实，无气为虚，针刺得气的后与先，可以体会出正气的虚或实、邪气的存或亡，予以相应的治疗。然而无论是用补法还是用泻法，都要使患者感到补之若有所得，泻之若有所失。

虚实补泻的主要方法，以九针最妙，补或泻都可用针刺实现。所谓泻法，指的是要很快持针刺入，得气后，慢慢出针，并摇大针孔，转而出针，使针刺在属于阳的体表部分打开一条出路，让邪气外泄。在用泻法治病时，如果出针时按闭针孔，

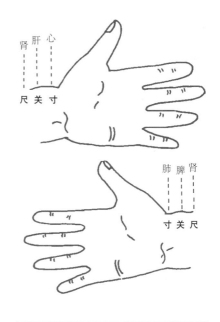

□ 脉象全息图
上为左手寸关尺全息图；下为右手寸关尺全息图。

就会使邪气闭于内，血气不得疏散，邪气也就出不来！所谓补法，即是指顺着经脉循行的方向施针，仿佛若无其事，行针导气，按穴下针时的感觉，就像蚊子叮在皮肤上。针入皮肤，候气之时，仿佛停留徘徊，得气之后，急速出针，如箭离弦，右手出针，左手急按针孔，经气会因此而留止，针孔已闭，中气仍然会充实，也不会有瘀血停留，若有瘀血应及时除去。

持针的方法，坚握而有力最为贵。进针时用右手拇、食、中三指夹持针具，对准穴，端正直刺，针体不可偏左偏右。持针者精神要集中到针端，并留意观察病人。同时仔细观察血脉的走向，并且进针时避开它，就不会发生危险了。将要针刺的时候，要注意病人的双目和面部神色的变化，以体察其神色的盛衰，对此不可稍有疏忽。如血脉横布在穴的周围，看起来很清楚，用手按起来也感到坚实的，这是由于外邪聚集所引起的有病部位，刺时就应该避开它。

九针的形状依据名称的不同而各有不同：第一种叫做镵（chán，音缠）针，

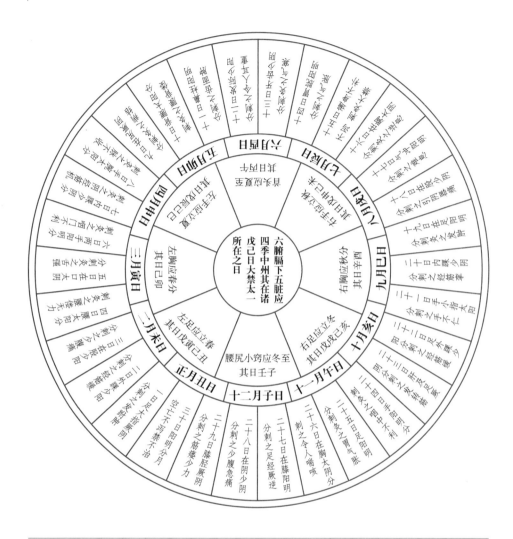

□ 针灸禁忌图

　　进行针刺治病时，必须严肃安静，以候其气。刺肿时应摇针，以扩大其窍，而泻其邪；刺经脉病时不可摇针，以免针气外泄。这些都是针刺的法则。

长一寸六分；第二种叫员针，长一寸六分；第三种叫锓（dī，音低）针，长三寸半；第四种叫锋针，长一寸六分；第五种叫铍针，长四寸，宽二分半；第六种叫员利针，长一寸六分；第七种叫毫针，长三寸六分；第八种叫长针，长七寸；第九种叫大针，长四寸。镵针，头大而针尖锐利，适用于浅刺，可以泻肌表阳热；

员针，针形如卵，用以肌肉之间的按摩，能疏泄肌肉之间的邪气；锓针，其锋如黍粟粒一样微圆而尖，用于按摩经脉，流通气血，不会陷入皮肤内，所以可以引正气祛邪气；锋针，三面有刃，可以用来治疗顽固的旧疾；铍针，针尖像剑锋一样锐利，可以用来刺痈排脓；员利针，针尖像长毛，圆而锐利，针的中部稍粗，可以用来治疗急性证；毫针，针形像蚊虻的嘴，可以轻缓地刺入皮肉，轻微提插而留针，正气可以得到充养，邪气尽散，出针养神，可以治疗痛痹；长针，针尖锐利，针身细长，可以用来治疗日月已久的痹证；大针，针尖像折断后的竹茬，其锋稍圆，可以用来泻去关节积水。关于九针的情况大致就是如此了。

大凡邪气侵入人体经脉时，贼风邪气常由头部侵入，所以说邪气在上；由饮食不节导致的浊气，往往驻留在中部，所以说浊气在中；清冷寒邪之气，大都由足部侵入，所以说清气在下。针刺时，上取筋骨陷中的各经腧穴，贼风邪气就能得以外出；针刺足阳明胃经，就能使浊气得以外出。但如果病在表浅的，都不宜深刺，针刺太深，会引邪入内里，这样病情就会加重。所以说：皮肉筋脉，各有其所在的部位，各病症也各有其适宜的治疗方法。九针的形状不同，各有其施治相适的病症，应根据病情的不同而适当选用。不要实证用补法，也不要虚证用泻法，那样会损不足而益有余，反而导致病情加重。精气虚弱的病人，误泻了五脏阴经的经气，可致阴虚而死；阳气不足的病人，误泻六腑阳经的经气，可致正气衰弱而精神错乱。误泻了阴经，使脏气耗竭，就会死亡；损伤阳经，则会使人发狂，这些都是误用补泻的害处。

如果刺后未能得其气，就说明气还未至，应该继续施行手法，而不必拘泥于次数；如果进针之后，便有得气的感觉，就不必再刺。九针各有不同的功用，针形也不一样，必须根据病情的不同加以选用，这是针刺的要点。总之，针刺的要领在于气至，气至即为有效，疗效显著的，就如风吹云散，明朗如见到晴天那样，针刺的主要道理，就是这样。

黄帝说：我想听您谈谈五脏六腑的经气所出的情况。

岐伯回答说：五脏经脉，各有井、荥、输、经、合五个腧穴，五五共有二十五个腧穴。六腑经脉，各有井、荥、输、原、经、合六个腧穴，六六共三十六个腧穴。脏腑有十二条经脉，每经又各有一络，加上任、督脉二络和脾之大络，便有十五络了。十二经加十五络，这二十七脉之气在全身循环周转，脉气发出的地方，如同泉水的源头，叫做"井"；脉气所流过的地方，像刚涌出泉眼的微小水流，称做"荥"；脉气所灌注的地方，像水流汇聚，其气逐渐盛大，叫做"输"；脉气所行走的地方，像大股的水流迅速流过，正当旺盛，叫做"经"；脉气所进入的地方，像百川汇流入海，称做"合"。这十五经脉十二络脉，出入流注运行于井、荥、输、经、合五腧穴之中。

人体关节空隙的交通之处，共有三百六十五个腧穴，知道了它们的要领，就可以用一句话将它说清楚。否则，就不能把握住头绪。

应该指出的是，这里所说的关节空隙之处，是指神气游行出入的地方，着重内部功能的反应，而不是指皮、肉、筋、骨的局部形态。

观察病人的面部气色和眼神，可以了解正气的消散和复还的情况。辨别病人形体的强弱，听他的声音，可以了解邪正虚实的情况，然后就可以右手进针，左手以两指夹持住针身，刺入后，待针下有了得气的感觉后，即应出针。

凡是在用针之前，必先诊察脉象，知道了脏气的虚实，才可以进行治疗。如果五脏之气在内已经虚绝，而反用针补在外的阳经，则阳愈盛阴愈虚，虚上加虚叫"重竭"。脏气重竭的病人必死，但临死时病者的表现是安静的，这是因为医者违反了经气，误取腋部和胸部的腧穴，使脏气尽汇于外而造成的。如果五脏之气在外面已经虚绝，却反而用针补在内的阴经，则阴愈盛阳愈虚，这叫"逆厥"。逆厥也必然导致死亡，但在临死时病者会表现得很烦躁，这是误取四肢末端的穴位，违反了阳气已虚应补阳的原则，促使阳气愈趋虚竭造成的。

凡针刺已刺中病邪要害，而不出针的，反会使精气耗损；没有刺中要害，即行出针，又会使邪气留滞不散。如果出针太迟，耗损了精气，病情就会加重，甚至使形体衰败。如果出针太快，邪气留滞于气分，则会发生痈疡。

五脏有六腑，六腑有十二原穴，十二原都在四肢肘、膝关节以下的部位。四肢关节的原穴，能够主治五脏的疾病。所以五脏如果有病，就应当取十二原穴来治疗。十二原穴是五脏接受水谷食物的气味以渗注全身三百六十五节的地方，所以五脏有病，就会反映到十二原穴，而十二原穴也各有所属的脏腑。明白了原穴的性质，观察它们的反应，就可以知道五脏的病变情况。心肺居于膈上，属阳位，但肺是阳部的阴脏，故为阳中之少阴。其原穴出于太渊，左右共二穴。心为阳部的阳脏，所以是阳中之太阳，其原穴出于大陵，左右共二穴。肝、脾、肾居于膈下，属于阴位。肝是阴部的阳脏，为阴中少阳，其原穴出于太冲，左右共二穴。脾是阴部的阴脏，为阴中之至阴，其原穴出于太白，左右共两穴。肾是阴部的阴脏，为阴中之太阴，其原穴出于太溪，左右共二穴。膏的原穴为鸠尾，只有一穴。肓的原穴是气海，也只有一穴。以上十二原穴，是脏腑之气输注的地方，所以能治五脏六腑的病。凡是腹胀的病都应当取足三阳经，顽固不化的腹泻病应当取足三阴经。

　　五脏有病，就像身上扎了刺、物体被污染、绳索打了结、江河发生了淤塞现象。刺扎的时日虽久，但仍可以拔除它；污染的时间虽久，但仍可以涤尽它；绳子打结虽然久，但仍可以解开它；江河淤塞虽然久，却仍可以疏通它。有人认为病久了就不能治愈，这种说法是不正确的。善于用针的人治疗疾病，就像拔刺、涤洗污点、解开绳结、疏通淤塞一样。病的日子虽久，仍然可以治愈，说久病不可治，那是因为没有掌握针灸的技术。

　　针刺治疗热病，适宜用浅刺法，手法轻而敏捷，就如同用手试探沸汤，一触即返。针刺治疗阴寒之病，适宜用深刺留针法，静待气至，如同游子返乡，不愿再次离开。阴分出现阳邪热象，应取足三里穴，准确刺入而不能懈怠，气至邪退既应出针，如果邪气不退，便应当再刺。病症在上而属于内腑的，当取阴陵泉穴，症候在上而属于外腑的，则应当取阳陵泉穴。

本输·第二

　　黄帝问岐伯说："凡是运用针刺，都必须精通十二经脉和络脉循行的起点和终点，十五络脉从正经所别出的处所，井、荥、输、经、合五腧穴在四肢的部位，六腑与五脏的表里关系，四时对经气出入的影响，五脏与经络之气在体表内的流注聚结，经脉、络脉、孙脉的宽窄程度、浅深情况及其上自头面、下至肢末的联系。对于这些问题，我希望能听您讲解。"

　　岐伯说：让我按次序来说吧！肺经的脉气始于少商穴，少商位于手大指端内侧，称之为井穴，在五行属木；脉气从井穴出发后，流入鱼际穴，鱼际的部位在手掌大鱼际的中后方，称为荥穴；脉气渐由此灌注于太渊穴，太渊的部位在手掌大鱼际后下一寸处的凹陷中，称为输穴；脉气由此行至经渠穴，经渠的部位在寸口后方的凹陷处，也就是搭脉时中指之所在，该处有桡动脉勃勃跳动，所以称之为经穴；脉气由此入归尺泽穴，尺泽的部位在肘横纹中央的动脉应手处，称之为合穴。这就是太阴肺经所属的五腧穴。

心脏的脉气开始于中冲穴，中冲穴的部位在手中指的尖端，称为井穴，在五行属木；脉气从井穴出发后，流入劳宫穴，劳宫的部位在手掌中央中指本节的内间，称为荥穴；脉气由此注入大陵穴，大陵穴位于掌后腕关节第一横纹的中央部，桡骨及尺骨之间，称之为输穴；脉气由此行于间使穴，间使穴的部位在掌后三寸，两筋之间的凹陷中，当本经有病时，此处即出现脉气的流至，无病时脉气就平静，因此被称之为经穴。脉气由此进入曲泽穴，曲泽穴位于肘横纹处肱二头肌腱内侧，当肘窝横纹中央，屈肘可得此穴，它被称之为合穴。这就是手少阴心经所属的五腧穴。

肝脏的脉气开始于大敦穴，大敦穴位于足大趾的外侧，也可以说是在大趾背侧的三毛中，称之为井穴，在五行属木。脉气从井穴出发后，流于行间穴，行间穴位于足大趾、次趾之间，称之为荥穴。脉气由此注于太冲穴，太冲穴位于行间穴上二寸，第二趾骨连接部位之前的凹陷中，称之为输穴。脉气由此行于中封穴，中封穴位于足内踝前一寸的凹陷中，针刺该穴时，如果逆其气而刺，则脉气就会郁结；顺其气下针，则脉气就会流通；另外，伸足即可得此穴，因而它被称之为经穴。脉气由此归于曲泉穴，曲泉位于膝内的辅骨之下，大筋之上，屈膝取穴，此为合穴。这就是足厥阴肝经所属的五腧穴。

脾脏的脉气开始出于隐白穴，隐白穴位于足大趾的内侧，为井穴，在五行属木；脉气从井穴出发后，由此流于大都穴，大都穴位于足大趾本节后凹陷的中央，被称为荥穴；脉气由此注于太白穴，太白穴位于足内侧足大趾本节后下方的凹陷中，被称为输穴。脉气由此行于商丘穴，商丘穴位于足内踝前下方的凹陷中，称为经穴；脉气由此归于阴陵泉穴，阴陵泉穴位于膝内侧辅骨突起的后下方凹陷中，伸足即可取穴，它被称为合穴。这就是足太阴脾经所属的五腧穴。

肾脏的脉气开始于涌泉穴，涌泉穴位于足心的凹陷处，被称为井穴，在五行中属木；脉气从井穴出发后，流于然谷穴，然谷穴位于足内踝前方大骨下部的凹陷中，被称为荥穴；脉气由此注于太溪穴，太溪穴位于足内踝后，跟骨上陷中，称为输穴；脉气由此行于复溜穴，复溜穴位于足内踝上二寸，此处有动脉搏跳动动不止，被称为经穴；脉气由此归于阴谷穴，阴谷穴位于膝内侧辅骨后方，大筋之下，小筋之上，按之有动脉搏动，屈膝从腘横纹内侧端二筋间的凹陷中可取，它被称为合穴。这就是足少阴肾经所属的五腧穴。

膀胱经的脉气开始于至阴穴，至阴穴位于足小趾外侧，称之为井穴，在五行属金；脉气从井穴出发后，流于通谷穴，通谷穴位于足小趾外侧本节前的凹陷中，称之为荥穴；脉气由此注于束骨穴，束骨穴位于足小趾外侧本节后的凹陷中，称之为输穴；脉气由此通过京骨穴，京骨穴位于足外侧大骨下方赤白肉际处的凹陷中，称之为原穴，脉气由此行于昆仑穴，昆仑穴位于足外踝后方，跟骨上方的凹陷中，称之为经穴；脉气由此入归委中穴，委中穴位于膝部腘横纹中央，屈膝即可取之，它被称之为合穴。这就是足太阳膀胱经所属的五腧穴和原穴。胆腑的脉气开始于窍阴穴，窍阴穴位于第四足趾末端外侧，称之为井穴，在五行属金；脉气从井穴出发后，流于侠溪穴，侠溪穴位于足小趾次趾之间，本节前的凹陷中，称之为荥穴；脉

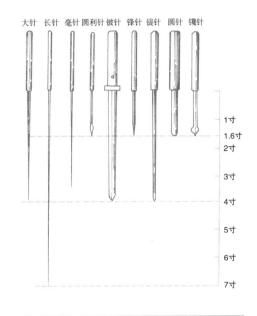

□ 九针图

九针，指镵针、员针、鍉针、锋针、铍针、员利针、毫针、长针、大针。行针是指将针刺入腧穴后，为了使患者产生预期的各种感应而施行的各种针刺手法。得气亦得针感，是指行针过程中所产生的各种经气感应。一般说来，针刺的基本手法主要有提插和捻转两种手法，辅助手法则有循法、刮柄法、弹柄法、摇柄法及震颤法。图为明代马莳著绘《灵枢注证发微》九针图。

气由此灌注于临泣穴，临泣穴位于侠溪穴上行一寸五分，足小趾次趾本节后的凹陷中，称之为输穴；脉气由此通过丘墟穴，丘墟穴位于足外踝微前下的凹陷中，称之为原穴；脉气由此行于阳辅穴，阳辅穴位于足外踝上四寸、辅骨之前、绝骨末端，称之为经穴；脉气由此归于阳陵泉穴，阳陵泉穴的部位在膝下一寸，外辅骨前下方的凹陷中，称之为合穴，屈膝伸足可取本穴。这就是足少阳胆经所属的五腧穴和原穴。

胃腑的脉气，开始于厉兑穴，厉兑的部位在足大趾内侧、第二足趾的前端，称之为井穴，在五行属金；脉气从井穴出发后，流于内庭穴，内庭穴位于足第二趾外侧的本节前的凹陷中，称之为荥穴；脉气由此灌注于陷谷穴，陷谷穴位

于足中趾次趾间，内庭上二寸，本节后方的凹陷中，称之为输穴；脉气由此通过冲阳穴，冲阳穴位于脚面上五寸的凹陷中，称之为原穴，摇动足部即可取此穴；脉气由此行于解溪穴，解溪穴位于冲阳上一寸五分脚面关节上的凹陷中，称之为经穴；脉气由此归于下陵穴，下陵穴即膝下三寸，胫骨外缘的足三里穴，它被称之为合穴；由此再下行三寸，即上巨虚穴，由上巨虚穴再下行三寸，即下巨虚穴，大肠的脉气寄属于上巨虚穴，小肠的脉气寄属于下巨虚穴，这两个穴位都属于足阳明胃经的输穴，所以大小肠皆与胃相联系，脉气相通。这就是足阳明胃经所属的五腧穴和原穴。

三焦腑贯穿于胸腹腔上中下三部，上合于手少阳经，它的脉气开始于关冲穴，关冲穴位于无名指前端外侧，称之为井穴，在五行属金；脉气由此出发，流于液门穴，液门穴位于小拇指与无名指之间，称之为荥穴；脉气由此注于中渚穴，中渚穴位于本指之后，两骨间的凹陷中，称之为输穴；脉气由此通过阳池穴，阳池穴位于手腕横纹的凹陷中，称之为原穴；脉气由此行于支沟穴，支沟穴位于腕后三寸，两骨间的凹陷中，称之为经穴；脉气由此归于天井穴，天井穴位于肘外侧大骨之上，即肘尖直上一寸处的关节凹陷中，屈肘可取此穴，被称之为合穴。三焦经的脉气，有一个与其脉气相通，且位于足部的下输穴，其脉气下行于足太阳膀胱经之前，上行于足少阳胆经之后，别出于膝腘正中外侧一寸处两筋间凹陷部的委阳穴，这也是足太阳膀胱经的络穴及足太阳膀胱经络脉所别出之所。以上就是手少阳三焦经所属的五腧穴、原穴及下输穴。三焦和肾、膀胱间的关系密切，且三焦的下输穴是足太阳膀胱经别络之所出，它的脉气从足踝上五寸处分出并贯入小腿肚，再出于委阳穴，并由此并入足太阳膀胱经的本经，入腹腔内连于膀胱，以约束下焦。因此委阳穴所主治的症候，包括了因三焦异常而属于膀胱病症的病变。如邪入三焦导致小便不通的实证及因三焦虚弱导致的小便失禁等虚证。治疗属虚的病证，当用补法，治属实的病证，当用泻法。

手太阳小肠腑居于腹部，小肠经的经气循行，上合于手太阳经，它的脉气，开始于少泽穴，少泽穴的部位在手小指前端的外侧，称为井穴，在五行属金；脉气由此出发后，流经前谷穴，前谷穴位于手小拇指外侧本节前的凹陷中，称之为荥穴；脉气由此注入后溪穴，后溪穴位于手小拇指外侧本节后的凹陷中，称之为输穴；脉气由此经过腕骨穴，腕骨穴位于手外侧腕骨前的凹陷中，称之为原穴；脉气由此行于阳谷穴，阳谷穴位于手掌外侧锐骨下方的凹陷中，称之为经穴；脉气由此归于小海穴，小海穴位于肘内侧，距大骨外缘五分处的凹陷中，伸臂屈肘向头可取此穴，它称之为合穴，这就是手太阳小肠经的五腧穴和原穴。

大肠腑位居于下，它的经气在上与手阳明经相合，它的脉气始于商阳穴，商阳穴的部位在手大拇指内侧，食指前端的外侧，称为井穴，在五行中属金；脉气由此流注于二间穴，二间穴位于食指内侧本节前方凹陷中，称为荥穴；脉气由此通过合谷穴，合谷穴位于手大拇指和食指的骨间，称为原穴；脉气由此经行阳溪穴，阳溪穴位于手腕上侧横纹前，两筋间的凹陷中，称为经穴；脉气由此归于曲池穴，曲池穴的部位在肘外辅骨，曲肘时的横纹头处，屈肘即可取此穴，它被称为合穴。这就是手阳明大肠经所属的五腧穴和原穴。

以上谈到的是五脏六腑的腧穴，五脏各有井荥腧经合五穴，共有五五二十五个腧穴；六腑各有井荥腧原经合六穴，共有六六三十六个腧穴，六腑的脉气都起始于足三阳经，在上与手三阳经相合。

在左右缺盆之间的正中线上，属于任脉的叫天突穴。天突穴两旁的第二行经脉上的穴位，靠近任脉侧的动脉搏动处，属于足阳明胃经的叫人迎穴。人迎穴外的第三行经脉上的穴位，属于手阳明大肠经的叫扶突穴。扶突穴外的第四行经脉上的穴位，属于手太阳小肠经的叫天窗穴。天窗穴之后的第五行经脉上的穴位，属于足少阳胆经的叫天容穴。天容穴之后的第六行经脉上的穴位，属于手少阳三焦经的叫天牖穴。天牖穴之后的第七行经脉上的穴位，属于足太阳膀胱经的叫做天柱穴。天柱穴之后居于颈中央的第八行经脉上的穴位，属于督脉的叫风府穴。另外在腋下动脉搏动处的穴位，属于手太阴肺经，叫做天府穴。在腋下三寸处，属于手厥阴心包经的叫做天池穴。

针刺上关穴，应张口取之而不能合口。刺下关穴，则应合口取之而不能张口。针刺犊鼻穴，则应屈膝取之而不能伸开。针刺内、外两关穴时，应伸手而不能弯曲。

足阳明胃经的人迎穴，位于喉结两旁动脉搏动处，与其脉气相通的该经输穴同时也分布在胸壁之中。手阳明大肠经的扶突穴，在足阳明经人迎穴之外，离曲颊一寸的地方。手太阳小肠经的天窗穴，在下颌角下方，即扶突后一寸处。足少阳胆经的天冲穴，在耳下曲颊的后面。手少阳三焦经的天牖穴，在耳后完骨穴上。足太阳膀胱经的天柱穴，它的部位在项后大筋外侧沿发际的凹陷中。

手太阴尺泽穴上三寸，有动脉搏动的地方，是手阳明经的五里穴，此穴不可针刺，如果误刺了，会使五腧穴内的脏气尽竭，所以禁针。

肺和大肠相合，大肠是运送糟粕之腑。心和小肠相合，小肠是接受胃部已腐熟的水谷并能运化水谷精微的器官。肝和胆相合，胆是清虚而未受秽浊的器官。脾和胃相合，胃是容纳水谷消化食物的器官。肾和膀胱相合，膀胱是贮留津液的器官。少阴属于肾，它在上与肺相连，所以肾的经气可运行于膀胱和肺两脏。三焦则像是四通八达的沟渠，有疏调水道的作用，在下和膀胱相连，但它却无脏与之相配，所以又称它为孤独之腑。以上讲的是六腑与五脏的配合关系。

春天针刺，应取浅表部位的络脉和各经的荥穴以及大筋与肌肉的间隙，病重的应当深刺，病较轻的则应浅刺。夏天针刺，宜取十二经的腧穴以及细小的络脉，并刺肌肉、皮肤上的浅表部位。在秋天针刺，应取十二经的合穴，其余与春天针刺的方法相同。在冬天针刺，应取十二经的井穴和脏腑的腧穴或背腧穴，并且应该深刺留针。这是根据四时气候变化而相应地进行针刺的方法。四时阴阳的消长有一定规律，人的气血也因此而有内外盛衰的变化，疾病的发作也有相应的部位，针治脏腑的疾病就应随其所宜而加以运用。治疗转筋，应使其站立而取穴针刺，这样可以很快治愈。治疗四肢偏废的痿厥，应该让患者安卧，张开四肢后再进行针刺，这样可使他立即有轻快的感觉。

小针解·第三

所谓"易陈"，是指针刺的道理说起来容易。"难入"，是说针刺的精微却难以使人明晓。"粗守形"，说的是粗医只知道拘守刺法。"上守神"，说的是高医能根据病人的血气虚实情况来考虑可补或可泻。"神客"，是指正邪交争。"神"，是指正气，"客"，是指邪气。"在门"，是指邪气的入侵是循着正气的门户出入的。"未睹其疾"，是说预先没弄清病在何经。"恶知其原"，是说没有经过明确的诊断，哪能轻易知道何经有病和应取的穴位。

没有经过明确的诊断，刺之微在数迟"，是说针刺的微妙在于掌握进针手法的快慢。"粗守关"，是指粗医在针治时仅仅拘守四肢关节部的穴位，而不知道血气盛衰和正邪往来胜负的情况。"上守机"，是说高医针治时能掌握气机的变化规律。"机之动不离其空中"，是说气机的变化都反映在腧穴之中，了解气机的虚实变化，就可运用徐疾补泻的手法。"空中之机，清净以微"，是说针下已经得气，还必须仔细体察气之往来，而不能失掉补泻的时机。"其来不可逢"，是说邪气正盛时，不能运用补法。"其往不可追"，是说正气已虚时，不可妄用泻法。"不可挂以发"，是说针下得气的感应是很易消失的。"扣之不发"，是说不知道补泻的意义而误用补泻手法，则会使血气耗损而邪气不能被祛除。"知其往来"，是说应了解气机变化的时机以便及时用针。

"粗之暗"，是说粗医昏昧无知，不能体察气机的变化。"妙哉工独有之"，是说高明的医生，能完全体察气机的变化和运用针刺加以补泻的意义。"往者为逆"，是说邪去正衰，脉象虚小，属逆证。"来者为顺"，是说正气尚足，形气也阴阳平衡，属顺证。"明知逆顺，正行无问"，是说知道疾病的顺逆，就可以毫无疑问地选穴针刺了。"迎而夺之"，是说迎着经气循行的方向下针，是泻法。"追而济之"，是说随着经气循行的方向下针，属补法。

所谓"虚则实之"，是说气口脉气虚的应当用补法。"满则泄之"，是说气口脉气盛的应当用泻法。"宛陈则除之"，是说应排除络脉中久积的瘀血。"邪胜则虚之"，是说经脉中邪气盛时，应当用泻法，使邪气随针外泄。"徐而疾则实"，是说慢进针而快出针的补法。"疾而徐则虚"，是说快进针而慢出针的泻法。"言实与虚，若有若无"，是说用补法可以使正气恢复，用泻法可以使邪气消失。"察后与先，若亡若存"，是说根据气的虚实，来决定补泻手法的先后，再观察邪气是否已退，或是邪气仍滞留。"为虚为实，若得若实"，是说用补法要使患者感觉充实而似有所得，用泻法则要使患者感到轻松而若有所失。

"气之在脉，邪气在上"，是说邪气侵入经脉后，风热之邪多伤在头部，所以说"邪气在上"。"浊气在中"，是说水谷入胃后，它的精微之气上注于肺，浊气滞留于肠胃，如果寒温不适，饮食不节，肠胃就会生病，浊气也就不能下行了，所以说"浊气在中"。"清气在下"，是说清冷潮湿之气伤人，多从足部开始，所以说"清气在下"。"针陷脉则邪气出"，是指风热等邪气伤了人的上部，应取头部的腧穴治疗。"针中脉则浊气出"，是指肠胃的浊气引发的疾病，应取足阳明胃经的合穴足三里治疗。"针太深则邪气反沉"，是说邪气轻浅的病，不宜深刺，如果刺得太深了，反而会使邪气随针深入，所以说为"反沉"。"皮肉筋脉，各有所处"，是说皮肉筋脉各有一定的部位，经络也因而各有主治。

　　"取五脉者死"，是说病在内脏而元气不足的，反而用针尽力大泻五脏的腧穴，是会致人于死地的。"取三脉者恇"，是说尽泻手足三阳六腑的腧穴，会使病人精神怯弱，而且不易复元。"夺阴者死"，是说针刺尺部的五里穴，泻到五次，则脏阴之气必泻尽而死。"夺阳者狂"，是说大泻三阳之气，会至狂症。"睹其色，察其目，知其散复，一其形，听其动静"，是说医生中的高手，懂得从眼睛观察五色变化，并能细察脉象的大小、缓急、滑涩，从而了解到发病原因。"知其邪正"，是说知道病人所感受的是虚邪还是正邪（乘虚侵入人体的四时贼风为虚邪；用力后汗出而腠理开泄，因此感受的风邪为正邪）。

　　"右主推之，左持而御之"，是说针刺时用右手推以进针，左手护持针身的进针出针的运用手法。"气至而去之者"，是说运用补泻手法，等气机调和时，就应去针。"调气在于终始一者"，是说在运针调气时，要始终专心一意，使心神不外驰。"节之交三百六十五会"，是说周身三百六十五穴，都是络脉气血渗灌全身各部的通会之处。

　　所谓"五脏之气，已绝于内"，是说五脏的精气内虚了，气口脉便虚浮无根，按切也感觉不到。对这种阴虚证，治疗时，反取患者体表的病处和阳经的合穴，又留针以补充阳气，阳气得到补充，则阴气就会更加内竭，五脏精气竭而再竭，那么人将必死无疑。由于阴不生阳，无气以动，所以死时又表现得十分安静。

　　所谓"五脏之气，已绝于外"，是说气口脉象沉微，轻取的感觉好像没有了，这就是五脏阳气衰竭的现象。对这种病，在针治时，反而应取用四肢末梢的腧穴，并留针以补阴气，使阴气盛而阳气内陷，阳气内陷就会发生厥逆的病，厥逆则会导致死亡。死亡时，由于阴气有余，所以有烦躁现象。察目是因为五脏的精气能使眼睛和面部五色洁明，精气内盛，所以发出的声音就会洪亮。声音洪亮，听起来就与平常不同了。

邪气脏腑病形·第四

　　黄帝问岐伯说：外邪侵犯人体的情况是怎样的呢？
　　岐伯答道：风、雨、寒、暑等邪气大多侵犯人体的上部。
　　黄帝说：部位的上下，有一定的尺度吗？

岐伯说：上半身发病的，是受了风寒等外邪的侵袭；下半身发病的，是感受了湿邪所致。所以说：邪气侵犯人体，不是固定不变的。邪气侵犯阴经，会流传到六腑；邪气侵犯了阳经，就直接流传于本经而发病。

黄帝说：经脉的阴阳，名称不同，但均属于同类，上下互相会通，经络相互间的连贯，就好像圆环一样没有结尾。而外邪伤人，有的是阴经受病，有的是阳经受病，或上或下，或左或右，总没有固定常规，这是什么原因呢？

岐伯说：手足的阳经都会聚于头面部。邪气伤人，往往在人身体虚弱的时候，或劳累用力之后，或饮食后出汗，腠理开通，而被邪气侵袭。邪气侵袭了面部，就会向下传入足阳明胃经。邪气侵袭了项部，就会向下传入足太阳膀胱经。邪气侵犯了颊部，就会向下传入足少阳胆经。如果邪气侵犯到胸背、两胁，就会分别传入它们所分属的阳明经。

黄帝说：邪气侵入了阴经后又会怎样呢？

岐伯回答说：邪气侵入阴经，通常是从手臂和足胫开始的。因为手臂和足胫内侧的皮肤较薄，肌肉柔润，所以身体各部同样受风时，唯独阴经容易受邪而发病。

黄帝又问道：风邪会因此而伤及五脏吗？

岐伯回答说：身体感受了风邪，不一定会伤及五脏。若邪气侵入阴经，而五脏之气素来充实，邪气即使入里也难久停，而回到六腑。所以，邪气中伤阳经，就会流注于本经而发病，邪气中阴经，就会流注于六腑而发病。

黄帝问：邪气又是怎样伤及人体五脏的呢？

岐伯说：忧愁恐惧就会使心受伤。形体感受了寒邪，又饮了冷水，就会使肺脏受伤。因为两种寒邪相感，会使肺脏内外都受到伤害，所以就会发生肺气上逆的病。如果从高处坠落，瘀血留积在体内；又因大怒的刺激，气上冲而不下，使血气郁结在胁下，就会使肝脏受伤。如果受到击打或跌倒，或酒醉后同房，出汗后，当风受凉，就会使脾脏受伤。如果过度用力提举重物，或房事过度，出汗以后又浴于水中，就会使肾脏受伤。

黄帝又问：五脏为风邪所伤的情况是怎样的呢？

岐伯说：五脏先伤于内，再感受外邪，只有在内外俱伤时，风邪才能侵入内脏。

黄帝说：说得很好！

黄帝问岐伯说：人的头面和身体，是与筋骨相连接的，血气的运行也一样。当天气寒冷的时候，大地冻裂，冰雪堆积。如果天气突然变冷，手足会冻得麻木不灵，可是面部却不用衣物御寒，这是什么原因呢？

岐伯回答说：人体十二经脉，三百六十络脉，所有血气的运行，都会上达于头面，而分别注入各个孔窍。它的精阳之气上注于目，能使眼睛视物。它的旁行之气上达于耳，使耳能够听闻。它的宗气上通于鼻，使鼻能具有嗅觉。它的谷气从胃中产生，上行于唇舌，便使唇舌能有味觉。各种气的津液，都上行熏蒸于面部，而且面部皮肤又厚，肌肉坚实，所以，虽然天气极其寒冷，也不能使面部受寒。

黄帝说：邪气侵入人体，发病的症状是怎样的呢？

岐伯说：虚邪伤人，患者便恶寒战栗。四时正邪伤人，发病较轻，先是气色略有变化，身上却没有什么感觉，好像有病，又好像无病，好像病已消失，又好像病还存在，不容易知道它的病情。

黄帝说：讲得真好啊！

黄帝问岐伯说：我听说，看病人的气色，就知道病情的，叫做明；切脉而知道病情的，叫做神；询问病情而知道病的部位的，叫做工。我希望听一下，望色就能知道病，切脉就能得知病情变化，问病就能彻底了解病苦所在，其中的道理是怎样的呢？

岐伯回答说：病人的气色、脉象、尺肤都与疾病有相应的关系。这如同用槌击鼓，声响随之也会相应发生，而不相失。又如同本和末、根和叶的关系一样，树根死了，树叶自然也就凋枯了。因此，察色、切脉、诊尺肤三者是不能有偏失的。知其一，可称为工；知其二，可称为神；知其三的，就可称为最神明的医生了。

黄帝说：我愿听您详谈其中的道理。

岐伯回答说：病容出现青色，它的脉象是弦脉；出现红色，脉象是钩脉；出现黄色，脉象是代脉；出现白色，脉象是毛脉；出现黑色，脉象是石脉。如果发现气色和切得的脉象不相合，反而得到相克的脉，就说明病人将要死了。若诊得相合的脉象，说明疾病很快就会痊愈。

黄帝问岐伯说：五脏所发生的疾病，它的变化和表现出的形态是怎样的呢？

岐伯回答说：首先要确定五色和五脉所主的疾病及其相应关系，则五脏所生的疾病才可以辨别。

黄帝说：气色和脉象已确定了，那么怎么辨别病情呢？

岐伯说：只要诊察出脉的缓、急、大、小、滑、涩等情况，病症就可能确定了。

黄帝说：那么又怎样观察脉象和尺肤的变化呢？

岐伯说：脉搏急的，尺肤的皮肤也显得紧急；脉搏缓的，尺肤的皮肤也会显得松弛；脉象滑的，尺肤的皮肤也显得滑润；脉象涩的，尺肤的皮肤就会枯涩。这六种变化，有的不明显，有的明显。所以善于诊察尺肤的人，不必等待诊察寸口的脉象。善于诊察脉象的人，也不必等待察望气色。能够将察色、诊脉、观尺肤三者结合起来诊断的，为高手，即高明的医生，十个病人就能治好九个；能运用两种诊察方法的，称为中医，即中等的医生，十个病人可以治好七个；只会用一种诊察方法的，称为劣医，即下等的医生，十个病人中只能治好六个。

黄帝说：请问缓、急、小、大、滑、涩这几种脉所主的病形怎样呢？

岐伯说：请让我先谈谈五脏的病变。心脉急甚的，会发生手足搐搦的病；微急的，会发生心痛牵引脊背，而且会食不能下。心脉缓甚的，会出现神不安和狂笑；微缓的，会发生伏梁病，病往往在心下，其气也会上行或者下行，有时还会唾血。心脉大甚的，会出现喉中如有刺物哽阻的情况；微大的，会发生心痹的病，心痛牵引脊背，且常流泪。心脉小甚的，会出现呃逆；微小的，会发生消瘅病。心脉滑甚的，会多渴；微滑的，会发心疝，牵引脐痛，并且小腹作响。心脉涩甚的，会出现声哑或不能言；微涩的，会出现吐血、衄血、四肢厥逆的症状，以及耳鸣和头部疾病。

肺脉急甚的，会出现癫疾；微急的，会出现寒热，表现为倦怠乏力，咳嗽唾血，并牵引腰背及胸部作痛，也好像鼻中赘肉阻塞，通气不畅。肺脉缓甚的，会出现多汗；微缓的，会出现痿、瘘、半身不遂及头部以下汗出不止的症候。肺脉大甚的，表现为足胫肿；微大的，会出现肺痹，并牵引胸背作痛，怕见光。肺脉小甚的，会出现泻泄；微小的，会出现消瘅病。肺脉滑甚的，会出喘满气逆；微滑的，会表现为口鼻及前后阴部出血。肺脉涩甚的，会出现呕血；微涩的，会出现鼠瘘病（颈部淋巴结核），病发在颈腋之处，表现为下肢无力，难于支撑上部体重，所以下肢常觉酸软。

肝脉急甚的，表现为情绪失常，胡言乱语；微急的，会出现肥气病，病在胁下，好像扣着杯子一样。肝脉缓甚的，常表现为呕逆；微缓的，会出现水瘕痹。肝脉大甚的，会出现内部痈肿，表现为时时呕吐，鼻出血；微大的，表现为肝痹，阴器收缩，咳且牵引小腹作痛。肝脉小甚的，会出现口渴多饮；微小的，表现为多食善饥，会出现肌肉消瘦的消瘅病。肝脉滑甚的，表现为阴囊肿大；微滑的，表现为遗尿。肝脉涩甚的，会出现溢饮；微涩的，会出现抽搐或挛急的筋痹病。

脾脉急甚的，表现为四肢抽搐；微急的，会出现膈中，表现为食物食入后又吐出，大便下厚沫。脾脉缓甚的，表现为四肢痿软无力，逆冷；微缓的，会出现风痿，表现为四肢痿废而不能用，心神清晰，就仿佛无病一样。脾脉大甚的，会表现为猝然昏倒；微大的，会出现疝气，腹中有大脓血，在肠胃的外面。脾脉小甚的，表现为寒热往来；微小的，会出现肉热消瘅。脾脉滑甚的，会出现阴囊肿大，小便不通；微滑的，会得各种寄生虫病，腹内会有热感；脾脉涩甚的，会得大肠脱出的肠颓病；微涩的，会出现肠内溃烂，大便脓血。

肾脉急甚的，会出现病邪深入至骨的骨癫病；微急的，表现为下肢沉重，逆冷，奔豚发作，两足难以屈伸，大小便不通。肾脉缓甚的，表现为脊痛如折；微缓的，会出现洞泄病，就是食物不能消化，下咽之后，便从大便排出，或下咽即吐出来。肾脉大甚的，表现为阴痿；微大的，会出现石水病，表现为从脐下到腹部肿满，有重坠感，如果肿满上达胃脘的是死证，就无法治疗了。肾脉小甚的，会出现洞泄；微小的，会出现善食善饥的消瘅病。肾脉滑甚的，表现为小便癃闭，阴囊肿大，微滑的，会出现骨痿病，表现为坐下不能起，起则眼目昏花，视物不清。肾脉涩甚的，会出现大痈病；微涩的，表现为女子月经不调或出现内痔等病。

黄帝说：根据疾病出现的六种脉象变化，针刺的方法相应又该怎样呢？

岐伯回答说：凡是脉象紧的，多属于寒证；脉象缓的，多属于热证；脉象大的，属于气有余而血不足；脉象小的，属于血气都不足；脉象滑的，属于阳气盛而微有热；脉象涩的，多属气滞血少，微有寒。因此，在针刺急脉的病变时，要深刺，留针时间应长。针刺缓脉的病变，要浅刺，而且出针要快，以散其热。针刺大脉的病变，要微泻其气，但不能出血。针刺滑脉的病变，要浅刺而快出针，以泻其阳气，而排除热邪。针刺涩脉的疾病，必须刺中经脉，并随着经脉循行的顺逆行针，留针时间应长，针刺前应先按摩肌肉，以导聚脉外的气，出针后，也应立即按住针孔，不能令其出血，以调和经脉气血。而脉象小的，阴阳形气都不充足，不宜用针刺治疗，而应该服用甘缓的药物。

黄帝说：我听说五脏六腑的脉气，从荥腧入而归于合穴，它是从哪条通道进入合穴的？进入后又与哪些经脉有互相连属的关系？希望听听其中的缘故。

岐伯回答说：这就是手足各阳经，由别络进入其内而与六腑相连的过程。

黄帝说：荥腧与合穴，各有其主治吗？

岐伯回答说：荥腧治外部经脉的病，合穴治体内脏腑的病。

黄帝说：治疗内腑的病，应该怎样呢？

岐伯说：应该取用合穴。

黄帝说：合穴各自都有自己的称呼吗？

岐伯回答说：足阳明胃经的合穴在足三里，手阳明大肠经的合穴在巨虚上廉，手太阳小肠经的合穴在巨虚下廉，手少阳三焦经的合穴在委阳，足太阳膀胱经的合穴在委中，足少阳胆经的合穴在阳陵泉。

黄帝说：应该怎样取用合穴呢？

岐伯回答说：取足三里穴要使足背低平；取巨虚穴应该举足；取委阳穴要屈伸下肢；取委中穴应屈膝；阳陵泉穴应正立竖膝，使膝齐平，在委阳的外侧寻取；在外的经脉荥腧各穴，应该牵拉伸展四肢而寻取。

黄帝说：希望听听六腑病变的情况。

岐伯回答说：面部发热的，是足阳明有了病变；手余部血脉郁滞或有瘀斑的，是手阳明有了病变；两足背的冲阳脉出现坚实或虚软下陷现象的，也是足阳明有了病变，这是候胃气的要脉。

大肠有病的症状，表现为肠中急痛，肠鸣阵阵，如果冬天再感受寒邪，就会引起泄泻，脐部作痛，而且痛时不能久立。由于肠与胃同候，治疗时可取胃经的巨虚上廉。

胃病，可出现腹胀满，胃脘部的心窝处发生疼痛，且痛势由此向上，支撑两旁的胸胁作痛，胸膈和咽部不通，饮食不下。治疗可以取足三里穴。小肠有病的症状，表现为小腹作痛，腰脊牵引睾丸痛，时有大小便窘急的感觉，又觉耳前发热，或发冷，或肩热甚，手小拇指和无名指之间发热，或脉络虚陷不起。这都是小肠病的症候，可取巨虚下廉治疗。

三焦病的症状，表现为腹部作胀，气满，小腹部尤为满硬坚实，小便不通，甚感窘急，水溢于皮肤而成为水肿，水留于腹部就成为水胀病。三焦病的病候也表现在足太阳外侧的大络上，大络在太阳经与少阳经之间。三焦有病，此处脉必出现赤色，治疗时应取委阳穴。

膀胱病的症状，表现为小腹部偏肿、疼痛，用手按揉痛处，就会产生尿意，却又不能排出，肩部发热，如果脉下陷，以及足小趾外侧、胫骨和足踝后都出现热象，治疗时应取委中穴。

胆病的症状，表现为经常叹气，口苦，呕苦水，心跳不安，就像有人要逮捕他一样。另外，咽喉中也像有东西哽阻，咽不下也吐不出，而且时时吐唾沫。治疗时应在足少阳经脉从头至尾地循行通道上选穴。如果观察到络脉有下陷的情况，就用灸法治疗，如有寒热往来的症状，就应取阳陵泉来治疗。

黄帝说：针刺以上各穴，有规定的方法吗？

岐伯说：针刺这些穴位，一定要刺中气穴，而不能只刺中肉节。因为刺中气穴后，针就像在空巷内，这样经脉就易于疏通了。若误刺在肉节上，会感觉皮肤疼痛。当用补法反用了泻法，或当用泻法却反用了补法，疾病会因此而加重。如果误刺在筋上，则会使筋受伤而弛缓，邪气也不能出，而与真气相急，邪气也会因此扰乱人体气机，甚至还会内陷，令其留着于体内为病。这都是用针不审慎，刺法错乱造成的后果。

根结·第五

岐伯说：天地之气相感应，寒暖气候也交相推移，阴阳的消长、寒热的盛衰、谁多谁少，都是有一定规律的。阴道为偶数，阳道为奇数。病发在春夏之季的，阴气少而阳气多，对阴阳不能调和所致的病，应该怎样用补法和泻法？病发在秋冬季的，阳气少而阴气多，此时由于阳气衰少阴气充盛，因此草木的茎叶枯萎凋落，水湿会下渗到根部，对于阴阳相移的病变，又应该怎样用补法和泻法呢？不正的邪气侵入经络，所发生的病变是难以胜数的，若不知根结的意义，奇邪侵扰脏腑致使功能失常，枢机败坏，气走泄而阴阳大伤，这样病也就难治了。九针的妙用，主要在于明了经脉根结的情况。所以知道了经脉根结，针刺的道理一说就清楚了。如果不知道经脉根结，针刺的道理就闭绝难通。

足太阳膀胱经起于足小趾外侧的至阴穴，终于面部的命门。所谓"命门"，就是内眼角的睛明穴。足阳明胃经起于足大趾和食趾端的厉兑穴，归结于额角的颡大。所谓"颡大"，就是钳束于耳的上方、额角部位的头维穴。足少阳胆经起于足小趾端的窍阴穴，结于耳部的窗笼。所谓"窗笼"，就是听会穴。太阳为开，阳明为阖，少阳介于表里之间，可转输内外，如门户的枢纽，故称为枢。所以太阳之关丧失了机能，则肉节渎（渎，是皮肉瘦小憔悴的意思）而发生暴疾。因此针治暴疾，可取用足太阳膀胱经，根据病的情况，判断应该泻有余，还是应该补不足。阴之合丧失了功能，阳气就会无所止息（无所止息，就是说如果正气运行不畅，邪气就会留在里面了），痿疾也就发生了。因此，针治痿疾，可取用足阳明胃经，根据病的情况，判断应该泻其有余，还是应该补其不足。阳之枢丧失了功能，就会发生骨繇病而站立不稳。因此，诊治骨繇病，可取用足少阳胆经，根据病的情况，判断应该泻其有余，还是应该补其不足。"骨繇"，是指骨节弛缓不收的意思。以上所说的病应该探明它的根源。

足太阴脾经起于足大趾内侧的隐白穴，归

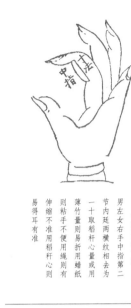

中指同身寸法

男左女右手中指第二节内廷两横纹相去为一十取稻秆心量或用薄竹量则易折用绳则有则粘手不便用蜡纸伸缩不准稻秆心则易得耳有准

□ 《针灸聚英》指寸图

《针灸聚英》又名《针灸聚英发挥》，高武撰。刊于嘉靖八年（1529年）。按4卷本顺序，卷首"集用书目"，简介《难经》《素问》等16种针灸学著作。卷1论五脏六腑、仰伏人尺寸、手足阴阳流注、中指同身寸法、十二经脉、奇经八脉及所属经穴的循行、主病，附经脉经穴图。卷2为骑竹马法等各家取穴方法。卷3为煮针、火针、温针、拆针、晕针、补泻手法，及刺法、灸法等。卷4为十四经穴歌等63则歌赋。末附针灸治疗问答。

结于上腹部的太仓穴。足太阴肾经起于足心的涌泉穴，归结于喉部的廉泉穴。足厥阴肝经起于足大趾外侧的大敦穴，归结于胸部的玉英穴而络于膻中穴。太阴为开；厥阴为阖；少阳为枢。所以太阴之关丧失洞泄不止。治膈塞洞泄的病，可取用足太阴脾经穴，根据病的情况而泻其有余补其不足。太阴之开丧失了功能，主要是因脾气不足而引起的。厥阴之阖丧失了功能，肝气就会弛缓，表现为时常悲哀。治疗易生悲哀的病，可取用足厥阴肝经穴，根据病的情况而泻其有余补其不足。少阴之枢丧失了功能，肾经脉气就会结滞不通。治疗结滞不通的病，可取用足少阴肾经穴，根据病的情况而泻其有余，补其不足。凡是经脉结滞不通的，都应该用上面的方法刺治。

足太阳膀胱经起于本经井穴至阴，流注于原穴京骨，又注于经穴昆仑，上入于颈部的天柱穴，下入于足部的络穴飞扬。足少阳胆经起于本经井穴窍阴，流经原穴丘墟，然后注于经穴阳辅，在上入于颈部的天容穴，在下入于络穴光明。足阳明胃经起于本经井穴厉兑穴，流经原穴冲阳，然后注入经穴足三里，在上进入颈部的人迎穴，在下进入足部的络穴丰隆。手太阳小肠经起于本经井穴少泽，流经经穴阳谷，然后注入合穴小海，在上进入头部的天窗穴，在下进入臂部的络穴支正。手少阳三焦经脉起于本经井穴关冲，流经原穴阳池，注入经穴支沟，在上进入头部的天牖穴，在下进入络穴外关。手阳明大肠经起于本经井穴商阳，然后流经原穴合谷，注入经穴阳溪，在上进入颈部的扶突穴，在下进入络穴偏历。这就是手三阳、足三阳左右共十二条经脉的根源流向与注入的部位，有络脉盛满现象的，都应当用泻法刺这些穴位。

经脉的气在人体内运行，一昼夜为五十周，以营运五脏的精气。如果太过或不及，而不能与周行五十次的次数相应，人就会生病，这种情况又叫"狂生"。所谓"五十营"，是说使五脏都能得到精气的营养，并可从诊切寸口脉象、计算脉搏跳动的次数，以测脏气的盛衰。若脉搏跳动五十次而无歇止，说明五脏都能接受精气的营养而健全；若脉搏四十次而有一次歇止的，便说明其中一脏衰败了；脉搏三十次而有一次歇止的，是二脏衰败了；脉搏二十次而有一次歇止的，是三脏衰败了；脉搏跳动十次而有一次歇止的，是四脏衰败了；脉搏动不满十次就歇止的，是因为五脏精气俱衰，说明病者死期将近。脉搏动五十次而不歇止的，是五脏正常的脉象，可以借以测知五脏的精气情况。至于预料一个人短期内要死亡，则是从他脉象的忽快忽慢甚至会突然停止来断定的。

黄帝说：人形体的差异有五种情况，即是指其骨节大小的不同，肌肉坚脆的差别，皮肤厚薄、清浊的差异，气的运行也有滑有涩，经脉也有长有短，津血也有多有少，以及经络的数目等，这些我已经知道了，但这指的都是布衣之士，对于那些王公大人和终日食肉的人，他们往往身体脆弱，肌肉软弱，血气运行急速而滑利，在治疗时，手法的快慢，进针的深浅，取穴的多少，也可相同对待吗？

岐伯回答说：吃肥甘美味的人与吃糠菜粗食的人，在针治时怎么会一样呢？对于他们，气滑的应出针快，气涩的应出针慢；气滑的应当用小针浅刺，气涩的应当用大针深刺；深刺的还应留针，浅刺的则出针要快。由此看来，针刺布衣之士应深刺并且要留针，针刺王公大人应浅刺并且要慢进针，因为他们的气行有慓悍与急滑的不同。

黄帝说：形气出现了有余或不足的差别，又该怎样治疗呢？

岐伯说：形气不足，病气有余的，是邪气满实了，应当急用泻法以祛其邪；若形气有余，病气不足的，阴阳之气都已经不足了，不能用针刺这种病人，否则会更加不足，更加不足就会导致阴阳俱竭，气血耗尽，五脏空虚，筋骨枯槁，其结果是，老年人将要死亡，壮年人也难复原。若形气有余，病气也有余，这就是阴阳都有余了，应该急用泻法祛其实邪，以调其虚实。所以说，凡是有余的应该用泻法，不足的应该用补法，就是这个道理。

所以说，凡是针刺，若不懂得补泻逆顺的道理，就会导致正气与邪气的相互搏结。若邪气实的误用了补法，就会导致阴阳气血满溢，邪气也会充塞大肠和胃，肝肺会发生胀满，阴阳之气也就错乱了。若正气虚的误用了泻法，就会使经脉空虚，气血耗损枯竭，肠胃松弛无力，人也就会瘦得皮包骨，毫毛脱折枯焦，凭此便可以预知离死期不远了。

所以说，运用针法的要领，在于懂得调和阴阳。阴阳调和好了，精气就可以充足，形体与神气也可能相合，神气便能内藏而不会泄漏了，所以说，高明的医生能够调理阴阳之气，使阴阳之气平衡。一般医生常常扰乱经脉，低劣的医生则有可能耗绝精气而危害生命。所以说，针刺时，运用补泻手法不可不审慎，一定要审察五脏的病情变化，以及五脏的脉象与病的感应情况，还有经络的虚实情况，皮肤的柔嫩粗糙情况，才能够选取适当的经穴进行治疗。

寿夭刚柔·第六

黄帝向少师问道：我听说人出生后，性情便有刚柔之分，体质有强弱不同，身形有高矮差别，而且还有男女之异，我想听您谈谈其中的道理。

少师回答说：阴中有阳，阳中有阴，审察清楚阴阳的属性，刺治时才有可以遵循的法度。知道疾病起始的原因，针刺才能有适当的理由，同时还要考虑发病的情形与四时变化的联系。四时的变化在内与人的五脏六腑相合，在外与筋骨皮肤相应，这就是天地有阴阳，人体有阴阳的道理。在人体内五脏为阴，六腑为阳；在外层，则筋骨为阴，皮肤为阳。所以病在阴中之阴的五脏的，就应当刺阴经的荥穴和输穴；病在阴中之阳的六腑的，就应当刺阳经的合穴；病在阳中之阴的筋骨的，就应当刺阴经的经穴；病在阴中之阳的皮肤，则刺表浅的络脉就够了。所以说，病在阳经的叫做风，病在阴经的叫做痹，阴阳两经都有病的叫做风痹。病有形而不痛的，属于阳经的病变；病无形而痛的，属于阴经的疾病。无形而痛的，说明阳经未受侵害，只是阴经有病，应立即在阴经取穴治疗，不可刺其阳经；有形而不痛的，说明阴经未受侵害，只是阳经有病，应立即在阳经取穴治疗，不可刺其阴经。阴阳表里都有病的，时而有形，时而无形，并且心中烦躁的，叫做阴胜于阳的病。此即为不表不里，病的形体也不能久存了。

黄帝问伯高说：我听说形体和脏气在发病时有先有后，那么其内外相应的情况是怎样的呢？

伯高回答说：风寒外袭先伤形体，忧恐愁怒先伤脏气。气伤了五脏，就会使五脏发病。寒邪伤了形体就会在形体上表现出来。风邪伤了筋脉，就会在筋上有所表现。这就是形体和脏气与疾病内外相应的关系。

黄帝说：那么该怎样刺治？

伯高回答说：病了九天的针刺三次就可以了。病一个月的，针刺十次就可以了，根据得病时间的长短，可以据此施治。若痹证久滞不去的，就该观察他的血络，完全去掉瘀血。

黄帝说：人体内外的病，在针刺时难治和易治的区别在哪里呢？

伯高回答说：形体先病却还没有传入内脏的，针刺的日数可以减少一半；内脏先病而形体才有病的，针刺的日数应当增加一倍，这就是内病与外病，在治疗时相应的难易不同。

黄帝问伯高说：我听说人的形体有缓急的不同，气有盛衰的区别，骨骼有大小的差异，肌肉有坚脆的不同，皮肤有厚薄的区别，这与人的寿夭有什么关系呢？

伯高回答说：形体与元气相称的会长寿，不相称的会夭亡。皮肤与肌肉相适应的会长寿，不适应的会夭亡。血气经络的充盛胜过形体的会长寿，不能胜过形体的会夭亡。

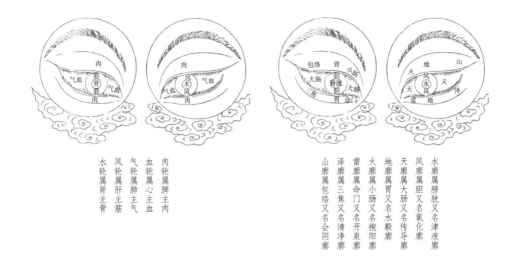

《经络相法》五轮八廓图

　　五轮为：风轮、血轮、气轮、水轮、肉轮，五轮应于五脏，随气之主也。八廓为清净之廓、会阴之廓、津液之廓、水谷之廓、传送之廓、阙泉之廓、养化之廓、抱阳之廓。八廓说与八卦相结合，形成八廓学说。

　　黄帝说：什么叫形体的缓急？

　　伯高回答说：形体充实而皮肤柔滑的能长寿。形体充实但皮肤却很坚紧的人会短寿。形体充实而脉象坚大的人康顺；形体充实而脉象弱小的说明气已经衰弱了，气衰了也就危险了。形体充实而面部颧骨不能突起的人，骨骼必小，骨骼小的人短寿。形体充实而肌肉坚实，且肌肉纹理分明的人肉质坚固，肉坚者就会长寿。形体充实却显肥胖肉脆，肉脆就会短寿。这是天所决定的。所以依据形气的情况，可以判断人寿命的长短。医者必须了解立形定气的知识，然后去治疗病人，以断其死生。

　　黄帝说：我听说人的寿夭，是难以料定的。

　　伯高回答说：就面部来说，如果耳边四周的骨骼塌陷、低平窄小，高度还不及耳前的肌肉，这样的人不满三十岁就会死去。如果再加上得病，那就活不到二十岁了。

　　黄帝问：形气的相胜，怎样用来确定人寿命的长短呢？

　　伯高回答说：无病的人，其气强于形体的可以长寿；有病的人，形体肌肉消瘦，如其气胜过了形体，必死无疑。但因为元气已衰而使形体胜过了元气，也

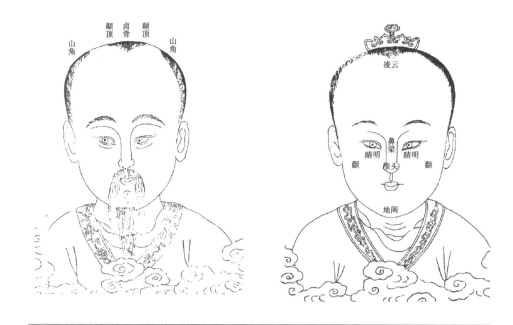

□ 《医宗金鉴》头面图　吴谦　清代

《医宗金鉴》为清官修医书。由吴谦等编著。共九十卷。成书于乾隆七年（1742年）。内容分"订正仲景全书""删补名医方论""四诊心法要诀""运气要诀""伤寒心法要诀"以及针灸、正骨各科心法要诀等。

是危险的。

黄帝说：我听说针刺有三种不同的情况，那么是哪三种不同的情况呢？

伯高回答说：即是刺营、刺卫、刺寒痹留于经络之中等三种不同刺法。

黄帝问：这三种刺法是怎样运用的呢？

伯高回答说：刺营用出血法，以发散瘀血；刺卫的目的是疏泄卫气；刺寒痹的目的则是纳热于内温煦经脉并驱散寒邪。

黄帝说：营、卫、寒痹三病的特征各是什么呢？

伯高回答说：营病有寒热、气短、血上下妄行的症状。卫病则表现为气痛，时来时去，忽痛忽止，腹部郁满，膨胀，这是风寒外袭侵入了肠胃造成的。寒痹是因为血脉凝滞不行所致，所以表现为肌肉疼痛或皮肤麻木不仁。

黄帝问：刺寒痹用纳热法是怎么一回事？

伯高回答说：刺治布衣之士，刺完后须用火熨或艾灸；对于养尊处优的人，刺针后须用药熨的方法。

黄帝问：药熨的方法怎样呢？

伯高说：是用醇酒二十升、蜀椒一升、干姜一斤、桂心一斤，这四种药捣碎后浸泡在酒中，再用棉絮一斤、细白布四丈，都浸泡在酒中，用泥封盖严密，不要让它泄了气，再把酒器放在燃烧的干马粪上面去煨，经过五天五夜后，取出白布及棉絮晒干，再浸入酒中，直到酒被用完。每浸一次需要一天一夜的时间，才能取出晒干，并将药渣和丝棉放在布袋内，这种布袋，是用布做的双层夹袋，长六七尺，共六七个，使用时，先将夹袋在桑炭上烤热，然后贴在刺治寒痹的穴位上，使热气达到病的部位，冷了则烤热后再熨，共三十次才能停止，出汗后用干布拭干身体，也是三十次而止。熨后在室内散步，不要经风。每针刺一次必熨一次，这样病就可以治好，这就是所说的纳热方法。

官针·第七

针刺的要点，在于正确选用符合规格的针具。九针各有其不同的功用，它各自的长、短、大、小也决定了各有不同的用法。如果用法不当，病就不能去除。疾病在浅表，如针刺过深，就会损伤内部的肌肉，发生痈肿。病在深部的却针刺过浅，病邪又不能排除，反而会形成大的脓疡。病轻浅却用大针，会使元气外泄而加重病情；病症严重却用小针，邪气不得排泄，治疗也就得不到效果了。不正确的用针往往是宜用小针却因误用了大针而泄去了正气，应用大针却误用了小针而使病邪得不到排除。这里已经说了错用针具的害处，那就让我再谈九针的正确用法。

病在皮肤游走不定的，可以用针刺病变部位，但皮肤苍白的就不能针刺了。病在肌肉间的，可以用员针推摩病变部位。病在经络，日久成痹的，应用锋针治疗。病在经脉，而气又不足的，当用补法，以针按压井、荥、腧等穴位。对患严重脓疡的，应当用铍针排脓治疗。痹证急性发作的，应当用员利针治疗。患痹证而疼痛又日久不止的，可以用毫针治疗。病已在深部的，应当用长针刺治。患水肿并且关节不通利的，应当用大针刺治。病在五脏而固留不去的，可用锋针，在井荥腧等穴用泻法刺治，并依据四时与腧穴的关系进行选穴。

针刺一般来说有九种方法，以对九种不同的病情进行刺治。第一种叫做

"腧刺"，腧刺是针刺十二经四肢的井、荥、输、经、合等各穴，以及背部两侧的脏腑腧穴。第二种叫做"远道刺"，远道刺的意思是说病在上部的，从下部取穴，针刺足三阳经的腑腧穴。第三种叫做"经刺"，经刺就是针刺在深部经脉触到的硬结或压痛。第四种叫"络刺"，络刺就是刺皮下浅部的小络脉。第五种叫"分刺"，分刺就是针刺肌肉的间隙。第六种叫做"大泻刺"，大泻刺就是用铍针刺脓疡。第七种叫"毛刺"，毛刺就是针刺皮肤浅表的痹证。第八种叫做巨刺，巨刺就是左侧的病刺右侧的穴，右侧的病刺左侧的穴。第九种叫做淬刺，淬刺就是用火针治痹证。

针刺方法还有十二种，以适应十二经的病变。

第一种叫偶刺，偶刺是用手对着胸前或背部，当痛处之所在，一针刺前胸，一针刺后背，以治疗心痹的病。但刺时，针尖要向两旁倾斜。

第二种叫报刺，报刺就是用针刺治痛无定处的病。方法是垂直行针，用左手按其痛处然后将针拔出，再进针。

第三种叫恢刺，恢刺就是直刺筋脉的旁边，提插运捻向前向后，以治筋痹。

第四种叫做齐刺，齐刺就是在病点正中直刺一针，左右两旁再各刺一针，以治寒邪小而深者。此法又叫三刺，三刺可以治疗痹气小而深的病。

第五种叫扬刺，扬刺就是在病点正中刺一针，在病变周围刺四针，用浅刺法，以治疗寒气滞留面积较广而部位较浅的病。

第六种叫做直针刺，直针刺就是用手捏起皮肤，将针沿皮直刺而入，以治寒气较浅的病。

第七种叫做输刺，输刺就是将针直入直出，取穴少却又刺得深，以治气盛而有热的病。

第八种叫做短刺，短刺可以治疗骨痹病，方法是慢慢进针，同时稍稍摇动针体，使针渐渐深入骨部，然后再上下提插摩擦骨部。

第九种叫浮刺，浮刺是在病点旁浮浅的斜刺，以治疗肌肉挛急而寒的病。

第十种叫阴刺，阴刺为左右都刺，以治寒厥病，凡中寒厥的，应刺足内踝后面的太溪穴。

第十一种叫傍针刺，傍针刺就是在病点直刺一针，旁边也刺一针，以治久而不愈的痹证。

第十二种叫赞刺，赞刺就是直入直出，快速进出针并浅刺出血，以治疗痈肿。

经脉所在的部位，是分散在深处而显现的，针刺时要轻轻地进入而长时间留针，以疏导孔中的脉气。经脉所在的部位，是分散在浅处而显现于外的，要先按压隔绝其脉，才可以进针，这样做不使精气外泄，只使邪气排出。

所谓经过三刺就使谷气流通的针法，是先浅刺皮肤，以宣泄阳邪；然后再刺入一些，使阴邪排出，而刺入的深度，仅是透过皮肤接近肌肉，但没有刺到肌肉之间；当刺达肌肉之间时，谷气就会流通，酸麻胀重的针感也就出现了。所以刺法讲：开始应当浅刺，以驱逐浅表的邪气，而让血气流通；然后再深刺，以使阴邪外泄，最后深刺到深处，以疏导谷气。这就叫三刺。所以用针的人，如果不知道每年运气的变化、气的盛衰所引起的疾病的虚实状况，就不能成为医者。

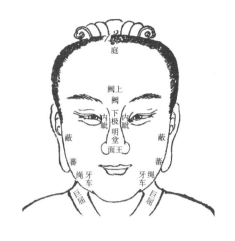

□ 《类经图翼》面部图　张介宾　明代

我国古代针灸文献在腧穴定位描述中涉及大量关于骨骼、体表部位等名称，如不熟悉这些部位，就无法理解腧穴定位。关于骨名及人体部位名的解释最早见于《内经》，到了明代以《类经图翼》等一批针灸类图书最为精详。

针刺法还有五种，适用于与五脏有关的病变。第一种叫"半刺"，半刺就是下针浅而很快出针，不刺伤肌肉，就像拔除毫毛一般，以祛除皮毛间的邪气，这是适用于肺脏的刺法。

第二种叫"豹文刺"，豹文刺就是在病变部位的左右前后下针，以刺中络脉使其出血为度，以消散经络间的瘀血，这是适用于心脏的刺法。

第三种叫"关刺"，关刺就是直刺四肢关节的附近，以治疗筋痹，但应注意刺时不能出血，这是适用于肝脏的刺法，也叫渊刺，又叫岂刺。

第四种叫"合谷刺"，合谷刺就是将针深刺到分肉之间，左右各斜刺一针，就像鸡足的样子，以治疗肌痹，这是适用于脾脏的刺法。

第五种叫"输刺"，输刺就是直接进针又直接出针，将针深刺到骨部，以治疗骨痹，这是适用于肾脏的刺法。

本神·第八

黄帝问岐伯说：凡是针刺的原则，首先必须以神气作为根本。血、脉、营、气、神都为五脏所藏，如果嗜欲太过，五脏精气就会离脏，以至魂魄飞扬，意志恍惚迷乱，并丧失智慧和思考的能力，这是什么原因造成的，是天加罪于人呢，还是人自己的过失？什么叫做德、气、生、精、神、魂、魄、心、意、志、思、智、虑？请讲解一下其中的道理。

岐伯回答说：天赋予人的是德，地赋予人的是气，天德地气上下交感，使万物得以化生。所以化生生命的叫精，阴阳两精上下交感，叫做神；随着神的往来活动而出现的，叫做魂；与精同时出入的，叫做魄；在其中起支配作用的，叫做心；当心有所追忆时，叫做意；意的久存，叫做志；为实现志向而求变，叫做思；用思想来估计未来的变化，叫做虑；因思虑而能正确地处理事物的，叫做智。

所以，智者的养生之道，必定是顺应四时气候的变化，以适应寒暖，对喜怒的情绪能安然处之，调节阴阳刚柔。这样就可以不受内外邪气的侵袭，不衰老而且健康。

所以过度的审慎思虑伤神，神气受到了损伤，就会使人惊恐畏惧，并使五脏精气流散不止。因为太过悲伤而伤了内脏的，就会使神气竭绝而丧失生命。喜乐过度的，就会使神气外散而难以收藏。忧愁过度的，就会使神气迷乱惶惑不能正常运行。恐惧过度的，就会使神气流荡耗散而不能收敛。

心藏神，惊恐或思虑过度，则伤神。神被伤，心就会感到恐惧，失去调节自身的能力。时间久了，肘、膝、髀部的肌肉就会伤坏，肌肉消瘦，毛发焦枯凋零而失去润泽，这样人就会在冬季水旺时受克而死。

脾藏意，若忧虑过度又得不到解除，就会伤意。意被伤了，就会胸中闷乱，手足不能举动，毛发憔悴凋零，皮色枯槁无华而不润泽，人会在春季木旺的时候受克而死亡。

肝藏魂，若悲伤过度，影响到了内脏，就会伤魂。魂被伤了人就会发狂，容易忘事而不精明，阴囊收缩，筋脉拘挛，两胁肋处活动不利，到了毛发枯槁、皮肤没有润泽的时候，人就会在秋季金旺的时候受克而死亡。

肺藏魄，若喜乐过度，就会伤魄。魄被伤了，就会神乱而发狂，意识也会丧失，行为反常，旁若无人，皮肤干枯，毛发憔悴，容颜枯槁，人会在夏季火旺时受克而死。

肾藏志，若大怒不止，就会伤志。志被伤了，记忆力就会减退，会忘掉自己从前说过的话，腰背转动困难，不能俯仰屈伸，进一步就会毛发憔悴，颜色枯槁，人也会在长夏土旺时受克而死。

恐惧太过且长时间不能解除，就会伤精。精被伤了，骨节就会出现酸痛、痿弱、厥冷，还常有遗精的症状。因此，五脏是藏精气的，如果所藏精气受到了损减，则精气就会失其所守，从而出现阴虚，并且不能化生阳气，阳气不能化生，人就会渐渐死亡。所以针刺治病时，要观察病者的情况，以了解精、神、魂、魄的存亡和得失。如果五脏精气已被损伤，那么针刺就不能治疗了。

肝藏血，魂是依附在肝血中的，肝气虚弱，人就会产生恐惧，肝气盛壮，人就容易发怒。脾藏营气，意依附在营气之中，脾气虚弱了，四肢的运动就会失灵，五脏也不能安和，脾气壅实，就会导致腹满，月经失调，大小便不利。心主一身的血脉，神依附在血脉中，心气虚弱了，就会产生忧伤的情绪，心气充盛，人就会常常大笑不止。肺主一身的气，魄居在气中，肺气虚弱了，就会鼻塞，气短，肺气壅实，人就会喘息、胸部胀满，仰面呼吸等证状。肾藏精，志依附在精气中，肾气虚弱了，手足就会出现厥冷，肾有实邪，就会腹胀，五脏也不能正常运行。所以治病必须审察五脏疾病的情况，以了解脏气的虚实，再谨慎调治。

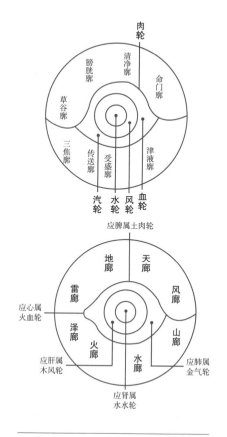

□ （左右）五轮八廓 针灸图

此为《元亨疗马牛驼全集》中，综合"五轮"与"八廓"二说的针灸穴位图。五轮，指肉轮（脾）、血轮（心）、气轮（肺）、风轮（肝）、水轮（肾）。八廓，指水廓（膀胱）、风廓（胆）、天廓（大肠）、地廓（胃）、火廓（小肠）、雷廓（命门）、泽廓（三焦）、山廓（包络）。

终始·第九

关于针刺的原理和方法，都在《终始》篇中有了详尽而明了的阐述，如果要准确了解《终始》的含义，就须以五脏为纲纪，以确定阴经阳经的关系。阴经主五脏，阳经主六腑。阳经承接四肢中运行的脉气，阴经承接五脏中运行的脉气。所以，在采用泻法刺治时要迎着脉气的来向而进针，采用补法刺治时要随着脉气的去向进针。掌握了迎随补泻的要领，就可以使脉气调和。而调和脉气的要点，在于了解阴阳规律，五脏为阴，六腑为阳。若要将这些道理传授给后世，以造福百姓，那么学习者必须歃血盟誓，郑重地去对待它，努力地去钻研它，也只有如此，才能发扬光大。若不加以重视，这些道理就会逐渐消亡，若不按这些理论原则去做，一意孤行，则必会危及患者的生命，造成严重的后果。

谨慎顺应天地间阴阳盛衰的道理，以掌握针刺终始的含义。所谓终始，就是以十二经脉为纲纪，诊察寸口和人迎两处，以了解人体阴阳的虚实盛衰，以及阴阳的平衡情况。这样也就大致掌握了阴阳盛衰的规律。

所谓平人，就是没有得病的正常人。平人的脉口和人迎两处的脉象是和四时的阴阳变化相和的，脉气也上下相应，往来不息，六经的脉搏既无结涩和不足，也没有动疾有余等病象，其内脏之本和外在的肌肤，在四时寒温变化时，保持协调一致，而其外表的形肉和体内的血气也能互为协调。这就是"平人"。

元气虚少的病人，脉口和人迎都会表现出虚弱无力的脉象，与两手的寸、尺两脉也不相称。这种情况是说明患者的阴阳不足。治疗时，如果补阳，就会导致阴气衰竭，泻阴又会导致阳气脱泄。因此，只能用甘温的药剂加以调补，如果还不能痊愈则可服用能快速起效的药物。像这样的病，切勿用艾灸治疗，如果因不能快速产生疗效，而用泻法，那么五藏的精气就会受损。

人迎脉比寸口大一倍的，病在足少阳胆经，大一倍而又同时出现躁动症状的，病在少阳三焦经。人迎脉比寸口大两倍的，病在足太阳膀胱经，大两倍而又同时有躁动症状的，病在手太阳小肠经。人迎脉比寸口大三倍的，病在足阳明胃经，大三倍而又同时有躁动症状的，病在手阳明大肠经。人迎脉比寸口大四倍的，并且脉象又大又快的，叫溢阳，溢阳是因为六阳盛极，而不能与阴气相交，所以称为外格。

寸口脉比人迎大一倍的，病在足厥阴肝经，大一倍而又同时有躁动症状的，病在手厥阴心包络经。寸口脉比人迎大两倍，病在足少阴肾经，大两倍而又同时有躁动症状的，病在手少阴心经。寸口脉比人迎大三倍，病在足太阴脾经，大三倍而又同时有躁动症状的，病在手太阴肺经。寸中脉比人迎大四倍，并且脉象又大又快的，叫做溢阴。溢阴是因为六阴盛极，而不能与阳气相交，所以称为内关。内关是阴阳隔绝的死证。人迎与寸口脉都比平常的大四倍以上的，叫做关格。出现了关格的脉象，人也就接近死期了。

人迎脉比寸口脉大一倍的，是病在足少阳胆经，治之当泻足少阳胆经，而补足厥阴肝经。用二泻一补法，每日针刺一次，施针时，还必须切人迎与寸口脉，以测病势的进退，如果表现为躁动不安的，应取上部的穴位，直到脉气调和了才能停止针刺。

人迎脉比寸口脉大二倍，是病在足太阴膀胱经，治之当泻足太阴膀胱经，补足少阴肾经。用二泻一补法，每两日针刺一次，施针时，还应切人迎与寸口脉，以测病势的进退，如果同时有躁动不安的情况的，应取用上部的穴位，直到脉气调和了才能停止针刺。

人迎脉比寸口脉大三倍的，是病在足阳明胃经，治之当泻足阳明胃经，补足太阴脾经，用二泻一补法，每日针刺二次，施针时，还应切人迎与寸口脉，以测病势的进退，如果表现为躁动不安的，就取上部的穴位，直到脉气调和了，才能停止针刺。

寸口脉大人迎脉一倍的，是病在足厥阴肝经，治之当泻足厥阴肝经，以补足少阳胆经，用二补一泻法，每日针刺一次，施针时，还应切寸口与人迎脉，以测病势的进退，如果有躁动不安的情况的，就应取上部的穴位，直到脉气调和了，才能停止针刺。

寸口脉比人迎脉大二倍的，是病在足少阴肾经，治之当泻足少阴肾经，以补足太阳膀胱经。用二补一泻法，每两日针刺一次，施针时，还应切寸口与人迎脉，以测病势的进退，如果有躁动不安的情况的，应取上部的穴位，直到脉气调和了，才能停止针刺。

寸口脉比人迎脉大三倍的，是病在足太阳脾经，治之当泻足太阳脾经，以补足阳明胃经。用二补一泻法，每日针刺两次，施针时，还应切寸口与人迎脉，以测病势的进退，如果有躁动不安的情况的，应取上部的穴位，直到脉气调和了，才能停止针刺。

每日针刺两次的原因是什么呢？因为太阴主胃，当谷气充盛时，人就气多血多，所以可以每日刺两次。人迎和寸口脉的脉象都比平常大三倍以上的，叫做阴阳俱溢。这样的病，如果不加以疏理，血脉就会闭塞，气血也不能流通，流溢于肉里，就会损伤五脏。在这种情况下，若妄用了灸法，就会导致变易，而引发其他的疾病。

大凡针刺，都以阴阳调和为目的。补阴泻阳，就是补五脏不足的正气，泻六淫邪气，这样人才能音声清朗，元气充盛，耳聪目明。若泻阴补阳，就会导致气血不畅。

所谓针下得气而有了疗效，是说实证因为用了泻法，症候便由实转虚，这种虚证的脉象虽然与原来的大小相同，但已变得虚软不坚了；若用了泻法后，脉象仍然坚实，这说明病人虽已感到轻快，但疾病并未去除。如果虚证用了补法，症候就会由虚转实，这种实证的脉象虽然与原来同样大小，却比先前坚实有力；如果经过针刺，脉象还像以前那样大，却虚软而不坚实，患者虽然觉得舒服，但疾病也并未除去。所以应正确运用补泻的手法，以使补能充实正气，泻能祛除邪气，病痛虽不能随出针而立即除去，但病势却必然会减轻。必须先了解十二经脉的机理，才能领悟终始篇的深刻涵义。阴经阳经各有固定的循行部位，与脏腑有确定的配属关系，补虚泻实的原则不能互为颠倒，针治也应按经取穴。

凡适于用针治的病，都应当用三刺法，使针下获得谷气流通的感觉。由于邪气侵入经脉后会与血气相混合，会扰乱阴阳之气原有的位置，使气血运行的逆顺方向倒置，脉象的沉浮异常，与四时不相应，邪气就会滞留体内而淫溢流散。这些病变，都可用针刺治疗。初刺是刺皮肤，以使浅表的阳邪排出；二刺是刺肌肉，以使阴分的邪气排出；三刺是刺分肉，以使谷气流通而能得气，但得气后就可以出针了。所谓谷气至，是说在用了补法之后，会感觉到正气充实，在用了泻法之后，会感觉到病邪被排出，也因此知道谷气已到了。

经过针刺，邪气被排出后，虽然阴阳血气还没有得以完全调和，但已察觉病痊愈。所以准确地使用补法，正气就可得到充实；准确使用泻法，邪气就会衰退，病痛虽然不会随着出针而立即痊愈，但病势必定会减轻。

阴经的邪气旺盛，阳经的正气虚弱，就应该先补充阳经的正气，再泻去阴经的邪气，以调和其有余和不足。阴经的正气虚弱了，阳经的邪气盛了，应该先补阴经的正气，再泻去阳经的邪气，从而调和它的有余和不足。

足阳明经、足厥阴经、足少阴经三脉，都搏动于足大趾与食趾之间，针刺时应当察视三经的实虚。如果虚证误用泻法，叫重虚，虚而更虚，病情就免不了会加重。凡是刺治这类病症，可以先切其脉搏，脉的搏动坚实而急速的，就立即用泻法；脉的搏动虚弱而缓慢的，就用补法，若用了相反的针法，那么病情就会加重。至于三经动脉，足阳明经在足跗之上，足厥阴经在足跗之内，足少阴经在足跗之下。

阴经有病的，应刺胸部的腧穴；阳经有病的，应刺背部的腧穴；肩膊部出现虚证的，应当取上肢经脉的腧穴。对于重舌（舌下所生的一肿物，形状像小舌）的患者，应当用铍针，刺舌下根柱部，以排出恶血。手指弯曲而不能伸直的，即筋病；手伸直而不能弯曲的，属骨病。病在骨的就应当治骨，病在筋的就应当治筋。

用针刺的方法补泻时，须注意：脉象坚实有力的，就用深刺的方法，出针后也不要很快按住针孔，以利其尽量泻去邪气；脉象虚弱乏力的，就用浅刺的方法，以养护所取的经脉，出针时，应迅速按住针孔，以防止邪气的侵入。邪气来时，针下会感觉到坚紧而疾速。谷气来时，针下会感觉徐缓而柔和。脉气盛实的，应当用深刺的方法，向外泄去邪气；脉气虚弱的，就应当用浅刺的方法，使精气不至于外泄，而养其经脉，仅将邪气泄出。针刺各种疼痛的病症证，大多用深刺的方法，因为痛证的脉象都坚实有力。

腰以上的病，可取手太阴、手阳明二经的穴位针治；腰以下的病，可取足太阴、足阳明二经的穴位刺治；病在上部的，可以取下部的穴位；病在下部的，可以取上部的穴位；病在头部的，可以取足部的穴位；病在足（《太素》《甲乙经》作腰）部的，可以取腘窝部的穴位；病在头部的，会觉得头很沉重；病在手部的，会觉得手臂很沉重；病在足部的，会觉得足很沉重。取穴刺治时，应先找出最先发病的部位，然后再行针刺。

春天的邪气伤人毫毛，夏天的邪气伤人皮肤，秋天的邪气伤人肌肉，冬天的邪气伤人筋骨。治疗与时令相关的病，针刺的深浅应该因季节的变化而有所不同。针刺肥胖的人应采取秋冬所用的深刺法，针刺瘦弱的人应采取春夏所用的浅刺法。有疼痛症状的病人，多属阴证，疼痛而用按压的方法却不确定痛处的，也属于阴证，都应当用深刺的方法。病在上部的属阳证，病在下部的属阴证。身体发痒的人，说明病邪在皮肤，属阳证，应采用浅刺法。

病起于阴经的，应当先治疗阴经，然后再治阳经；病起于阳经的，应当先治疗阳经，然后再治疗阴经。刺治热厥的病，进针后应当留针，以使热象转寒；刺治寒厥的病，进针后应当留针，以使寒象转热。刺治热厥的病，应当刺阴经二次，刺阳经一次；刺治寒厥的病，应当刺阳经二次，刺阴经一次。二阴的意思，是指在阴经针刺二次；一阳的意思，是指在阳经针刺一次。久病的人，病邪的侵入必定已经很深，针刺这类疾病，必须深刺而且留针时间要长，每隔一日应当再针刺一次。由于经脉之气是左右互惯的，因此还必须先确定病邪在左右的偏盛情况，刺之以使其调和，并去掉血络中的瘀血。针刺的道理大体就如此了。

针刺前，必须诊察病人形体的强弱和元气盛衰的情况。若形体肌肉并不显得消瘦，只是元气衰少而脉象躁动的，这种脉象躁动而厥的病，必须用左病刺右、右病刺左的缪刺法，使耗散的真气得以收敛，积聚的邪气可以散去。针刺时，刺者应如深居幽静的处所一样，静察病人的精神活动，又如门窗紧闭，不闻外物般，心神贯注，使精神内守，专一地进行针刺。或用浅刺而留针的方法，或用轻微浮刺的方法，以转移病人的注意力，直到针下得气为止。针刺之后，应使阳气内敛，阴气外散，持守正气而不让其泄出，谨守邪气而不让其侵入，这就是所谓的"得气"。

凡使用针刺进行治疗，必须遵循以下禁忌：行房事不久的不可针刺，针刺后不久的不可行房事；正当醉酒的人不可针刺，已针刺的，不能紧接着就醉酒；正发怒的人不可以针刺，针刺后的人不能发怒；刚刚劳累的人不能针刺，已经针刺的人不要过度劳累；饱食之后不可以针刺，已经针刺的人不能食得过饱；饥饿的人不可以针刺，已经针刺的人不要挨饿；口渴的时候不可以针刺，已经针刺的人不要受渴。异常惊恐的人，应待其情绪安定之后，才可以针刺。坐车前来就诊的病人，应卧床休息一顿饭的时间后，才可以开始针刺。从远处步行前来就诊的病人，应休息大约走十里路所需的时间后，才可以开始针刺。凡是属于这十二种针刺禁忌的病人，他们的脉气都是紊乱的，正气都是外散的，营卫运行也都是失常的，其经脉气血也不能依次运行于全身。如果此时草率针刺，就会使阳经的病侵入内脏，阴经的病传至阳经，使邪气重新得以滋生。医技粗率的医生，没有诊察这些禁忌，妄用针刺，可以说是在摧残病人的身体，这种情况叫做"伐身"。其结果是使病人的形肉身体过度耗伤，脑髓消损，津液不能化生，甚至不能运化饮食五味之精微以生精气，而终致真气消亡，这就是所谓的"失气"。

手足太阳二经脉气将绝时，病人的眼睛上视而不能转动，角弓反张，手足抽搐，面色苍白，皮色败绝，汗水暴下，绝汗一出，人也就快死亡了。

手足阳明二经脉气将绝时，病人会出现口眼抽动、喝斜，易惊恐，胡言乱语，面色黄等证状。手阳明经所属之动脉在上，足阳明经所属之动脉气在下，当这上下两处的动脉出现躁动而盛的脉象时，就表明病人胃气已绝而脉气不行，此时病人就会死亡。

手足少阴二经脉气将绝时，病人会出现面色发黑、牙龈短缩、牙齿露出部分变长且多污垢、腹部胀满、气机闭塞、上下不通等证而死亡。

手足厥阴二经脉气将绝之时，病人会出现胸中发热、咽喉干燥、小便频数、心烦，严重的甚至出现舌卷、睾丸上缩等证而死亡。

手足太阴二经脉气将绝时，病人会出现腹部胀闷、呼吸不利、嗳气、喜呕吐等证状。呕吐时气机上逆，气机上逆面色就会发赤，倘若气不上逆，就说明上下不能交通，上下不通就会面色发黑、皮毛焦枯，人也因此而亡。

经脉·第十

雷公问黄帝说：《禁服》篇上说，要掌握针刺治病的方法，应先了解经脉，推测它运行的终始，确知它的长短，并懂得它向内和五脏相联系、向外与六腑相贯通的原理。我想请您详解一下其中道理。

黄帝说：人初受孕时，由男女之精形成，精再发育而生脑髓，此后才逐渐形成人体。其间以骨骼为支柱，以经脉营养全身，坚韧刚强的筋如绳索一样，约束着骨骼，而肌肉则像墙壁，保护着脏腑、筋、血脉，等到皮肤变得坚韧，毛发生长后，人体就形成了。人出生以后，吸收五谷入胃，通过奥妙精微的运化滋生过程，使脉道得以贯通，气血也就运行不息了。

雷公说：希望您能讲讲经脉运行发生的情况。

黄帝说：经脉的重要，在于可通过它来诊断人的死生，诊治百病，调养身体的虚实。如果对经络的循行情况不甚通晓，是不行的。

肺的经脉为手太阴经，起于中焦胃脘部，向下行，联络于与本经相表里的脏腑——大肠腑，然后再返回，循行环绕胃的上口，向上经过横膈膜，入属于本经所属的脏腑——肺脏，接着从气管横走出腋窝部出于体表，沿着上臂内侧，在手少阴心经与手厥阴心包络经的前面下行，至肘部内侧，再沿着前臂的内侧、桡骨的下缘，入寸口，前行至手大指本节后手掌肌肉隆起处的鱼部，并沿着其边缘，出于拇指尖端。它的另一条支脉，从手腕后分出，沿着食指桡动脉侧直行到达指端，最后与手阳明大肠经相接。

手太阴肺经如受外邪侵犯，就会发生以下病变：肺部胀满、咳嗽气喘、缺盆里面疼痛，因喘咳过剧，还会引起双臂交叉按住胸部、视物不清，这就是由肺经之经气逆乱所导致的臂厥病。

手太阴肺经上的腧穴主治手太阴肺脏所发生的疾病，如肺脏的疾病影响到此经，就会导致咳嗽上气、喘促口渴、心烦躁、胸部胀闷、上臂内侧前缘的部位疼痛、厥冷、手掌心发热。

手太阴肺经经气有余时，就会出现肩背痛、汗出、小便频数而尿量少等证状。本经经气不足时，可引起肩背遇寒而痛、气短、小便色变。

以上病证，凡属经气亢盛的，当用泻法；属于经气不足的，应用补法；属热证的，用疾刺法；属寒证的，用留针法。脉虚而下陷的，宜用灸法。至于既不属于经气亢盛也不属于经气不足，而仅仅是属于经气失调的，就从本经取治。手太阴经气盛所致的病，诊脉时可发现寸口脉比人迎脉大三倍；若是本经气虚引起的病症，则寸口脉反而比人迎脉小。

大肠的经脉，为手阳明经。起于食指尖端，沿食指桡动脉侧的上缘，经过拇指、食指间的合谷穴，至腕上

□ **手太阴肺经脉循环示意图**

1.起于中焦，下络大肠；2.还循胃口；3.上膈 4.属肺；5.从肺系横出腋下；6.下循臑内，行少阴、心主之前；7.下肘中；8.循臂内上骨下廉；9.入寸口 10.上鱼；11.循鱼际；12.出大指之端；13.其支者，从腕后直出次指内廉，出其端。

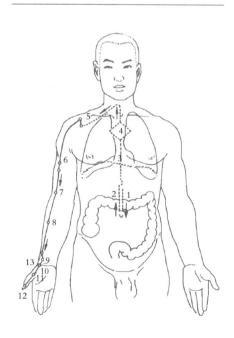

拇指后两筋中间的凹陷处，接着向上沿前臂的上缘至肘外侧，再沿上臂外侧前缘经过肩及肩峰前缘，出于肩胛，与诸阳经会合于大椎穴上。然后向下注入缺盆，联络于与本经相表里的脏腑——肺脏，再向下贯穿膈膜，而联属于本经所属的脏腑——大肠腑。它的另一条支脉，由缺盆经过颊部后，分成两脉进入下齿龈，再回转过来绕至上唇，交会于人中，然后左脉向右行，右脉向左行，上挟于鼻孔两侧，最后与足阳明胃经相接。

手阳明大肠经之经气发生异常的变动，就会导致牙齿疼痛、颈部肿大等证状。

手阳明大肠经上的腧穴主治津液不足的疾病，其症状是眼睛发黄、口干、鼻塞或流鼻血、咽喉肿痛以及气闭、肩前及上臂作痛、食指疼痛而不能活动等。

手阳明大肠经经气有余时，在它循行的部位上就会出现发热而肿的症状；本经经气不足时，就会引起寒战身冷。

治疗以上病证时，凡属经气亢盛的，应用泻法；凡属经气不足的，就用补法。属热证的就用疾刺法，属寒证的用留针法。脉虚下陷不起的用灸法。至于既不属于经气亢盛也不属于经气不足，而仅仅是属于经气失调的，就从本经取治。由手阳明大肠经引起的各种病证中，如人迎脉比寸口脉大三倍，就是本经经气亢盛；如人迎脉比寸口脉小，就是本经经气虚弱。

胃的经脉，为足阳明经。起于鼻孔两旁，上行相交于鼻的凹陷处，再向旁注入足太阳经，接着向下沿鼻外侧，进入上齿龈内，复出环绕口唇后，向下交于

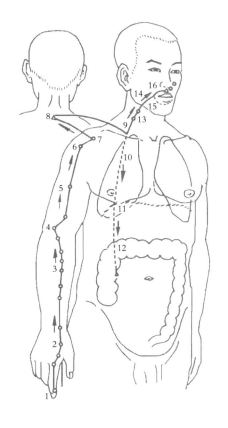

□ **手阳明大肠经脉循行示意图**

　　1.起于食指桡侧端；2.循指上廉出合谷两骨间，上入两筋之中；3.循臂上廉；4.入肘外廉；5.上臑外前廉；6.上肩；7.出髃骨之前廉；8.上出于柱骨之会上；9.下入缺盆；10.络肺；11.下膈；12.属大肠；13.其支者，从缺盆上颈；14.贯颊；15.入下齿中；16.还出挟口，交人中，左之右，右之左，上挟鼻孔。

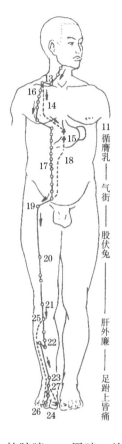

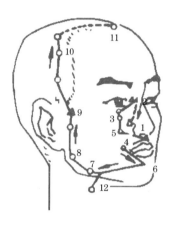

□ 足阳明胃经脉循行示意图

1.起于鼻之交頞中；2.旁纳之脉；3.下循鼻外；4.入上齿中；5.还出挟口环唇；6.下交承浆；7.却循颐后下廉出大迎；8.循颊车；9.上耳前，过客主人；10.循发际；11.至额颅；12.其支者，从大迎前，下人迎，循喉咙；13.入缺盆；14.下膈；15.属胃络脾；16.其直者，从缺盆下乳内廉；17.下挟脐入气街中；18.其支者，起于胃口，下循腹里，下至气街中而合；19.以下髀关；20.抵伏兔；21.下膝膑中；22.下循胫外廉；23.下足跗；24.入中指内间；25.其支者，下廉三寸而别；26.下入中指外间；27.其支者，别跗上，入大指间，出其端。

承浆穴，再向后沿腮部的下方，出于大迎穴，又沿颊车穴，上行至耳前，通过客主人穴，沿发际上行至部额颅部。它有一条支脉，由大迎穴的前方，向下至人迎穴，再沿喉咙进入缺盆，又继续向下贯穿横膈膜，联属于本经所属的脏腑——胃腑，并最后与本经所属的脏腑——脾脏相联。其直行的经脉，由缺盆沿乳房内侧下行，再向下挟行于脐的两侧，最后进入阴毛两侧的气街部位。另一条支脉，起于胃的下口处，再沿腹部的内侧下行，到达气街部位，与前面所讲的直行的经脉相会合，再由此下行，沿大腿外侧的前缘到达髀关穴处，而后至伏兔穴，再下至膝盖，沿胫骨前外侧直至足背部，进入足的中趾内侧。另有一条支脉，由膝下三寸处分出后下行到足的中趾外侧；还有一条支脉，起于背的冲阳穴，斜出于足厥阴经的外侧，再进入足大趾，然后直出于足大趾的尖端，与足太阴脾经相接。

足阳明胃经的经气发生异常变动，就会出现全身发冷战栗：就像被凉水淋洒一样，频频呻吟，不停地伸腰打呵欠，额部肤色暗黑，且病发时见到人和火光就会烦躁不安，听到木器发出的声音就非常恐惧，心跳不安，常常把自己封闭在屋内。在病情恶化时，就会出现病人喜欢登高而歌，裸身乱跑，并伴有腹胀肠鸣的症状，这被称为骭厥病。

足阳明胃经上的腧穴主治血所发生的疾病，如发狂、温热过甚、汗出、鼻流清涕或出血、口角㖞斜、口唇生疮、颈肿、咽喉疼痛、腹部肿胀、膝膑部肿痛，足阳明胃经沿着胸膺、气街、大腿前缘、伏兔、足胫外侧、足背等处循行的部位都发生疼痛，足中趾不能屈伸等。

足阳明经气盛所致的实证，表现为胸腹部寒冷，从而使胃受寒胀满。以上各种病症，属经气亢盛的应用泻法，属经气不足的当用补法，属热证的就用疾刺法，属寒证的宜用留针法，脉虚而陷下的就用灸法。至于既不属于经气亢盛也不属于经气不足，而仅仅是属于经气失调的，就应根据本经而取治。由足阳明经引起的病证中，如人迎脉比寸口脉大三倍，就表明经气亢盛；若人迎脉比寸口脉小，就表明经气不足。

脾的经脉，为足太阴经，起于足大趾的末端，沿足大趾内侧的白肉处，经过足大趾根节后的核骨，上行到达内踝的前缘，再上行至小腿内侧，沿胫骨的后缘，与足厥阴肝经相交会并穿行至前方，此后再上行过膝部、大腿直达腹内，联属于本经所属的脏腑——脾脏，并联络与本经相表里的脏腑——胃腑，然后向上穿过横膈膜，挟行于咽喉两侧，与舌根相连，散布于舌下；它的支脉，在胃腑分出，上行穿过胸膈，注入心中，与手少阴心经相接。

足太阴脾经的经气发生异常变动，会出现舌根强直、食则呕吐，胃脘疼痛、腹内发胀、时时嗳气等证状。在排出大便或矢气后，就会感到脘腹轻快，就像病已祛除了一般。此外，还会出现全身上下均感沉重

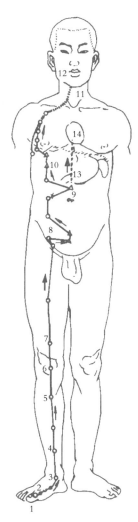

足太阴脾经脉循行示意图

　　1.起始于足大趾之端，循指内侧白肉际；2.过核骨后；3.上内踝前廉；4.上端内；5.循胫骨后；6.交出厥阴之前；7.上膝股内前廉；8.如入腹；9.属脾络胃；10.上膈；11.挟咽；12.连舌本散舌下；13.其支者，复从胃别上膈；14.注心中

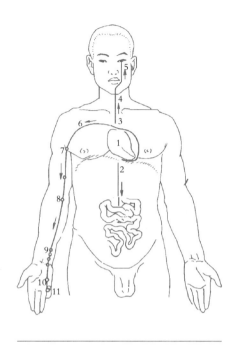

□ 手少阴心经脉循行示意图

1.起于心中，出属心系；2.下膈，络小肠；3.其支者，从心系；4.上挟咽；5.系目系；6.其直者，复从心系却上肺，下出腋下；7.下循臑内后廉，行太阴、心主之后；8.下肘内，循臂内后廉；9.抵掌后锐骨之端；10.入掌内后廉；11.循小指之内，出其端。

等病象。

足太阴脾经上的腧穴主治脾脏所发生的疾病，如舌根痛、身体沉重不能转动、饮食不下、心烦不安、胸部掣引作痛、大便溏泄或下痢，或大小便闭塞不通、面目及全身泛黄、不能安卧，勉强站立时，股膝内侧的经脉肿而厥冷，且足大趾不能动弹。

对以上病证的治疗，属经气亢盛的应用泻法，属经气不足的当用补法，属热证的须用疾刺法，属寒证的宜用留针法，属于阳气内衰，脉道虚陷不起的当用灸法。至于既不属于经气亢盛也不属于经气不足，而仅仅是属于经气失调的，还应从本经取治。由足太阴经所致的病症中，如寸口脉比人迎脉大三倍，就说明本经经气亢盛；如寸口脉比人迎脉小，就表明本经经气虚弱。

心的经脉，为手少阴经，起于心脏，由心的脉络而出，并向下通过横膈膜，联络于本经相表里的脏腑——小肠脏腑。它的一条支脉，从心系的脉络向上，挟行于咽喉两旁，此后再向上行而与眼珠联络于脑的脉络相连；另有一条直行的经脉，从心脏的脉络上行入肺，再由肺横出于腋下，此后沿上臂内侧的后缘，至手太阴肺经和手厥阴心包络经的后方，并下行到肘内，再循前臂内侧的后缘，直达掌后小拇指侧高骨的尖端，并进入手掌内侧的后缘，再沿小拇指内侧到达小指的前端，与手太阳小肠经相接。

手少阴心经的经气发生异常的变动，就会出现喉咙干燥、头痛、口渴难忍的症状，这就叫做臂厥症。

手少阴心经上的腧穴主治心脏发生的病变，如目黄、胁肋作痛、上臂和下臂的内侧后缘处疼痛厥冷、掌心处发热、灼痛。

以上病证的治疗，属经气亢盛的应用泻法，属经气不足的当用补法，属热证的须用疾刺法，属寒证的宜用留针法，脉虚而下陷的就用灸法。至于既不属于经气亢盛也不属于经气不足，而仅仅是属于经气失调的，应从本经取治。由手少阴经受邪引起的各种病证中，如寸口脉比人迎脉大两倍的，就说明经气亢盛；如寸口脉反比人迎脉小，就表明经气虚弱。

小肠的经脉，为手太阳经，起于手小拇指的末端，沿手外侧的后缘循行向上到达腕部，并出于腕后小拇指侧的高骨，再直上沿前臂骨下缘，出于肘后内侧两筋的中间，又沿上臂外侧后缘，出于肩后骨缝，绕行肩胛后，交于肩上，注入缺盆，深入体内而联络于与本经相表里的脏腑——心脏，然后沿食管向下穿过横膈膜至胃，最后由胃下行而联属于本经所属的脏腑——小肠；它的一条支脉，由缺盆沿头颈上抵面颊至眼外角，再回入耳内；另有一条支脉，由颊部别行而出，并从眼眶下方到达鼻部，再抵达内眼角，然后斜行并络于颧骨部，而与足太阳膀胱经衔接。

手太阳小肠经的经气发生异常的变动，就会出现喉咙痛、颔部肿、头项拘紧、肩痛如裂、臂痛如断等证状。

手太阳小肠经上的腧穴主治所发生的疾病，如耳聋、目黄、颊肿，沿颈、肩、肘臂等部位的外侧后缘疼痛。

治疗以上病症，属经气亢盛的应用泻法，属经气不足的当用补法，属热证的须用疾刺法，属寒证的宜用留针法，脉虚下陷不起的用灸法。至于既不属于经气亢盛也不属于经气不

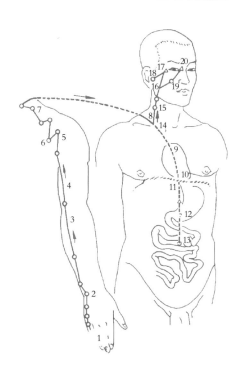

□ **手太阳小肠经脉循行示意图**

1.起于小指之端；2.循手外侧上腕，出踝中；3.直上循臂骨下廉，出肘内侧两筋之间；4.上循臑外后；5.出肩解；6.绕肩胛；7.交肩上；8.入缺盆；9.络心；10.循咽；11.下膈；12.抵胃；13.属小肠；14.其支者，从缺盆；15.循颈；16.上颊；17.至目锐眦；18.却入耳中；19.其支者，别颊上颐，抵鼻；20.至目内眦，斜络于颧。

足,而仅仅是属于经气失调的,应从本经取治。由手太阳经受邪所致的病症中,如人迎脉比寸口脉大两倍,就说明经气亢盛;如人迎脉比寸口脉小,就表明经气虚弱。

　　膀胱的经脉,为足太阳经,起于眼的内角,向上经过额部,交会于头部的最高处——巅顶;它的一条支脉,由巅顶走行至耳上角;它的直行经脉,由巅顶深入络于脑髓,然后返还复出,另向下行过颈项的后部,此后沿肩胛内侧,挟行于脊柱两旁,直达腰部,再沿脊柱旁的肌肉深入腹内,与本经相表里的脏腑——肾脏相联络,最后并联属于本经所属的脏腑——膀胱腑。另有一条支脉,由腰部分出,挟脊柱两侧下行,贯穿臀部,直入膝部的腘窝中;又有一条支脉,从左右的肩胛骨分出,向下贯穿肩胛骨,再挟脊柱的两侧,下行经过髀枢部,沿大腿外侧的后缘,继续向下行并合于腘窝中,然后通过小腿肚,出于外踝骨后方,沿着京骨穴,至小趾外侧的尖端,与足少阴肾经相接。

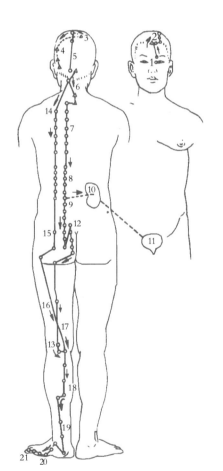

　　足太阳膀胱经的经气发生异常的变动,就会出现气上冲而感头痛,眼球疼痛得好像要从眼眶中脱出来,颈项就好像在被扯拔般紧张疼痛,脊柱和腰部疼痛欲折,髋关节不能屈曲,膝腘部麻木如缚,小腿肚疼痛欲裂,这被称为踝厥病。

　　足太阳膀胱经上的腧穴主治筋所发生的疾病,如痔疮、疟疾、狂病、癫病、

□ 足太阳膀胱经脉循行示意图

　　1.起于目内眦;2.上额;3.交巅;4.支者,从巅至耳上角;5.其直者,从巅入络脑;6.还出别下项;7.循肩膊内,挟脊;8.抵腰中;9.入循膂;10.络肾;11.属膀胱;12.其支者,从腰中挟脊贯臀;13.入腘中;14.其支者,从膊内左右,别下贯胛,挟脊内;15.过髀枢;16.循髀外从后廉;17.下合腘中;18.以下贯踹内;19.出外踝之后;20.循京骨;21.至小指外侧。

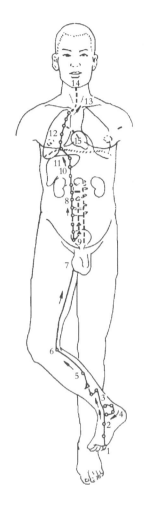

□ **足少阴肾经经脉循行示意图**

1.起于小趾之下，邪走足心；2.出于然谷之下；3.循内踝之后；4.别入跟中；5.以上踹内；6.出腘内廉；7.上股内后廉；8.贯脊属肾；9.络膀胱；10.其直者，从肾；11.上贯肝膈；12.入肺中；13.循喉咙；14.挟舌本；15.其支者，从肺出络心，注胸中。

囟与颈项疼痛，目黄、流泪、鼻流清涕或鼻出血，项、背、腰、尾骶、腘、脚等部位疼痛，足的小趾僵直。

以上病证的治疗，属经气亢盛的应用泻法，属经气不足的当用补法，属热证的须用疾刺法，属寒证的宜用留针法，脉虚而下陷的就用灸法。至于既不属于经气亢盛也不属于经气不足，而仅仅是属于经气失调的，要从本经取治。属于本经的经气亢盛的，表现为人迎脉比寸口脉大两倍，经气虚弱的则为人迎脉比寸口脉小。

肾的经脉，为足少阴经，起于足的小趾下，斜行走向足心部，出于内踝前大骨的然谷穴，沿足内踝骨的后方，另向下行，进入足跟，再上至小腿肚内侧，并出于腘窝内侧，然后继续上行，经过股部内侧的后缘，贯穿脊柱，而后联属于本经所属的脏腑——肾脏，并联络于与本经相表里的脏腑——膀胱腑。其直行的经脉，由肾脏上行，经过肝和横膈膜，进入肺脏，再从肺脏沿喉咙上行归结于舌的根部；它的支脉，由肺脏出发，联络于心脏，贯注于胸内，与手厥阴心包经相连接。

足少阴肾经的经气发生异常的变动，就会出现饥而不能食，面色憔悴、黝黑无泽，咳唾带血，喘息有声，刚坐下去就想站起来，视物模糊，忐忑不安，腹鸣如鼓，气虚不足，且常常会有恐惧感，其病证发作时，患者心跳惊悸，就好像有人来逮捕他似的，这被称为骨厥病。

足少阴肾经上的腧穴主治肾脏所发生的疾病，如口热、舌干、咽部肿，气息上逆，喉咙干燥作痛，心烦、心痛、黄疸、下痢，脊股内侧后疼痛，足痿软厥冷，神疲嗜卧，足心发热疼痛。

以上病证的治疗，属经气亢盛的就用泻法，属经气不足的应用补法，属热证的当用疾刺法，属寒证的须用留针法，脉虚而下陷的宜用灸法。至于既不属于经气亢盛也不属于经气不足，而仅仅是属于经气失调的，要从本经取治。用灸法可增强食欲，促进肌肉生长，使人身轻体健。即使披散着头发，扶着粗大的拐杖，足穿重履，也能缓步而行。属于本经经气亢盛的，把脉时可知寸口脉比人迎脉大两倍；如寸口脉比人迎脉小，就表明经气虚弱。

心包的经脉，为手厥阴心包络经，起于胸中，向外走行而联属于本经所属的脏腑——心包络，再下行穿过膈膜，由此依次经过并联络与本经相表里的脏腑——三焦；它的支脉，循行胸中，横出于胁下，再从腋缝下三寸处上行到腋窝，又沿着上臂内侧下行于手太阴经与手少阴经的中间，进入肘中，然后沿前臂两筋之间下行，直入掌中，经过中指到达指端。它的另一条支脉，从掌内分出，沿无名指直达指端，与手少阳三焦经相接。

手厥阴心包络经上的腧穴主治脉所发生的疾病，如心烦、心痛、掌心发热等证状。

以上病证的治疗，属经气亢盛的应用泻法，属经气不足的当用补法，属热证的须用疾刺法，属寒证的宜用留针法，脉虚而下陷的就用灸法。至于既不属于经气亢盛也不属于经气不足，而仅仅是属于经气失调的，要从本经取治。属于本经经气亢盛的，表现为寸口脉比人迎脉大一倍，属于本经经气虚弱的，则寸口脉比人迎脉小。

三焦的经脉，为手少阳经，起于无名指的指端，上行并沿无名指的外侧，经过手背到手腕，并出于前臂外侧两骨的中

□ 手厥阴心包经脉循行示意图

1.起于胸中，出属心包络；2.下膈；3.历络三焦；4.其支者，循胸；5.出胁，下腋三寸；6.上抵腋下；7.循臑内，行太阴少阴之间，抉脊；8.入肘中；9.下臂，行两筋之间；10.入掌中；11.循中指，出其端；12.其支者，别掌中，循小指次指，出其端。

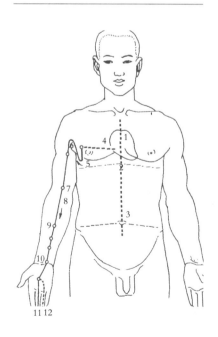

间，再向上穿过肘，沿上臂外侧至肩部，相交而出于足少阳胆经后，并出于该经的后方，注入缺盆，然后向下分布在两乳之间的膻中处，并散布联络于与本经相表里的脏腑——心包络，又向下经过横膈膜，依次联属于本经所属的脏腑——上、中、下三焦；它的一条支脉，从膻中上行而出于缺盆，过颈项，连耳后，直出于耳上角，然后屈而下行，绕颊部，至眼眶下；它的另一条支脉，由耳后进入耳中，再行出耳前，经过客主人穴的前方，与前一条支脉于面颊相会合，再行至眼外角，与足少阳胆经相接。

手少阳三焦经的经气发生异常的变动，就会出现耳聋、失聪、喉咙肿痛、喉痹。

手少阳三焦经上的腧穴主治气所发生的疾病，如自汗出，眼外角痛，颊痛，耳后、肩、上臂、肘、前臂的外缘等处疼痛，无名指拘挛等。

以上病证的治疗，属于经气亢盛的就用泻法，属经气不足的应用补法，属热证

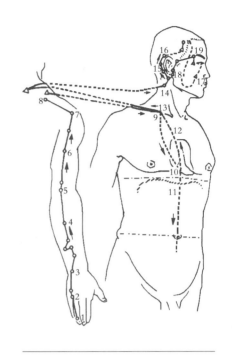

□ **手少阳三焦经脉循行示意图**

　　1.起于小指次指之端；2.上出两指之间；3.循手表腕；4.出臂外两骨之间；5.上贯肘；6.循臑外；7.上肩；8.而交出足少阳之后；9.入缺盆；10.布膻中，散络心包；11.下膈，循属三焦；12.其支者，从膻中；13.上出缺盆；14.上项；15.系耳后直上；16.出耳上角；17.以屈下颊至颐；18.其支者，从耳后入耳中，出走耳前，过客主人前，交颊；19.至目锐眦。

的当用疾刺法，属寒证的须用留针法，脉虚而陷下的宜用灸法。至于既不属于经气亢盛也不属于经气不足，而仅仅是属于经气失调的，可从本经取治。由本经所致的各种病症中，如人迎脉比寸口脉大一倍，就为经气亢盛；如人迎脉比寸口脉小，就表明为经气虚弱。

胆的经脉，为足少阳经，起于眼外角，上至额角，再向下绕到耳后，沿着颈部，行于手少阳三焦经的前面，至肩上，又交叉行至手少阳三焦经的后面，而进入缺盆；它的支脉，由耳后进入耳内，再回出行向耳前，至眼外角的后方；它的另一条支脉，由眼外角分出，向下行至大迎穴附近，与手少阳三焦经相合，至

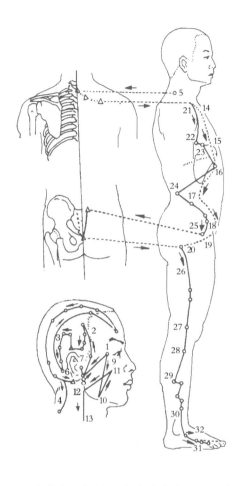

□ 足少阳胆经脉循行示意图

1.起于目锐眦；2.上抵头角；3.下耳后；4.循颈行手少阳之前，至肩上却交出手少阳之后；5.入缺盆；6.其支者，从耳后入耳中；7.出走耳前；8.至目锐眦后；9.其支者，别目锐眦；10.下大迎；11.合于手少阳抵于䪼；12.下加颊车；13.下颈合缺盆；14.以下胸中贯膈；15.络肝；16.属胆；17.循胁里；18.出气街；19.绕毛际；20.横入髀厌中；21.其直者，从缺盆；22.下腋；23.循胸；24.过季胁；25.下合髀厌中；26.以下循髀阳；27.出膝外廉；28.下外辅骨之前；29.直下抵绝骨之端；30.下出外踝之前，循足跗上；31.足小趾次趾之间；32.其支者，别跗上，入大趾之间，循大趾趾骨内出其端，还贯爪甲，出三毛。

眼眶下部，再由颊车下颈与前一支脉于缺盆相会合，然后下行至胸中，通过横膈膜，与本经相表里的脏腑——肝脏相联络，并联属于本经所属的脏腑——胆腑，此后再沿着胁部的里面里，向下出于小腹两侧的气街，绕过阴毛边缘，横行入环跳部；它的直行经脉，由缺盆下行向腋部，再沿胸部经过季胁，与前一条支脉会合于环跳部，再向下沿髀关节的外侧，至膝外侧后，下行于腓骨之前，然后直至外踝上骨的凹陷处，出于外踝之前，又沿着足背，进入足小趾与无名趾的中间；它的另一条支脉，由足背别行而出，进入足之大趾与次趾的中间，并沿足大趾外侧行至其末端，再回转来，穿过足大趾的爪甲部分，出于趾甲后方的三毛部位，与足厥阴肝经相接。

足少阳胆经的经气发生异常的变动，就会出现口苦，时常叹气，胸肋部作痛，身体僵直，甚至面色灰暗，肌肤无泽，足外侧发热等证状，这被称为阳厥。

足少阳胆经上的腧穴主治骨发生的病症，如额角、下颌、眼外角痛，缺盆中肿痛，腋下肿，颈部发瘰疬，汗出，寒战，疟疾；沿经脉所过的胸、胁、脾、膝等外侧，直到胫骨、绝骨、外踝前以及诸关节皆痛，足无名趾拘紧。

以上病证的治疗，属于经气亢盛的应用泻法，属于经气不足的当用补法，属热证的须用疾刺法，属寒证的宜用留针法，脉虚而陷下的应用灸法。至于既不属于经气亢盛也不属于经气不足，而仅仅是属于经气失调的，可从本经取治。属于本经经气亢盛的，表现在人迎脉比寸口脉大一倍；属于本经经气虚弱的，则表现在人迎脉反比寸口脉小。

肝的经脉，为足厥阴经，起于足大趾趾甲后方的丛毛的边缘，然后向上沿着足背，到达内踝前一寸处，再至踝骨上八寸处，于足太阴脾经的后方交叉并出行到其后方，再上行至膝弯内缘，又沿大腿的内侧，进入阴毛中，然后再环绕阴器后上至小腹，挟行于胃的两旁，并联属于本经所属的脏腑——肝脏，再联络于与本经相表里的脏腑——胆腑，然后向上穿过横膈膜，散布于胁肋部，沿喉咙的后侧，向上进入鼻腔后部的鼻后孔；再向上，与眼球连络于脑的脉络相联系，与督脉会合于头顶百会穴之所在；它的一条支脉，从眼球连络于脑的脉络处别出，向下行于颊部内侧，环绕于口唇内侧；它的另一条支脉，由肝脏别出，通过横膈膜，再向上走行注入肺脏，而与手太阴肺经相接。

足厥阴肝经的经气发生异常的变动，就会出现腹痛，身体僵硬，男子阴囊肿大，妇女小腹肿胀，甚至咽喉发干，面色灰暗，颜色失泽等。

足厥阴肝经上的腧穴主治肝脏所发生的疾病，如胸中满闷，呕吐气逆，飧泄，狐疝，遗尿或小便不通等。

治疗以上病证，属于经气亢

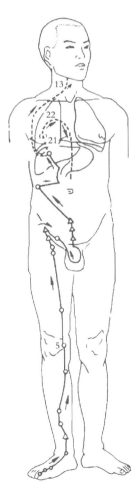
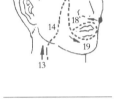

□ **足厥阴肝经脉循行示意图**

1.起于大趾丛毛之际；2.上循足跗上廉；3.去内踝一寸；4.上踝八寸，交出太阴之后；5.上腘内廉；6.循股阴；7.入毛中；8.过阴器；9.抵小腹；10.挟胃属肝络胆；11.上贯膈；12.布胁肋；13.循喉咙之后；14.上入颃颡；15.连目系；16.上出额；17.与督脉会于巅；18.其支者，从目系下颊里；19.环唇内；20.其支者，复从肝；21.别贯膈；22.上注肺盛的应用泻法，属于经气不足的当用补法，属热证的须用疾刺法，属寒证的须用留针法。至于既不属于经气亢盛也不属于经气不足，而仅仅是属于经气失调的，可从本经取治。属于本经经气亢盛的，表现在寸口脉比人迎脉大一倍；属于本经经气虚弱的，则表现在寸口脉比人迎脉小。

如手太阴肺经的经气衰竭，就会出现皮毛焦枯的病象。因为手太阴肺经，是主行气而滋养皮毛的，所以气不畅调，就会使皮毛干枯，而皮毛干枯也即是津液耗损的表现，津液耗损会伤害肌表，肌表既受伤害，便会使爪甲干枯，如果毫毛脱落，就表明气已先死了。这种病证，逢丙日便变得危重，逢丁日便会使人死亡。这是由于肺在五行中属金，丙丁属火，火能胜金的缘故。

如手少阴心经的脉气衰竭，其脉道的运行就不通畅。脉道运行不通畅，血液就不周流，血不周流，就会使头发干枯，面色黑瘦而无光泽，这就说明血脉先死了。这种病证，逢壬日变得危重，逢癸日便会致人死亡。这是由于心在五行中属火，壬癸属水，水能胜火的缘故。

如足太阴脾经的脉气衰竭，则经脉就不能滋养肌肉。而唇舌是肌肉的根本，经脉不能营养肌肉，就会使肌肉松软，肌肉松软，便会导致舌体萎缩、人中部肿满；而人中部肿满，就会使口唇外翻，口唇外翻即是肌肉先死的征象。这种病证，逢甲日变得危重，逢乙日便会使人死亡。这是由于脾在五行中属土，甲乙属木，木能胜土的缘故。

如足少阴肾经的脉气衰竭，就会出现骨骼枯槁的病象。因为足少阴肾经是应于冬季的经脉，循行于人体内部而濡养骨髓。所以足少阴肾经的经气衰竭，骨髓就得不到濡

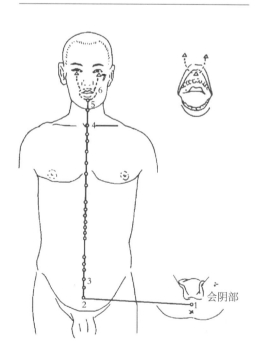

□ 任脉循行示意图

　　1.起于中极之下；2.以上毛际；3.循腹里，上关元；4.至咽喉；5.上颐；6.循面；7.入目

养，进而使得肌肉与骨相分离，骨肉分离则使肌肉松软短缩，进而使牙齿变长并积满污垢，同时还出现头发失去光泽、枯槁等证状。所以当头发有此病象，则说明骨骼已经先行衰败。这种病证，逢戊日变得危重，逢己日便会使人死亡。这是由于肾在五行中属水，戊己属土，土能胜水的缘故。

如足厥阴肝经的脉气衰竭，就会使筋脉挛急，并牵引睾丸和舌。这是因为足厥阴经是属于肝脏的脉，肝脏外合于筋，与各经的经筋聚合在阴器，并向上与舌根相联系的原因。所以足厥阴肝经的经气衰竭，就会出现唇青舌卷、睾丸上缩的症状。这是筋已先死的征象。这种病证，逢庚日变得危重，逢辛日便会使人死亡。这是由于肝在五行中属木，庚辛属金，金能胜木的缘故。

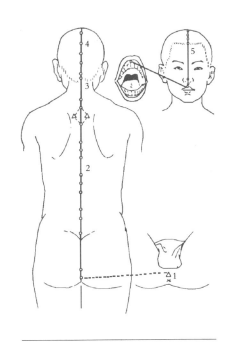

□ **督脉循行示意图**

　　1.起于下极之输；2.并于脊里；3.上至风府，入脑；4.上巅；5.循额，至鼻柱

如五脏的阴经脉气都衰竭了，就会使眼球内连于脑的络脉扭转，这样会使目睛上翻，而目睛上翻便是神志败绝的危象，神志既然败绝，那么人在一天半内必然会死亡。若六腑阳经的脉气都衰竭了，就会使阴阳分离，而阴阳分离，以致皮肤不固，精气外泄，就必然暴出大如串珠、凝而不流的绝汗。如在早上出现这种危象，则当夜必死；在夜间出现这种危象，次日早上必死。

十二经脉，隐伏在体内而通行于骨肉之间，深不可视。其中经常可以见到的，只是足太阴脾经在经过内踝之上时，无所隐蔽的那一部分。凡是浮露在浅表而经常可以见到的，都是络脉。在手足六经的络脉中，手阳明大肠经，手少阳三焦经的大络，分别起于手的五指之间，向上合于肘中。饮酒的人，其酒气随着卫气行于皮肤，先充溢络脉，使络脉满盛，而卫气盛满后，营气也会满盛，那么经脉就很充盛了。如人的经脉突然充盛，发生异常变化，就表明有邪气留在经脉之中；若邪气留在脉中，聚而不动，就可以化热；如络脉不显坚实，就说明邪气已深陷经脉，并且经气已虚空，不同于一般情况，于是也就可知道是哪条经脉受邪而发生异常了。

雷公问：经脉和络脉的不同处在哪里呢？

黄帝说：经脉在正常情况下是看不到的，它的虚实情况，可以从气口脉诊察测知，凡是能看到的，都是络脉。

雷公说：我还是不明白为什么会有这种区别？

黄帝说：所有络脉，都不经过大关节之间，因此在行走到大关节的部位时，络脉都要经过经脉所不到之处，出入皮表，越过大关节后，再入里与经脉相合于皮中。所以发生病变时，用针刺络脉，必须刺中它的聚结处。病重的，即使血没有聚结，也应该急刺，以泻去它的病邪，从而放出瘀血。如果把瘀血留在里面，就可能导致痹阻之症。凡是察看络脉的病变时，如脉现青色，就为寒邪凝滞并有疼痛的征象；如脉现赤色，就是有热的征象。胃里有寒，则手鱼际部的络脉多现青色；胃里有热，那么鱼际部的络脉就会出现赤色，而鱼际部络脉出现黑色的，就说明患有日久不愈的痹病。如兼有赤、黑、青三色，则是寒热错杂的病变。凡是针刺或热或寒的病变时，都应多刺血络，并须隔日一刺，直至瘀血泻尽为止，然后再察明病症的虚实。如脉现青色而脉象短小，则表明元气衰少，若过用泻法，就会使病人感到心里闷乱，不能自持而跌倒，不能说话。对出现这种情况的病人，应赶快将他扶起，呈半坐半卧位，再施以急救。

手太阴肺经的另出络脉，为列缺。它起于腕上分肉之间，与手太阴经并行，并直入手掌内侧，散布于鱼际处。如此络脉发生病变，属实证的，腕上的锐骨部和手掌部就会出现发热的症状；属虚证的，就会出现张口哈欠，小便失禁或频数的现象。治疗以上病证时，可取腕后一寸半的列缺穴。本络由此另行向手阳明大肠经。

手少阴心经的另出络脉，为通里。起于腕横纹上一寸处分出，另向上行，沿手少阴心经的正经进入心中，然后再向上循行联系于舌根，并连属于眼球内连于脑的脉络。如通里发生病变，属实证的，就会出现胸膈支撑不舒的情况；属虚证的，就会表现为不能言语。治疗这些病症，取腕后一寸的通里穴。这条脉络就是手少阴心经走向并联络于手太阳小肠经的主要分支。

手厥阴心包经的别出络脉，为内关。起于腕横纹上二寸处，由两筋中间另出，并循着本经经脉上行，系于心包络及心系。如内关发生病变，属实证的，就

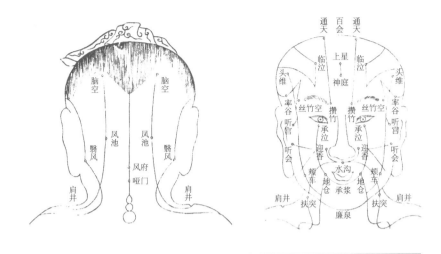

□ 《医宗金鉴》插图

《医宗金鉴》，共90卷，15种。成书于乾隆七年（1742年），清乾隆年间由太医院判吴谦任总修官修撰。全书采辑自《内经》至清初诸家医书，分门别类、汲取精粹、补其不足。此书内容丰富完备，叙述系统扼要，为中医临床重要读物，是历来医学丛书中最精当、完备、简要而实用的一部。图为该书中的人体头部的插图。

会出现心痛的症状；属虚证的，就会出现心中烦乱的情况。治疗这些病证，可取腕上二寸两筋之间的内关穴。

手太阳小肠经的另出络脉，为支正。起于手背腕上五寸处，并向内注入手少阴经的别络。它的另一条别出的络脉，上走肘部，再上行络于肩。倘若它发生病变，属实证的，就会出现骨节弛缓的症状，并且肘部麻痹；属虚证的，就会生赘疣，小的如手指间的痂疥。治疗这些病证，可取本经的支正穴。

手阳明大肠经的另出络脉，为偏历。起于手背腕上三寸处，另行注入手太阳经络。它的另一条别出的脉，沿臂上行至肩髃部，再上至曲颊，进而斜行到牙根部；还有一条别出的脉，行入耳中，与手太阳、手少阳、足少阳、足阳明四脉会合。倘若发生病变，属实证的，就会出现龋齿、耳聋的症状；属虚证的，就会出现牙齿发冷、膈间闭阻的情况。对这些病症，可取治本经别出的偏历穴。

手少阳三焦经的另出络脉，为外关。起于手背腕上二寸处，向外绕行于臂部，注入胸中，与心包经会合。如本经络发生病变，属实证的，就会出现肘关节拘挛的症状；属虚证的，就会出现肘关节弛缓不收的情况。对这些病证，可取治本经别出的外关穴。

足太阳膀胱经的另出络脉，为飞扬。起于手背外踝上七寸处，另行向足少阴肾经的经络。如飞扬发生病变，属实证的，就会出现鼻塞不通、头背部疼痛的症状；属虚证的，就会出现鼻流清涕或鼻出血的情况。对这些病证，可取治本经别出的飞扬穴。

足少阳胆经的另出络脉，为光明。起于外踝上五寸处，另行而进入足厥阴肝经的经络，再向下绕行后络于足背之上。如光明发生病变，属实证的，就会出现厥逆的症状；属虚证的，就会出现下肢痿软无力，难以行走，坐而不能站立的情况。对这些病证，可取治本经别出的光明穴。

足阳明胃经的另出络脉，为丰隆。起于外踝上八寸处，另行而入足太阴脾经的经络；它的别出之脉，沿着胫骨的外缘，上行而络于头项，与其他诸经会合，再向下绕络于咽喉。如本经络发生病变，就会引起气机上逆，进而喉中肿胀闭塞，突然失音。属实证的，就会出现神志失常、癫狂发作的症状；属虚证的，就会出现足缓不收、胫部肌肉萎缩的情况。对这些病证，可取治本经别出的丰隆穴。

足太阴脾经的另出络脉，为公孙。起于足的大趾节后一寸处，再另行进入足阳明胃经的经络。它的别行之脉，上行后入腹络于肠胃。如本经络发生病变，就会厥气上逆而致霍乱。属实证的，就会出现腹中痛如刀割的症状；属虚证的，就会出现腹胀如鼓的情况。对这些病证，可取治本经别出的公孙穴。

足少阴肾经的另出络脉，为大钟。起于内踝之后，绕足跟而至足外踝侧，再另行进入足太阳膀胱经。它的另一条别出络，与本经并行，行于心包络下，再向外贯穿腰脊之间。如本经络发生病变，就会导致气逆烦闷。属实证的，表现为小便不通；属虚证的，表现为腰痛。对这些病证，可取治本经的络穴大钟。

足厥阴肝经的另出络脉为蠡沟。起于内踝上五寸处，另行进入足少阳胆经的络脉；它的别行之脉，经过胫部上行至睾丸处，归结在阴茎。如蠡沟发生病变，使经气上逆，就会引起睾丸肿大突发疝痛。属实证的，则阴茎勃起而长；属虚证的，阴部就会暴痒。对这些病证，可取治本经别出的蠡沟穴。

任脉的另出络脉，为尾翳。起于鸠尾骨尖下面，向下散于腹部。如本经络发生病变，属实证的，就会感到腹部皮肤疼痛；属虚证的，就会感觉腹部皮肤瘙痒。对这些病证，可取治本经别出的尾翳穴。

督脉的另出络脉，为长强。挟脊上行到颈部，散于头顶，又向下行于左肩胛的骨部，另行进入足太阳膀胱经的经络，并深入贯穿脊柱两旁的肌肉。如本经络发生病变，属实证的就会出现脊柱强直、不能俯仰的症状；属虚证的，就会感到头部沉重，摇晃不宁。这是由于长强病变引起的。对以上病证，可取治本经的长强穴。

脾脏的大络，为大包。起于渊腋穴下三寸处，散布于胸胁。如本经络发生病变，属实证的，就会感到全身疼痛；属虚证的，则全身关节缓纵无力。大包像网络般绕络全身，统诸络脉之血。对这些病症，可取治本经别出的大包穴。

以上十五络脉，如邪气实则血满脉中而明显可见，正气虚则脉络陷下而藏伏。如果脉络不易看见，就应该在络脉的上下诸穴寻求。由于每个人的经脉不同，故络脉也一定有所差异。

经别·第十一

黄帝问岐伯道：我听说人身与自然界的现象是相对应的，内有属阴的五脏分别对应着五音、五色、五时、五味、五方；外有属阳的六腑以对应六律，六律分六阴六阳，合于人体诸经，以应时令的十二月、十二辰、十二节、十二经水、十二时和十二经脉。这就是五脏六腑所适应自然界现象的概况，十二经脉在人体内是气血运行的通路，与人的生存，疾病的形成，以及人的健康，疾病的痊愈，都有着密切的关联。所以初学医者必须从十二经脉学起，就是知识渊博的医生，也要进一步研究它。医术平平的医生觉得经脉易学懂，而高明的医生却认为经脉易学却难以精通。请问，经脉在人体内的离合出入是怎样的呢？

岐伯恭敬地行礼后说：你问得很高明，关于经脉的学问，平庸的医生易忽略，而高明的医生却尽心研究，让我详述一下吧。

足太阳膀胱经别行的正经，另出而行，一条别行进入膝腘窝中，与足少阴肾经的经脉相合上行；另一条至尾骶部下五寸处后，再向上另行入肛门，并向内行于腹中，联属于本经所属的脏腑——膀胱腑，再散行于肾脏，沿脊柱内侧上行，至心脏而分散，其直行的部分，由脊柱两旁的肌肉上行出于颈部，再联属于足太阳膀胱经本经经脉，从而使内外合为一经。这就是足太阳膀胱经在本经之外别行的一条正经。

足少阴肾经别行的正经，走行到膝腘窝中，另出一脉，与足太阳膀胱经相会合，又上行至肾脏，并在十四椎处向外走行而联属于带脉，其直行的部分，从肾脏上行而系于舌根部，又向外走行于颈部，与足太阳膀胱经的经脉相合，这就是足太阳膀胱经与足少阴肾经这两条互为表里的经脉在六合之中所形成的第一合。其实所谓经别，都是正经，只不过是别道而行的正经而已。

足少阳胆经别行的正经，在气街部从本经分出后，绕大腿后进入阴毛中，与足厥阴肝经相合。其另行的分支，注入季肋之间，再沿着胸腔的内侧，入内联属于本经所属的胆腑，又散行上至肝脏，通过心部，挟行于咽喉的两侧，出于腮部与颔部中间，散于面部，联于眼球内连于脑的脉络，最后与足少阳胆经的本经会合于眼外角处。

足厥阴肝经别行的正经，由足背另行，上至阴毛的外缘，与足少阳胆经的经脉相合，与其另行的正经并行而上，这就是足少阳胆经和足厥阴肝经这两条互为表里的经脉在六合之中所形成的第二合。

足阳明胃经别行的正经，上行至髀部，进入腹里，与本经所属的胃腑相联络，再散行至脾脏，并上行连通于心，再沿咽喉部而出于口部，然后上行至鼻柱的上部和眼眶的下部，环绕联系于眼球内连于脑的脉络，与足阳明胃经的本经相会合。

足太阴脾经别行的正经，同样上行至髀部，与足阳明胃经的经脉相会合，然后再与足阳明胃经的别行的正经合并后上行，上至咽喉部，贯入舌中，这就是足阳明胃经和足太阴脾经这两条互为表里的经脉在六合之中所形成的第三合。

手太阳小肠经别行的正经，自上而下循行，并从肩后的骨缝处别行分出，由此进入腋下，经过心脏，下行联属于本经所属的脏腑——小肠腑。

手少阴心经别行的正经，从本经别行分出后，另行而入腋下三寸渊腋穴的两筋之间，并联属于本经所属的脏腑——心脏，再上行于喉咙，出于面部，与手太阳小肠经的一条支脉会合于眼内角，这就是手太阳小肠经和手少阴心经这两条互为表里的经脉在六合之中所形成的第四合。

手少阳三焦经别行的正经，起始于人体的最高处，它从巅部别行进入缺盆，向下行入本经所属的脏腑——三焦腑，再散行于胸中。

手厥阴心包经别行的正经，从本经别行分出后，下行至腋下三寸处，进入胸中，别走联属于三焦，再上沿喉咙，出于耳后，与手少阳三焦经的经脉会合于完骨之下，这就是手少阳三焦经和手厥阴心包经这两条互为表里的经脉在六合之中所形成的第五合。

手阳明大肠经别行的正经，从手部分出上行，到达于胸部，之后沿侧胸与乳部中间别行出于肩髃穴，再向上进入大椎，然后向下行至于本经所属的脏腑——大肠腑，继而折返上行，联属于肺脏，再向上沿喉咙，出于缺盆，与手阳明大肠的本经相会合。

手太阴肺经别行的正经，从本经别行分出，另行而入渊腋穴，行于手少阴经的前方，进入肺脏，散行至大肠，再上行出于缺盆，沿喉咙走行，与手阳明大肠经的经脉经相合，这就是手阳明大肠经和手太阴肺经这两条互为表里的经脉在六合之中所形成的第六合。

经水·第十二

黄帝问岐伯道：人体的十二经脉，外与大地上的十二条河流相合，内与人体的五脏六腑相连。十二条河流有大小、深浅、宽窄、远近的不同，五脏六腑也有位置上下、形体大小和容纳饮食多少的差异，那么它们之间是怎样相应的呢？另外，十二条河流受纳地面上的水流通行各处，五脏集合精神气血魂魄等而加以闭藏。六腑受纳水谷后自上向下传导变化，吸取水谷精微之气并输送散布于全身内外，故经脉是受纳血液而营运全身的通路。把以上这些情况相应地结合起来，运用在治疗上又是怎样的呢？还有，在治疗时，针刺的深浅，施灸壮数的多少，能说给我听听吗？

岐伯回答说：您问得好。天很高，高得难以计算；地很广阔，其广度也难以测量。人生活在天地之间，四方上下之内，但天的高度，地的广度是非人力所能准确度量的。对于人之八尺有形的躯体而言，它有皮有肉，其深浅广狭，在体表部都可以通过一定尺度去测量，或用手指去切按索摸了解；人死了，还可以通过解剖尸体来详察其内部脏腑的情况。由此我们可以知道五脏的坚脆、六腑的大小，每一脏腑受纳受谷的多少，每条经脉的长短，血液清浊的程度，每一脏腑含有精气的多少，以及十二经脉是多血少气还是少血多气，是气血皆多还是气血皆少等等，这都有一定标准。此外，我们还可以知道，若发生病变，以针灸治疗，分别调和经气的虚实，那么针灸的深浅，手法的轻重，艾灸的大小多少等适宜的标准都是什么。

黄帝说：您的话，乍听起来很清楚，但心里仍是不明了，希望您详尽地讲一下。

岐伯回答说：这就是人之所以能够与天地阴阳相适应的道理，不可不明白。足太阳膀胱经在外与清水相配合，在内联属于膀胱本腑，并与全身运行水液的经脉相通。足少阳胆经在外与渭水相配合，在内联属于胆腑。足阳明胃经在外与海水相配合，在内与胃腑相联属。足太阴脾经在外与湖水相配合，在内与脾脏相联属。足少阴肾经在外与汝水相配合，在内与肾脏相联属。足厥阴肝经在外与渑水相配合，在内与肝脏相联属。手太阳小肠经在外与淮水相配合，在内与小肠相联属，小肠泌别清浊，将食物所化之糟粕中的水液归于膀胱。手少阳三焦经在外与漯水相配合，在内与三焦本腑相联属。手阳明大肠经在外与江水相配合，在内与大肠本腑相联属。手太阴肺经在外与河水相配合，在内与肺脏相联属。手少阴心经在外与济水相配合，在内与心脏相联属。手厥阴心包经在外与漳水相配合，在内与心包络相联属。

以上所说的五脏六腑，就像十二条河流一样，外有源泉，内有所隐伏的归巢，且内外相互贯通，像圆环一样没有首尾，人的经脉也是如此。所以天在上为阳，地在下为阴。人的腰部以上为天，属阳；腰部以下为地，属阴，因此海水以北的称为阴，湖水以北的称为阴中之阴，漳水以南的称为阳，河水以北至漳水的部位称为阳中之阴；漯水以南至江水的部位称为阳中之太阳。这是举一部分的区域河流来区分阴阳的例子，从而说明人与天地相应的道理。

黄帝说：自然界的十二条河流相对应于人体的十二经脉，两者之间的远近、深浅，以及气血的多少，都各有不同。如果把它们结合起来，应用在针刺方面，应该怎样呢？

岐伯回答说：足阳明胃经为五脏六腑之海，它在十二经中，是脉大、血多、气盛、热壮的一条经脉。因此针刺这一经脉时，如针刺不深则邪不能散，不留针则邪不能泻。对于足阳明胃经，应针刺六分深，留针的时间是十呼。对于足太阳膀胱经，应针刺五分深，留针的时间是七呼。对于足少阳胆经，应针刺四分深，留针的时间是五呼。对于足太阴脾经，应针刺三分深，留针的时间是四呼。

对于足少阴肾经，应针刺二分深，留针的时间是三呼。对于足厥阴肝经，应针刺一分深，留针的时间为二呼。至于手三阴经和手三阳经，它们接受脏气之道较短，气的运行也快，故针刺的深度一般都不超过二分，留针的时间都不超过一呼。但人有老幼，体型有大小、肥瘦的不同，须用心考虑，才会使它合乎自然之理，且施用灸法时也应如此。若灸得过度，就会损害人体，称为恶火，也就会发生骨髓枯槁，血脉凝涩的病变。若针刺过度，就会损伤正气。

黄帝说：经脉的大小，血气的多少，皮肤的厚薄，肌肉的坚脆，以及肌肉突起部位的大小等，有一个衡量标准吗？

岐伯回答说：可作为衡量标准的，是那些身材适中，肌肉不太消瘦，气血也不衰败的人。不合标准的人，身体消瘦，形肉已脱，怎么能根据这种人来确定针刺的深浅呢？应该通过审察，切寸口，循尺肤，按摸皮肤肌肉后，再诊其寒热虚实，给予适当的调治，才称得上是因人制宜，也才能说这样的医生已经真正掌握了治病的真诀。

经筋·第十三

足太阳经的经筋，起于足小趾外侧，向上结聚于足外踝，再斜行向上结聚于膝关节处，然后再向下沿足的外踝，结聚于足跟，又沿足跟上行，结聚于膝腘窝内。它的一条别筋，从外踝向上行，结聚于小腿肚的外侧，上行进入腘窝的内侧缘，与前一支筋并行，上结于臀部，再上行经过脊柱两侧，至颈项部；由颈部分出的一支，别行入舌根。另一条颈部分出的经筋，由颈部上行而结聚于枕骨，再到达头顶，然后沿着颜面下至眉，结聚于鼻的两旁；下行经筋分出的一支，像网络一样行于眼的上睑部，然后向下结聚于颧骨处；还有一条分支，由挟脊上行的经筋别出，从腋后外侧的外廉，上行结聚于肩髃穴处；另一条从腋窝的后外廉进入腋下，向上行至缺盆处，结聚于耳后完骨部；另一支从缺盆部分出，斜行向上进入颧骨部，与从颜面部下行的结于颧骨的支筋相合。

由本经筋所引起的病证表现为：足小趾及足跟疼痛，膝腘窝部挛急，脊背反张，项筋发紧，肩不能抬举，腋窝处的分支还牵扯到缺盆中有扭痛，不能左右摇动。治疗时应用火针速刺疾出，针刺的次数以病情好转为度，以痛处作为针刺的腧穴，这种病称为仲春痹。

足少阳经的经筋，起于足的无名趾端，沿足背上行而结聚于外踝，并沿着胫骨外侧，向上结聚于膝部外缘；足少阳经筋的一条分支，从外辅骨处分出，上行至髀部，在此分为两支，其行在前面的，结聚于伏兔之上，行在后面的，结聚于尻部；它的一条直行筋，上行至肋下空软处及季肋部位，再向上行于腋部前缘，横过胸旁，连接乳部，向上结聚于缺盆；它的另一直行支线，向上出于腋部，经过缺盆，行于足太阳经筋的前面，沿着耳后，上抵额面，在头顶上相交，再下行到颔部，然后又向上结聚于颧部；另有一条支筋，结于眼外角，为眼的外维。

足少阳经的经筋发病时，足的无名趾抽筋，并牵引膝部外侧的转筋，膝关节僵直不能屈伸，膝窝里的筋脉拘急，并牵引到前后的髀部和尻部，又向上牵及肋下空软处和软肋部疼痛，再向上牵引缺盆部、胸旁乳部、颈部等处，使所有连结的筋都感到拘急。如果从左侧向右侧维络的筋拘急时，右眼就无法睁开，这是因为本筋上行而过头的右面与脉并行的原因。

另外，左侧的筋与右侧的筋相连结，如左侧的筋受伤，右脚就不能活动，以上现象称为维筋相交。治疗时应采取火针速刺疾出的方法，针刺的次数以病情好转为度，针刺的穴位就是感到疼痛的地方。这种病称为孟春痹。

足阳明经的经筋，起于足的中趾，结聚于足背，沿足背的外侧斜行，上行至辅骨，结聚于膝的外侧，再直上而结聚于髀枢，然后沿胁部，联属于脊柱；其直行的一条支筋，向上沿胫骨结聚于膝部；由此又分出一条支筋，在外辅骨相结聚，并与足少阳经的筋相合；其直行的筋，上沿伏兔而结于髀，在阴器相会合，再向上散布于腹部，至缺盆部结聚，然后上沿颈部，环绕在口的周围，再汇合于颧部，又向下结于鼻，从鼻旁上行与足太阳经的筋相合。太阳经的小筋网维于眼的上胞，阳明经的小筋网维于眼的上胞；另一条从颧部发出的支筋，通过颊部结聚于耳前。足阳明经的经筋发病，可见足的中趾及胫部抽筋、足部颤动及强硬不适、伏兔部转筋、髀前部肿、阴囊肿大、腹筋拘急，并向上牵引缺盆及颊部，使口角突然㖞斜。因受寒而引起筋拘急的，就会令眼闭合；因受热而导致筋弛缓的，就会使眼无法张开。颊筋受寒，就会牵引颊部，使口张开不能闭合；颊筋受热，就会使筋弛缓舒张、无力收缩，以致口角㖞斜。治疗时可用马脂涂擦拘急的面颊，用白酒调和桂末涂抹弛缓的面颊，用桑钩钩住口角，再将桑木炭火，放在地坑中，地坑的深度要与病人坐位的高度相等，然后用马脂温熨拘急的面颊；同时令患者喝一些酒，吃一些烤肉之类的美味，就是不会喝酒的人，也要尽量喝一点，并在患处频频按摩。至于治疗患筋病的病人，应采取火针速刺疾出的方法。针刺的次数，以见效为度，以疼痛的部位作为针刺的穴位。这种病称为季春痹。

足太阴经的经筋，起于足大趾内侧的尖端，上行结聚于内踝；其直行的一条支筋，向上结聚于膝内辅骨，再沿大腿内缘，于髀部交结后聚会于阴器，又上行至腹部，在脐部相结聚，再上行至腹部，结聚于胁肋，并散布于胸中；其内部的支筋，附着于脊柱两旁。足太阴经的经筋发病，可见足大趾疼痛牵引内踝作痛，或抽筋痛、膝内辅骨痛、大腿内侧及髀部作痛，阴器有扭转痛感，并向上牵引脐部和两胁作痛，甚至引起胸的两旁和脊内痛。治疗本病时，应采取火针速刺疾出的方法。针刺的次数以见效为度，以痛处作为针刺的穴位。这种病为孟秋痹。

足少阴经的经筋，起于足小趾的下方，与足太阴脾经的筋合并后，沿内踝骨的下方斜行，结聚于足跟，又与足太阳膀胱经的筋相合而上行，结聚于内辅骨下，并在此与足太阴经的筋合并，再沿大腿的内侧上行，结聚于阴器，然后沿脊内，夹脊柱骨上行至项，结聚于枕骨，与足太阳膀胱经的筋相合。足少阴经的经筋发病，可见足下转筋，以致本经筋所到之处都疼痛、抽筋。足少阴经筋发生的主要病症还有痫症、拘挛和项背反张等；病在背侧的不能前俯；病在胸腹侧的不能后仰。所以患阳病则项背拘急，腰向后反折而身体不能前俯；阴病则腹部拘急，身体就不能后仰。治疗本病时，应采取火针速刺疾出的方法。针刺的次数以病情好转为度，以痛处作为针刺的穴位；病在胸腹内的，可用熨法、导引、汤药来治疗。如转筋发作次数过多而病情危重的，就为不治之症。这种病称为仲秋痹。

足厥阴经的经筋，起于足大趾上，上行而结聚于内踝之前，再上行沿胫骨结于膝内辅骨的前方，然后沿大腿内侧，结聚于阴器，与其他经筋相联络。足厥阴经的经筋发病，可见足大趾疼痛牵引内踝前疼痛、内辅骨痛、大腿内侧痛并且抽筋、前阴功能障碍。如伤于房事，就会导致阳痿；伤于寒邪则阴器缩入；伤于热则阴器挺长不收。治疗本病时，应该行水以治厥阴之气，如属抽筋疼痛之类的病症，就应用火针速刺疾出的方法，针刺的次数以病情好转为度，以痛处作为针刺的穴位。这种病称为季秋痹。

手太阳经的经筋，起于手的小拇指上端，结聚于手腕，再沿前臂内侧上行，结聚于肘内高骨的后方，如用手指弹拨此处的筋，小指就会有酸麻的感觉，再上行入内结聚于腋下；它的支筋，向后沿腋窝后缘，上行绕过肩胛，经过颈部，出于足太阳经筋之前，结聚于耳后完骨处；由此处分出的支筋，进入耳中；其直行的筋，于耳上出，下行结于颌部，又上行联属于眼外角。手太阳经的经筋发病，可见手的小拇指疼痛，并牵引肘内侧高骨后缘疼痛沿臂的内侧至腋下及腋下后侧疼痛，肩胛周围及颈部疼痛，并引起耳中鸣痛，牵引颌部使眼睛无法睁开，要过许久才能看东西；若颈筋拘急过甚，就导致筋痿、颈肿等证。颈部受寒热之气而发病的，应用火针速刺疾出的方法。针刺的次数以见效为度，以痛处作为针刺的穴位。如针刺后肿仍不消除，就再用锐利的针刺治。这种病称为仲夏痹。

手少阳经的经筋，起于手的无名指靠近小指的一节，结聚于手腕，沿臂上行并结聚于肘部，再向上绕着大臂的外侧，经过肩部行至颈部，然后与手太阳的经筋相合。它的支筋，由曲颊部深入，系于舌根；另有一条支筋，上行于曲牙，沿耳前，联属于眼外角，再向上经过额部，结聚于额角。手少阳经的经筋发病时，在经筋所过之处，出现疼痛、抽筋、舌卷等症。治疗时应采取火针速刺疾出的方法。针刺的次数以见效为度，以痛处作为针刺的穴位。这种病症称为季夏痹。

手阳明经的经筋，起于手的食指之端，结于腕部，沿臂上行并结于肘部的外侧，再经过大臂而结于肩；它的支筋，绕过肩胛，夹脊柱两侧而行；其直行的筋，由肩上至颈部；出于手太阳经筋的前方，再至左额角，络于头部，然后下行到右额。另一条支筋，上行于颊部，结聚于颧骨部。手阳明经的经筋发病时，本经筋所经过的部位，出现疼痛、抽筋、肩不能抬、脖颈不能左右转动。治时应采取火针速刺疾出的方法。针刺的次数以见效为度，以痛处作为针刺的穴位。这种病称孟夏痹。

手太阴经的经筋，起于手大拇指末端，沿指上行，结聚于鱼际部之后，经过寸口的外侧，沿臂内结聚于肘中，再上行至肘部内侧，进入腋下，出于缺盆，又结聚于肩髃之前，然后上行结于缺盆，再下行结聚于胸里，分散而贯穿贲门下部，与手厥阴经的经筋相合后，下行直抵季胁。手太阴经的经筋发病时，本经筋循行经过的部位，出现抽筋、疼痛，严重的则发展为息贲之症、两胁拘急、吐血。治疗时应采取火针速刺疾出的方法。针刺的次数以见效为度，以痛处作为针刺的穴位。这种病称为仲冬痹。

手厥阴心包经的经筋，起于手中指端，沿指上行，与手太阴肺经的筋并行，结聚于肘的内侧，再上行沿臂的内侧结聚于腋下，然后下行分散，前后夹胁肋；它的支筋，进入腋下，散布于胸中，结聚于贲门。手厥阴心包经的经筋发病时，经筋循行经过的部位，出现抽筋和胸部作痛，成为息贲症。治疗时应采取火针速刺疾出的方法。针刺的次数以见效为度，以痛处作为针刺的穴位。这种病称为孟冬痹。

手少阴心经的经筋，起于手的小拇指的内侧，结聚于掌后高骨，再上行而结于肘部内侧，进入腋下，与手太阴肺经的筋相交，走向胸部，伏行于乳内，结聚在胸中，然后沿着贲门，向下与脐部相连。手少阴心经的经筋发病时，可见胸内拘急心下有积块坚伏而成伏梁、肘部拘急本经筋所循行经过的部位，都会抽筋、疼痛。治疗时，应采取火针速刺疾出的方法。针刺的次数，以见效为度，以痛处作为针刺的穴位。如果已成伏梁之症而吐脓血的，为不治之症，这种病称为季冬痹。

凡是经筋所发生的病证，遇寒则筋拘急；遇热就会使筋弛缓不收，阳痿不举。背部的筋拘急就会使身体向后呈角弓反张，腹部的筋拘急就会使身体前俯而不能伸直。火针是用于刺治因寒而致筋急的，若因热而致筋弛缓，就不能再用火针了。而足阳明经和手太阳经的筋拘急时，就会出现口眼㖞斜、眼角拘急、视物模糊的症状，治疗时就可用上述的淬针劫刺法。

骨度·第十四

黄帝问伯高说：《脉度》篇中所说的人身经脉的长短，怎样才能确定？

伯高说：先量出各处骨节的大小、宽窄和长短，再确定经脉的长度。

黄帝说：我想知道一般人的骨度。如以身长七尺五寸为标准，那么，全身骨节的大小、长短各是多少？

伯高说：头围最大处是二尺六寸，胸围是四尺五寸，腰围是四尺二寸。头发所覆盖的部位称为颅，从头颅前发际到颈项的后发际长一尺二寸，从前发际下至颏端长一尺。体格匀称、五官端正的人，面部上、中、下三部分的长度相等。

从喉结至缺盆中央长四寸，从缺盆到胸骨剑突长九寸。超过九寸的说明肺脏大，不满九寸的则肺脏小。胸骨剑突下至天枢穴之间长八寸，超过八寸的则胃大，不满八寸的则胃小。从天枢下至横骨长六寸半，超过六寸半的说明大肠粗且长，不满六寸半的，表明大肠细且短。横骨的长度是六寸半，从横骨上缘至股骨内侧下缘长一尺八寸；胫骨突起上缘至下缘长三寸半，胫骨突起的下缘至足内踝长一尺三寸，从内踝至地长三寸；从膝部的腘窝到足长一尺六寸，足背至地三寸。所以骨围大的骨大，骨围小的骨小。

从额骨至锁骨长一尺，从颈根下至腋窝处长四寸，从腋至季胁长一尺二寸，从季胁到髀枢长六寸，从髀枢到膝中长一尺九寸，从膝到外踝长一尺六寸，从外踝到京骨长三寸，从京骨到地长一寸。

耳后两高骨之间宽九寸，耳前的两听门之间长一尺三寸，两颧之间相隔七寸，两乳之间宽九寸半，两髀之间的距离为六寸半。

足的长度为一尺二寸，宽度为四寸半。从肩端至肘长一尺七寸半，从肘至腕长一尺二寸半，手腕至中指指腕关节长四寸，从手指末节根部至指尖长四寸半。从项后发际至第一椎骨长三寸半，从大椎到尾骶骨，共有二十一根，总长为三尺。上七椎节每节长一寸四分一厘，总长九寸八分七厘。其余的都在以下诸节平均计算。这是一般人的骨的长度，是确定经脉长短的标准。所以，在观察人体经脉时，如果呈现于体表浮浅而坚实或明显粗大的，是多血的经脉，细而深伏的，是多气的经脉。

五十营·第十五

黄帝说：我想知道经脉之气在人体运行五十周的情况是怎样的？

岐伯回答说：周天有二十八宿，每宿的距离为三十六分，人体的经脉之气在一昼夜中运行五十周，合一千零八分。在一昼夜中太阳运行周历了二十八宿，而人体的经脉分布在上下、左右、前后，共二十八脉。经气在全身运转一周共十六丈二尺，恰好与二十八宿相应。以铜壶漏水下一刻为标准来划分昼夜，计算经气在经脉中运行所需的时间。人呼气一次，脉就跳动两次，经气运行三寸；吸气一次，脉也跳动两次，经气也运行三寸。一呼一吸为一息，脉气共行六寸。十次呼吸，经气运行六尺，太阳运行二分。二百七十次呼吸，经气运行十六丈二尺六寸，其间气行上下交流，贯通八脉，在全身运转一周，此时铜壶漏水下注二刻，太阳运行二十分；五百四十次呼吸，经气在全身运行两周，这时铜壶漏水下注四刻，

太阳运行四十分；二千七百次呼吸，经气在
全身运行十周，此时铜壶漏水下注二十刻，
太阳运行五个宿零二十分；一万三千五百次
呼吸，脉气在全身运行五十周，铜壶漏水下
注正好为一百刻，太阳行遍二十八宿。铜壶
里的漏水都滴尽时，经脉之气正好走完五十
周。前面所谓的经脉交流贯通，是指经气在
二十八脉通行一周的总数。人的经气若能经
常保持一昼夜运行五十周次，就可使人健康
无病，寿尽而终。经气在人体运行五十周的
总长度是八百一十丈。

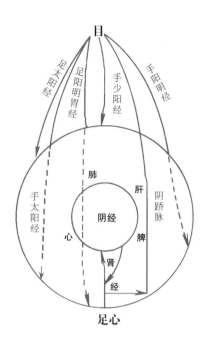

□ **卫气运行图表**

　　卫气白昼在阳经循行的时间三倍于阴分
的时间，夜晚反之。即卫气从太阳→少阳→
阳明进入阴分，所谓"阳三阴一行"，同样
昼行于阳二十五度，夜行于阴二十五度，一
日一夜五十度。

营气·第十六

　　黄帝说：营气由胃受纳的水谷精气化生
而成。水谷入胃，经过精微的化生先上注到
肺脏，再流溢到内营养脏腑，然后布散到外
滋养形体。化生后的精华部分运行于经脉之
中，时常营运无休，并周而复始，与天地运
转的道理相同。

　　营气从手太阴经出发，流注于手阳明经，沿手阳明经上行到面部，在面部
进入足阳明经，再沿着足阳明经下行到足背，行至少足大趾间，与起始于此的足
太阴经相合，沿足太阴脾经上行抵达脾脏，从脾注入心中，并由此沿着手少阴心
经横出腋窝，合于手太阳经，然后再沿手太阳经上行，越出腋部，向上出颧骨内
侧，经过眼睛的内眼角，上行至头顶，再下行至项部，与足太阳膀胱经相合，接
着沿脊柱向下，经过尾骶部，流注于足小趾之端，再沿足心注入足少阴经，循足
少阴经上行到达肾脏。又由肾脏注入心包络中，向外散布于胸中，然后沿心包经
出于腋窝，向下经过前臂，出于两筋之间，进入手掌中，直出于中指的尖端，再
转回流注到无名指的尖端，与手少阳经相合，并由此上行注入膻中，散布于上、

营气循行图

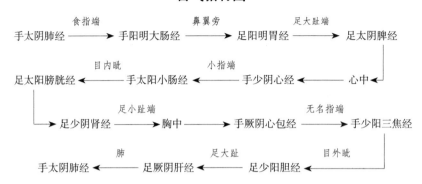

中、下三焦，再从三焦注入胆腑，出于胁部，注入足少阳经，向下行至足背，再由足背注入足大趾间，与足厥阴经相合，然后循足厥阴经上行至肝脏，由肝脏注入肺脏，又向上沿喉咙后面，注入鼻的内窍，终止于鼻的外孔。其分支另行的，上行于额部，再沿着头顶正中向下进入项中，然后沿脊柱下注入尾骶部，这是督脉循行的道路；又由此通过任脉，络绕阴器，经过毛际，进入脐中，并向上沿腹内注入缺盆，然后下行注入肺中，再从手太阴经出发，开始新的循环周流。这就是营气运行的路径，手足两经逆顺而行的规律。

脉度·第十七

黄帝说：我还想知道经脉的长度。

岐伯回答说：手的左右六条阳经，由手到头，每条经脉长五尺，五六合三丈，手的左右六条阴经，由手到胸，每条经脉长三尺五寸，三六合一丈八尺，五六为三尺，共合二丈一尺。足的左右六条阳经，由足到头，每条经脉长八尺，六八合四丈八尺。足的左右六条阴经，由足到胸，每条经脉长六尺五寸，六六合三丈六尺，五六合三尺，共计三丈九尺。左右跷脉由足到目，每条长七尺五寸，二七合一丈四尺，二五为一尺，共计一丈五尺。督脉、任脉各长四尺五寸，二四合八尺，二五为一尺，二条经脉共长九尺。以上各经总长共为一十六丈二尺，这就是人体营气通行的主要通道。经脉的循行里，其间分出并在经脉之间横行联系的支脉为络脉，由络脉分出的分支为孙络。如孙络满盛而有郁血，就应该立即除去郁血。经络中邪气盛的，可以用下泻法，正气虚的就应服药进行补益。

五脏的精气，由体内显露于面部七窍。肺气与鼻相通，肺气调和，鼻就能辨别香臭；心气与舌相通，心气调和，舌就能辨别五味；肝气与目相通，肝气调和，目就能辨五色；脾气与口相通，脾气调和，口就能辨别五谷的味道；肾气外通于耳，肾气调和，耳就能辨别五音。如果五脏失调，就会导致七窍滞涩，六腑不和，邪气留积，气血郁阻，发为痈疡。所以六腑受邪，属阳的经脉就不能和顺通利，以致阳气留滞而偏盛。阳气偏盛，就会使属阴的经脉失调，引起血流留滞，使阴气偏盛。若阴气太盛，就会阻碍阳气运行，这叫做关；如阳气太盛，就会阻止阴气的运行，这叫做格。若阴阳之气都偏盛，使阴阳不能相互营运调和，就称为关格。出现关格的情况后，人就会早亡。

黄帝说：跷脉的起止之处在哪里呢？又是哪一条经的经气使它像流水一样营运呢？

岐伯回答说：跷脉是足少阴肾经的支脉，起于然骨后的照海穴，上行至内踝上，再沿大腿内侧，进入阴器，并沿着腹部向上，经胸内进入缺盆，然后向上出于人迎的前面，进入颧部，连于眼内角，与足太阳经、阳跷脉相合而上行，阴、阳的脉气并行回还而濡润眼目。如果脉气衰竭，则眼不能闭合。

黄帝说：阴脉之气，独行于五脏，而没有营运到六腑，这是为什么？

岐伯回答说：脉气的营运不会停息，如流动的水，又如运行的日月，永无止时。所以阴脉营运五脏的精气，阳脉营运六腑的精气，就像圆环一样没有首尾，也无从知道它的起点，因其总是周而复始地循环着。流溢的脉气，在内灌溉五脏六腑，在外濡润肌表皮肤。

黄帝说：脉有阴阳之分，究竟哪一条的长度与前面所说的一丈五尺的数值相等呢？

岐伯说：男子计算的是阳脉的长度，女子计算的是阴脉的长度。要计算长度的脉为经，不计算长度的脉为络。

营卫生会·第十八

黄帝问岐伯：人从哪里接受精气？阴阳二气在何处交会？什么气叫做营气？什么气叫做卫气？营气由哪里产生？卫气又如何与营气交会？老年人和壮年人的气盛衰不同，阴阳气行的位置也不一样，请您讲讲它们是怎样会合的。

岐伯回答说：人的精气来源于水谷化生的精微，食谷入胃后，其精微传注到肺脏，五脏六腑都因此而得到营养，其中清的叫做营气，浊的叫做卫气。营气营运于脉中，卫气流走于脉外，营卫之气运行周身而无休止，一昼夜中各自循行五十周，然后会合一次。阴阳表里的经脉依次承接，相互贯通，如圆环一样，没有首尾。卫气行于阴分二十五周次，又行于阳分二十五周次，分为昼夜各半。所以卫气行至阳经，人便醒来开始活动；夜间卫气行至内脏时，人体就进入睡眠状态了。中午的时候，卫气都从内脏转移到了阳经，所以中午的阳气最盛，故为重阳；夜半时卫气都从阳经转到了内脏，此时阴气最盛，称为重阴。营气运行于脉中，始于手太阴肺经又终于手太阴肺经，所以说太阴主持营气的运行；卫气循于脉外，始于足太阳膀胱经又终于足太阳膀胱经，所以说太阳主持卫气的运行。营气周流于十二经，昼夜各二十五周次。卫气昼行于阳，夜行于阴，也各为二十五周次，营卫各行五十周次，划分昼夜各半。夜半是阴气最盛的时候，夜半以后阴气就逐渐衰退，黎明阴气衰退而阳气继之而起。中午是阳气最盛的时候，日落西下时阳气渐衰，黄昏之时阳气已尽阴气继之而起。到夜半的时候，营卫之气相会合，此时人们都在卧睡，叫做合阴。次日黎明，阴气衰尽，阳气又逐渐转盛，如此循环不息，就像天地日月运转不停一样。

黄帝说：老年人在夜间不能安眠，这是什么原因？年轻人白天精力充沛，这又是什么原因呢？

岐伯回答说：年轻人气血充盛，肌肉滑利，气道通畅，营气、卫气运行调和，各自充分行使职能，所以白天精神饱满，夜间也能熟睡。老年人气血已衰，肌肉枯萎，气道涩滞，五脏的机能不能互相协调，营卫二气衰败，两者皆不能尽职工作，所以白天没有精神，夜间也不能熟睡。

黄帝说：那么，营卫二气的运行又是由何处发出的呢？

卫气循行示意图表

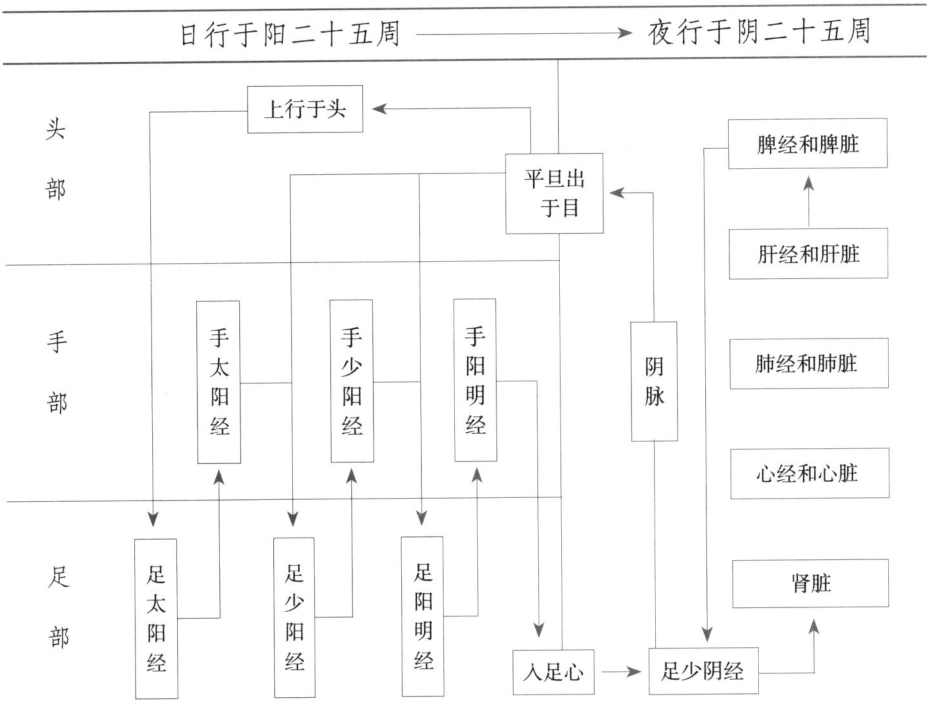

日行于阳二十五周 ——————→ 夜行于阴二十五周

头部								

（图表内容）

- 上行于头 ←
- 平旦出于目
- 脾经和脾脏
- 肝经和肝脏
- 手部
- 手太阳经
- 手少阳经
- 手阳明经
- 阴脉
- 肺经和肺脏
- 心经和心脏
- 足部
- 足太阳经
- 足少阳经
- 足阳明经
- 入足心 → 足少阴经
- 肾脏

岐伯回答说：营气由中焦发出，卫气由上焦发出。

黄帝说：请谈谈三焦气行的情况。

岐伯回答说：上焦之气出于胃的上口，沿食道而上，穿过横膈膜，散布于胸中，再横行于腋下，沿手太阴经的走向向手的方向运行，然后返回到手阳明经，上行至舌，又向下交于足阳明经，循足阳明经运行。上焦之气常与营气并行于阳二十五度，行于阴也是二十五度，一日共行五十度，为一周，而后又总汇于手太阴经。

黄帝说：有人在食用很热的饮食时，刚刚吃下，还没转化为水谷精气，汗就先出来了。有的出在面部，有的出在背部，有的出在半身，并不一定按照卫气运行的道路而出，是什么原因呢？

岐伯说：这是由于体表被风邪所伤，以致腠理舒张，加上皮毛又被风热所蒸，腠理便因此而开泄，卫气行至肌表疏松的地方，就不能按照它正常的道路通行了，因为卫气的性质慓悍滑利，一遇见开泄的间隙，就会由此而出，改道运行。这种现象，叫做漏泄。

黄帝说：您讲一讲中焦之气是由何处发出的呢？

岐伯回答说：中焦之气也出于胃中，并出于上焦之后，胃所受纳的水谷之气，经过泌别糟粕，蒸化津液，把其中的精微物质，向上传注于肺，然后化生为血液，奉养全身，再没有什么比它更宝贵的了。所以能独行于经脉通道的气，称为营气。

黄帝说：血和气，虽然名称不同，但属于同一类，为什么呢？

岐伯回答说：营气和卫气都由水谷的精气所化生，血液也由水谷精微变化而成，所以，血和气名称虽不同，但来源相同。因此，血液亏耗过度的人，不可再发汗；汗出过多的人，不可再耗血。如果人的血汗耗伤太过，造成阴阳两亡，人就会死亡。同样，无论阳生阴绝，还是阴生阳绝，人都不能生存。

黄帝说：那么下焦之气又从何处发出的呢？

岐伯回答说：下焦是沿回肠曲折下行，至膀胱又将水液渗入其中的。所以，水谷物质一般是在胃中消化，经脾胃的运化之后，其浊者即糟粕部分，向下被输送到大肠，其清者即水液部分，渗入下焦的膀胱。

黄帝说：人喝的酒与谷物一起进入胃中，谷物尚未腐熟消化，但酒却先从小便排出了，这是为什么呢？

岐伯回答说：酒是谷物发酵而酿成的液体，酒气强劲而且滑利，所以即便它在谷物之后入胃，也会在食物消化之前排出。

黄帝说：很对。我听说，上焦的作用是升化蒸腾，像雾露一样；中焦的作用是腐熟水谷，像沤渍食物一样；下焦的作用是泌别清浊，排泄糟粕，像沟渠排水一样。这就是三焦的功能和特点。

四时气·第十九

黄帝问岐伯道：四时气候的变化，各有不同，而百病的产生，又与气候有一定的关系，怎样来决定针灸治疗的方法呢？

岐伯回答说：四时邪气侵袭人体而使人发病，但各有一定的部位。灸刺的原则，也应当根据不同的发病季节来确定有关的穴位。所以在春天针刺，就取用络脉分肉的间隙，病重的深刺，病轻的浅刺；在夏天针刺，就取用阳经、孙络，或取分肉之间，以及透过皮肤浅刺；在秋天针刺，就取用各经的输穴，如病邪在六腑的，可以取用合穴；在冬天针刺，就取用各经的井穴和荥穴，应深刺而且留针时间较长。

患温疟而不出汗的，可以取五十九个治疗热病的主要腧穴。患风水病，皮肤浮肿的，可以取五十七个治疗水病的主要腧穴。如果皮肤有血络，就应针刺放血。患飧泄症，应补三阴交穴，同时上刺阴陵泉，都应长时间留针，待针下有热感才可止针。患转筋在外侧部位的，取三阳经的腧穴；患转筋在内侧部位的，取三阴经的腧穴，都是用火针刺入。

患水肿而不兼风邪的，首先用铍针刺脐下三寸的部位，再用中空如筒的针刺入针处，以吸出腹中的水。反复这样做，把水放尽。水去之后，则肌肉坚实。若排水时排泄缓慢，会使病人烦躁满闷；若排泄得较快，病人则觉得舒适安静。用此法可隔天刺一次，直至水尽为止，并兼服利水的药物，一般在刚进行针刺时服药。服药时不可吃东西，吃东西时不可服药，开始禁食伤脾助湿的食物一百三十五天。患各种痹症经久不愈的，是有寒湿久留在内，应用火针刺足三里；如腹中感觉不适，就取足三里穴针治。邪气盛的就用泻法，正气虚的就用补法。患麻风病的，应经常用针刺其肿胀部位，然后再用锐利的针刺患

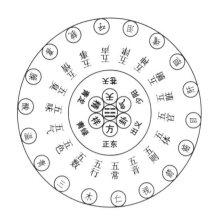

□ **春月气候主属图**

　　春又叫青阳、芳春、青春。旺肝。五行之中，肝属木，在卦象中属震卦，为司克的青帝，形神如青龙。春季三月木气最旺，安神之法，莫如培植草木，保持水土，爱护生物，才能与天地创造生物、孕育生物相吻合，以合乎春天时令的生发规律。

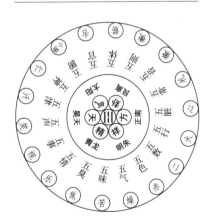

□ **夏月气候主属图**

　　夏季叫朱明，意为气赤而光明。旺心。五行之中，心属南方火，为赤帝神，形貌像朱雀，主藏神。在夏季三个月，想使精神安宁，就应安定而仁爱，平息燥火、澄和心神，远离外界声色之乐。

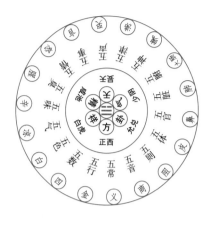

□ **秋月气候主属图**

秋叫白藏，意为气白而又藏万物。旺肺。五行之中，肺属西方金，为白帝，形貌像白虎，为肾之母。秋三月，金气旺盛，主杀。应注意用仁爱之心培育万物，多施仁惠，收敛杀气。

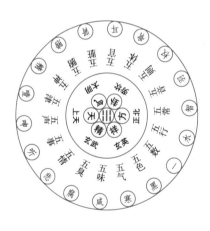

□ **冬月气候主属图**

冬季叫英，气黑而清英，主藏。旺肾。五行之中，肾属北方水，由黑帝司管，其状如玄鹿。冬三月，天地的气都处于闭藏状态，君子应小心谨慎，节制奢欲，停止声色之乐，让生命得以保全，以合于太清。

处，并用手按压出毒气恶血，直到肿消为止。患者宜经常吃些适宜的食物，忌吃任何不利于调理的食物。

腹中时常鸣响，气上逆而冲向胸部，喘促，身体不能久立，说明邪在大肠，应用针刺气海、巨虚上廉、足三里。小腹部牵引睾丸作痛，连及腰脊上冲心而痛，表明邪在小肠，为小肠疝病。小肠下连睾系，向后附属于脊椎，与肝肺相通，联络心系。因此邪气盛时，就会使厥气上逆，冲犯肠胃，干扰肝脏，散布于肓膜，结聚于脐。所以治小肠病时应当取脐下的气海穴，以散邪气，针刺手太阴经以补肺经之虚；刺足厥阴经，以泻肝经之实；取下巨虚穴以去小肠的病邪，并且按邪气所过的经脉取穴调治。

病人常呕吐，且呕吐物有苦味，常叹息，心里恐惧不安，害怕有人将要逮捕他，这是邪气在胆，胃气上逆所致。胆汁外泄，就会口感苦味，胃气上逆，就会呕出苦水来，所以叫呕胆。治疗时应取足三里穴以降胃气之逆，刺足少阳胆经的血络，以抑制胆气之逆，然后根据病的虚实用补虚泻实的方法，调虚实去其邪。饮食入咽后，如停滞不下，就会感觉胸膈闭塞不通，这是邪气在胃脘所致。如邪气在上脘，就针刺上脘穴，使滞气下行；若邪气在下脘，就针刺下脘穴，用温而使其散行的方法，以散寒滞。小腹部肿痛，小便不通，这是邪在膀胱，针刺取太阳大络，观察足太阳经的络脉与足厥阴经的小络，如有瘀血结聚，针刺以祛其瘀血，如果小腹部肿痛向上连及胃脘的，取足三里。

五邪·第二十

邪气在肺脏，就会发生皮肤疼痛，恶寒发热、逆气呃喘、出汗、剧烈咳嗽以致引动肩背不适等症状。治疗时可取胸部外侧的中府、云门穴，以及背部第三椎旁的肺俞穴，先用手快速按压，待病人稍感觉舒畅即行针刺，然后取任脉的天突穴，以散肺中邪气。

邪气在肝脏，就会发生两胁疼痛、中焦虚寒、瘀血不散、小腿抽筋、关节时有肿痛等不适的症状，治疗时可取足厥阴肝经的荥穴行间穴，以引胁下之气下行，补益足阳明胃经的三里穴，以温胃暖中，进而针刺本经血脉以散恶血，兼取耳根青脉，消除抽搐等症状。

邪气在脾胃，就会引起肌肉疼痛。若阳气有余，阴气不足，则胃腑阳热之邪盛而感到胃中灼热、消食善饥；若阳气不足，阴气有余，就会脾气虚寒，出现肠鸣腹痛的症状；若阴阳都有余，或阴阳都不足，则病症有寒有热，但不论是寒或是热，都可取足阳明胃经的足三里穴进行调治。

邪气在肾脏，就会发生骨痛阴痹的病证，所谓阴痹，即痛无定所，用手按压也不能确定疼痛的部位，会出现腹胀、腰痛、大便难、肩酸颈强及经常眩晕等症状。治疗时可取足少阴肾经的涌泉穴和足太阳膀胱经的昆仑穴，凡有瘀血现象，均应刺之以令血出。

邪气在心脏，就会引起心痛，悲苦动情时人会眩晕仆倒。应根据阴阳气血的有余或不足加以调治和疏导。

寒热病·第二十一

体表寒热，疼痛不能接触床席，毛发枯燥，鼻孔发干，汗液不得出，治疗时应取足太阳经的络穴，以补手太阴经诸穴的不足。

肌肉寒热，表现为肌肉痛，毛发焦枯，唇舌干燥，无汗。治疗时应取足太阳经在下肢的络穴，散放出瘀血，再补足太阴经，达到出汗而愈的效果。

骨骼寒热，病人烦躁不安，大汗淋漓，若牙齿还没出现枯槁的现象，当取足少阴大腿内侧的络穴大钟，如牙齿已现枯槁，便是不治的死症。至于骨厥病的诊治也是这样。

患骨痹病的，全身骨节不能自由活动，而且关节疼痛异常，汗出如注，心中烦乱。治疗时可取三阴经的穴位，针刺用补法。

身体被金属刮器所伤，出血甚多，又受到了风寒的侵袭，心中有一种像从高处跌落的感觉，导致四肢松散无力，这种病名为体惰，治疗时可取小腹脐下的三结交处。三结交就是足阳明胃经、足太阴脾经在脐下三寸相交的关元穴。

厥痹，是厥逆之气由下上行至腹部，治疗时可取阴经或阳经的络穴，但必须察明主病的所在，在阳经用泻法，在阴经用补法。

颈侧的动脉是人迎脉，人迎脉上的穴位名为人迎穴，属于足阳明经，位置在颈部两侧的筋脉前面。筋后面是手阳明经的腧穴，名叫扶突。手阳明经之后是手少阳经的天牖穴。再后面是足太阳经的天柱穴。腋下三寸处的动脉，是手太阴经的腧穴，名叫天府。

阳热邪气上逆于阳经，会出现头痛，胸中满闷，呼吸不利，当取人迎穴治之；突然失音，喉舌强硬的，当取扶突穴刺之，并针刺舌根出血；突然耳聋，经气蒙蔽，耳失聪，目不明的，治疗时取天牖穴；突然发生拘挛、癫痫、眩晕、足软支撑不住身体，治疗时取天柱穴；突然热渴，腹气上逆，肝肺二经内蕴的火邪相互搏击，以致血逆妄行，上溢鼻口，治疗时取天府穴。以上五穴，天牖穴居中，其他四穴聚拢在周围，因此称为天牖五部。

手阳明大肠经入于颧部而遍及齿龈的一支，穴名为大迎，所以下齿龋痛应取大迎穴。其恶寒的，用补法，不恶寒的，用泻法。足太阳膀胱经入于颧部而遍及齿龈的一支，穴名为角孙，所以治疗上齿龋痛，应取角孙穴及鼻和颧骨前面的穴，在刚发病的时候，如果脉气充盛，就要用泻法，反之则用补法。另有一说，可取鼻外侧的穴位施治，在患病初期，要遵循邪盛则泻，气虚则补的原则。

足阳明经脉循鼻的两侧行于面部，其穴名为悬颅。经脉下行联属于口，上行的部分进入对侧的目本之中，因此头痛引发腮部疼痛的，根据发病的情况取悬颅穴，应泻有余、补不足；若取之不当，则可能泻不足、补有余，而适得其反了！足太阳经过颈部的玉枕穴进入脑部，直接联属于目本，叫做眼系。若头目疼痛，可在项中两筋间取玉枕穴进行治疗。此脉入脑后，分别联属于阴阳二脉，阴阳交会，阳气出，阴气入，交会于眼的内角。如果阳气偏盛，则两目张开，如果阴气偏盛，则两目闭合。

热厥症，取足太阴脾经、足少阳肝经进行治疗。寒厥症，取足阳明胃经、足少阴肾经进行治疗，都应该留针。舌纵缓不收，口角流涎，胸脘烦闷的，是肾阴不足的表现，当针刺足少阴肾经。畏寒战栗，两颌鼓动，汗不得出，腹部胀满，胸脘烦闷，是肺气不足的表现，治疗时当取手太阴肺经。在进行针刺治疗时，属于虚证的，应补养其正气，属于实证的，应祛除其邪气。

四季针刺的规律是：春季刺络脉；夏季刺分肉与腠理间；秋季刺气口，冬季刺经脉。凡一年四季的行针，应与时令的特征相适应、相协调。刺络脉间的穴位可治皮肤病，刺分腠间的穴位可治肌肉的病，刺气口的穴位可治筋脉的病，刺经脉的腧穴则可治骨髓和五脏诸病。

人的身体有五个重要部位：一是伏兔；二是小腿；三是背部；四是背部与五脏有密切关系的腧穴所居的部位；五是项部。此五部患痈疽的，一般很难治愈。

痈疽之类的病如果是从手臂发生的，可先取手阳明大肠经、手太阴肺经的穴位进行治疗，使其出汗，汗出热散，病可得解；病从头面发生的，可先取颈项部的足太阳膀胱经的穴位针刺治疗，汗出而愈；如果是从足胫部发生的，可先取足阳明胃经的腧穴，汗出而愈。手太阴肺经的穴位可以发汗，足阳明胃经的诸穴也可发汗。由于阴阳二气的相互制约，因此若取阴经发汗而出汗过多的，可取阳经穴位来止汗；针刺阳经而出汗过多的，可取阴经穴位来止汗。

大凡错误用针造成的危害：一是刺中病邪而留针不去，使病人精气耗泄；二是尚未刺中病邪就立即出针，使邪气凝聚不散。精气耗泄会使病情加重而身体孱弱，邪气凝聚不散则能引起痈疡之症。

癫狂·第二十二

眼角向外开裂于面颊一侧的，称为锐眦；眼角向内开裂于近鼻一侧的，称为内眦。上眼胞属外眦，下眼胞属内眦。

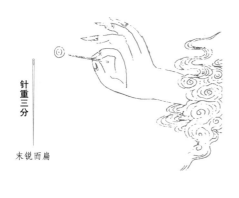

针重三分

末锐而扁

□ 挑痘疗图

中国针灸学历经几千年的发展，不仅具有坚实的理论基础，而且拥有显著的临床疗效。它是通过运用特殊的针具、灸具、罐具及按摩器具等，施以不同的治疗方法来治疗疾病。清初时，随着丰富的治疗痘疹经验的积累，而有"挑痘疗针法"，此图即为清代挑痘疗用针。

癫疾患者初染病时，主要症状：闷闷不乐，头重而痛，两目上视，眼睛发红；染病较重时，则会心境烦乱，情绪不宁。可根据病人的情绪变化来推测疾病发展的程度，针刺太阳、阳明、太阴经诸穴，待其血色正常后再止针。癫疾开始发作时，口角㖞斜，啼哭呼叫、气喘心悸，应从手阳明、手太阳两经取穴，采用缪刺法。左侧坚硬的针刺其右侧；右侧坚硬的针刺其左侧，等到面部的血色变为正常的颜色以后才止针。癫疾发作表现为角弓反张，并因此而觉得脊背疼痛的，诊治时当取足太阳、阳明、太阴、手太阳各穴，待面部血色恢复正常后才止针。

想治癫患病人，应常与其相处，以观察发病过程中的情况变化，以取得丰富的资料。在发病的时候，观察其症状，判断病邪所在，并断定发病时应取何经穴治疗。到病发时，取邪气最盛的经脉，选适当的穴位以泻法针刺，将渗出的血盛于葫芦中，到再发病时，葫芦里的血就会波动，如果不动，可灸穷骨二十壮，穷骨就是骶骨，可以取得相当好的治疗效果。

癫病深入骨者，其肋、齿各腧穴的分肉之间均感胀满，骨骼僵直，出汗，心中烦闷。若呕吐多涎，肾气下泄，则为不治之死症。癫病入筋者，身体蜷曲不伸，痉挛拘急，脉大，可针刺项后的大杼穴，若呕吐多涎，气陷于下，就为不治之症。

癫病入脉的，发病时会突然晕倒在地，四肢各脉胀而纵缓。脉现胀满，应针刺令血出；如不胀满，可灸挟项的天柱、大杼等穴，并灸带脉穴及与腰间相距三寸许的地方和各经分肉之间及四肢的腧穴。若呕吐很多涎沫，气陷于下，就为不治的死症。癫病患者发作时，状若疯狂，也是不治的死症。

患者染病之初，自悲自悯，好忘事，易怒，时感恐惧，多由过度忧虑饥饿所致。可先取手太阴、手阳明两经的穴位，针刺出血，待血色正常后止针，也可取足太阴、足阳明两经的穴位。

狂病开始发作时，病人很少睡眠，不觉饥饿，自视甚高，妄自尊大，好骂人，日夜不休止。当取治手阳明、太阳、太阴经的腧穴，以及足少阴肾经在舌下的络脉。观察上述各经脉，凡是脉盛的都可取穴刺之，否则不可取刺。

狂病患者，言语狂妄，易惊，好笑，喜欢唱歌，乱跑乱动日夜不休，多由大惊大恐伤其神志所致，可取手阳明、太阳、太阴经的穴位进行针刺。狂病患者，幻视幻听，时常呼喊，多由气衰神祛所致，可取手太阳、太阴、阳明、足太阴以及头部两腮的穴位施行针刺。患狂病的人食量大，常见神鬼幻象，无声窃笑的，染病于过度欢苦，治疗时当取足太阴、太阳、阳明经的穴位，以及手太阴、太阳、阳明经的穴位施行针刺。狂病属于初发，还未曾出现上述症候的，先取曲泉穴左右动脉及其他洪盛的经脉，刺其出血，不久病可痊愈。假若不能治愈，就用以上治狂病的方法，灸骶骨长强穴二十壮。

风逆，是指突然四肢发肿，全身像被水浸湿了一样，时常寒战而口出唏嘘之声，饥饿时感觉烦闷，饱食后又躁动不安的症状。治疗时可取手太阴肺和手阳明大肠表里二经，以及足少阴肾经、足阳明胃经的穴位。凡自觉肌肉清冷的，取上述四经荥穴刺之；觉骨里寒凉的，取井、经穴刺之。

厥逆成病，指两足突然发冷，胸欲裂，肠如刀绞，烦满不能进食，其脉或大或小都伴涩象症状。如病人身体尚温暖，就取用足少阴肾经的穴位；如身体已经冰冷，则取用足阳明胃经的穴位，冷则补之，温则泻之。

厥气上逆而使腹部胀满，肠鸣，胸满，呼吸不利，当取胸下两胁的穴位，令病人咳嗽，动而应手者，即是其穴。另外取用背腧穴，用手按压而有舒快之感的，也是穴的所在部位。内闭而小便不通的，可取用足少阴肾经和足太阳膀胱经的穴位以及骶骨上的长引穴，以长针刺之。气上逆的，可取用足太阴脾、足阳明胃经的穴位。厥逆发作严重的，可取用足少阴肾、足阳明胃两经动脉的穴位。

病人中少气、身体寒冷像浸在水中，言语断续，骨节酸疼，身体困重，全身懒惰不愿活动的，可在足少阴肾经上施行补法。短气的患者，呼吸短促而不能连续，稍微活动，气就像没了一样，治疗时可在足少阴肾经上施行补法，并用针刺其血络。

热病·第二十三

偏枯病的症状，表现为半身不遂并且疼痛，言语没有改变，神志没有错乱，这是病邪在分肉腠理之间所致，治疗时宜温卧取汗，用大针刺，虚则补，实则泻，即可恢复正常。

痱病的症状，表现为身体不觉疼痛，四肢弛缓不收，意识错乱但尚属轻微，说起话来声音虽小，但还可以听明白。如此则可治疗，病情严重不能说话的，就不可治疗了。痱病先起于阳分，而后入于阴分，治疗时应当先刺其阳经，再刺其阴经，并用浅刺的方法。

热病已经三日，如寸口部脉象平静而人迎部脉象躁动的，可随症选取各阳经治疗热病的五十九穴，以泻其表热，使邪气随汗而出，充实其阴而补不足。病人身体发热本来很厉害，而寸口、人迎的脉象反现沉静的，就不可以针刺了。但凡还有针刺的可能，就当立即针刺，虽不能出汗，尚可泄其病邪。所谓不可以针刺者，是指有死亡征象的人。

患热病已七八天，寸口脉象躁动，并有气喘、头眩症状的，应尽快施治，汗将自出，浅刺手大拇指之间的穴位即可。

同样已经七八日，而脉象微小，现尿血，口干的，过一日半就会死亡。若出现代脉的，一天内就死。热病已经出汗，而脉象仍呈现躁动，且呼吸喘促，并且不久热势又起的，就不要再刺其肌表，否则易导致气喘加重而死亡。

热病已经七八日，脉没有躁象，或虽有躁象，但不散不疾的，是邪气犹在，若三日内能有汗出，可望痊愈；若三日后仍不能出汗，第四天就会死亡。在没有得汗的情况下，是不能进行针刺治疗的。

热病，先有皮肤痛，鼻塞，面部浮肿的，是热伤皮毛的症候，应该用浅刺皮肤的针法，以九针中的镵针，在治热病的五十九个穴位里选穴针刺。如果鼻部生有小疹子，也是邪在皮毛的表现，因肺合皮毛，因此治疗要从肺经入手，若治疗无效，则应从属火的心经穴位入手，因为火热属金，心火能克制肺金。

热病初起，感到身体艰涩不爽，烦躁不安，咽干唇燥，应当刺其血脉，用九针中的镵针，在热病五十九穴里，选取与脉有关的穴位进行针刺。如果出现皮

灵枢 | 329

肤肿胀、口干、出冷汗等现象，是邪在血脉，因心主血脉，因此当治疗心经的腧穴，若治疗无效，应从属水的肾经腧穴入手，因为肾水能克心火。

热病，表现为咽干、饮水多，时常惊悸不宁、不能安卧等症状的，是邪克肌肉的病变，当以针刺肌肉为主，用九针中的员利针，针刺热病五十九穴中的有关穴位。其间若有眼角发青的，属于脾经的病变，脾主肉，所以治疗时应当针刺至肌肉，若治疗无效，应从属木的肝经入手，因为肝木能克脾土。

热病，表现为面色发青、头脑作痛、手足躁动等症状，是邪克于筋的病变，治疗时应当针刺至筋。应用九针中的锋针，在其手足四肢不利的地方施针。如有抽筋拘挛，目生白翳的症状，属于肝经的病患，肝主筋，所以刺至筋，也就是从肝论治。若治疗无效，应从属金的肺经入手，因为肺金能克肝木。

热病，有屡发惊悸、手足抽搐、精神狂乱等症状的，是邪热入心，应当深刺直入血络。用九针中的锋针，迅速泻其有余的邪热，如因癫狂而使毛发脱落的，属于心经的病患，应取心所主的血脉。若治疗无效，则应从属水的肾经入手，因为肾水能克制心火。

热病，有身体沉重，骨节疼痛，耳聋而欲闭目的症状的，是邪热入肾，应刺于骨，可用九针中的锋针，在热病五十九穴中选穴施针。若患骨病而不愿吃东西、牙齿相磨、双耳呈青色，这是属于肾经的病患，应当刺骨，是肾经所主。若治疗无效，则应从属土的脾经入手，因为脾土能克肾水。

热病，有痛而不知其处，耳聋、四脚弛缓不收，口发干，时有阳气偏盛而热烦，时有阴气偏盛而畏冷的，这是热邪已深入骨髓的症候，为不治之死症。

热病，表现为头痛，鬓骨部位及眼区筋脉抽掣作痛，时常鼻出血的，此乃是热邪厥逆于上的病证，应用九针中的锃针，根据病情虚实，泻实邪之有余，补正气之不足。热厥病还应当注意，常会有寒热痔疮发生。

热病，表现为身体沉重，胃肠灼热的，为邪热在脾胃所致，应用九针中的锋针，取脾胃二经的腧穴，以及在下部的各足趾间的穴位，同时还可以针刺胃经的络穴，以调治脾胃之气。

热病，有脐周围突然疼痛，胸胁胀满的，是邪在足少阴、太阴二经的表现，治疗时可取涌泉穴与阴陵泉穴。又因肾、脾二经均上络于咽喉部位，故亦可针刺舌下的廉泉穴。

热病，汗出后，脉象表现为安静的，为顺，是阳证得阳脉，脉症相合，为

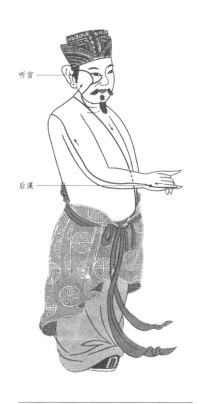

听宫

后溪

□ 手太阳小肠经保养穴

后溪：握拳，第五掌指关节后尺侧，横纹头赤白肉际。本穴宁心安神、舒筋活络、散风清热，能防治急性腰扭伤、落枕、头项强痛、耳痛、咽喉肿痛、牙痛、癫狂等症。可直刺0.5~1寸；听宫：在耳屏前，下颌髁状突的后缘、张口呈凹陷处。此穴宁神志、宣通耳窍，故对耳聋、耳鸣、中耳炎、牙痛、癫狂等有较好的防治作用。针刺时宜张口，直刺1~1.5寸。

可去汗出热。当取手太阴经穴鱼际、太渊、大都、太白刺之。用泻法就可以退热，用补法可使汗出。如出汗过多，可针刺内踝上横纹三阴交穴，以止汗。

热病，汗已经出了，但脉象仍呈躁盛的，这是阴气欲绝，孤阳不敛，为死症；若出汗之后，脉象转为平静的，是顺脉，预后良好。若脉现躁象而不能出汗的，这是阳气欲绝的死症；若脉虽躁盛，但汗出以后脉象转为平静的，预后良好。

热病，不可以针刺治疗的死症有九种：一是汗不得出，两颧发赤，呃逆呕吐的，是虚阳上逆的死症；二是泄泻而腹部胀满极严重的，为脾气败绝的死症；三是两眼视物不清、发热不退的，是精气衰竭的死症；四是老年人和婴儿发热而腹部胀满的，为邪热伤脾的死症；五是汗不得出，呕吐而兼有下血的，为阴血耗伤的死症；六是舌根溃烂，发热不退的，为阴气大伤的死症；七是咳嗽，鼻孔出血，汗不得出，或虽汗出而达不到足部的，为真阴耗竭的死症；八是热邪已深入骨髓的，为肾阴衰竭的死症；九是发热而出现痉病情况的，是耗伤阴血，热极生风的死症。发热而出现痉病时，会出现腰背角弓反张、口噤不开和牙齿切磨的现象。凡上述九种症候，都是热邪过盛、真阴耗竭的死症，均不可以针刺。

治疗热病有五十九穴：两手外侧各三穴，两手内侧各有三穴，左右共十二个穴。五指之间，各有一穴，左右共八穴。足小趾间也各有一穴。头部入发际一寸，向两侧旁开分为三处，每侧各有三穴，左右共六穴。再向上入发际三寸，两边各有五穴，左右共十穴。耳前耳后各有一穴，口下一穴，项中一穴，合起来共六穴。巅顶一穴，前发际一穴，后发际一穴，廉泉一穴，风池二穴，天柱二穴，共九穴。总计为五十九穴。

胸中气满而呼吸喘促的，可针刺足太阴脾经在足大趾之端的穴位，距趾甲角像韭叶那样宽。证属寒的，留针宜久；证属热的，去针宜疾。一旦逆气下降，喘安气闲，即可止针。

心疝病，表现为腹中突发疼痛，可取足太阴经与足厥阴经，在这两经的血络上，针刺放血。咽喉肿痛，吞咽困难，舌体卷缩，口干，心烦，胸痛，手臂内侧作痛，不能上举，应刺无名指端的关冲穴，其穴距指甲角像韭叶那样宽。

眼球发红疼痛，病从眼内角开始的，取阴脉的照海穴刺之。

风痉出现颈项强直、角弓反张症状，当先取足太阳经在腘窝中央的委中穴，并在表浅的血络上针刺出血。如腹中有寒，就兼取足阳明经的足三里穴。

小便不通，治疗时可取用阴以及足大趾外侧三毛上的大敦穴，并在肝肾二经的血络上针刺出血。

男子患了像疝瘕一样的蛊病，女子患了月经闭阻的病，表现为腰脊如破裂似的疼痛，不思饮食。当先取涌泉穴刺之出血，再刺脚面上有充血现象的血络，刺之出血。

厥病·第二十四

经气上逆而造成头痛，称为厥头痛。如兼有面部浮肿及心烦的，当取足阳明胃经和足太阴脾经的穴位进行治疗。

经气上逆而头痛，若表现为头部脉络胀痛，病人情绪悲伤，常常哭泣，诊察头部脉络搏动明显而充血者，先用针刺泻出恶血，再调治足厥阴肝经。

经气上逆而头痛，若表现为头部沉重，痛而不去，应针刺头顶上呈纵行排列的五行经脉，每行中选取五穴，使诸经阳热散越。同时泻手少阴心经，然后调补足少阴肾经。

经气上逆而头痛，若表现为常嗳气，健忘，痛无固定部位，可取头面部左右的动脉进行针刺，然后再刺足太阴脾经加以调理。

经气上逆而头痛，若表现为颈项先痛，腰脊也随之而痛，可先刺足太阳膀胱经的天柱穴，然后再刺足少阳胆经的其他相应穴位。

经气上逆而头痛，若表现为头痛严重，其耳前耳后脉络涌盛而有热感的，当先泻其脉络出血，然后再取足少阳胆经的腧穴进行针刺。

真头痛，痛得剧烈，全脑尽痛，手足寒冷到膝关节处的，是死症，不可治。

以下几种头痛是不能取远端的腧穴来施治的：撞击跌扑之类的外伤，致使瘀血停留在内的，不能取远端的腧穴施治；若因肌肉损伤，疼痛不止，只能在疼痛局部针刺，不能取远端的腧穴施治。

头痛而不宜针刺的，是严重的痹症造成的头痛，若是每天都发作，用针刺只可使症状稍减，而不能根治。偏头痛而且伴有半侧发凉的，治疗时可先取手少阳三焦经、手阳明大肠经的腧穴，然后再针刺足少阳胆经、足阳明胃经的腧穴针刺治疗。

厥头痛牵引到背部疼痛，时常筋脉拘急，好像有物在背后触动一样，腰背弯曲不能伸直，这是肾经的邪气上犯于心的病症。治疗时先取足太阳膀胱经的京骨、昆仑两穴针刺，若仍疼痛不止，可再刺足少阳肾经的然谷穴。

厥心痛，胸腹胀满，而心痛尤显剧烈，这是胃经的邪气上犯于心的病症，故名胃心痛。治疗时应取足太阴脾经的大都、太白两穴。

厥心痛，其痛如锥子刺心般剧烈，心痛十分严重，这是脾经的邪气上犯于心的病症，因此又叫脾心痛。应该针刺足少阴肾经的然谷、太溪两穴。

厥心痛，面色青灰，整日无宁，这是肝经的邪气上犯于心的病症，因此又叫肝心痛。治疗时应取足厥阴肝经的行间、太冲两穴。

厥心痛，卧床休息或闲居静养时，稍有缓解，活动时则疼痛加剧，但面色没有什么变化的，这是肺气逆乱犯心所致，为肺心痛。治疗时应取手太阴肺经的鱼际、太渊两穴。

真心痛，发作时手足冷至肘膝部位，心痛剧烈，常常是早晨发作，傍晚即亡，或傍晚发作，第二天早晨即亡。

心痛病不能使用针刺疗法的证候是，体内有瘀血和积聚的实证，为有形的实邪，不能用针刺腧穴以调理经气的方法来治疗。

肠中有寄生虫，或虫聚集成瘕所致的心痛，都不应该用小针治疗。心腹疼痛而烦闷难忍，腹部形成肿块，上下移动，时痛时止，腹中发热口渴流涎的，是肠中有寄生虫所致。治疗时可以将手指并拢用力按住肿物或疼痛处，不让它移动，再用大针刺之，并继续按压，直到它不动时才出针。凡是腹中满闷、烦乱而痛，有肿物上下移动的虫病，都可用此法治疗。

耳聋听不到声音，可针刺位于耳中的听宫穴；耳鸣，可针刺耳前动脉旁的耳门穴；耳内疼痛，不能用针刺治疗的，即耳中有脓，或者有耳垢壅塞听不到声音。一般的耳聋，可取用无名指端外侧指甲角与肉相交之处，先取手部关冲穴针刺，再取足部窍阴穴针刺。耳鸣，可取用手中指端指甲上针刺，左耳鸣取右边的穴位，右耳鸣则取左边的穴位，先取手上的中冲穴，再取足部的大敦穴。

大腿抬不起来的，治疗时让病人侧卧，取大转子部位的环跳穴，用员利针刺之，不要使用大针。因肝不藏血而下血的，针刺曲泉穴治疗。

风痹病，若逐渐发展到不可治愈的程度时，有时像足踏冰块一样寒冷，有时又像双足浸入滚烫的热水中，股部胫部都感到酸痛无力，心烦、头痛，经常呕吐、烦闷，或眩晕以后继之汗出，日久两眼发眩，时悲伤时恐惧，呼吸气短，闷闷不乐，凡有这些现象的，不出三年人就会死亡。

病本·第二十五

先患有一种疾病，然后出现四肢厥逆的，应先治疗原来的疾病；若是先有厥逆的症状，然后再出现其他病变的，应先治其厥逆。先有了寒病，而后发生其他病证的，寒病为本，当治疗寒病；先有了某种疾病，然后再出现寒证的，当治疗原来的病；先患热证，而后发生其他病证的，热病为本，当治疗热病；先有某种疾病而后发生泄泻的，应先治疗原来的疾病；先有泄泻而后发生其他病证的，泄泻为本，应调治泄泻，然后才可治其他病。先有了某种疾病，然后发生腹中满闷的，则应先治中满的标证；先有中满，然后发生心烦的病变，中满为本，应当治疗其中满。

人体有感受了非时令之气的六淫之气而发病的，也有因为不能适应按时而至的六气而发的，不论是哪一种情况，凡出现大小便不通利的情况时，虽然大小便不利为标，但应先救治这一紧急的病证；只有在大小便通利的情况下，方可先救治其他的本病。

疾病发作之后而出现实证的，说明邪气变本为标，当以祛除邪气为主要的治法，先治其本，后治其标。疾病发作以后表现为虚证的，治疗时应该先扶正，一般应该先治其标，再治其本。总之，必须谨慎地详察病情，根据病证的轻重缓急而精心调治。病情轻缓的可以标本兼治，病情急重的，则分步治疗，或先治标，或先治本。就像对先有大小便不通利而后发生其他疾病的，应分步先治大小便不利的本病那样。

杂病·第二十六

厥病，上逆之气导致脊柱两侧疼痛直达头项，头部感觉沉重，两眼视物不清，腰脊强直，这是足太阳经的病变，治疗时应取足太阳经的委中穴，点刺出血以泻邪气。

厥病胸中满闷，面部及口唇肿起，突然感到说话困难、甚至于不能说话的，这是足阳明胃经的病变，治疗时应取足阳明胃经的穴位。

厥气上逆于喉导致不能言语，并伴有手足冰冷、大便不通的，是足少阴肾经的病变，治疗时应取足少阴肾经的穴位。

厥气上逆，腹部胀满，寒气内盛，腹中肠鸣如水响，大小便困难的，这是足少阴脾经的病变，治疗时应取足太阴脾经的穴位进行针刺。

咽喉干燥，口中燥热，唾液黏稠如胶的，是足少阴肾经的病变，治疗时应取足少阴经的穴位进行针刺。

膝关节痛，可取足阳明胃经的犊鼻穴，用员利针刺治，出针以后，要间隔片刻再刺。由于员利针的针身大如牦尾，十分适合刺治膝部。

咽喉肿痛阻塞，不能说话的，应取足阳明胃经的腧穴刺治；若是还能说话的，应取手阳明大肠经刺治。

患疟疾，口不渴，隔日发作一次的，应取足阳明胃经的穴位进行针刺；如有口渴现象而每日发作的，就应取手阳明大肠经的穴位进行针治。

牙齿疼痛，喜冷饮的，可在足阳明胃经取穴针治；如是怕冷饮，则取手阳明大肠经的穴位进行针治。

耳聋而不疼痛的，应取足少阳经的穴位刺治；耳聋而疼痛的，应取手阳明大肠经的穴位刺治。

　　鼻出血不止，并有血块流出的，应取足太阳膀胱经的穴位针治；出血不多但有血块的，应取手太阳小肠经的穴位针治。如血仍不止的，可刺手太阳小肠经的腕骨穴；再不止的，可刺足太阳膀胱经的委中穴，采用针刺出血的方法治疗。

　　腰痛，若疼痛的部位发凉，应取足太阳膀胱经和足阳明胃经的穴位；如腰痛兼有热感的，应取足厥阴肝经的穴位针治；腰痛不能前后俯仰的，应取足少阳胆经的穴位针治，腰痛而兼有内热气喘的，就当取足少阴肾经穴位针刺，并在委中穴附近的血络处放血。

　　易怒而不思饮食，话少声微的，应取足太阴脾经穴位针刺；若发怒而话多且声音大的，应取足少阳胆经穴位刺治。

　　腮部作痛，应针刺手阳明大肠经和腮部跳动明显的动脉，刺之出血。

　　项部疼痛不能上下俯仰的，应针刺足太阳经的穴位；不能左右回顾的，应当针刺手太阳经的穴位。

　　小腹部胀满膨大，感觉有气上冲胃脘以至心中，身体时热时寒，小便又兼不利的，应取足厥阴经的穴位进行针刺。

　　腹部胀满，大便不通，腹部胀大，胀闷感觉上及胸部甚至咽喉，以致喘息张口，霍霍作响的，当取足少阴肾经的穴位进行针刺。

　　腹部胀满，消化不良，肠鸣有声，大便不通的，治疗时应取足太阴脾经的穴位进行针刺。

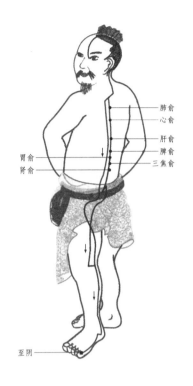

　　肺俞
　　心俞
　　肝俞
　　脾俞
　　三焦俞
胃俞
肾俞

至阴

□ **足太阳膀胱经保养穴**

　　至阴：在足小趾外侧趾甲角旁约0.1寸；三焦俞：在第一腰椎棘突旁开1.5寸处，针刺可直刺0.5~1寸；肾俞：在第二腰椎棘突下旁开1.5寸处，可直刺0.5~1寸；胃俞：在第十二胸椎棘突下旁开1.5寸处，为胃气的保健穴，可斜刺0.5~0.8寸；脾俞：在第十一胸椎棘突下旁开1.5寸处，为脾的保健穴，宜斜刺0.5~0.8寸；肝俞：在第九胸椎棘下旁开1.5寸处，为肝的保健穴，可斜刺0.5~0.8寸；心俞：在第五胸椎棘突下旁开1.5寸，为心的常用保健穴，不宜深刺，可斜刺，直刺0.5~0.8寸；肺俞：在第三胸椎棘突下旁开1.5寸处，为肺的保健穴，斜刺0.5~0.8寸，不宜深刺。

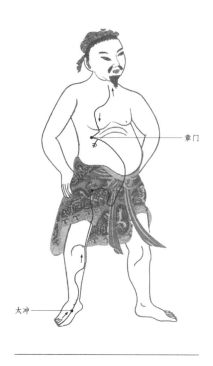

章门

太冲

□ 足厥阴肝经保养穴

太冲：在足背第一、二跖骨底之间凹陷
中。能疏肝理气、镇惊熄风、通络活血，对头
痛、目眩、高血压、胸满胁痛有防治作用。宜
直刺0.5~1寸。章门：在第十一肋端。本穴既
可健脾、胃，又能疏肝理气、活血化瘀，凡腹
胀、胃脘痛、胁痛、呕吐均可刺之。可直刺
0.8~1寸。

心痛牵引腰背作痛，想呕吐，治疗时
应取足少阴经的穴位进行针刺。

心痛，腹部胀满，大便涩滞不畅，治
疗时应取足太阴脾经的穴位。

心痛牵引背部作痛，影响正常呼吸
的，应针刺足少阴肾经的穴位；如症状不
见好转，应再取手少阳三焦经的穴位。

心痛，感觉气短而呼吸困难的，治疗
时应刺手太阴肺经的穴位。

心痛，治疗时当刺脊椎第九节下的穴
位，先在穴位上按揉，刺后再按揉，可立
刻止痛；如仍不止，可在九椎上下的部位
寻取与本病有关的穴位配合针刺，穴位准
确，痛可立止。

腮部疼痛的，刺足阳明胃经的颊车穴
出血之后，可立即止痛，如痛不止，再按
压本经的人迎穴，立即止痛。

气逆上冲的，可针刺胸前足阳明胃经
的膺窗穴或屋翳穴，以及胸下的动脉处。

腹痛的，可以针刺脐部左右的天枢
穴，刺后用手按压该处，则可立即止痛；
如痛仍不止，再针刺足阳明胃经的气街
穴，刺后用手按压针孔，则可立即止痛。

四肢痿软无力而寒冷的痿厥病，治疗时需将患者的四肢绑缚起来，待他有
烦闷感时立即解开，每天进行两次。若病人不感觉烦闷，十天后就会感觉到，期
间不要间断，一直到病好为止。

患呃逆之症的，治疗时可用草茎刺激鼻孔，使其打喷嚏，打喷嚏后则呃逆
止；或屏住呼吸，待呃逆上冲时，迅速吸气以迎其逆气，就可止住；或当其发作
时突然使他大吃一惊，也能治愈。

周痹·第二十七

黄帝问岐伯说：周痹这种病，病邪在人体中随血脉上下移动，疼痛的部位左右对称，时时在转移，又连续不断。请问像这种情形，是邪在血脉之中呢？还是在分肉之间？其病又从何而来？疼痛部位移动得这样快，以致来不及在痛处下针，当某处疼痛比较集中时，还没有决定如何去治，而疼痛已经游走，这是什么道理？我很想知道其中缘由。

岐伯回答说：这是众痹，而不是周痹。

黄帝说：我也很想听你说众痹这种病。

岐伯回答说：众痹，其病邪分布在人体的各处，时发时止，此伏彼起，左侧会影响到右侧，右侧也会影响到左侧，但不能遍及全身，其疼痛易发作，也容易停止。

黄帝说：说得好。但怎样针刺治疗呢？

岐伯回答说：这种病，当一个部位的疼痛已停止了，仍应针刺原处。以免其重复发作。

黄帝说：好极了。我希望再听您说说周痹是怎么回事？

岐伯回答说：周痹，就是邪气在血脉之中，随着血脉或上或下，不能左右流动，邪气流窜到哪里，哪里就发生疼痛的病证。

黄帝说：用什么方法来针治呢？

岐伯回答说：疼痛从上部发到下部的，先刺其下部，以阻遏病邪的进一步发展，后刺其上部以解除痛源；疼痛从下部发展到上部的，先刺其上部，以阻遏病邪的进展，后刺其下部以解除痛源。

黄帝说：对。那么这种疼痛是怎样产生的呢？为什么称做周痹？

岐伯回答道：风、寒、湿三气侵入肌内皮肤之间，将分肉间的津液压迫为涎沫，受寒后凝聚不散，凝聚为有形之物后就会排挤分肉使它分裂，因此而发生疼痛，疼痛发生之后，人的注意力就集中在疼痛的部位，精神集中的地方，就会使阳气聚敛，阳气聚而生热，发热则寒散而疼痛缓解，疼痛缓解后，就会引起厥气上逆，厥逆就容易导致其闭阻之处发生疼痛，周痹就是这样上下移行，反复发作的。

黄帝说：好，我知道这个道理了。此病在内未深入脏腑，在外没有散发到皮肤，而留滞在分肉之间，致使真气不能周流全身，所以叫做周痹。因此，针刺痹症，必须首先按压并沿着足六经的分布部位，观察它的虚实，以及大络的血行有无郁结不通，以及因虚而脉络下陷于内的情况，然后加以调治，并可用熨法温通经络，如有筋脉拘急坚劲的现象，可转用按摩导引之法，以行其气血。

黄帝接着说：是啊，明白了这种病的机理，也就懂得了治疗方法。九针可使经气顺达，从而治疗十二经脉虚实阴阳的各种病证。

口问·第二十八

黄帝在闲暇独处时，摒退左右而问岐伯说：九针在针经上所论及的属阴属阳、或逆或顺以及手足六经的诸种道理，已说完了，我还想听你讲一些口耳相传的医学真谛。

岐伯离座，再次参拜说：问得好极了，这些都是先师口传给我的啊！

黄帝说：我希望听一下口传的内容。

岐伯回答说：大凡百病开始发生的时候，都是由于风雨寒暑的侵袭，或者是阴阳失调，喜怒无常，饮食不节，起居不时，或暴受惊恐等原因，引起气血分离，阴阳失衡，经络之气逆乱而阻绝，脉道壅滞而不通，阴阳逆乱而不顺，卫气稽留而不行，以致经脉空虚，血气不能依次循行全身，从而使人体生命活动失去常态。以上所说的，都不见于古代医经，请允许我说明它的道理吧。

黄帝问：人打呵欠，是什么气造成的呢？

岐伯回答说：卫气白天行于阳分，夜半后行于阴分。阴主夜，夜主休眠。阳主升在上，阴主降在下。人在夜间将睡之时，阴气积聚于下，阳气渐入阴分，但尚未尽入的时候，阳气引阴气向上，阴气引阳气向下，阴阳上下相引，人即呵欠频作。入夜之后，阳气尽入阴分，阴气盛，所以就能安静地睡眠；到黎明时阴气将尽，阳气渐盛，人就清醒了。对于这样的病，治疗时，应该泻足少阴经以抑其阴气，补足太阳经以助阳气。

黄帝问：人患呃逆症，是什么缘故？

岐伯说：谷物进入胃，化生胃气，向上转注到肺脏，然后运布全身。若胃中素有寒气，与新入的谷气不能调和，二者留在胃里，新入的谷气和原有的寒气混在一起，互相攻击，合并上逆，从胃口上冲而成呃逆。像这样的病证，治疗时应补手太阴经，泻足少阴经。

黄帝问：人发生唏嘘哽咽，是什么缘故呢？

岐伯说：这是由于阴气盛而阳气虚，阴气快速运行，阳气被阴气阻遏而迟缓，甚至阴气过盛，阳气衰微所造成。治疗这样的病证，应补足太阳经，泻足少阴经。

黄帝问：人发生寒战，是什么原因？

岐伯说：寒气侵入皮肤，阴寒之气过盛而肌表阳气不足，所以发生振寒颤抖现象。应在各阳经用温补法治疗。

黄帝问：人发生嗳气，是什么原因？

岐伯说：寒气侵入胃中，从下向上扩散，同时寒厥之气又从胃中冲口而出，所以会发生嗳气。治疗这样的病证，应补足太阴经和阳明经。

黄帝问：人打喷嚏，是什么原因呢？

岐伯说：阳气舒畅和利，满溢心胸，

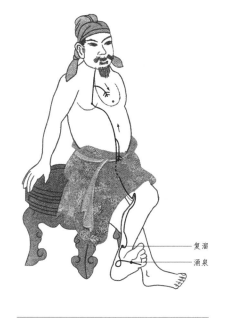

复溜
涌泉

□ **足少阴肾经保养穴**

涌泉：在足底前1/3与后2/3交界处，蜷足时凹陷中。本穴能宁神、开窍、清热，亦是常用的保健穴之一。对头痛、头昏、中风昏迷、休克、小儿惊风、小便不利、大便难有较好的防治作用。可直刺0.5～1寸。太溪：在内踝与跟腱之间的凹陷中。能壮腰健骨、益肾，是较常用的保健穴。可防治腰痛、月经不调、阳痿、遗精、失眠、小便频数等症。针刺宜直刺0.5～1寸。

向上出于鼻窍，所以会出现打喷嚏的情况。治疗时应针刺足太阳经的荥穴通谷以及眉根部的攒竹穴。

黄帝问：人感到全身无力，疲困懈惰等，是什么原因造成的呢？

岐伯说：胃气虚而不实，就会使全身之脉空虚；诸脉空虚，就会导致筋骨肌肉懈惰无力；筋脉松弛，阳气力行，真气就不能恢复，所以就发生了这种症状。针治时应根据其发病的部位，在分肉间用补的手法治疗。

黄帝问：人在悲伤时涕泪俱出，是什么原因呢？

岐伯说：心脏是五脏六腑的主宰，而眼睛是许多经脉会聚的地方，也是眼

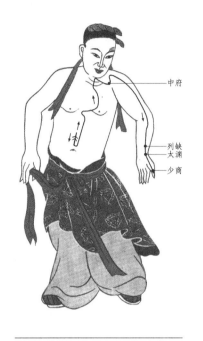

中府

列缺
太渊

少商

□ 手太阴肺经保养穴

中府：在胸前壁外上方，前正中线旁开6寸，平第一肋间隙。本穴功能宣肺理气、清泻心肺之热、平喘止咳，对增强肺脏功能有一定的保健作用。针刺时向外斜刺或平刺0.5～0.8寸，不可深刺，以免伤及肺脏；列缺：在桡骨茎突上方，腕横纹上1.5寸处。本穴能宣肺理气、利咽宽胸、通经活络，可防治咽喉肿痛、口眼㖞斜、半身不遂、牙痛、咳嗽、气喘。针刺时向上斜刺0.5～0.5寸；少商：在拇指桡侧指甲角旁0.1寸。本穴能清热、利咽、开窍，是急救穴之一，对发热、昏迷、休克、咽喉肿痛、癫狂、鼻衄有较好的防治作用。针刺时应浅刺0.1寸，或浅刺出血；太渊：在掌后腕横纹桡侧端，桡动脉桡侧凹陷中。本穴能清肺利咽、通畅经络，故可防治肺部、咽喉疾病，又能防治无脉症。针刺时要避开动脉，直刺0.3～0.5寸。

泪、鼻涕外泄的通路；口鼻二窍，是气出入的门户。由于悲哀忧愁等情绪变化使心神不宁，五脏六腑也因而不安，脏腑的不安又影响宗脉，使宗脉弛缓，目、口、鼻的液道随之开放，所以涕泪也就流出来了。人身的津液，是灌注精气濡润空窍的，所以上液的道路开放，涕泪不止，则津液耗竭，液竭则精气不能向上灌注，精不上注，就会使眼睛看不见东西，所以叫做"夺精"。针治时应补天柱穴，该穴在颈项后的发际。

黄帝问：人有时长声叹气，这是什么原因呢？

岐伯说：忧愁思虑使维系心脏的脉络拘急，心系拘急就使气道受到约束，气道约束则不通畅，所以就要作深长呼吸以舒展胸中之气。治疗时应补手少阴、手厥阴两经，以及足少阳胆经，并且留针。

黄帝问：人流口涎，是什么原因？

岐伯说：食物进到胃里，胃中生热，则寄生于胃的诸虫被热所扰而妄动，虫动就会使胃气弛缓，胃气弛缓则舌下廉泉开张，所以口涎流出。针治时应补足少阴肾经以补肾水。

黄帝问：人的耳中发生鸣响，是什么原因？

岐伯说：耳是许多经脉聚集的地方，胃中空虚则宗脉失养而虚弱，宗脉虚则阳气不升而下降，致使入耳的经脉气血衰竭而不能奉养于耳，所以出现耳鸣。针治时可补足少阳客主人穴以及手大指指甲上的手太阴肺经的少商穴，以补法针刺。

黄帝问：人有自己咬舌的，是什么原因呢？

岐伯说：这是由于厥逆之气上行，诸经的脉气各按其类而致，例如少阴脉行舌根，脉气上逆就会咬舌；少阴脉循耳颊，脉气上逆就会咬颊；阳明之脉环唇口，脉气上逆就会咬唇。治疗时，应根据所咬的部位，确定其主病的经脉，用补的手法。以上所说的十二种病邪，都是由邪气上走头面孔窍所导致的。因此邪气所在之处，正气都不足。如上部的正气不足，就会出现脑髓不满，耳中常鸣，头重难支，两目眩晕的症状；在中部的正气不足，就会出现大小便失常，肠间经常鸣响的症状；在下部的正气不足，就会出现两足萎软而厥冷，心中烦闷的症状。针治以上病证，都可取足太阳经外踝后的昆仑穴，用补法并留针。

黄帝问：对于以上十二种病邪，又是怎样治疗的呢？

岐伯说：以肾气虚为主的呵欠，应补足少阴肾经；因胃中水谷精气不能上归于肺而引起的呃逆，应补手太阴肺经、足少阴肾经；悲泣抽咽往往因阴盛阳衰所致，因此应补足太阳膀胱经、泻足少阴肾经，以助阳抑阴；寒战的，要在各条阳经上选穴施补；嗳气的，应补足太阴脾经和足阳明胃经；时作喷嚏的，当补足太阳膀胱经的攒竹穴；全身无力，疲困懈惰的，应在发病部位补分肉间；哭泣时涕泪俱出的，当补颈后的天柱穴；时作长声叹息的，当补手少阴心经、手厥阴心包经和足少阳胆经，且用留针法；口流涎液的，当补足少阴肾经；耳中鸣响的，当补足少阳经的客主人穴及位于手拇指爪甲角部的手太阴肺经的少商穴；自咬其舌的，应根据咬的部位所属经脉而分别施用补法；两目昏眩、头垂无力的，应补足外踝后的昆仑穴，用留针法；足软无力而厥冷、心胸烦闷的，应针刺足大趾末节后二寸处，用留针法，另可用针刺足外踝后的昆仑穴，也用留针法。

师传·第二十九

黄帝说：听说先师有许多心得，但没有在著作中记载下来，我希望听听并牢牢记住，以作为准则执行，在大的方面用以治疗民众的疾病，在小的方面可以保养自己的身体，使百姓不为疾病所困，上下亲善，造福后人，让子子孙孙不为疾病所忧虑，并让这些经验世代流传，朝夕常鉴。您可以告诉我吗？

岐伯说：您的思想真深邃啊！不论治民、治身、治彼、治此，治小还是治大，治国还是理家，从来没有用逆行倒施的方法能治理好的，只有顺应客观规律，才行得通。所谓顺，不仅仅是指医学上阴阳、经脉、气血的逆顺，就是对待人民都要顺应民心。

黄帝说：怎样才能做到顺呢？

岐伯说：到达一个国家后，要了解当地的风俗习惯；进入一个家庭，要清楚他家里的忌讳；登堂时更要懂得人家的礼节；医生临诊时也要询问病人怎样才觉得适宜。

黄帝问：使病人觉得适宜又该怎样做呢？

岐伯说：由内热而致多食易饥的消渴病人，适宜于寒的治法；属于寒邪内侵一类的病证，就适宜于热的治法。胃里有热，就会很快消化谷物，使病人常有饥饿和胃中空虚难忍的感觉。脐以上的皮肤有热感，说明肠中有热，就会排出像糜粥一样的粪便。觉得脐以下的皮肤寒冷，就表明肠中有寒，会产生肠鸣飧泄的症状。如胃中有寒，肠中有热，就会导致胀满泄泻；胃中有热，肠中有寒，就会引起易于饥饿、小腹胀痛。

黄帝说：胃热宜食寒物，肠寒宜食热物，寒热两者性质相反，应该怎样治疗？尤其那些有着高官厚禄、生活优裕的人，都是恣意妄行、骄横自大，轻视别人而又不肯接受规劝的，若规劝他遵守医嘱就会违背他的意愿，但如顺着他的意愿，就会加重病情。在这种情况下，如何顺适其宜？治疗时又应先从哪里着手呢？

岐伯说：人没有不怕死的，谁不喜欢活着？若医生告诉他哪些对身体有害，哪些对人身体有益，并指导他怎样做，那么虽有不太懂情理的人，哪里还有不听劝告的？

黄帝问：那么怎样治疗呢？

岐伯说：春夏时节，应先治在外的标病，后治在内的本病；秋冬之季，应先治在内的本病，后治在外的标病。

黄帝问：对那种习惯与病情相矛盾的又如何使其合适呢？

岐伯说：顺应这样的病人，但在日常生活中，应注意使他寒温适中。天冷时，要加厚衣服，不要使他冻得发抖；天热时，要减少衣服，不要使他热得出汗。在饮食方面，也不要吃过热过凉的食物。这样寒温适中，真气就能内守，邪气也就无法侵入人体而致病了。

黄帝说：《本脏》篇认为，根据人的形体、四肢、关节、肌肉等情况，可以测知五脏六腑的形态大小。但对于地位显贵的王公大人来说，他们想知道自己的身体状况，但医生又不能随便检查，该怎么回答呢？

岐伯说：人的身形肢节，覆盖在五脏六腑的外部，观察它们也能了解内脏情况，但它不像望面色那样简单。

黄帝说：五脏精气的情况可以由人的面部观察得知，我已经懂得了这些道理，但从肢节而察知内脏的情况，该怎样观察呢？

岐伯说：五脏六腑中，肺所处的部位最高，如伞盖一样。根据肩的上下动态和咽喉的升凹陷情况，就能测知肺脏健康与否。

黄帝说：讲得好。

岐伯继续说：五脏六腑，心是主宰。以缺盆作为血脉的通道，观察两肩端骨距离的远近，再结合胸骨剑突的长短等，就可测知缺盆骨的部位，从而了解心脏的大小脆坚。

黄帝说：很有道理。

岐伯说：肝在五脏中，像位将军，开窍于目，要从外面测知肝是否坚固，就应观察眼睛的大小来判断。

黄帝说：很好。

岐伯说：脾脏捍卫全身，接受水谷的精微，并输送到身体各部。所以了解唇舌味口的好坏，就可知道脾病的吉凶。

黄帝说：对。

岐伯说：肾脏主水液，观察耳的听力强弱，可以测知肾脏的虚实。

黄帝说：讲得好，请你再讲讲测候六腑的方法。

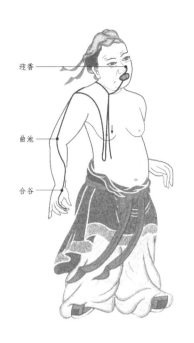

迎香
曲池
合谷

□ **手阳明大肠经保健穴**

合谷：在手背第一、二掌骨之间，约平第二掌骨中点处。本穴是重要的保健穴之一，时常按摩或针刺，可长寿。其功能醒脑开窍、疏风清热、镇痛通络。可防治头面五官疾患。热疬、无汗、自汗、盗汗、经闭、滞产、昏迷、癫痫、痹症。直刺0.5～1寸。

曲池：位于肘外辅骨，曲肘，肘横纹尽头便是此穴。本穴功能清热利湿、祛风解表、调和营卫，对上肢不遂、高血压、咽喉肿痛有较好疗效。实验表明，此穴具有调整血压、固齿、防止老人视力衰退的功效。可直刺1～1.5寸。迎香：在鼻翼外缘中点旁开0.5寸，当鼻唇沟中。本穴功能清热散风、通鼻窍。对鼻塞、鼻衄、口㖞、胆道蛔虫有较好防治作用。可斜刺或平刺0.3～0.5寸。

岐伯说：六腑之中，胃为水谷之海，凡颊部肌肉丰满，颈部粗壮，胸部开阔的，说明胃容纳水谷的量很大。如鼻道深长，就可测知大肠的状况；如口唇厚而人中沟长，就可测候小肠的情况。下眼胞宽大的可知其胆气刚强；鼻孔显露于外的，可知其膀胱易于漏泄。鼻柱中央高起的，可知其三焦固密。这就是用来测候六腑的一般方法。人体和面部的上中下三部匀称，这样脏腑就很安好。

决气·第三十

黄帝说：听说人身有精、气、津、液、血、脉，而我原以为这些是一气，现在把它分为六种，道理何在？

岐伯说：男女交合之后，便会产生新的生命，这种产生形体的物质在形体尚未形成之前便具有了，叫做精。

黄帝问：什么叫做气呢？

岐伯说：上焦将饮食的精微布散到全身，滋体润肤，生养毛发，如同雾露滋润草木，这种物质就叫做气。

黄帝问：什么叫做津呢？

岐伯说：肌腠疏泄，流出大量的汗液，这种汗液就叫做津。

黄帝问：什么叫做液呢？

岐伯说：水谷入胃后，化为精微之气充溢全身，并渗润到骨髓，使骨骼关节屈伸自如，补益脑髓，润泽皮肤，这种物质就称作液。

黄帝问：什么叫做血呢？

岐伯说：中焦脾胃受纳了食物后，吸收汁液的精微，再经过变化而成红色的液体，这就为血。

黄帝问：什么叫做脉呢？

岐伯说：约束营血之气，使之不能向外流溢的，就叫做脉。

黄帝说：六气在人体中，有充余的也有不足的。关于精气的多少，津液的虚实，血脉的清浊，怎样才能知道呢？

岐伯说：精虚会耳聋；气虚会致眼睛模糊；津虚会使腠理开泄，汗出盈盈；液虚会使骨节僵硬，面色无光，脑髓不充，小腿发酸，时作耳鸣；血脱会使肤色苍白，暗淡失泽；脉脱会使脉道空虚下陷。以上就是观察六气的多少、虚实与清浊的方法。

黄帝问：六气的主次是怎样的呢？

岐伯说：六气各有其所主的脏器，因此它们的主次以及正常与否，均与其所主管的脏器有关。六气都由五谷精微所化生，而五谷精微又化生于胃，故胃为五谷之海，也是六气化生的源泉。

肠胃·第三十一

黄帝问伯高道：我想知道六腑传化水谷的情况，以及肠胃的大小、长短和受纳水谷的容量。

伯高说：请允许我详细说明饮食从其入口到变成废物而排出其间所经过的有关的消化器官的深浅、远近、长短情况。唇与牙齿间长九分，口的宽度为二寸半，从牙齿后到会厌，深三寸半，能容纳食物；舌的重量为十两，长七寸，宽二寸半；咽

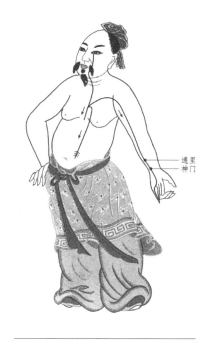

通里
神门

□ **手少阴心经保养穴**

神门：在腕横纹尺侧端，尺侧腕屈肌腱的桡侧凹陷中。本穴能养心安神，可防治心痛、心烦、健忘、失眠、惊悸怔忡、癫狂。能直刺0.3～0.4寸；通里：在神门穴上一寸处。本穴安神宁心、通窍活络，对心痛、心悸怔忡、咽喉肿痛、暴喑、舌强不语、失眠、腕臂痛有较好的防治作用。可直刺0.5～0.8寸。

门重十两，宽一寸半；自咽门到胃长一尺六寸；胃呈弯曲状，伸直了长二尺六寸，周长一尺五寸，直径五寸，能容食物三斗五升；小肠的后部附于脊部，从左向右环绕，层层折叠接回肠，与回肠相接部分的外侧附着于脐的上方，再回运环绕十六曲，周长二寸半，直径不到八分半，长三丈二尺；回肠在脐部向左回屈环绕，像树叶一样重叠而下，回行环绕，也有十六个弯曲，周长四寸，直径接近一寸半，长二丈一尺；广肠附着于脊部，接受来自回肠的内容物，并向左环绕盘迭脊部上下，周长八寸，直径二寸半有余，长二尺八寸。胃肠共长六丈零四寸四分，有三十二个弯曲。

平人绝谷·第三十二

黄帝说：正常人若不进饮食，七天后就会死亡，这是什么原因？

伯高说：胃的周长是一尺五寸，直径为五寸，长度为二尺六寸，呈横状而且有弯曲，可容纳水谷三斗五升，通常情况下，胃中容纳食物二斗，水一斗五升就满了。水谷经过化生后的精微，通过上焦的传运宣泄而布散到全身，其中有一部分转化为慓悍滑利的卫阳之气；所余之物便由下焦渗灌到诸肠中。

小肠的周长为二寸半，直径略小于八分半，长度为三丈二尺，可容纳食物二斗四升、水六升三合半有余。回肠的周长为四寸，直径将近一寸半，长二丈一尺，可容纳食物一斗、水七升半。广肠的周长为八寸，直径为二寸半左右，长度为二尺八寸，能容纳食物九升三合又八分之一合。肠胃的总长度为五丈八尺四寸，共能容纳饮食九斗二升一合半左右，这是肠胃受纳水谷的总量。

正常人在日常生活中并不是这样的，当胃中充满饮食的时候，肠是空虚的；当饮食由胃下到肠，肠满时则胃中空虚。胃满则肠虚，胃虚则肠满，互相交替，使气机升降正常，上下通畅，五脏功能正常，血脉运行通畅和利，精神才能健旺内守，所以说人的神气是水谷经过精微化生出来的。通常情况下，胃肠中留有食物二斗，水一斗五升，正常人每天大便二次，每次排出二升半，一天中可排出五升，七天共排出五七三十五升，这样，胃肠中所留有的饮食都排完了。因此，正常人七天不进饮食就会死亡，是由于体内的水谷、精气、津液都消耗竭尽的缘故。

海论·第三十三

黄帝问岐伯道：你讲刺法时，总离不开营卫气血。人体中运行营卫气血的十二经脉，在内联属于五脏六腑，在外联络于肢体关节，你能把它们与四海联系起来吗？

岐伯回答说：人体也有四海和与十二经脉相应的十二经水，经水都留注于海中，自然界有东、南、西、北四个海，因此称为四海。

黄帝说：人体是怎样与四海相应的呢？

岐伯说：人体有髓海、血海、气海、水谷之海，这四海与自然界的四海相应。

黄帝说：这实在是一个很精深的问题，你把人身的四海与自然界的四海联系在一起，它们是怎样相应的呢？

岐伯回答说：必须先明确人身的阴阳表里及经脉中荥、输等穴位的分布情况，才可以确定人身的四海。

黄帝说：怎样确定四海及经脉重要穴位的位置呢？

岐伯说：胃受纳水谷，故为水谷之海。胃的气血所输注的重要穴位，在上为气冲穴，在下为足三里穴。冲脉与十二经联系密切，故为十二经之海。冲脉的气血所输注的重要穴位，在上为大杼穴，在下为上巨虚和下巨虚。膻中是宗气会聚的地方，所以称为气海。膻中的气血所输注的重要穴位，在上部为天柱骨上的哑门穴和天柱骨下的大椎穴，在前面的有人迎穴。脑中充满髓液，所以脑为髓海。脑的气血所输注的重要穴位，在上部脑盖中央的百会穴，在下为风府穴。

黄帝说：这四海的功能，是怎样滋助和损害人体的呢？又是怎样促进和耗败生命活动的呢？

岐伯说：如人身四海功能正常，生命力就旺盛；若四海功能失常，人的生命活动就会减弱。善于调养四海，就有利于身体健康；不善于调养四海，身体就会受损。

□ **手厥阴心包经保养穴**

内关：在腕横纹正中直上2寸处。本穴宽胸安神、和胃止痛、降逆止呕，对心痛、失眠、胸闷、心悸等诸多心经病症皆有较好的防治作用。可直刺0.5～1寸。中冲：在中指尖端的中央，是常用的急救穴之一。能清心开窍、退热苏厥，对中风昏迷、舌强不语、心胸烦闷、热病中暑、小儿惊厥有一定的效果。宜浅刺0.1寸或点刺放血。

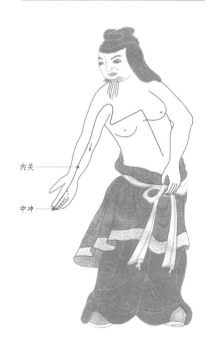

黄帝说：四海的正常和反常情况是怎样的呢？

岐伯说：如人的气海邪气有余，就会出现胸中满闷，呼吸急促，面色红赤的症状；如气海正气不足，就会出现气少而说话无力。如人的血海邪气有余，就会常常感到自己身体庞大，郁闷不舒，但又不知道有什么病。若人的水谷之海邪气有余，就会得腹满的病；如水谷之海正气不足，就会出现饥饿但不欲进食的症状。如髓海邪气有余，动作就会表现为过于轻快有力，行动无度；髓海正气不足，就会出现头晕眩、耳鸣、目眩、腿酸软无力、目盲、周身懈怠懒动、常欲安卧等症状。

黄帝说：怎样治疗四海的疾病？

岐伯说：应诊察四海输注的各个要穴，并调节它们的虚实，但不要违反虚补、实泻的治疗原则，以免造成严重后果。按照这条原则治疗，就能使身体康复，否则会有死亡的危险。

五乱·第三十四

黄帝说：人体的十二经脉分别属于五行，而且与四时季节的变化有密切关系，怎样会出现失调而导致功能紊乱的情况呢？

岐伯说：木、火、土、金、水五行的相生相克有一定秩序，春夏秋冬这四季的变化也是有规律的。如经脉气血的运行活动与四时、五行的变化相应，经脉气血就会发挥正常作用；如果相逆反了，就会使经脉的功能发生紊乱。

黄帝说：什么叫做"相顺而治"？

岐伯说：人体的十二经脉与一年的十二个月份相对应。每年分为春、夏、秋、冬四个季节，且气候各不相同，营卫之气按常规内外上下一相随行，阴阳相互协调，清升浊降，互不干扰，就叫做相顺而治。

黄帝说：什么叫"相逆而乱"？

岐伯说：清阳之气不上升却反而下扰于阴，浊气不下降却反而上扰于阳。营气顺行于脉中，而卫气却偏离正常循行，以致清浊相干扰，乱于胸中，称为大悗。所以气乱于心，则心神烦躁，沉默寡言，俯首静卧；气乱于肺，则前俯后仰、气喘急促；气乱于肠胃，则上吐下泻，发为霍乱；气乱于手臂、胫部，则四肢厥冷；气乱于头，就会引起气逆上冲、头重脚轻、眩晕仆倒的病症。

黄帝说：在针刺治疗五乱的病证时有一定的规律吗？

岐伯说：五乱病证的产生有一定规律，故治疗时也有定规可循，只有探明病证发生及治疗的规律，才是强身防病的重要法宝。

黄帝说：讲得好，我想了解其中的道理。

岐伯说：气乱于心的，针刺时应取手少阴心经的输穴神门及手厥阴心包经的输穴大陵二穴；气乱于肺的，针刺时应取手太阴肺经的荥穴鱼际和足少阴肾经的输穴太溪；气乱于肠胃的，针刺时应取足太阴脾经输穴太白和足阳明胃经输穴陷谷，如不愈的，可再针刺足阳明胃经的足三里穴；气乱于头的，针刺时应取足太阳膀胱经的天柱穴和大杼穴；如不愈可再刺足太阳膀胱经的荥穴通谷和输穴束骨；气乱于手臂胫足的，先针刺局部的血脉，泻去瘀血，然后再针刺手阳明大肠经的荥穴二间、输穴三间及手少阳三焦经的荥穴液门、输穴中渚，若病在下肢，则再针刺足阳明胃经的荥穴内庭、输穴陷谷及足少阳胆经的荥穴侠溪、输穴临泣。

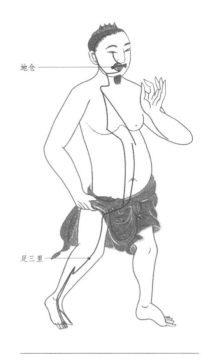

足阳明胃经保养穴

　　足三里：位于膝眼下三寸，胫骨外大筋内。本穴为全身性强壮要穴，可健脾胃、助消化、益气增力、提高人体免疫机能和抗病机能。针刺本穴对胃痛、腹胀、呕吐、泄泻、便秘、高血压、神经衰弱，以及下肢痿痹症均有较好防治作用，可直刺1～2寸；地仓：在口角外侧旁开0.4寸。本穴能疏风通络，可防治口咽、流涎、眼睑𥆧动，能斜刺或平刺0.5～0.8寸。

黄帝说：补泻的方法又是怎样的呢？

岐伯说：进针和出针都应缓慢，以扶助正气，引邪外出，这种手法称为"导气"。运用这种手法来给病人柔和地补泻以扶正祛邪，这称为"同精"。这主要是五乱病证既非邪气有余所致，也非正气不足所致，而是气机逆乱的缘故。

黄帝说：这些论述的确精辟，分析也清楚详尽，请允许我将它记录在玉版上，命名为"治乱"吧！

胀论·第三十五

黄帝说：寸口脉出现什么样的脉象就表明为胀病呢？

岐伯说：脉洪盛坚实而滞涩的，就说明患有胀病。

黄帝说：五脏六腑胀病的区别在哪里？

岐伯说：阴脉胀在脏，阳脉胀在腑。

黄帝说：气机异常可使人患胀病，那么胀病是在血脉之中呢？还是在脏腑之内呢？

岐伯说：血脉、脏、腑三者都有不正常的气，但并不是胀病产生的部位。

黄帝说：我想了解胀病产生的部位。

岐伯说：胀病都在脏腑的外面产生，向内压迫脏腑，向外扩张胸胁，使皮肤发胀，所以叫做胀病。

黄帝说：五脏六腑深居在胸腔、腹腔之内，就像是珍品被深藏在匣柜中一样，并各自按照一定的次序居守，虽然名字不同，但共同居守于一定的领域。我想知道它们的功能不相同的原因。

岐伯说：胸廓、腹廓是脏腑的外卫；膻中是心脏的宫城；胃是容纳水谷的仓库；咽喉和小肠是传送饮食的道路；消化道的咽门、贲门、幽门、阑门、魄门五个窍门，就像闾巷邻里的门户一样，廉泉、玉英是津液运行的通路。所以说五脏六腑都有固定的位置界限，并且它们所表现出的症状也各不相同。如营气在脉中正常循行，而卫气运行紊乱就会引起脉胀；如卫气并入脉中，循行于分肉之间，就会引起肤胀。用针刺治疗时就应取足阳明胃经的足三里穴，且用泻法。若胀的部位离足三里穴较近，针泻一次就可以了；若胀的部位离足三里穴较远，就应针泻三次。不论虚实，胀病初起时都应赶快施行泻法，以治其标。

黄帝说：我想听你讲一下胀病所表现的症状。

岐伯说：五脏中心患胀病的表现为：心烦短气，睡卧不安；肺患胀病表现为：胸中虚满，喘息咳嗽；肝患胀病表现为：胁下胀满疼痛，牵引小腹；脾患胀病表现为：呃逆呕吐，四肢闷胀不舒，肢体沉重，不能胜衣，而且睡卧不安；肾患胀病表现为：腹胀满，牵引背部闭闷不畅，腰髀部疼痛。六腑中胃患胀病表现为：腹部胀满，胃脘疼痛，鼻中常常闻到焦臭的气味，不思饮食，大便困难；大肠患胀病表现为肠中濯濯鸣响而作痛，若冬季再受寒邪侵犯，就会导致完谷不化的飧泄；小肠患胀病表现为：小腹胀满，牵引腰部疼痛；膀胱患胀病表现为：小腹胀满，小便不通；三焦患胀病表现为：气充塞皮肤，轻浮空虚，松弛；胆患胀病表现为：胁下疼痛胀满，口中发苦，经常叹息。以上这些脏腑的胀病，在产生和治疗原则上都有相同的规律，只有明确营卫气血运行逆顺的情况，从而运用恰当的针刺方法，才能治愈疾病。如果患虚证用泻法，患实证用补法，就会使神气不能内守，正气不能安定，真气动摇，易致人夭折。如果患虚证用补法，患实证是泻法，就能使神气内守，经脉、肌腠充实，能这样做的人才可以被称为高明的医生。

黄帝说：胀病的产生和根源是什么？

岐伯说：人体内的卫气在正常情况下，常常伴随着血脉循行于分肉之间，其循行有逆顺的不同，且昼行于阳，夜行于阴，与脉中的营气相随而行，与自然界的规律相适应。营气行于脏腑的经脉，周而复始，也顺应自然界四季的次第变化，使水谷得以正常地化生精微。若阴阳不相随，气厥于下，使营卫不能正常循行而凝滞，寒气上逆，邪气与正气相搏集结，就会形成胀病。

黄帝说：很好！如何才能将这个问题讲述得更浅显易懂呢？

岐伯说：邪气趁营卫循行紊乱时侵入，与真气相合便互相搏结，以致有的存在于血脉，有的存在于五脏，有的存在于六腑，从而形成胀病。

□ 足少阳胆经保养穴

风池：在胸锁乳突肌和斜方肌之间，平风府穴，是较好的保健穴之一。功能聪耳明目、醒脑开窍、疏风解热，对神经衰弱、落枕、目赤痛、中风、耳鸣等症均有一定防治作用。针刺时宜针尖向对侧眼球方向斜刺0.5～1寸；环跳：在股骨大转子最高点与骶骨裂孔连线的外1/3与2/3交界处。有较强的通经活络作用，对腰胯腿痛、中风偏瘫、风寒湿痹、坐骨神经痛、下肢麻痹诸症均有一定防治作用。可直刺2～3寸。

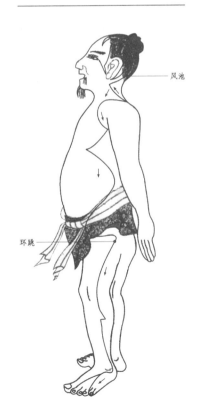

黄帝说：讲得好！

黄帝问岐伯道：前面讲过，胀病初起之时，不论虚实，一律应用泻法针刺，离病位较近的针刺一次，离病位较远的针刺三次。而有的针刺三次后胀病仍不见减轻，是什么原因呢？

岐伯回答说：这是指针刺时深入到肌肉的空隙，刺中了气血输注的穴位，故针刺一次或三次胀病即愈。若针刺时没有深入到肌肉的空隙并刺中穴位，就会使经脉之气不能畅行，邪气闭留在内。如果刺不到肌肉内隙，则使卫气更加逆乱，阴阳营卫之气相互排斥。对于胀病而言，当用针刺泻法而不用，所以上逆之气不能下行。针刺三次后气仍不下行的，就必须调换其他的穴位，使上逆之气得以下行，这样胀病就可消除。若胀病还没消除，可再换穴位针刺，直至治愈疾病，不再有什么危险。对那些慢性胀病，一定要认真审察症状，当泻的就用泻法，当补的就用补法，如同以槌击鼓必有响声，胀病怎能不消退呢？

五癃津液别·第三十六

黄帝问岐伯说：水谷进入口中，再转输到肠胃，其中的液体分为五种：天气寒冷，衣服单薄时，就化为尿与气；天气炎热，衣服过厚时，就化为汗；情绪悲哀，气并于上时，就变为泪；中焦有热而胃弛缓时，就化为唾。邪气内阻，以致阳气闭塞，水气不行，就会成为水胀病。我知道这些情况，但不知其中的缘由，请讲解一下。

岐伯说：水谷都从口进入体内，有酸苦甘辛咸五味，分别注入相应的脏器及四海。饮食所化的津液，各有一定的分布范围。由三焦输出其气，来温养肌肉，充实皮肤，就为津；其留而不行的就为液。热天穿衣过厚，腠理就会开疏，所以汗出；寒邪留滞于分肉之间，津液凝聚为沫，就会产生疼痛。天气寒冷，腠理闭密，气湿不能外泄，水液下注于膀胱，就成为尿与气。

五脏六腑中，心为主宰，耳主听觉，眼司视觉，肺主辅助，肝主谋虑决断，脾主护卫，肾主骨。所以五脏六腑的津液，都上渗于目。人情绪悲哀时，五脏六腑之气都上并于心，使心脏的脉络变得紧张。心脏脉络紧张，则肺叶上举，水液随气上逆。如心脏脉络与肺不能经常上举，时上时下，就会引起咳嗽而涕泪俱出的症状。中焦有热，胃中的食物就消化得快，肠中的寄生虫会上下扰动，扩张胃肠，使胃弛缓；胃弛缓则气上逆，所以唾液出。由五谷的津液化合而成膏状的，内渗于骨腔之中，向上补益脑髓，向下流于阴中。如阴阳失调，就会使精液下溢，且髓液也随之向下而减少，下泄过度则成真阴虚，从而出现腰背作疼、足胫酸楚的症状。当阴阳气道阻塞不通，四海闭塞不行，三焦不能输泄，津液不能化生，食物并聚于肠胃中，另出于回肠，滞留于下焦，不能渗入膀胱时，就会使下焦胀满，水液四溢而成水肿。这是津液分为五路而后运行的正常与反常的一般情况。

五阅五使·第三十七

黄帝问岐伯说：我听说针刺法有五官五阅法，可用来观察五种气色。五种气色是五脏的外在表现，并与五时气候相配合。我想知道五脏是怎样表现在外的。

岐伯回答说：五官是五脏的外部表现。

黄帝说：我想了解五脏所表现出的征象，并将它作为诊病的常理。

岐伯回答说：脉象反映在气口，气色表现在鼻部，五色的交替显现，与五时相对应，且各有一定的规律。由经脉传入内脏的，必当调治于里。

黄帝说：好。那么五色的表现仅反映在鼻吗？

岐伯回答说：正常人的五官能辨别颜色、气味、味道、声音等，眉间、额部开阔饱满，就可以观察鼻部的情况。如果鼻部宽阔高大，颊部和耳门部丰满凸起，下颚高厚，耳周肌肉方正，耳垂凸露于外，面部五色正常，五官位置宽阔高起，这样的人就可享得百年高寿，而且当他患有疾病时，使用针刺一定能治愈，因为其气血充足，肌肉坚实，腠理致密。

黄帝说：五官与五脏的关系怎样？

岐伯说：鼻是肺脏的官窍；眼睛是肝脏的官窍；口唇为脾脏的官窍；舌为心脏的官窍；耳为肾脏的官窍。

黄帝说：由五官可以测知什么证候呢？

岐伯回答说：可以测候五脏的病变。肺脏有病时喘息急促，鼻翼煽动，肝脏有病时，眼角发青；脾脏有病时，口唇发黄；心脏有病时，则舌卷而短缩，两颧红赤；肾脏有病时，两颧及额部发黑。

黄帝说：五脏的脉象正常时，五色的表现也就正常，有的人气色和正常人一样，而一旦有病则会较严重，这是为什么？

岐伯回答说：五官功能失常，天庭不开阔，明堂狭小，颊部和耳门部狭窄不显，肌肉瘦削，耳垂和耳上角向外反出。即使平时色脉正常，也是很衰弱的，何况患有疾病呢！

黄帝说：五色显现于鼻部，通过观察可推知五脏之气的变化，那么在鼻的左右上下各有一定的显象吗？

岐伯说：脏腑在胸腹的里面，且各有一定的位置，所以反映在面部的五色，也有左右上下一定的常度。

逆顺肥瘦·第三十八

黄帝问岐伯说：听您讲解针道后，我深刻地理解了很多，并按照你讲的方法去治疗疾病，全都手到病除，病邪从未有顽固滞留而不去的。您的学问是勤学好问得来的呢，还是通过仔细观察探究事物而心有所悟得来的呢？

岐伯说：圣人所作的针刺的道理，与天文、地理、人事都相合宜，所以必然有明确的法则和一定的法度，从而成为人们应该遵循的原则，以流传后世。正如匠人不能丢掉尺寸去揣度长短、抛弃绳墨去定平直，工人不能搁置圆规去绘制圆形一样，只有掌握并正确运用这一法则，才可顺应自然，教导人们从简而用，这也可以作为衡量逆顺的常规。

黄帝说：请你讲讲怎样适应自然？

岐伯说：从决堤的低处放水，不必花费很多力气，就能使水流尽；沿着地下空洞开挖地道，则直行的大道很容易通行。同样，人身之气有滑涩，血有清浊，经气运行也有逆顺。

黄帝说：年龄、体型、肤色各不相同的人，在针刺时也有一定的法则吗？

岐伯回答说：年轻力壮、气血充盛、皮肤坚固、因感邪而病的人，治疗时宜深刺、留针。对于肩、腋宽阔，项部肌肉瘦薄，皮肤厚而黑，口唇肥厚，血液黑而浓浊，气行涩滞，性格好胜而勇于进取、慷慨乐施的人，针刺时就宜深刺且留针，并应增加针刺的次数。

黄帝说：怎样针刺瘦人呢？

岐伯回答说：瘦人的皮肤薄而颜色淡，肌肉消瘦，口唇薄，说话声音小，血液清稀而气滑利，气血易损，针刺时宜浅刺且出针要快。

黄帝说：怎样针刺正常的人呢？

岐伯说：要根据皮肤的黑白，分别进行调治。但对于端正敦厚、气血调和的人，针刺时就不要违反常规。

黄帝说：怎样针刺年轻力壮、骨骼坚固的人呢？

岐伯说：这类人中肌肉坚实、关节舒缓、坚强有力、情绪稳定的，说明其气行涩滞，血液浓浊，针刺时宜深刺留针，并可增加针刺的次数；性情好动的，则其气行滑利，血液清淡，针刺时就宜浅刺且出针应快。

黄帝说：那么，怎样针刺婴儿呢？

岐伯说：婴儿的肌肉柔脆，血少气弱，针刺时宜用毫针，浅刺且出针要快，一天可针刺两次。

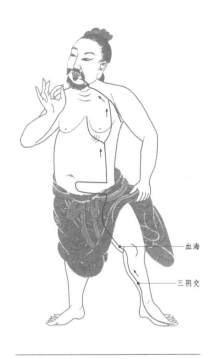

血海

三阴交

□ **足太阴脾经保养穴**

三阴交：位于足内踝高点上3寸，胫骨内侧面后缘。此穴对增强腹腔诸脏器，特别是生殖系统的健康，有重要作用。能防治肠鸣腹胀、泄泻、月经不调、带下、阳痿遗精、遗尿、失眠、疝气、不孕等。可直刺1~1.5寸，针刺得气时，即出针；体弱者，可留针5~10分钟。每日一次，或隔一日一次；血海：在髌骨内上缘上2寸。本穴调和气血、祛风胜湿，可防治月经不调、崩漏、经闭、湿疹、膝关。

黄帝说：运用针刺时如遇到前面所说的"临深决水"相类似的情况该怎样做呢？

岐伯说：对血清而气行滑利的人，如用疾泻的刺法去治疗，就会使其真气耗竭。

黄帝说：那如遇前面所说的"循掘决冲"的情况，又应当怎么办？

岐伯说：对于血清而气行涩滞的人，只有用疾泻的刺法去针刺，才可使其经脉得以疏通。

黄帝说：经脉循行的逆顺怎样？

岐伯说：手三阴经由胸部循行到手；手三阳经由手循行到头；足三阴经由头循行到足；足三阳经由足循行到胸腹。

黄帝说：唯独少阴之脉下行，这是什么原因呢？

岐伯说：这并不是足少阴肾经，而是冲脉。冲脉是五脏六腑气血汇聚的地方，五脏六腑都要依赖它来供养。冲脉上行的部分出于鼻道上窍，渗于阳经，灌注精气；下行的部分，流注于足少阴肾经的大络，从气街穴浮出，并沿着大腿的内侧下行，进入窝中，伏行在胫骨的深部，再下至内踝后跟骨上缘而另行；下行的另一支，与足少阴之经脉并行，渗入三阴经；行于前面的分支，伏行而浮出于跟骨结节的上缘，再向下沿足背进入足大趾间，渗入该部的诸络脉而温养肌肉。因此，如冲脉下行的和支出的支络瘀结不通，就会使足背的动脉不跳动，引起厥冷畏寒。

黄帝说：怎样才能诊察出经脉的逆顺情况呢？

岐伯说：用言语开导病人，并用手切其跗阳之脉，若不是厥逆，那么该处必有脉跳动，就可据此弄清楚经脉的逆顺情况。

黄帝说：圣人论述的针道真深奥难懂啊！像日月照耀大地一样，无微不至，而能讲解这些道理，又非您莫属了。

血络论·第三十九

黄帝说：请你讲解一下由奇邪所导致的，又不在经脉中的病变情况。

岐伯回答说：这是病邪滞于络脉导致的病变。

黄帝说：刺血络放血时病人昏倒，是什么原因？针刺后血液喷射而出，是什么原因？放出的血色黑稠浊，又是什么原因？放出的血清稀，有一半像水汁，是什么原因？出针后局部皮肤肿起，是什么原因？放出的血或多或少，面色苍白，是什么原因？面色无变化，但心胸烦闷，是什么原因？出血虽多，但无痛苦，是什么原因？

岐伯回答说：脉气盛但血虚的人，针刺时就会脱气，气脱人就会昏倒；血气虽然俱盛但经脉中阴气较多，所以它的血行滑利，刺络放血时就会血出如喷；阳气蓄积于血络之中，长时间不能外泄，所以血色黑稠浊，不能喷射而出；刚刚喝过水，水液渗入络脉，尚未与血混合时，针刺出的血便清稀；如果不是刚饮过水，那就说明病人体内积有水气，日久便会形成水肿；阴气积蓄于阳分，困滞在络脉，故针刺时血未出而气先行，阴气闭于肉腠则使皮肤发肿；阴阳二气刚刚相合而尚未协调，此时用泻法针刺，就会使阴阳耗散，表里相离，出现面色苍白的现象；刺络时血出较多，但面色不变而心胸烦闷的，是由于刺络使经脉变虚，而虚的经脉联属于五脏之阴，脏虚则阴虚，所以心胸烦闷；阴邪阳邪相合而形成痹症，使邪气内溢于经，外注于络，这样阴分阳分的邪气都有余，所以针刺时虽出血较多，经脉也不会变虚。

黄帝说：怎样观察血络呢？

岐伯回答说：血脉盛的，络脉坚硬胀满而发赤，或上或下，无固定的部位，小的如针，大的像筷子。在这种情况下，用刺络放血的方法会万无一失。但施治时，切不可违反针刺的原则，否则，就会导致上述不良后果。

黄帝说：针刺入肌体后，被肌肉裹住针身，是什么原因？

岐伯回答说：这是因为机体的热气使针身发热，针身发热，就会使肌肉和针裹在一起了，所以坚实不易转动。

阴阳清浊·第四十

黄帝说：听说人体的十二经脉与自然界的十二经水相应，而十二经水的色泽和清浊各不相同，人体十二经脉气血都是一样的，它们是怎样

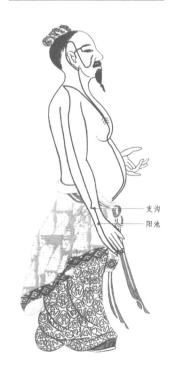

支沟
阳池

相应的呢？

岐伯说：人体内的气血，如果都是一样的，那么天下的一切都可划规统一了，哪里还会有叛乱呢？

黄帝说：我问的是一个人的血气情况，并不是天下众人的事。

岐伯说：人体内也有乱气，就像天下总有作乱的人一样，其道理都相同。

黄帝说：那么人身之气的清浊情况如何？

岐伯说：人所呼出的谷物化生的气是浊气，所吸入的空气是清气。清气注入脏，浊气注入腑。水谷浊气化生的清气，上出于咽部，而清气中的浊气则可以下行。如果清浊气相互干扰，不能正常升降，就叫做"乱气"。

黄帝说：阴清而阳浊，浊中有清，清中有浊，该如何分别清浊呢？

岐伯说：其区别大致为，清气上行注入肺脏，浊气下行注入胃腑；由胃中化生的清气，上升而出于口，从肺中化生的浊气，则下注于经脉，并积聚在气海中。

黄帝说：如果诸阳经都受有浊气，那么哪一经遭受浊气最甚？

岐伯说：手太阳小肠经受的浊气最多，手太阴肺经所受的清气最多。清气，上走于孔窍；浊气，下行于诸经。在诸阴经中都是清气，唯独足太阴脾经受浊气。

黄帝说：如何进行治疗呢？

岐伯说：一般说来，清气滑利，浊气滞涩。所以针刺阴经的病，应深刺而留针；针刺阳经的病，应浅刺而出针快；如果清浊之气互相干扰而升降失常，就应根据当时的具体情况采取相应的针刺方法。

阴阳系日月·第四十一

黄帝说：听说天为阳，地为阴，日为阳，月为阴，它们与人是怎样相对应的呢？

岐伯说：将人体腰以上的部位称为天，腰以下的部位称为地，故天为阳，地为阴。足的十二经脉，分别与一年中的十二个月相应，月生于水，属阴，所以在下的属阴；手的十指，分别与十日相应，日生于火，属阳，所以在上的为阳。

黄帝说：十二个月和十个日次，如何与经脉相应合？

岐伯回答说：正月建寅，是阳气生发的月份，应合于左足的少阳经；六月建未，应合于右足的少阳经；二月建卯，应合于左足的太阳经；五月建午，应合于右足的太阳经；三月建辰，应合于左足的阳明经；四月建巳，应合于右足的阳明经。因三四月所应合的经脉夹在太阳、少阳经之间，而为两阳合明，所以叫阳明。七月建申，是阴气生发的月份，应合于右足的少阴经；十二月建丑，应合于左足的少阴经；八月建酉，应合于右足的太阴经；十一月建子，应合于左足的太阴经；九月建戌，应合于右足的厥阴经；十月建亥，应合于左足的厥阴经。因为九十两月所应合的经脉夹在两阴的中间，两阴交会，所以称为厥阴。

甲日与左手的少阳经相应，己日与右手的少阳经相应，戊日与右手的太阳经相应，丙日与左手的阳明经相应，丁日与右手的阳明经相应。丙丁都属火，丙、丁日两火合并，所以称为阳明。庚日与右手的少阴经相应，癸日与左手的少阴经相应，辛日与右手的太阴经相应，壬日与左手的太阴经相应。

足在下属阴，所以足的阳经，为阴中的少阳；足的阴经，为阴中的太阴。手在上属阳，手的阳经，为阳中的太阳；手的阴经，为阳中的少阴。腰部以上属阳位，腰部以下属阴位。

以五脏来说，心脏为阳中的太阳，肺脏为阳中的少阴，肝脏为阴中的少阳，脾为阴中的至阴，肾脏为阴中的太阴。

黄帝说：如何将这些应用在治疗上呢？

岐伯说：在正月、二月、三月，人的阳气偏重在左，不要针刺左足的三阳经；四月、五月、六月，人的阳气偏重在右，不要针刺右足的三阳经；七月、八月、九月，人的阴气偏重在右，不要针刺右足的三阴经；十月、十一月、十二月，人的阴气偏左，不要针刺左足的三阴经。

黄帝说：五行中东方甲乙木与春季相应，春季的颜色为青色，在内与肝脏相应，肝的经脉是足厥阴经，现在以甲日作为左手的少阳经，不就与五行配天干的规律不符合了吗？

岐伯说：这是根据天地阴阳的变化规律来说明手足经脉的阴阳属性的，不是按照四时五行的次序来划分阴阳的。并且阴阳是抽象概念，有名无形，所以用阴阳对立统一的观点来说明事物，可以由一到十，也可以由百到千，推演至万。

病传·第四十二

黄帝说：我从先生那里学习了九针的知识后，自己又阅读了一些方书，得知治疗方法上，有导引行气、按摩、灸、熨、刺、火针、饮药等，但不知道这些方法，是单用一种呢，还是综合使用？

岐伯说：这些治疗方法，是针对各种疾病而设的，不能全都用在一个人身上。

黄帝说：这就是所说的掌握了一个总原则而不轻易放弃它，就能解决各种复杂而具体的事物。现在我已知道了阴阳的要领，虚实的道理，腠理不固与正气不充的病变，以及可以治愈的疾病的范围等，还想听你讲讲疾病变化，邪气传变，正气败绝而导致不可救治的道理。

岐伯说：您所问的，都是很重要的。明白了医学的道理，就像在白天醒着一样清楚，不明白就像在夜间睡觉一样昏昧。能够全面掌握医学知识，并正确地应用于实际，在学习和实践中，认真研究体验，就能全部理解，医术自然会达到极高水平。对于这些高深的医理，应记载于竹帛上传诸后世，不可仅传给自己的后代让他们据为己有。

黄帝说：什么是像白天醒着一样清楚呢？

岐伯说：明白了阴阳的道理后，就如从迷惑中解脱出来，从酣醉中清醒过来。

黄帝说：什么是像夜间睡觉一样昏昧呢？

岐伯说：不明医理，就像安静得毫无声响，散漫得没有一丝形迹，常在不知不觉中使人出现毛发折毁、腠理开泄的症状，致使正气耗散，邪气弥漫全身，从而移转到血脉之中，传于内脏，导致腹部作痛、下焦正气逆乱。此时已到了邪盛正虚的严重阶段，即使施用正确的方法也会死亡而不能救治了。

黄帝说：亢盛的邪气侵入五脏后的情况是怎样的呢？

岐伯说：邪气首先侵入心后而发病的，过一日就会传到肺，过三日就会传到肝，过五日就会传到脾；若再过三日而病不愈，人就会死亡。如果邪气的侵袭发生在冬季，人死于半夜；发生在夏季，人死于正午。

邪气首先侵入肺后而发病的，过三日就会传到肝，再过一日就会传到脾，经过五日就会传到肾；如果再过十日疾病不愈，人就会死亡。如果邪气的侵袭发生在冬季，人死于日落的时候；发生在夏季，人死于日出的时候。

邪气首先侵入肝后而发病的，过三日就会传到脾，过五日就会传到胃，再过三日就会传到肾；如果再过三日疾病不愈，人就会死亡。如果邪气的侵袭发生在冬季，人死于日落的时候；发生在夏季，人死于吃早饭的时候。

邪气首先侵入脾后而发病的，过一日就会传到胃，过二日就会传到肾，过三日就会传到脊背和膀胱；如果再过十日疾病不愈，人就会死亡。如果邪气的侵袭发生在冬季，人死于夜晚人们刚入睡的时候；发生在夏季，人死于吃晚饭的时候。

邪气首先侵入胃后而发病的，过五日就会传到肾，再过三日就会传到脊背和膀胱，再经过五日就会上传到心；再过二日疾病不愈，人就会死亡。如果邪气的侵袭发生在冬季，人死于半夜；发生在夏季，人死于午后。

邪气首先侵入肾后而发病的，过三日就会传到脊背和膀胱，再过三日就会上传到心，再过三日就会传到小肠；疾病再过三日不愈，人就会死亡。如果邪气的侵袭发生在冬季，人死于黎明；发生在夏季，人死于夜间。

邪气首先侵入膀胱后而发病的，五日后就会传到肾，再过一日就会传到小肠，再过一日就会传到心脏；再过二日疾病不愈，人就会死亡。如果邪气的侵袭发生在冬季，人死于鸡鸣的时候；发生在夏季，人死于午后。

各种各样的病都是按着一定次序相互传变的，像以上传变，都有一定的死亡时间，不可用针刺治疗；只有间隔一脏或三四脏的，才可以用针刺治疗。

淫邪发梦 · 第四十三

黄帝说：我想了解邪气弥漫体内的变化情况。

岐伯说：邪从外侵袭人体，并无固定的部位，流窜于内脏，也无固定的处所，当它与营卫之气并行时，就会导致魂魄游荡，使人坐卧不安而多梦。若它侵扰到腑，则使在外的阳气有余，在内的阴气不足；如果它侵扰到脏，则使在内的阴气有余，在外的阳气不足。

黄帝说：有余与不足，其表现怎样？

岐伯说：如阴气盛，就会梦见趟渡大水而害怕；如阳气盛，就会梦见大火而感到灼热；如阴阳二气俱盛，就会梦见相互格斗残杀。如上体的邪盛，就会梦见自己飞腾向上；如下体的邪盛，就会梦见自己向下坠堕。过度饥饿时，会梦见向人索取东西；过饱时，会梦见给予他人以东西。肝气盛的人，会梦见发怒；肺气盛的人，会梦见恐惧、哭泣；心气盛的人，会梦见好喜笑或恐怖畏惧；脾气盛的人，会梦见歌唱、欢乐或身体沉重不能举动；肾气盛的人，会梦见腰和脊背分离不相连属。这十二种因气盛引起的病，治疗时可分别根据梦境察知邪的所在而用针刺泻之。

如邪气侵犯到心脏，就会梦见山丘烟火弥漫；如侵犯到肺脏，就会梦见飞扬腾越，或见到金铁制成的奇怪的东西；如邪气侵犯到肝脏，就会梦见山林树木；如邪气侵犯到脾脏，就会梦见丘陵大泽和被风雨损坏的房屋；如邪气侵犯到肾脏，就会梦见自己身临深渊，或浸没在水中；如邪气侵犯到膀胱，就会梦见自己到处游荡；如邪气侵犯到胃，就会梦见饮食；如邪气侵犯到大肠，就会梦见广阔的田野；如邪气侵犯到小肠，就会梦见拥挤的交通要道；如邪气侵犯到胆，就会梦见与人争斗诉讼，剖腹自杀；如邪气侵犯到生殖器，就会梦中性交；如邪气侵犯到项部，就会梦见自己被斩首；如邪气侵犯到足胫，就会梦见自己行而不前，以及被困于窖苑之中；如邪气侵犯到大腿和肘臂，就会梦见行跪拜的礼节；如邪气侵犯到膀胱和直肠，就会梦见自己小便和大便。根据上述十五种因气虚而导致的梦境，治疗时可分别察知虚的所在而用针刺补之。

顺气一日分为四时·第四十四

黄帝说：大概各种疾病的产生，都是由燥湿、寒暑、风雨等外感，或阴阳、喜怒、饮食、居处的失常而引起的。邪气侵入机体后，必有一定的脉症表现出来；邪气进入内脏，也有一定的病名，这些情况我已知道了。百病多在早晨轻缓，白昼安静，傍晚逐渐加重，夜里更重，这是什么道理呢？

岐伯说：这是由四时气候的变化造成的。

黄帝说：我想听你讲讲四时之气的情况。

岐伯说：春气主生发，夏气主盛长，秋气主收敛，冬气主潜藏，这是四时之气的正常情况，人体也是与它相应的。如果将一天分为四时的话，那么早晨就为春天，中午就为夏天，日落为秋天，夜半为冬天。早晨，人体的正气生发，邪气衰退，所以病情轻缓；中午人体的正气盛长，正气能胜邪气，所以病人安静；日落时人体的正气开始收敛，邪气开始嚣张，所以病情加重；夜半人体的正气收敛潜藏入脏，只有邪气独盛于体内，所以病情严重。

黄帝说：但有时疾病的变化与你所说的相反，为什么？

岐伯说：疾病的变化有不和四时之气相应的，是属于一脏单独所主的病。它必定在受病的内脏被时日所克的时候加重，在受病的内脏能克制时日的时候减轻。

黄帝说：怎样来进行治疗呢？

岐伯说：应顺应时气的变化，根据脏腑的虚实而进行恰当的治疗，以达到治病的目的。能懂得顺应的道理，就是良医，否则，就是庸医。

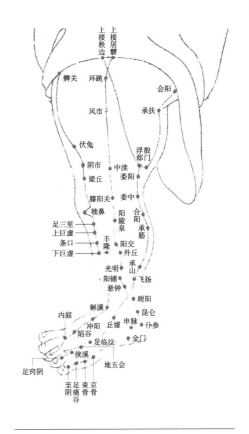

□ 足三阳经总穴图

手三阳经，即手阳明大肠经、手太阳小肠经和手少阳三焦经。这三条经分布在手臂的外侧，属表，循行路线是由手走头，所以叫手三阳经。

黄帝说：好。我听说刺法有五变，以主五腧，想听听它的法则。

岐伯说：人体有五脏，五脏分别有色、时、日、音、味五种变化。五变各有与它相配合的井、荥、输、经、合五个穴位，所以五乘五，有二十五个穴位，与一年中的五个时令相应。

黄帝说：我想听听五变的内容。

岐伯说：肝为阳脏，在色为青，在时为春，在日为甲乙，在音为角，在味为酸；心为阳脏，在色为赤，在时为夏，在日为丙丁，在音为徵，在味为苦；脾

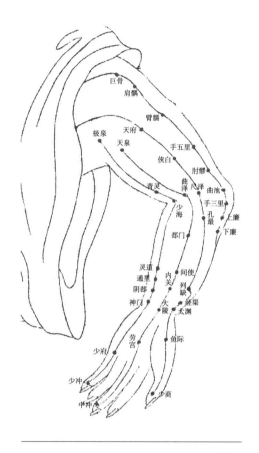

□ **手三阴经总穴图**

手三阴经，即手太阴肺经、手少阴心经和手厥阴心包经。这三条经分布在手臂的内侧，属里，它们的循行路线都是由胸走手，所以叫手三阴经。

为阴脏，在色为黄，在时为长夏，在日为戊己，在音为宫，在味为甘；肺为阴脏，在色为白，在时为秋，在日为庚辛，在音为商，在味为辛；肾为阴脏，在色为黑，在时为冬，在日为壬癸，在音为羽，在味为咸。这就是五变的内容。

黄帝说：五变所主的五个腧穴，是怎样的？

岐伯说：五脏主冬，在冬季刺井穴；五色主春，在春季刺荥穴；五时主夏，在夏季刺输穴；五音主长夏，在长夏刺经穴；五味主秋，在秋季刺合穴。这就是五变分主五腧的情况。

黄帝说：六腑的原穴是怎样与六腧配合的呢？

岐伯说：原穴与五时是不相配合的，只把它归在经穴之中以应五时六腧之数，所以六乘六，共三十六个腧穴。

黄帝说：什么叫做五脏主冬，五时主夏，五音主长夏，五味主秋，五色主春呢？

岐伯说：病在五脏的，治疗时应取井穴；病变反映在气色的，治疗时应取荥穴；病情时轻时重的，治疗时应取腧穴；病变表现在声音方面的，治疗时应取经穴；经脉盛满而有瘀血现象的，病在胃腑的，以及因饮食不节而引起疾病的，治疗时都应取合穴，所以说味主合穴。这就是与五变相适应的针刺法则。

外揣·第四十五

黄帝说：我读过关于九针的九篇文章，并亲自验证了它的规律，也大致领会了其中的道理。九针从第一针开始，到第九针终止，都隐藏了许多深刻的道理，我还没能真正掌握它的要领。九针的道理，精微宏大，高深玄妙，应用无穷。我知道它符合天道、人事以及四时的变化，想把这多如毫毛的论述，归纳成一个纲要，不知是否可以？

岐伯说：你问得真高明呀！不但针刺的道理如此，就是治理国家，也应如此。

黄帝说：我想听的是针刺的道理，不是谈论国事。

岐伯说：治理国家，应该有个总纲领。如果没有总纲领，怎么能将大、小、深、浅各种复杂的事物统一在一起呢？

黄帝说：希望您详述一下。

岐伯说：这可用日和月、水和镜、鼓和响来作比喻。日月照耀物体，必定会有物体的影子出现；水和镜可以清楚地反映物体的形态；击鼓时会发出响声，声音和击鼓的动作几乎是同时发生的。这些都说明，当一种变化出现时，马上就会引起一定的反应，就像影、形和声的出现一样，懂得了这些，也就能完全理解针刺的道理了。

黄帝说：这真是个深奥难解让人窘困的问题。然而其中的道理却像日月的光明不可遮蔽，它之所以不可遮蔽，是因为不失阴阳的道理。临床上要把各种情况结合起来观察，并通过切脉来验证，以望诊来获知外部的病象，就像清水、明镜不失真一样。若人的五音不响亮，五色不鲜明，就说明五脏的功能有了异常变动，这就是内外相互影响的道理，就如同以桴击鼓，响声随之而发生，也像影子与形体相随而又相似一样。所以通过观察病人体表的变化，就可测知内脏的变化；检查出内脏的变化，也可以推测显现于外表的症候。这就是阴阳理论的重点。天地之大，无不包括在阴阳的范围之内。请让我把它珍藏在灵兰之室，不要让它流失。

五变·第四十六

黄帝问少俞说：我听说各种疾病的产生，都是由于风雨寒暑的外袭引起的，邪气沿着皮毛进入腠理，有的入而复出，有的留滞在内，有的形成风肿汗出，或发为消瘅，或为寒热，或形成留痹，或成为积聚。各种邪气散漫于体内后，就会导致无以数计的病症，我想请你讲讲其中的缘故。那些同时得病而病症不同的，难道是自然界有意为人安排了各种不同性质的风邪吗？它们又有什么区别呢？

少俞说：自然界的风邪，并不是偏袭于某个人，而是公平正直的，谁感触风邪，谁就会得病，只要避免感触风邪，就不会患疾病，不是风邪找人，而是人们自己去触犯风邪。

黄帝说：同时感受风邪，又同时得病，但病症却不一样，我想了解是什么缘故。

少俞说：这个问题提得好。请让我拿匠人伐木来做比喻。匠人把刀斧磨得很锋利，去砍削木材，而木材本来的阴面、阳面，有坚硬与脆薄的不同，坚硬的不易砍削，脆弱的松散易砍削，所以到了树木枝杈交节的坚硬的地方时，就会使斧刀损伤而出现缺口。同一木材中有坚脆的不同，坚硬的刚实，脆弱的则容易折伤。那么种类不同的木材，其外皮的厚薄、内含水分的多少，当然也各不相同了。树木中开花长叶较早的，遇春霜烈风，就会花落叶萎；质脆皮薄的树木，久经烈日暴晒、大旱后，其枝条的水分就会减少，树叶就会枯萎；长期阴雨连绵，就会使皮薄含水分多的树木的树皮溃烂渗液；突然起狂风，就会使刚脆的树木树枝折断，树叶掉光；秋季的严霜大风，就会使刚脆的树木根摇叶落。以上五种自然现象对树木所造成的伤害都各不相同，何况是对人？

黄帝说：将人与树木相比较，其区别在哪里？

少俞说：树木的损伤，主要表现为树枝折伤，而树枝坚硬刚实的，就未必会受到损伤。容易患病的人，是因为他的骨节、皮肤、腠理不坚固，才使邪气得以侵袭和停留。

黄帝说：对于常患风厥病而漉漉汗出的人，怎样从外表来观察呢？

少俞回答说：肌肉不坚固，腠理疏松的人，就容易患风病。

黄帝说：怎样来观察肌肉是否坚固呢？

少俞回答说：肉不坚固，而且没有肤纹，就说明肌肉不坚实；皮肤粗疏而不致密，那么腠理就疏松，这就是其大概情况。

黄帝说：常患消瘅病的人，怎样来察知呢？

少俞回答说：五脏都很脆弱的人，就易患消瘅病。

黄帝说：根据什么来判断五脏是否柔弱？

少俞回答说：五脏柔弱，其人必定性情暴躁，性情暴躁就会多怒，这样，柔弱的五脏就更容易受到伤害了。

黄帝说：那么又怎样观察柔弱与刚强呢？

少俞回答说：性情刚烈而五脏柔弱的人皮肤薄弱，眼珠深凹，瞪目竖眉，转动不灵。这类人易多怒，怒则使气上逆，积聚于胸中，以致血气留滞，皮肤肌肉扩张，血脉通行不利而生郁热，郁热消灼肌肤便成为消瘅病。

□ 足三阴经总穴图

　　足三阴经，即足太阴脾经、足少阴肾经和足厥阴肝经。这三条经分布在腿的内侧，属里，循行路线均由足部经过下肢内侧、腹部，抵止于胸部，所以叫足三阴经。

黄帝说：对于常患寒热病的人，如何察知呢？

少俞回答说：骨骼小而肌肉脆弱的人，容易患寒热病。

黄帝说：怎样观察骨骼的大小、肌肉的坚实与脆弱、气色的差异呢？

少俞回答说：面部的颧骨是人体骨骼的根本标志。颧骨大的人骨骼就大，颧骨小的人骨骼就小。皮肤薄弱而肌肉没有隆起的人，其臂膊柔弱无力，且下巴部位的色泽灰暗无光，与天庭的色泽一样，与其他部位的色泽也不同，这就是其

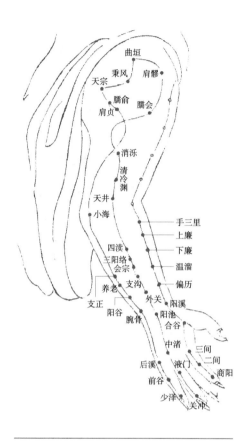

□ 手三阳经总穴图

手三阳经，即手阳明大肠经、手太阳小肠经和手少阳三焦经。这三条经分布在手臂的外侧，属表，循行路线是由手走头，所以叫手三阳经。

特征。而臂部肌肉薄弱的人，其髓液必不充实，所以常患寒热病。

黄帝说：哪种人容易患痹病呢？

少俞回答说：皮肤纹理粗而肌肉不坚实的人，就容易患痹病。

黄帝说：痹病的部位或高或低，应怎样观察呢？

少俞回答说：要知道痹病部位的高低，应观察各部位的情况。

黄帝说：对于常患肠中积聚病的人，怎样诊知呢？

少俞回答说：皮肤薄弱而不润泽，肌肉不坚实而微湿润，肠胃功能不正常，易使邪气留滞而形成积聚。如饮食寒温不调，邪气在脾胃间稍有侵犯，就会蓄积停留，从而形成较重的积聚病。

黄帝说：现在我已知道怎样从外部表现来诊察疾病的变化了，但还想知道疾病与时令的关系。

少俞回答说：首先要确知代表年岁干支的五运六气，然后再了解五运六气与时令相配合的关系。如客气胜于主气，气候变化不强烈，就有利于机体的正常活动，且发病轻缓，容易治愈；如主气胜于客气，气候变化强烈，人体发病就较重，且不易治愈。有时虽然某一时令的气候变化并不强烈，但因年运对人体的影响，也可引起发病，这与各人的体质情况、气质类型与年运的五行属性的生克、反侮等有关。以上都是五变的纲要。

本脏·第四十七

　　黄帝问岐伯说：人的气血精神是用来奉养生命以维持正常生理机能的物质，经脉是气血运行的通道，能使气血运行于机体内外，濡润筋骨，滑利关节；卫气能温煦肌肉，充养皮肤，滋润腠理，主导汗孔的开合；人的意志能够统驭精神，收摄魂魄，适应气候寒温的变化，调节情绪。血脉通调和顺，则气血畅行，流于周身，营养肌体，从而强劲筋骨，滑利关节；卫气的功能正常，则使肌肉滑润，皮肤柔和润泽，腠理致密；志意专注，则精神集中，思维敏捷，魂魄安定，不产生懊悔愤怒的情绪变化，五脏就不会遭受邪气的侵扰。如寒热调和，六腑就能运化五谷，使风病、痹病等无从产生，经脉通利，肢体关节灵活。以上就是人体正常的生理状态。五脏贮藏精神气血魂魄，六腑传化水谷而输送津液。这些功能，都是先天所赋，与人的愚笨、聪明、贤能、浅薄无关。但有的人能享尽天年，不受邪气侵扰，老而不衰，即使是风雨、骤寒暴暑，也不能伤害他；有的人虽然足不出户，也没有受到忧伤、惊恐的刺激，但仍免不了生病，这是为什么？请讲解一下好吗？

　　岐伯回答说：这个问题很难解！五脏的生理功能是与自然界相适应的，符合阴阳变化的规律，并与四时的变化相联系，与五个季节的五行相适应，五脏本身就有大小、高低、坚脆、端正及偏斜的不同，六腑也有大小、长短、厚薄、曲直、缓急的差异。这二十五种情况各不相同，分别显示着善恶吉凶，请允许我详加说明。

　　心脏小，则神气敛藏安定，邪气不易侵害人，但人易伤于忧愁；心脏大，则人不易伤于忧愁，而易被邪气所伤。心位偏高，则向上压迫肺使肺气壅滞，令人烦闷不舒而健忘，固执己见；心位偏低，则心神之脏气外散，令人易受寒邪，易被言语恐吓。心脏坚实的，则脏气安定，守卫固密；心脏脆弱，则人容易患消瘅病及热中。心脏端正，则神气血脉和利，邪气难以侵害人；心脏偏斜不正，则操守不坚，使人无主见。

　　肺脏小，则饮邪很少停留，不会使人喘息；肺脏大，则多有饮邪停滞，易使人患胸痹、喉痹及气逆的病。肺位偏高，则气机上逆，使人抬肩喘咳；肺位偏低，则居处接近横膈，以致胃脘上迫于肺，使人易患胁下疼痛的病。肺脏坚实，则人不易患咳逆上气；肺脏脆弱的，则易患消瘅。肺脏端正的，则肺气调和宣通，使人不易被邪气所伤。肺脏偏斜的，则使人胸中偏痛。

肝脏小，则脏气安宁，令人不患胁下痛；肝脏大，则压迫胃脘，上迫咽部而令人患膈中症，且胁下疼痛。肝位偏高，则向上支撑膈部，并紧贴着胁部使其满闷，成为息贲病；肝位偏低，则逼迫胃脘，令胁下空虚，使人易被邪气侵袭。肝脏坚实，则脏气安宁不易被邪气所伤；肝脏脆弱，则易患消瘅病。肝脏端正，则肝气条达，人不易受邪；肝脏偏斜，则人易患胁下疼痛。

脾脏小，则脏气安和，人很难被邪气伤害；脾脏大，则胁下空软处充聚而痛，使人不能快行。脾位偏高，则胁下空软处牵引季胁作痛；脾位偏低，则向下迫临大肠，人易被邪气所伤。脾脏坚实，则脏气安定，人不易被邪气所伤；脾脏脆弱，人则易患消瘅病。脾位端正，则脾气健旺，不易受邪；脾位偏斜，则人易生胀满。

肾脏小，则脏气安和，人很难被邪气伤害；肾脏大，则易患腰痛，不能前后俯仰，人易被邪气所伤。肾位高，则人常患背脊疼痛，不能前俯后仰；肾位低，会导致人腰部和尾骶部疼痛，不能俯仰，甚至患狐疝病。肾脏坚实，则人不易腰背痛；肾脏脆弱，则易患消瘅病，易被外邪所伤。肾脏端正，则肾气充盛，人不易受邪；肾位偏斜，则易患腰和尾骶部疼痛。以上是常见的二十五种病变。

黄帝说：怎样了解五脏大小、高下、坚脆、端正、偏斜的情况呢？

岐伯说：肤色红、纹理细密的人，心脏小；皮肤纹理粗疏的人，心脏大。胸骨剑突不明显的人，心脏位高；胸骨剑突短小，高突如鸡胸的人，心位偏低。胸骨剑突长的人，心脏坚实；胸骨剑突软小薄弱的人，心脏脆弱。胸骨剑突直向下而不突起的人，心脏端正；胸骨剑突偏向一边的人，心脏倾斜不端正。

肤色白、纹理细密的人，肺脏小；皮肤纹理粗疏的人，肺脏大。两肩高耸，胸膺突出而咽喉内陷的人，肺脏位高；两腋内敛，胁部外开的人，肺脏位低。肩背部肌肉厚实的人，肺脏坚实；肩背部肌肉薄弱的人，肺脏脆弱。胸背部肌肉匀称坚厚的人，肺脏端正；肋骨偏斜而稀疏的人，肺脏偏斜不正。

肤色青、纹理细密的人，肝脏小；皮肤纹理粗疏的人，肝脏大。胸部宽阔、肋骨高突外张的人，肝脏位高；肋骨低而内收的人，肝脏位低。胸胁发育匀称健壮的人，肝脏坚实；肋骨软弱的人，肝脏脆弱。胸腹部发育良好、比例匀称的人，肝脏端正；肋骨偏斜外突的人，肝脏偏斜不端正。

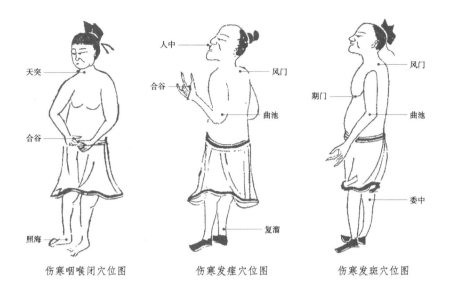

伤寒咽喉闭穴位图　　　伤寒发痉穴位图　　　伤寒发斑穴位图

□ **伤寒治疗穴位图**

　　风、暑、寒、热、燥、湿与疾病的关系是阳极可以转化为阴，阴极可以转化为阳。冬天被寒邪所伤，来年春天使人发生湿热病；春天被风邪所伤，夏天就会发生飧泄病；夏天被暑邪所伤，秋天就会发生疟疾病；秋天被湿邪所伤，冬天就会发生咳嗽。

　　肤色黄、纹理细密的人，脾脏小；皮肤纹理粗疏的人，脾脏大。口唇上翘外翻的人，脾脏位高；口唇低垂弛缓的人，脾脏位低。口唇坚实的人，脾脏坚实；口唇大而不坚实的人，脾脏脆弱。口唇上下匀称端正的人，脾脏端正；口唇不匀，一侧偏高的人，脾脏偏斜不正。

　　肤色黑、纹理细密的人，肾脏小；皮肤纹理粗疏的人，肾脏大。双耳位置高的人，肾脏位高；耳向后陷下的人，肾脏位低。耳坚实的人，肾脏坚实；两耳瘦薄不坚实的人，肾脏脆弱。两耳完好端正，接近颊车的人，肾脏端正；两耳偏斜，高低不对称的人，肾脏偏斜不正。以上情况各不相同，只要掌握这些规律，注意调摄，就会安然无恙，如若受到损害，就会导致各种疾病产生。

　　黄帝说：讲得好。但我想知道的是，有的人很少患病，能享尽天年，即使受到忧恐、惊悸等巨大的精神刺激以及严寒酷热等外邪的侵袭，身体也不会有所伤害；有的人虽然足不出户，又没有受到惊悸等刺激，仍避免不了要生病，这是为什么？我想听听其中的道理。

岐伯说：五脏六腑是内外邪气避栖的地方，请让我说说其中的缘由。五脏都小的人，很少受外邪侵袭而发病，但却经常焦心思虑，多愁善忧；五脏都大的人，做事和缓，很难使他忧虑。五脏位置都偏高的人，处事多好高骛远；五脏位置都偏低的人，多甘居人下。五脏都坚实的人，不易生病；五脏都脆弱的人，经常病不离身。五脏都端正的人，性情和顺，为人正直，很得人心；五脏位置都偏斜不正的人，多有私心杂念，贪心好盗，不能与人和平相处，言语反复无常。

黄帝说：我想了解一下六腑与身体其他部位的相应关系。

岐伯回答说：肺与大肠相合，大肠相应于皮；心与小肠相合，小肠相应于脉；肝与胆相合，胆相应于筋；脾与胃相合，胃相应于肉；肾与三焦、膀胱相合，三焦、膀胱相应于腠理毫毛。

黄帝说：六腑与身体其他部位是如何相应的？

岐伯说：肺与皮肤相应，又与大肠相合。皮肤厚的人，大肠就厚；皮肤薄的人，大肠就薄；皮肤松弛、肚腹大的人，大肠松弛而且长；皮肤紧绷的人，大肠紧而短；皮肤滑润的人，大肠通顺；皮肤与肌肉不相附的人，大肠多结涩不畅。

心与脉相应，又与小肠相合。皮肤厚的人，脉就厚，脉厚的人小肠就厚；皮肤薄的人，脉就薄，脉薄的人小肠就薄；皮肤松弛的人，脉就弛缓，脉弛缓的人小肠就大而长；皮肤薄而脉虚小的人，小肠就小而短；三阳经脉的部位多见弯弯曲曲的血脉的人，小肠就结涩不畅。

脾与肉相应，又与胃相合，隆起的肌肉坚实而大，胃就厚；隆起的肌肉瘦薄，胃就薄。隆起的肌肉瘦小而弱，胃就不坚实；隆起的肌肉与身体其他部位不协调，胃的位置便偏低，胃体偏低，则胃下口就不能正常约束。隆起的肌肉不坚实，胃体就纵缓；隆起的肌肉周围没有颗粒累累相连的，胃体就紧缩。隆起的肌肉周围有颗粒累累相连的，胃便干结滞涩，胃干结滞涩则胃上口不能正常约束。

胆与爪相应，又与肝相合。爪甲厚实色黄的人，胆厚；爪甲薄弱色红的人，胆薄。爪甲坚硬色青的人，胆紧敛；爪甲濡软而色赤的人，胆弛缓。爪甲正常色白无纹理的人，胆气舒畅；爪甲异常色黑多纹理的人，胆气郁结不畅。

肾与骨相应，又与膀胱、三焦相合。皮肤纹理致密厚实的人，三焦与膀胱都厚实；皮肤纹理粗疏薄弱的人，三焦与膀胱都薄弱。皮肤纹理疏松的人，三焦与膀胱弛缓；皮肤紧张而无毫毛的人，三焦与膀胱都紧敛。毫毛美泽而粗的人，三焦与膀胱之气疏畅；毫毛稀疏的人，三焦与膀胱之气都郁结不畅。

黄帝说：脏腑的厚薄、好坏都有一定的迹象，那它们所发生的病变是怎样的呢？

岐伯回答说：脏腑与体表组织是内外相应的，观察外在的体表组织，就可知道脏腑的情况，从而可以了解到内脏所发生的病变。

禁服·第四十八

雷公向黄帝问道：我得到您的传授，又通晓了关于九针的六十篇文章的原理。于是从早到晚孜孜不倦地学习，现在阅读的部分经我多次翻阅，竹简的皮条都断了；从前看过的竹简，也已经有了尘垢，但我仍然不断地阅读背诵，尽管如此，我还是不能完全理解其中的道理。在《外揣》篇中读到，把复杂零散的问题归纳统一为一体，我就不知道这句话是指什么讲的。九针的道理，大到不能再大，细到不可再细，它的巨细、高深已经到了无法度量的境地，如此博大精深的内容，怎样才能把它归纳起来呢？况且人的聪明才智有高有低，有的智慧过人、思虑周密，有的见识浅薄、不能领会它的高深道理，又不能像我一样努力学习。我担心长此以往，九针的内容恐怕就会流散失传，子孙后代就不能继承下来，我想了解怎样才能归纳精简呢？

黄帝说：你问得很好。这正是先师再三告诫，并禁止轻易传授的内容，必须经过割臂歃血盟誓，方能传授，你想要得到它，何不也至诚地斋戒呢！

雷公再次礼拜后说：我愿意遵命去做。

于是雷公斋宿三天，然后对黄帝说：我想在今天正午来进行受教的盟誓。黄帝便与他一起进入斋室，割臂歃血盟誓。

黄帝亲自祝告说：今日正午歃血而传授针治的方法，如有谁违背这一盟言，必定将遭受祸殃。

雷公再次跪拜说：我一定至诚地遵守。

黄帝于是用左手握着雷公的手，右手把书传授给雷公，并且说：慎重啊，慎重，我现在就给你讲解针刺的道理。针刺的道理在于，首先要熟悉经脉，因为它是全身气血的通路，并要知道它的长度及其中气血的数量，针刺时要内知五脏的次序，外别六腑的功能；同时还要观察卫气是否正常，因为卫气是百病产生的根源。要调和虚实，补泻得当，才能中止虚实之病的发展。若病在血络，则用刺络法泻其血络，使邪血散去，病情就不会趋于危殆了。

雷公说：这些我都已明白了，就是不知如何把它精简归纳起来。

黄帝说：归纳医学理论的方法，就像捆扎袋子一样，如口袋满了而不扎紧袋口，袋内的东西就会漏出来。医学理论学习后而不会归纳，就不能掌握它的精神而运用自如。

雷公说：那些不求上进的人，还没有全部掌握就加以归纳，又会怎样呢？

黄帝说：没有全部掌握医学理论和方法就进行归纳的人，只能成为一般医生，不能成为天下的师表。

雷公说：我想学习做一般医生的道理？

黄帝说：寸口脉主诊察在内的五脏，颈部的人迎脉主诊察在外的六腑。两者内外相应，往来不息，它们的搏动就像牵引绳索一样一致。但在春夏阳气盛的季节，人迎脉略微盛大一些；在秋冬阴气盛的季节，寸口脉略微盛大一些，出现以上的脉象，就是健康无病的人。

人迎脉的脉象大于寸口脉一倍，说明病在足少阳经；盛大一倍且躁动不匀的，说明病在手少阳经。人迎脉的脉象大于寸口脉二倍，说明病在足太阳经；盛大二倍且躁动不匀的，说明病在手太阳经。人迎脉的脉象大于寸口脉三倍，表明病在足阳明经；盛大三倍且躁动不匀的，说明病在手阳明经。如人迎脉的脉象盛大，则为热证；脉虚，则为寒证；脉紧的，是患有痛痹的病；脉代的，说明病情时轻时重。治疗时，脉盛的用泻法，脉虚的用补法。脉紧而疼痛的，针刺分肉之间的腧穴；脉代的，针刺血络放血，并服用药物；脉虚而陷下的用灸法；脉不盛不虚的，根据发病的经脉，采用相应治疗，此法称为"经刺"。人迎脉的脉象大于寸口脉四倍，盛大的同时而且迅速，为阳气外溢。溢阳是阳气被阴气格拒于外的现象，属于死证而不能救治。除以上情况，还必须详细审察疾病的整个过程，辨明疾病寒热属性，以辨别五脏六腑的具体病变。

寸口脉的脉象大于人迎脉一倍的，说明病在足厥阴经，盛大一倍且躁动不匀的，说明病在手厥阴经；寸口脉的脉象大于人迎脉二倍的，说明病在足少阴经；盛大二倍且躁动不匀的，说明病在手少阴经；寸口脉的脉象大于人迎脉三倍的，说明病在足太阴经；盛大三倍且躁动不匀的，则病在手太阴经。脉盛的，就会出现胀满、寒滞中焦、食不消化等症；脉虚的，就会出现内热、大便如糜、少气、小便色黄等症；脉紧的，就会出现痛痹；脉代的，就会出现时痛时止的病症。治疗时，脉盛的用泻法，脉虚的用补法，脉紧的先针刺而后用灸法，脉代的先刺血络放血而后用其他药物疗法。脉陷下不起的只采用灸法。脉象虚陷，是由于脉中的血行凝结在里面，其中有寒气深入血，血因寒而滞，宜用灸法以散寒；脉象不盛不虚的，根据发病的经脉，采用相应的治疗。寸口脉的脉象大于人迎脉四倍的，称为阴气被阳气关闭在内，脉象在盛大的同时而且迅速，属于死证而不能救治。

必须通晓经脉的运行和输注，才能进一步传授针灸治病的大法。针灸治病的大法是：脉盛的只采用泻法；脉虚的只采用补法；脉紧的则灸法、刺法及汤药并用；脉陷下不起的只采用灸法；脉不盛不虚的，则根据发病的经脉，采用相应的治疗。所谓根据经脉治疗，就是既可采用汤药，也可以采用灸法、针刺。脉急促的采用导引法。脉粗大而无力的，要安静调养，不要勉强用力，避免劳累过度。

五色·第四十九

雷公问黄帝说：面部青、赤、黄、白、黑五色变化，仅仅从明堂来进行辨别吗？我不知道其意。

黄帝说：明堂就是鼻，阙是指两眉中间，庭就是前额部，蕃是指两颊的外侧，蔽是指耳前方的部位。这些部位宜端正、丰满、宽大，远离十步以后还能看得清楚。具有这种面相的人，一定会享得百岁高寿。

雷公说：怎样辨别面部五官的表象？

黄帝说：鼻的正常表现应是鼻骨高起，端正而平直，五脏在面部的相应部位，按照一定的次序排列在面部的中央。六腑在面部的相映部位，列于五脏部位的两旁。头面的情况反映在两眉之间和前额，心的情况反映在两眉之间的下极。若胸腹中的五脏安和，五脏真气所化生的五色，正常地反应到面部，不出现异常的色泽，鼻部的色泽也明润，由此五官的病色，就不难辨别了。

雷公说：您能给我讲讲不从观察五官诊察疾病的情况吗？

黄帝说：五色在面部的表现，有其固定的位置，如果在某个部位出现色泽隐

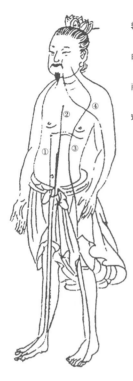

①足厥阴肝经络起于大敦穴，终于期门穴。

②足太阴脾经络起于隐白穴，终于大包穴。

③手阳明大肠经络起于商阳穴，终于迎香穴。

④足少阳胆经络起于足窍阴穴，终于瞳子髎穴。

□ 《普济方》铜人侧面穴位图

医方著作，明朱棣、滕硕等编。书中广泛辑集明以前的医籍和其他有关著作分类整理而成。原书今仅存残本，清初编《四库全书》时将本书改编四百二十六卷，载图239幅。其中有方脉总论、运气、脏腑（包括脏象及脏腑诸病候）、身形（包括头、面、耳等部位所属及身形诸病）、诸疾（包括伤寒、杂病、疮疡、外科、骨科以及各种治法）、妇人（包括妇、产科）、婴儿、针灸、本草等共100余门。

晦有深陷骨中的，就是必然要发病的征兆。如其部位上有五脏子母承袭之色（即子色见于母位：如两眉间稍下属心经处，呈现脾的黄色），那么即使病很严重，也不会致人死亡。

雷公说：怎样通过观察五色来诊察疾病呢？

黄帝说：青色和黑色主疼痛，黄色和赤色主热，白色主寒，这就是通过观察五色变化来推断疾病的大概情况。

雷公说：怎样来判断疾病加重或是减轻呢？

黄帝说：疾病在人体的表里内外都可以发生，切按病人的寸口脉，脉象滑、小、紧而沉时，就说明病情已加重，且病在内；病人的人迎脉呈现大、紧而浮的脉象时，表明病情已加重，病在外；病人的寸口脉变得浮滑时，说明病在日渐减轻；病人的人迎脉沉而滑时，病也日渐减轻。病人寸口脉滑而沉时，说明病情日渐加重，且病在内脏；病人人迎脉滑盛而浮的，说明病在日渐加重，且病在外腑。若脉象或浮或沉及人迎和寸口部大小相等，就说明疾病难以治好；疾病发生在五脏，若脉象沉而大，为正气充足，疾病就容易治愈；如果脉象细小，是正气不足，疾病就难以治愈。疾病发生在六腑，若脉象浮大，为正气充足，其病就容易治愈。若见小脉，为正气虚不能抗邪，病难治。人迎脉盛大坚实，主感受寒邪的外感病；寸口脉盛大坚实，主饮食不节的内伤病。

雷公说：何以根据面部色泽的变化来判断病情的轻重？

黄帝说：色泽明润的病轻，沉滞晦暗的病重；五色从下向上蔓延的，说明病情逐渐加重；五色从上向下，如云雾般消散的，说明病情逐渐好转。五色在人的颜面，各现于脏腑所属的部位，有外部和内部的不同，内部归属五脏，外部归属六腑。五色如果从外部开始，逐渐发展到内部，说明疾病的发生从六腑开始，逐渐影响到五脏；五色如果从内部开始，逐渐发展到外部，说明疾病的发生是五脏开始，逐渐影响到六腑。病从内而生的，当先治其内，后治其外，否则就会加重病情；病从外而生的，必当先治其外，后治其内，否则也会加重病情。如脉象呈现滑大或代长脉，就表明病邪由外而来。目有所见的幻视和有厌恶感，是由于阳邪侵入阳分而阳气过盛引起的，治疗时应灵活变通，疾病才可治愈。

雷公说：我听说风邪是百病的起因，而厥逆的病变是由寒湿引起，怎样根据面部的颜色来辨别？

黄帝说：通常是根据两眉间的气色来辨别。气色浮浅而有光泽的，就患有风病；气色深沉而混浊的，就患有痹病；若色泽沉滞晦浊出现在地阁，说明患有因寒湿引起的厥逆症。这是一般情况，严格地说，要根据各部所呈现出的色泽来判断病变。

雷公说：若人没有明显的疾病症象却突然死亡，是什么原因？

黄帝说：这是由于大邪之气乘人体正气虚弱之时侵入脏腑，所以即使没有明显的疾病症象，也可令人突然死亡。

雷公说：病情稍有好转而突然死亡，怎样才能解释这种情况呢？

黄帝说：如两颧部出现赤色，且面积大如拇指，那么病情即使稍有好转，仍然会突然致人死亡。天庭出现拇指大小的黑色，虽然没有明显的疾病征象，人也会突然死亡。

雷公再拜说：病人的死亡时间也可预知吗？

黄帝说：观察病人面部五色出现的位置，按照五行相生相克的原则，就可推知死亡的时间。

雷公说：好，我愿意听你详谈。

黄帝说：天庭反映头面部的情况；眉心的上部反映咽喉的情况；眉心反映肺脏的情况；两目之间反映心脏的情况；由两目之间直下鼻梁的部位，反映肝脏的情况；鼻梁的左边，反映胆的情况；鼻头反映脾的情况；鼻翼反映胃的情况；

面颊的中央部位反映大肠的情况；挟大肠所主部位的外侧反映肾的情况；在身体上肾与脐正相对，所以肾所主部位的下方反映脐部的情况；鼻头上方的两侧反映小肠的情况；鼻头下方的人中穴反映膀胱和子宫的情况；两颧反映肩部的情况；两颧的外侧反映臂的情况；臂所主部位的下方反映手的情况；内眼角的上方反映胸部和乳房的情况；面颊外侧耳边的上方反映背的情况；沿颊车以下反映大腿的情况；两牙床的中间部位反映膝的情况；膝以下的部位反映小腿的情况；小腿以下的部位反映足的情况；口角两侧的大纹处反映大腿内侧的情况；面颊下的曲骨部反映膝部膑骨的情况。这就是五脏六腑和肢体在面部的对应部位。五脏六腑和肢体发生病变，在相应的部位便会出现色泽异常。在治疗时，阴衰而导致阳盛的，应当补阴以配阳。阳衰而导致阴盛的，应当助阳以和阴。只要明确了人体各部与面部位置的关系及阴阳盛衰的状况，在治疗时就可运用自如。左右是阴阳升降的道路，辨别色泽在面部左右上下的移动，就了解阴阳盛衰的基本规律。男子和女子面部色泽上下移动因阴阳属性的不同而诊断各不相同，男子左逆右顺，女子右逆左顺。明了了这个道理，就是高明的医生。

除了明确人体各部与面部相应位置的关系外，还要审察面部色泽的荣润晦暗，才能称为高明的医生。面色沉滞晦暗的，说明内脏有病；面色浮露鲜明的，说明外腑有病。面色黄赤说明患有风病；色见青黑为痛症；白色为寒证；色黄如脂膏般润泽的说明脓已形成；面色过赤的患有血分病。过痛可引起挛急，过寒则可导致肌肤麻痹不仁。

五色各表现在一定部位，观察它的沉浮，就可判断病位的深浅；根据它的润泽与枯晦，就可推测病情的轻重；观察五色的消散或聚结，就可确知病程的长短；观察五色出现在面部的位置，就可知道病的部位。聚精会神地分析色泽的变化，就可知道疾病以往的情况和目前的状况。如观察不细心，就不能了解疾病的良恶。只有专心致志，才能知道疾病的产生和现在的情况。如面色明亮不显浮，沉滞枯晦，就说明病情严重；面色无光，不润泽，无枯晦之象，就说明病情不重；如色散漫不聚的，则病势会消减，即使有痛症，也不会积聚不去。肾脏的邪气侵犯心脏，是因心脏先患虚证，此时肾所主的黑色便相应地出现在面部心所主两目间的部位。病色的出现，一般说来都是这样。

对男子来说，如病色表现在鼻头上，就说明小腹疼痛，并向下牵引睾丸；如病色表现在人中沟上，就说明阴茎作痛。病色显现在人中沟上半部，说明茎根痛；病色表现在人中沟的下半部，就说明茎头作痛。这些都是属于狐疝、阴囊肿大等疾病。

对女子来说：如病色表现在鼻头上，就说明膀胱、子宫有病；病色散而不聚，主疼痛；病色积聚不散，主积聚病。积聚的表现有的是方，有的是圆；有的在左，有的在右，都和病色的表象相一致。如病色下行到唇，就为淫浊疾患；面色润如膏状，多为暴食或饮食不洁。

病色在左侧，则左侧有病；病色在右侧，则右侧有病。面部有病色，或聚或散而不端正的，只要根据病色所在的部位，就可知道病变所在。色有青黑赤白黄，应各自端正而盈满地显现在相应的部位上。如赤色不在心位，却出现在鼻头，而且面积大如榆荚，则为女子经闭。如病色尖端向上，就说明头部气虚，病邪有向上发展的趋势；如病色尖端向下，就说明病邪有向下发展的趋势。向左、向右都可依此类推。五色与五脏相应关系为：青色属肝、赤色属心、白色属肺、黄色属脾、黑色属肾。肝合于筋，心合于脉，肺合于皮，脾合于肉，肾合于骨。

论勇·第五十

黄帝问少俞说：假使有这样一些人，他们的行为举止一样，共同行走或是站立，年龄大小一致，所穿衣服的厚薄也都一样，可是，突然遇到了暴风骤雨等异常的气候变化，以致有的生病，有的不生病；或者都生病，或者都安然无恙，这是什么原因呢？

少俞说：你想先了解哪个问题呢？

黄帝说：想请你详尽说明一下。

少俞说：春季所起的风是青风，夏季所起的风是阳风，秋季所起的风是凉风，冬季所起的风是寒风，这四季的风所引起的疾病是各不相同的。

黄帝说：四时风邪侵袭人体而发病的情况怎样？

少俞说：如皮肤色黄皮薄而肌肉柔弱的，就不能抵御春季的虚邪贼风；如肤色白，皮薄而肌肉柔弱的，就不能抵御夏季的虚邪贼风；如肤色青，皮薄而肌肉柔弱的，就不能抵御秋季的虚邪贼风；如肤色赤，皮薄而肌肉柔弱的，就不能抵御冬季的虚邪贼风。

黄帝说：肤色黑的人就不易受病吗？

少俞说：皮肤色黑，皮厚而肌肉坚实的人，当然不易被四时邪风所伤。如人的皮薄而肌肉不坚实，肤色经常变化不定，到了长夏季节，一遇到虚邪贼风就会生病。如是皮厚而肌肉坚实的人，那么到了长夏季节，即使遇到了虚邪贼风，也不会有病。皮肤厚而肌肉坚实的人，只有在反复感受寒邪，内外都受邪的情况下，才会生病。

黄帝说：讲得好。人能否忍痛，不能以勇敢和怯弱来判定。勇敢的人中有不能忍受疼痛的，虽然遇到困难他能勇往直前，但遭受疼痛时也会退缩不前；怯弱的人中有能忍受疼痛的，虽说遇到困难他会恐惧害怕，但遭受疼痛时也能忍受。勇敢的人中有能忍受疼痛的，遇到危难不恐惧，遭受疼痛也面不改色；怯弱的人中有不能忍受疼痛的，无论遇到困难，还是遭受疼痛，都会吓得头晕眼花、恐惧不敢言、失神而惊、面色改变。我就曾见过这样的情况，但不知道是什么原因，想听听其中的道理。

少俞说：能否忍痛主要取决于皮肤的厚薄，肌肉的坚实、脆弱、松缓和紧张的不同，并不由性格的勇敢和怯弱来决定。

黄帝说：我想听听人们勇敢或怯懦有哪些不同的表现。

少俞说：勇敢的人的表现有，目光深沉而坚定，长眉竖立，皮肤肌肉纹理粗横，心脏端正，肝脏大而坚实，胆囊满盛；发怒时气势雄壮而胸廓张大，肝气上举，胆气横溢，眦裂宽而眼大，目光四射，毛发竖立，面呈青色。怯懦的人的表现有，眼睛大而无神、阴阳气血不调，皮肤肌肉纹理纵而不横，胸骨剑突短而小，肝系松弛，胆汁不充实，胆囊虚瘪下垂，肠胃直而少有曲折，胁下空虚，肝气不充；即使正值大怒，怒气也不能充满胸中；肝肺之气虽因冲动而上举，但随即因气衰而降下，所以不能久怒。

黄帝说：但怯懦的人喝了酒以后，发怒时和勇敢的人的状况差不多，这是哪一脏作用的结果呢？

少俞说：酒是水谷的精华，是谷类经发酵而形成的液体。它的性急疾而猛烈，进入人的胃中后，就会使胃部胀满，气机上逆，充满于胸中，使肝气盛而浮动，胆气壮而横溢。所以怯弱的人喝了酒以后，表面上与勇敢的人一样，但在酒醒气衰之后，便会感到懊悔。这种酒后表面上与勇敢人一样，不知道避忌的情形，是酒在体内起的作用，所以称为酒悖。

背腧·第五十一

黄帝问岐伯说：我想了解五脏的腧穴，都出于背部的什么位置。

岐伯说：胸中的大杼穴在项后第一椎骨下的两侧，肺俞在第三椎下的两侧，心俞在第五椎骨下的两侧，膈俞在第七椎骨下的两侧，肝俞在第九椎骨下的两侧，脾俞在第十一椎骨的两侧，肾俞在第十四椎骨的两侧。这些腧穴都在脊柱的两侧，左右穴位相距三寸，距离背正中线约一寸五分。要确定、检验这些腧穴时，可用手按压在穴位处，如病人有酸、麻、胀、痛的感觉，或病人原有疼痛得到缓解，就说明正是腧穴的所在部位。对于背腧穴，宜用灸法，不可妄用针刺。在运用灸法时，邪气盛的用泻法，正气虚的用补法。在用灸法补益正气时，艾火燃着后，不要吹灭它，要等它自己慢慢熄灭。在用灸法祛除邪气时，应快速吹旺火，再用手缚捻艾柱，一定要把它熄灭。

卫气·第五十二

黄帝说：五脏贮藏精神魂魄；六腑受纳和传化水谷。饮食化生的精微之气向内进入五脏，向外运行于周身的肢节。其中循行于经脉外的浮游之气为卫气；循行于经脉中的精气为营气。卫气属阳，营气属阴，阴阳相依相随，内外互相贯通，在体内的运行像圆环一样循环往复，永无休止。营气和卫气运行的情况，谁能彻底弄懂呢？然而，经脉又分阴经和阳经，都有各自的起点和终点，都有气血充盛和空虚的不同，另外还有会合、分离的部位。所以分清属阴属阳的十二经脉，才能知道疾病生于哪一经。诊察经脉气血虚实的所在位置，才能知道疾病所在的部位。了解了六腑之气运行的道路，诊断治疗时，就能找到关键的途径。了解疾病虚实的程度和对治疗的反应，就能掌握补泻方法的具体运用。明白六经标本，就能充分认识疾病，临诊时就无困惑了。

岐伯说：这些理论是多么渊博啊！现在我将知道的尽量都说出来。足太阳膀胱经之本，在足跟以上五寸处的跗阳穴；其标在左右两络的命门，所谓命门，就是两眼内眦的睛明穴。足少阳经之本，在窍阴穴处；其标在窗笼之前，所谓窗笼，就是耳前的听宫穴。足少阴肾经之本，在内踝上二寸的复溜、交信穴；其标在背部的肾腧及舌下的阴维廉泉穴。足厥阴肝经之本，在行间穴处上五寸的中封穴；其标在背部的肝俞穴。足阳明胃经之本，在厉兑穴；其标在人迎穴。足太阴脾经之本，在中封穴前向上四寸处的三阴交穴；其标在背部的脾俞穴及舌根部。手太阳小肠经之本，在手外踝之后的养老穴，其标在睛明穴上一寸。手少阳三焦经之本，在手小拇指和食指之间上二寸的液门穴，其标在耳后上角的角孙穴及下外眦的丝竹空穴。手阳明大肠经之本，在肘骨中的曲池穴，在手臂上部还有臂穴，其标在额角与耳前交会的头维穴。手太阴肺经之本，在寸口之中的太渊穴；其标在腋下动脉、腋下三寸的天府穴处。手少阴心经之本，在掌后锁骨端的神门穴；其标在背部的心前穴。手厥阴心包经之本，在掌后两筋之间距腕二寸的内关穴处；其标在腋下三寸的天池穴处。十二经上下标本的病变规律为：下虚则元阳衰于下，从而发生厥逆；下盛则阳亢于下，从而发生热厥。上虚的就会产生眩晕，上盛的就会产生热痛。所以，实证当泻，以战胜邪气防止疾病衍变；虚证当补，以引导正气奋起抗邪。

请让我再谈一下各部气机所通行的道路。胸气、腹气、头气、胫气各有其运行的道路。所以气在头部的，输注于脑；气在胸部的，输注于两胸的胸膺及背腧；气在腹部的，输注于背部十一椎以下的背腧穴和脐部左右两侧动脉附近冲脉的腧穴肓腧与天枢等；气在腿部的，聚集于足阳明经的气街穴、足太阳经的承山穴及足踝上下等处。凡针刺这些部位时，一定要用毫针，并且必须用手按压较长的时间，待其气至应手时，迅速针刺。针刺以上部位，可以治疗头痛、眩仆、腹痛、腹满、腹部突然作胀及积聚。痛处顽固不移的，容易治疗；积聚不疼痛的，不易治疗。

论痛·第五十三

黄帝问少俞说：筋骨的强与弱，肌肉的坚与脆，皮肤的厚与薄，腠理的疏与密，都各不相同的人，他们对针刺和灸灼所致疼痛的忍受力如何？另外，肠胃的厚薄、坚脆也不一样的人，他们对药物的忍受力又如何呢？请您详细讲讲。

少俞说：骨骼强健、筋肉柔缓、皮肤厚实的人，对疼痛的忍受力强，所以对针刺和艾火灸灼所致的疼痛也一样能忍受。

黄帝说：哪些人能耐受火灼引起的疼痛呢？

少俞回答说：除以上所说的人以外，还有肤色黑而且骨骼健美的人。

黄帝说：哪些人不能忍受针刺所致的疼痛呢？

少俞说：肌肉坚实而皮肤薄脆的人不能忍受针刺的疼痛，同样也不能忍受灸灼引起的疼痛。

黄帝说：同时患同病的人，有的容易痊愈，有的则难以痊愈，这是什么原因呢？

少俞说：身体多热、阳气素盛的人，容易痊愈；身体多寒、阳气素虚的人，难以痊愈。

黄帝说：怎样判断人对药物忍受力的强弱呢？

少俞说：胃功能强壮、皮肤色黑、骨骼粗壮、肌肉肥厚的人，对药物的忍受力强；形体消瘦而胃功能薄弱的人，对药物的忍受力就弱。

天年·第五十四

黄帝问岐伯说：我想知道人刚出生时，以何气为基础，以何气为保障，丧失了什么便会死亡，保持了什么才能生存呢？

岐伯说：人体生命之始，以母亲的阴血为基础，以父亲的阳精为保障，两者结合产生神气才有生命活力。丧失了神气人就会死亡，保持了神气人就能生存。

黄帝说：什么是神？

岐伯说：胎儿在母体中逐渐发育，达到气血调和，营卫运行通畅，五脏均已形成，神气敛藏于心，魂魄也由此生成，这才能构成一个健全的人。

黄帝说：人的寿命长短各不相同，有的人长寿，有的人短命，有的人患病时间很短就突然死亡，有的人患病时间很长却能迁延时日，我想听听其中道理。

岐伯说：五脏功能健全，血脉和顺调畅，肌肉滑润，皮肤细致固密，营卫运行正常，呼吸徐缓均匀，气血有规律地运行，六腑功能良好，精微物质能布散

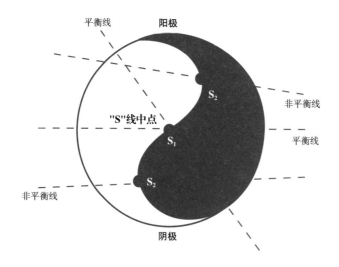

平衡线　阳极

"S"线中点

S₂

非平衡线

S₁

平衡线

S₂

非平衡线

阴极

到周身各处的人，就能够长寿。

黄帝说：如何知道人活到百岁才会死亡呢？

岐伯说：鼻孔深而长，鼻部形态高大方正，营卫之气运行通畅协调，面部上中下三部均匀，骨骼高耸，肌肉丰满，这种人就能活到百岁才终尽天年。

黄帝说：关于人从出生到死亡的气血盛衰情况，可以讲给我听听吗？

岐伯说：人从出生长到十岁，五脏逐步发育健全，气血运行已通畅，生气盛于下部，所以喜好跑动。人到二十岁，气血开始充盛，肌肉开始发达，所以喜好疾行。人到三十岁，五脏功能健旺，肌肉坚实固密，血脉充盛盈满，所以喜欢从容不迫地行走。人到四十岁，五脏六腑十二经脉都发育得十分旺盛，到了不能再生长的恒定时期。此后腠理开始疏松，面部荣华开始颓落，鬓发开始变得花白，精气平恒盛满，所以喜欢静坐。到了五十岁，肝气开始衰退，肝叶开始变得薄弱，胆汁分泌开始减少，眼睛开始变得视物昏花。到了六十岁，心气开始衰退，时常悲苦愁闷，气血衰弱，形体懈惰，所以好卧。到了七十岁，脾气虚衰，皮肤枯涸不润泽。到了八十岁，肺气衰弱，不能藏魄，所以言语常错乱颠倒。到了九十岁，肾气焦涸，其他四脏经脉也都空虚了。到了一百岁，五脏经脉都已空虚，形存神亡而终尽天年。

黄帝说：有的人没活到一百岁就死亡了，这又是什么原因呢？

岐伯说：这是因为其人五脏都不坚固，鼻道不深，鼻孔向外张开，呼吸急促疾速，或面部骨骼低凹，血脉薄弱，气血不充，肌肉不实，加上屡遭风寒侵袭，气血就更加虚弱，血脉运行不通畅，外邪侵犯肌体，使正气紊乱而邪气内入，所以活到中等年寿时便死亡了。

逆顺·第五十五

黄帝问伯高说：我听说气的运行有逆有顺，血脉有盛有衰，针刺方法有总的原则，能讲给我听听吗？

伯高说：气行的逆顺，是与天地、阴阳、四时、五行相适应的，当其时的为顺，非其时的为逆；血脉是与气血的虚实相关的，所以通过诊脉可以察候气血的虚实、盈亏；针刺方法总的运用原则，就是必须明确知道哪些疾病可以运用刺法，哪些不能够用，哪些疾病已经到了施行针刺都不能救治的程度。

黄帝说：如何判断疾病的可刺与不可刺呢？

伯高说：《兵法》讲，作战时，要避开对方攻势迅猛的锐气，也不可贸然出击对方严阵以待的阵势。《刺法》讲：热势炽盛时不可刺，大汗淋漓时不可刺，脉象纷乱、模糊不清时不可刺，脉象与病情不相符合的不可刺。

黄帝说：怎样掌握可刺的时机呢？

伯高说：高明的医生，在疾病尚未发生之前进行针刺；其次，在病邪轻浅、疾病尚未发展到严重时进行针刺；再次，在邪气已衰、正气渐复、疾病转愈时针刺。技术低劣的医生，在邪气正旺时，或在病热正盛时，或在病情与脉象不相符时进行针刺。在病势正盛时不能针刺，而在邪气已经开始衰退时进行针刺，必定会收到良好的效果。所以高明的医生，往往是防患于未然，而不是治疗于发病之后，说的就是这个道理。

五味·第五十六

黄帝说：五谷有酸、苦、甘、辛、咸五种味道，食物进入人体后，五味如何分别进入五脏？

伯高说：胃是五脏六腑的营养汇集之处，食物进入人体，首先到胃，五脏六腑要从胃接受食物化生的精微物质，所以胃是五脏六腑所需水谷精微汇集的地方。食物的五味同五脏的关系，是按五味、五脏的五行属性相联系，五味分别进入各自所亲和的脏。酸味的物质先归入肝；苦味的物质先归入心；甘味的物质先归入脾；辛味的物质先归入肺；咸味的物质先归入肾。饮食水谷，化为津液营卫，运行周身，其中的糟粕依次下传于大肠膀胱，化为粪尿，排出体外。

黄帝说：营卫之气的运行是怎样的？

伯高说：水谷最先入胃，其化生的精微，先出于胃，而后到中、下两焦，灌溉营养五脏。水谷精微化生的精纯部分是营气，在脉中运行。水谷精微所化生的运行迅猛、滑利的部分是卫气，行于脉外。这就是营气和卫气的运行道路。水谷精微的另一部分与吸入的清气结合而形成宗气，宗气积聚于胸中，所以把胸中称为气海。宗气出于肺部，循咽喉上行，呼则出，吸则入，保证人体正常的呼吸运动。自然界为人类提供的营养物质，只有食物和空气进入人体后分别形成营卫、宗气和糟粕三个方面，才能维持生命活动。所以人如果半天不进饮食，就会感到气衰不足，一天不进饮食，就会感到气少。

黄帝说：你能给我讲讲食物的五味吗？

伯高说：请让我详细地讲述一下。五谷之中，粳米味甘，芝麻味酸，大豆味咸，小麦味苦，黄米味辛；五果之中，枣子味甘，李子味酸，栗子味咸，杏子味苦，桃子味辛；五畜中，牛肉味甘，狗肉味酸，猪肉味咸，羊肉味苦，鸡肉味辛；五菜中，葵菜味甘，韭菜味酸，豆叶味咸，薤蒜味苦，大葱味辛。由五色来决定五味的适应情况：黄色属土属脾，适应甘味；青色属木属肝，适应酸味；黑色属水属肾，适应咸味；赤色属火属心，适应苦味；白色属金属肺，适应辛味。这五种情形，分别代表五脏病变所选用的适宜食物。脾脏病变，宜食粳米饭、牛肉、枣子、葵菜；心脏病变，宜食麦、羊肉、杏子、薤蒜；肾脏病变，宜食黄豆芽、猪肉、栗子、豆叶；肝脏病变，宜食芝麻、狗肉、李子、韭菜；肺脏病变，宜食黄米、鸡肉、桃子、葱。

五脏之病，各有禁忌：肝病禁忌辣味，心病禁忌咸味，脾病禁忌酸味，肾病禁忌甜味，肺病禁忌苦味。

肝脏发生病变脸色发青，肝病苦急，宜选食甘味食物以缓急，如粳米饭、牛肉、枣子、葵菜等；心脏发生病变脸色发红，心病苦缓，宜选食酸味食物以收敛，如狗肉、芝麻、李子、韭菜等；脾脏发生病变脸色发黄，应选食咸味食物，如大豆、猪肉、栗子、豆叶等；肺脏如发生病变脸色发白，苦气向上逆行，应适当食用苦味食物，用以排泄病苦之气，如麦、羊肉、杏子、薤蒜等苦味食物；肾脏发生病变脸色发黑，肾病宜选食辛味食物，如黄米、鸡肉、桃子、葱等辛味食物。

水胀·第五十七

黄帝问岐伯道：水胀与肤胀、鼓胀、肠覃、石瘕、石水，应当如何区别呢？

岐伯回答说：病人的下眼胞微肿，像刚刚睡醒的样子，颈部动脉搏动明显，时时咳嗽，两大腿内侧感到寒冷，足胫部肿胀，腹部胀大，若出现上述症状，说明水肿病已经形成了。若以手按压病人的腹部，放手后即随手而起，不留凹陷，就像按压充水的皮袋子一样，就是水胀病的症候。

黄帝说：肤胀病应如何诊断呢？

岐伯说：所谓肤胀病，是由寒邪侵入皮肤之间形成的。病人腹部胀大，叩击时发出鼓音，按压时感觉空而不坚硬，病人全身浮肿，皮肤较厚，按压病人腹部，放手后不能随手而起，留有凹陷，腹部的皮色无异常变化，这就是肤胀的症候。

黄帝问：鼓胀病的表现是怎样的呢？

岐伯说：鼓胀病人的腹部与全身都肿胀，这与肤胀病一样，但患鼓胀病的人皮肤青黄，腹部青筋高起暴露，这就是鼓胀病的症候特点。

黄帝问：肠覃病的表现是怎样的呢？

岐伯说：寒邪侵犯人体后，邪气滞留在肠外，与卫气相搏，卫气被阻而不能正常运行，因此邪气留滞，积久不去附于肠外，并日渐滋长，便生成了息肉，刚开始时，就像鸡蛋一样大小，此后逐渐长大。疾病一旦形成，病人就像怀孕一样，病程长的历经数年，用手按压则很坚硬，推动时可移动，但月经仍然按时到潮，这就是肠覃的症候。

黄帝说：石瘕病的表现如何呢？

岐伯说：石瘕病生在胞宫内，寒邪侵犯，留滞在子宫颈口，使宫颈闭塞，气血凝滞不通。经血不能正常排泄，便凝结成块而留滞于宫内，并日益增大，使腹部胀大，像怀孕一样，月经不能按时来潮。石瘕病都发生在妇女身上，治疗时应活血化瘀，通导攻下，引瘀血下行。

黄帝说：可用针刺治疗肤胀与鼓胀吗？

岐伯说：治疗时先用针刺泻有瘀血的脉络，然后根据病情虚实的不同来调理经脉，刺去瘀滞的血络。

贼风·第五十八

黄帝说：您常说贼风邪气伤害人体后，使人生病，但是有些人足不出户、安居室内或遮蔽得很严，并没有遭到贼风邪气的侵袭，也会突然生病，这是什么原因呢？

岐伯说：这些人在平时就受到了邪气的侵袭而没有觉察。如有些人感受湿气，藏于血脉、皮肤肌肉之间，长期滞留而得不到及时排除；或从高处坠落，使瘀血留滞于体内而没有排出，再加上突然发生的喜怒过度等情志变化，或由于饮食不节，气温冷热失常，导致腠理闭塞，壅滞不通。或正当腠理开泄时，受到风寒之邪侵袭，从而使气血凝结，运行不畅，新感受的风寒之邪与体内宿结的湿邪之气相互搏结，就产生了寒湿痹病。有的是因热而汗出，汗出则腠理疏松易受风邪，虽然没有遭受到贼风邪气的侵袭，但这些病因叠加在一起，人也必定会发病。

黄帝说：你所说的这些，是病人自己都知道的，但有些人，既没有遭到邪气侵袭，又没有惊恐等情绪的变化，却突然发生疾病，这是什么道理呢？难道真有鬼神作祟的事吗？

岐伯说：这些情况，是因为有宿邪停留在体内而没有发病，加上情志发生变化，或厌恶，或倾慕而不遂心，导致体内气血紊乱，与体内潜藏的宿邪相互搏结，所以突然发病。这种宿邪与血气搏结的体内变化是极为细微的，没有明显的迹象，肉眼看不见，耳朵听不到，就仿佛是鬼神在作祟。

黄帝说：有些人用祝由（祝，即告；由，病源。是古代的一种精神疗法）的方法治疗疾病，也能治好病，这又是什么原因？

岐伯说：从前的巫医，根据他们所掌握的各种疾病的治疗方法，在了解了疾病发生的原因之后，采用相应的心理疗法，所以对一些精神疾病，通过祝由法就将病治愈了。

卫气失常·第五十九

黄帝说：卫气留滞于胸腹之中，运行受到阻碍，违背正常的循行规律，积聚不畅，郁结而不能运行到正确的部位，使人产生胸胁、胃脘胀满，喘息气逆等症状，用什么方法来治疗这些疾病呢？

伯高说：气郁不行，积聚在胸中的，取上部的腧穴治疗；积聚在腹中的，取下部的腧穴治疗；积聚在胸腹部，使胸胁脘腹胀满的，则取上下部及附近的穴位治疗。

黄帝说：取哪些穴位呢？

伯高回答说：卫气郁积在胸中，当泻足阳明胃经的人迎穴，任脉的天突穴和廉泉穴；卫气郁积在腹中，当泻足阳明胃经的足三里穴和气街穴；卫气积在胸胁脘腹，上下都觉胀满，当上取人迎、天突、廉泉等穴，下取足三里、气街穴，以及季肋下一寸的章门穴泻之；病情严重的，采取鸡足刺法。若病人的脉大而弦急，或脉绝不至以及腹部皮肤绷急紧张，就不能用针刺治疗。

黄帝说：讲得好！

黄帝问伯高说：应该如何诊察皮、肉、气、血、筋、骨的病变呢？

伯高说：病色表现在两眉之间，缺少光泽的，则病变发生在皮；口唇呈青、黄、赤、白、黑颜色的，病变发生在肌肉；皮肤多汗而湿润，则病在血气；目色呈现青、黄、赤、白、黑色的，则病发生在筋；耳轮焦枯，阴暗不泽，如有尘垢的，则病变在骨。

黄帝说：病情的表现及变化是怎样的？应如何治疗？

伯高说：很多疾病变化多端，但皮有部，肉有柱，血气有输，骨有属。

黄帝说：我想知道其中的道理。

伯高说：皮之部，在肢末端的浅表部位；肉之柱，在上肢的臂、下肢的胫，手足六阳经肌肉隆起之处，以及足少阴经循行路线上的肌肉丰厚之处；血气之输，在诸经的络穴，当血气留滞时，则络脉壅盛而高起；筋的病变无阴无阳，无左无右，治疗时应随病变的部位而取之；骨病的所属部位在关节处，骨穴是输注精液的，且能补益脑髓。

黄帝说：应当如何进行治疗呢？

伯高说：由于疾病变化万千，针刺治疗或深或浅，或浮或沉，不可胜数。其主要的原则应根据发病的部位和病情进行针刺，病轻的浅刺，病重的深刺，病轻的用针要少，病重的用针要多。能随着病情的变化而调治经气，且治疗得当，才是高明的医生。

黄帝问伯高道：人体的肥瘦，身形的大小，体表的寒温，以及年龄的老、壮、少、小，是怎样区别的呢？

伯高回答说：年龄在五十岁以上的为老，二十岁以上的为壮，十八岁以下的为少，六岁以下的为小。

黄帝说：以什么标准来评定人体的肥与瘦呢？

伯高说：人体有脂、膏、肉三种不同的类型。

黄帝说：应当如何区别人的脂、膏、肉三种类型呢？

伯高说：肌肉丰厚坚实皮肤丰满润泽是多脂的人，肉不丰厚坚实皮肤松弛是多膏的人；皮肉紧紧粘连在一起是多肉的人。

黄帝说：人的身体有寒温的不同，如何加以区别呢？

伯高说：膏类型的人肌肉濡润，若皮肤腠理粗糙，卫气就易外泄，故身体多寒；若皮肤腠理细腻，卫气就易收藏，故身体多热。脂类型的人肌肉坚实，皮肤腠理致密的，身体多热；皮肤腠理粗疏的，身体多寒。

黄帝说：身体的肥瘦大小是如何区别的呢？

伯高说：膏类型的人，多阳气充盛，皮肤宽纵弛缓，腹部肌肉松软下垂；肉类型的人，身体宽大；脂类型的人，肌肉坚实而身形较小。

黄帝说：这三种类型的人的气血情况是怎样的呢？

伯高说：膏类型的人，阳气充盛，身体多热，就能耐寒；肉类型的人，阴血偏盛，能充养肌肉形体，气质平和；脂类型的人，其血清，气滑利且少，所以身形不大。这就是脂、膏、肉三种人气血多少的大概情况，与一般的人有所区别。

黄帝说：一般人的情况是如何的呢？

伯高说：一般人的皮、肉、脂、膏都比较均匀，血与气也保持平衡，没有偏多的情况，所以他们的身形不大不小，身体各部位都非常匀称，这就是一般人的情况。

黄帝说：讲得好。对这三种人出现的疾病，应当如何进行治疗呢？

伯高说：必须先分清这三种不同类型的人的气血多少及气的清浊，然后再根据具体情况用常法治疗。所以说，膏类型的人形体宽肥，腹肉下垂；肉类型的人身体上下都很宽大；脂类型的人脂虽然很多，但体型不大。

玉版·第六十

黄帝说：我认为小针是极其细小的东西，您却说它上合于天，下合于地，中合于人，这是否夸大了针的作用，我想请您阐述一下其中的道理。

岐伯说：天能包罗万物，还有什么能够比天更大呢？对于人体的作用而言，大于针的，只有五种兵器。但五种兵器都是在战争中用来杀人的，并不是用来治病救人的。自然界中最宝贵的就是人，针刺能够治病活人，小小的针具难道就不能与天、地相参合吗？在治疗人们疾病的过程中，是时时刻刻都离不开这小小的针具的。从这种意义上讲，针和五种兵器的作用，谁大谁小不是很清楚了吗？

黄帝说：疾病初发时，是由喜怒无常、饮食不节引起的，这导致阴气不足，阳气有余，使营气血运行不畅，便会形成痈疽。营卫气血郁滞不通，所产生的热邪与体内有余的阳热相互搏结，令肌肉腐败，化为脓液，这样的病能用小针来治疗吗？

岐伯说：高明的医生诊断出了这种病，就会及早治疗，使病邪不致久留体内，以免生变。比如两军交战，旗帜林立，刀光剑影遍布旷野，绝不是一天的谋划。能使臣民做到有令必行，有禁必止，将士们勇于冲锋陷阵，不怕牺牲，也不是一天的教育结果。等到身体已患有痈疽，脓血已经形成时才想到用针治疗，这不是远离养生防病之道了吗？冰冻三尺，非一日之寒。痈疽的发生，脓血的形成，既不是从天而降，也不是从地而生，而是病邪侵犯机体后，没有得到及时治疗而逐渐积累形成的。所以高明的医生，在痈疽没有形成之前，就能够防微杜渐，早期治疗，不使疾病发展；愚笨的医生，不懂得早期防治，治疗的都是已经形成的痈疽病。

黄帝说：痈疽已经形成，而事先没有预见到，脓已经形成，事先也没有观察出来，应该怎么办呢？

岐伯说：痈疽脓已形成的，九死一生。所以高明的医生能早期诊断，及时治疗，不等疾病形成就消灭在萌芽状态，并且将一些有效的治疗方法记载在竹帛上，使有才能的人能够学习继承，并将其世代相传下去，不致失传，使医生不再犯上述类似的错误。

黄帝说：痈疽已经化脓之后，就会危及生命，可以用小针导流放脓吗？

岐伯说：用小针治疗效果显著，用大针治疗又恐产生不良后果，所以痈疽脓血已经形成的，只有用砭石或铍针（砭石即石针；铍针，针长而宽扁，头如剑针。两者都是古代治病的工具）挑破痈疽，排出脓液，才能取得好的疗效。

黄帝说：如痈疽化脓恶化，还能治好吗？

岐伯说：这主要由痈疽的顺逆来决定。

黄帝说：我想听听顺逆的情况。

岐伯说：患痈疽病的人，白眼球部呈现青黑色，眼睛缩小是逆证之一；服药即呕吐的是逆证之二；腹痛而且口渴严重的是逆证之三；肩项转动不灵便的是逆证之四；声音嘶哑、面无血色的是逆证之五。除了这五种情况，其他的便是顺证了。

黄帝说：所有疾病都有逆顺的情况，您能说给我听听吗？

岐伯说：腹胀满，身发热，脉细小，是逆证之一；腹胀满而肠鸣，四肢逆冷，泄泻，脉大，是逆证之二；衄血不止，脉大，是逆证之三；咳喘，小便尿血，肌肉消瘦，脉小而强劲，是逆证之四；咳嗽，肌肉消瘦而脱陷，身发热，脉小急疾，是逆证之五。如果出现以上五种逆证情况，那么不超过十五天人就会死亡。至于五逆的急证：病人腹部胀大，四肢逆冷，形体消瘦，泄泻不止，是一逆；腹部胀大，大便下血，脉大而时有间歇，是二逆；咳嗽，小便尿血，形体极度消瘦，脉坚搏指有力，真脏脉见，是三逆；呕血，胸部胀满连及背部，脉小而疾速，真元大亏，是四逆；上有咳嗽、呕吐，中有腹胀，下有完谷不化的泄泻而脉绝不至，这是五逆。凡出现以上五种逆证的，不到一昼夜人就会死亡。如果医生不仔细审察这些危象，而妄用针刺治疗，就叫做逆治。

黄帝说：先生曾经说针的作用很大，能与天地相参，上合天文，下应地理，与自然界变化的规律相适应。在人体方面，内则分别与五脏相关联，外则依次与六腑相贯通，并能疏通十二经脉，宣导气血，使经脉循行畅通。但误用针刺，就会伤害人的性命而不能救治生命垂危的人。你能告诉我运用针刺，救治生命而不伤害人的性命的方法吗？

岐伯说：错误的针刺会伤害人的性命，正确的针刺也不会救活死人。

黄帝说：我认为这太缺乏仁爱了，我想具体听听其中的规律，以免再错施于人。

岐伯说：这是很清楚的道理，也是很明显的结果，就像刀剑可以杀人，饮酒过多可以醉人一样，这个道理不用诊察也可以知道。

黄帝说：我愿听您详细地讲一讲。

岐伯说：人所禀受的精气来源于食物，食物注入胃，所以胃是食物化生气血的源泉。在自然界，大海所蒸腾的云气，在广阔的天空浮游。在人体，胃所化生的气血，则随着十二经的经隧（经隧，就是经络连结贯通所形成的通道，供血气通行，比喻为隧）流动，如果在这些经络的要害部位，逆着经气运行的方向进行针刺，就会泻真气而导致死亡。

黄帝说：经脉的要害部位在人体上下有一定的数目和部位吗？

岐伯说：若针刺手阳明大肠经的五里穴，就会使脏气运行到中途而停止。每脏的真气，大概误刺五次便会泻尽。所以如果连续误治五次就会使某一脏器的真气泻尽；连续泻二十五次，则五脏的真气都会竭绝，这就是所谓的劫夺了人的天真之气。所以，并不是针刺本身能够伤人性命，而是不知道针刺禁忌的人误刺的结果。

黄帝说：愿听您更详细地讲讲其中的道理。

岐伯说：如在气血出入门户的要害部位妄行针刺，刺得浅则病人回到家中才死亡；刺得深则会使病人当即死在医者的堂上。

黄帝说：您讲的这些针刺方法很好，道理也很清楚，请允许我把这些刻录在玉版上，作为珍宝收藏，以留传后世，作为针刺治疗的戒律，使医生们不敢再违反针刺规律。

五禁·第六十一

黄帝问岐伯道：我听说针刺有五禁，什么叫做五禁？

岐伯说：五禁就是禁止针刺，凡遇到禁日，对某些部位应避免针刺。

黄帝说：我听说针刺有五夺。

岐伯说：五夺就是因气血虚衰而导致的五种大虚证，对这五种大虚证，不能施行泻法针刺。

黄帝说：我听说针刺有五过。

岐伯说：五过是说在用针刺施行补泻时，不能超过常度。

黄帝说：我听说刺有五逆。

岐伯说：五逆是指疾病与脉相反的五种情况。

黄帝说：我听说针刺有九宜。

岐伯说：明确了解了九针的理论，并能灵活恰当地应用，就叫做九宜。

黄帝说：什么叫五禁？我想知道不可施行针刺的时日。

岐伯说：天干应于人身，甲乙日应头，所以遇到甲乙日时，不能刺头部的腧穴，也不用发蒙（是治疗头面耳目病的一种针刺方法）的针法刺耳内；丙丁日应肩、喉，所以遇到丙丁日时，不能用振埃（是治疗阳气逆于胸中，咳嗽胸满、喘息上气的一种针刺方法，以天突、廉泉两穴为主）的针法刺肩、喉及廉泉穴；戊己日应手足四肢，所以遇到戊己日时，不能深刺腹部和用去爪（是治疗关节、脉络四肢病及阴囊水肿的一种针法）的针法泻水；庚辛日应股膝，所以遇到庚辛日时，不能针刺股膝部的穴位；壬癸日应足胫，所以遇到壬日时，不能针刺足胫部的穴位。这就是所谓的针刺五禁。

黄帝说：什么叫做五夺？

岐伯说：形体消瘦、肌肉陷下，是一夺；大失血之后，是二夺；大汗出后，是三夺；大泄之后，是四夺；新生产后，或大出血后，是五夺。五夺都是元气大虚，不可再用泻法治疗。

黄帝说：什么叫做五逆？

岐伯说：热性病反见脉象静，汗出后，脉反见躁动之象，此为脉证相反，是一逆；患泄泻的病人，脉象反见脉洪大，是二逆；身患痹病疼痛不移，隆起的肌肉溃破，身体发热，一侧脉搏难以摸到，是三逆；淫欲过度，耗竭阴液，形体消瘦，身热，肤色苍白，以及大便下血块，出血严重，是四逆；久患寒热，导致形体消瘦，脉象坚硬搏动手指，是五逆。

动输·第六十二

黄帝说：在人体的手足十二经脉之中，为什么手太阴肺经、足少阴肾经、足阳明胃经的脉搏动不止而表现于外呢？

岐伯说：根源来于足阳明胃脉。胃是五脏六腑所需营养物质的来源，胃中水谷精微化生的清气，向上输注于肺，肺气从手太阴肺经开始，循行到全身十二经脉，肺气的循行，随着呼吸运动而往复，所以一呼脉搏跳动两次，一吸脉搏也跳动两次，呼吸运动不停止，脉搏跳动也不停止。

黄帝说：脉气经过手太阴肺经的寸口，其盛衰上下是不一样的，进时脉气很盛，退时脉气衰微，它从哪些脉道上往返呢？我不知道其中的道理。

岐伯说：脉气离开内脏而外行于经脉时，像弓箭突然离弦一样迅疾，像水冲决堤堰一样急速，所以脉气开始时是强盛的，上行到鱼际后脉气已经衰弱了，借衰散之力逆而上行，所以脉气的运行就很衰弱。

黄帝说：足阳明胃脉为什么跳动不止呢？

岐伯说：这是由于胃气上注于肺，其中的剽悍之气上冲于头，循咽喉，上走空窍，循眼系，入内联络于脑，又复出于额部，下行会于足少阳胆经的客主人穴，再循颊车会合于足阳明胃经，向下行于人迎穴，这就是胃气别出阳明而又合于阳明，使阳明脉搏动不休的原因。所以手太阴寸口脉与足阳明人迎脉上下贯通，跳动一致。故阳病而阳明脉反小的为逆证，阴病而太阴脉反大的为逆证。太阴脉与阳明脉的跳动是均匀一致的，静则都静，动则都动，就像牵引一根绳索一样，若彼此一方偏盛或偏衰，就会发生疾病。

黄帝说：足少阴肾脉为什么跳动不休呢？

岐伯说：这是由于足少阴脉与冲脉并行的缘故。冲脉，是十二经脉之海，与足少阴经的大络同起于肾下，出于足阳明胃经的气街穴，并沿着大腿内侧，向下斜行进入腘中，再沿小腿的内侧，与足少阴肾经合并，向下行于内踝的后面，进入足下。又分出一条支脉，斜行进入内踝，出于足背，散属于足跗上，进入足大趾内侧，注入所有络脉之中，以温养足胫。这就是足少阴脉经常跳动不止的原因。

黄帝说：营气和卫气的运行，在人体上下相互贯通，循环往返而不停息。若突然遇到邪气的侵害，或突然遭受严寒的侵袭，邪留四肢，使手足怠惰无力，脉管内外营气、卫气循行的道路及转输会合的地方，都因外邪阻滞不通而运行失常，在这种情况下，营卫之气是怎样往返循环的呢？

岐伯说：四肢的末端是阴阳相会的地方，也是营气、卫气通行的大络。头、胸、腹、胫四部的气街，是周身上下营卫之气通行的路径。所以当邪气阻滞了小的络脉，络脉不通时，那么人体营卫之气便通过四街这些大的路径得到贯通，四肢末端的络脉沟通后，则气又会合于四肢，按原来的模式转输运行。周而复始，循环不止。

黄帝说：好。通过上述阐释，对于如环无端，周而复始的道理，我更明白了。

五味论·第六十三

黄帝问少俞道：食物进入人体后，五味分别进入相应的脏腑经络，五脏六腑在其影响下也会发生各自的病变。如酸味进入筋，过食酸味，就会导致小便不通；咸味进入血液，过食咸味，会使人口渴；辛味进入气分，过食辛味，会使人心生空虚感；苦味进入骨骼，过食苦味，会使人呕吐；甘味进入肌肉，过食甘味，会使人心中烦闷。我只知道这些情况，但不知道其中的原理，请您讲解一下。

少俞回答说：味酸的食物进入胃后，酸性收涩，只能行于上、中二焦，而不能迅速吸收转化，便留滞在胃中，胃中调和，功能正常，就使酸味下注于膀胱，膀胱的皮薄而且濡软，遇酸后则卷曲收缩，使膀胱口受阻不通，影响尿液的通行，所以小便不通。前阴是诸筋聚集的地方，所以酸入于胃而走筋。

黄帝说：咸味善走血分，多食咸味的东西，会使人口渴，为什么？

少俞说：将咸味的东西摄入胃后，咸味之气上走中焦，输注到血脉，与血相合，随血行走，血与咸味相合，则使血液浓稠，血液浓稠则胃中的水液注入血脉之中。如胃中水液不足，则不能上滋咽部，而使咽部焦干，舌根也干燥，所以就口渴。血脉是中焦精微输送到周身的道路，血也出于中焦，所以说咸味入于胃后，出于中焦而走血分。

黄帝说：辛味善走气分，过食辛味的东西，会使人心中空虚，为什么？

少俞说：辛味的东西摄入胃后，辛味之气走上焦，上焦的功能是将来自中焦的水谷精微布散到体表。过食姜、韭之类的辛味就会熏蒸于上焦，使营卫之气受到影响，如果辛味久留于胃中，就会使人感到空虚。辛味与卫阳之气同行，所以说辛味入胃后促使卫阳之气外达而汗出，辛味也随汗而排泄，这就是辛味走气的道理。

黄帝说：苦味善走骨，过食苦味的东西，会使人作呕，这是为什么？

少俞说：苦味入胃后，五谷的气味皆不能盛过它，当苦味进入下脘后，三焦的通道都受到影响而气机阻闭不通利。三焦不通，胃内食物不得通调，胃气因而上逆形成呕吐。牙齿是骨的外露部分，苦味经过牙齿进入人体内又随呕吐通过牙齿外出，所以说苦味走骨。

黄帝说：甘味善走肌肉，过食甘味，会使人烦闷，为什么？

少俞说：甘味的东西摄入胃后，使胃气小而柔弱，不能上行到上焦，而经常与食物共同留积在胃中，所以胃气也柔润。胃柔润则气行缓慢，容易化湿生虫，寄生虫因食甘味而在胃中蠕动，所以使人烦闷。甘味可以入脾，脾主肌肉，甘味外通于肌肉，所以说甘味善走肌肉。

阴阳二十五人·第六十四

黄帝说：听说人有阴阳类型的不同，他们是如何区别的？

伯高说：天地之间，宇宙之内，一切事物的变化，都离不开木、火、土、金、水五行，人也是如此。根据人的先天禀赋的不同，也各自体现出木、火、土、金、水五行性质的特征。每一类型的人又表现出五种个体差异，所以，人群中体现了五五二十五种类型。然而二十五种人的形体特征、性格特点与阴阳类型的人是不同的。我已知道阴阳类型的太阴之人、少阴之人、太阳之人、少阳之人、阴阳和平之人的五种形态，还想了解一下二十五种人的具体情况，以及由于血气不同所产生的不同特点，如何从人体外在的表现得知内部的生理、病理情况呢？

岐伯说：您问得真详细啊！这是先师秘藏的心得，就是伯高也不能彻底讲清其中的道理。

黄帝离开座位，后退几步，很恭敬地说：我听说遇到可以传授学术理论的人而不传，是严重的损失，而得到了这种学术而不加重视，随便泄漏，将会受到上天的厌弃。我迫切希望能获得这种学术知识，并领会透彻，而后秘藏在金柜里，不随便传扬。

岐伯说：首先应当明确木、火、土、金、水五种类型的人，然后再根据五种颜色的不同，辨别上述五种人的差异，这样就很容易知道二十五种人的形态了。

黄帝说：请详细地讲解一下。

岐伯说：一定要非常谨慎，就让我给您讲讲吧。形体与性情秉承木性的人，属于木音中的上角，就像东方的苍帝一样。这类人的形态特征是：皮肤呈苍色，头小面长，肩背宽大，身直，手足小，多有才能，好用心机，体力不强，经常被事务困扰。这样的人对于时令的适应情况是：能耐受春夏的温热，不能耐受秋冬的寒凉，在秋冬季节容易感邪而生病。此类人，类属于足厥阴肝经，性格特征具有柔美而稳重的特征，是禀受木气最全的人。禀木气不全者另外有四种人，分为左右上下：木音中属于大角一类的人，在左上方，属于左侧足少阳经之上，其特征有柔退而畏缩不前的缺陷。右下方是在木音中属于左角一类的人，属于右足少阳经之下，其特征是处事随和而顺从。右上方是在木音中属于太角一类的人，类属于右足少阳经之上，其特征是积极、向上、进取。左下方是在木音中属于判角一类的人，类属于左足少阳经之下，其特征是举止大方，刚正不阿。

形体与性情秉承火性的人，属于火音的上徵，就像南方的赤帝一样。这类人的形态特征是：皮肤呈红色，脊背宽广，颜面瘦小，头小，肩背髀腹各部的发育均匀美好，手足小，步履稳健，心性急躁，走路时身体摇晃，肩背部肌肉丰满，办事有气魄，轻钱财，但少守信用，多思虑，分析问题明快、透彻，面部颜色红润健康，性情急躁，不能长寿，多暴病而死。这类人对时令的适应情况是：能耐受春夏的温热，不能耐受秋冬的寒凉，秋冬季节易感受邪气而生病。这一类型的人，在五音中比为上徵，归于手少阴心经，是禀火气最全的一类人，其特征是：认识事物深刻，讲求实效。禀火气不全的分为上下左右四类：左上方，在火音中属于质徵类型的人，归左手太阳经之上，火气不足，其特征是为人光明正大而明事理。右下方，在火音中属于少徵类型的人，归于右手太阳经之下，其特征是善动而多疑。右上方，在火音中属于右徵类型的人，归于右手太阳经之上，其特征是勇跃而不甘落后。左下方，在火音中属于质判类型的人，归于左手太阳经之下，其特征是无忧无愁，乐观、怡然自得。

形体与性情秉承土性的人，属于土音中的上宫，宛如中央的黄帝。这类人的形态特征是：皮肤呈黄色，面圆，头大，肩背部丰满健美，腹大，两腿健壮，手足小，肌肉丰满，全身上下都很匀称，步履稳健，行走时脚步落地很轻，人安静，做事慎重，乐意帮助别人，不喜欢权势，善于团结人。这类人对时令的适应情况是：能耐受秋冬的寒凉而不能耐受春夏的温热，在春夏季节易感邪生病。这一类型的人在土音中称为上宫，属于足太阳脾经，是禀土气最全的人，其性格特征是：诚实忠厚。禀土气不全的人有左右上下四类：左上方，在土音中属于大宫类型的人，类属于左足阳明经之上，其特征是平和、柔顺。左下方，在土音中属于加宫类型的人，类属于左足阳明经之下，其特征是端庄持重、乐观无忧。右上方，在土音中属于少宫类型的人，类属于右足阳明经之上，其特征是言语圆润婉转。右下方，在土音中属于左宫类型的人，类属于右足阳明经之下，其特征是独立奋进。

形体与性情秉承金性的人，属于金音中的上商，好比西方的白帝。这类人的形态特征是：皮肤呈白色，面部呈方形，头小，肩背瘦小，腹小，手足小，足跟坚硬，行动轻快，禀性廉洁，情性急躁，静则安，动则悍猛，适合于做官吏。这类人对时令的适应情况是：能耐受秋冬的寒凉，不能耐受春夏的温热，在春夏季节易感邪生病。这一类型的人，在金音中称为上商，属于手太阴肺经，是禀金气最全的人，其特征是峭薄寡恩。禀金气不全的人有上下左右四类：左上方，在金音中属于钛商类型的人，属左手阳明经之上，其特征是廉洁自好。左下方，在金音中属于左商类型的人，属左手阳明经之下，其特点是美俊而潇洒。右上方，在金音中属于大商类型的人，属右手阳明经之上，这类人的特点是善于明察是非。右下方，在金音中属于少商类型的人，属右手阳明经之下，这类人的特点是严肃庄重。

形体与性情秉承水性的人，属于水音中的上羽，就像北方的黑帝。这类人的形态特征是：皮肤呈黑色，面不平，头大，颊部较宽广，肩部瘦小，腹大，手足好动，行走时身体摇晃，尻尾部较长，脊背部也较长，对人不敬重也不惧怕，善于欺骗别人，容易被人戮杀。这类人对时令的适应情况是：能耐受秋冬的寒凉，不能耐受春夏的温热，在春夏季节易感邪生病。这类人在水音中称为上羽，属于足少阴肾经，是禀水气最全的人，其特征是心胸狭窄，为人卑下。禀水气不全的人有左右上下四类：右上方，在水形中属于大羽类型的人，类属于右足太阳经之上，其特征是神情洋洋自得。右下方，在水形中属于少羽类型的人，类属于左足太阳经之下，这类人的特征是经常心情郁闷不舒。左下方，在水音中属于众羽一类的人，类属于右足太阳经之下，这类人的特征是文静而清高。左上方，在水音中属于桎羽类型的，类属于足太阳经之上，这类人的特征是安定而拘束。以上木、火、土、金、水五种形态的人，因各自的禀赋不同，特征各异，所以有二十五种不同的变化。

黄帝说：从五行理论的角度，人体已经具备二十五种类型的某一形体特征，但却没有显示相应的皮肤颜色，是怎么一回事呢？

岐伯说：按照五行生克的规律，若是出现了形体的五行属性克制皮肤颜色的五行属性，或皮肤颜色的五行属性克制形体的五行属性的反常现象，每逢遇到年忌相加，若再感受了病邪就会生病，生病若有失治、误治，或稍一疏忽，不重视保养，难免有性命之忧。如果形体与皮肤颜色相称，则是平安康泰的表现。

黄帝说：在形体和肤色相互克制的时候，年忌的相加能够知道吗？

岐伯说：一般人重大的年忌，从七岁这一大忌算起，以后每加九岁为一大忌，七岁，十六岁，二十五岁，三十四岁，四十三岁，五十二岁，六十一岁，在这些年忌里，人要十分注意对自己身体和精神的调养，不然就很容易感受邪气而产生疾病，若再稍有疏失，则会危及到生命。所以人每逢遇到这些年忌的年龄时，要特别注意调养，更不要做奸邪的事，以免损伤精神和身体，以上讲的就是年忌。

黄帝说：您曾经说过，根据手足的十二经脉在人体的上下循行和气血的多少变化，来体察反映到体表的现象，究竟如何呢？

岐伯说：循行于人体上部的足阳明经脉，若血、气充足旺盛，则两颊的胡须长而美观；如果血少而气多，则胡须较短；如果气少血多，胡须则稀少；如果气血都不充盛，则会完全无胡须、口角两旁的纹理较多。循行于人体下部的足阳明胃经，若血气充盛，则下部的毫毛较长而美，并可延长到胸部；如果血多气少，则下部的毫毛短而美，可延长到脐部，行走时喜好高举两足，足趾的肌肉较少，足部常常感到寒冷。如果血少气多，则容易长冻疮；如果血气均不足，下部毫毛不生，即便有，也稀少枯憔，这种人容易患痿、厥、痹等病。

循行于人体上部的足少阳经脉，若气血充盛，面颊两侧连鬓的胡须美好而长；血多气少的，则两颊连鬓的胡须美好而短；如果血少气多，则少长胡须；血、气都不充盛的，则胡须不生，感受寒湿之邪后，则容易患痹证、骨节疼痛、爪甲干枯等症。循行于下部的足少阳经脉，若气血充盛，则腿胫部的毛美而长，足外踝部肌肉肥厚；血多气少的，则腿胫部的毛美且短，足外踝部的皮肤坚硬且厚；血少气多的，则腿胫部的毛较少，外踝部皮肤薄弱而软；血、气都少的，则腿胫部无毛，足外踝部瘦弱无肌肉。

循行于上部的足太阳经脉，若气血充盛，则眉毛清秀而长；如果血多气少，则眉毛粗疏不齐，面部多有细小的纹理；血少气多的，则面部肉多；气血调和则面色润泽柔美。循行于下部的足太阳经脉，若血气充盛，则足跟部肌肉丰满、坚实；如果气少血多，则足跟部肌肉瘦弱、空软无力；如果气血都不充足的，则容易发生痉挛转筋，足跟骨疼痛的病。

手阳明经脉的上部血气充盛，则唇上胡须清秀而美；如果血少气多，则口唇上边的胡须稀疏无华。血气都少则唇无胡须。手阳明经脉的下部，若血气充盛，则腋毛秀美，手掌鱼际部的肌肉温暖；气血都虚弱的，则手部的肌肉消瘦寒凉。

手少阳经脉的上部血气充盛，则眉毛美好而且长，耳部的颜色红润；如果血气都虚少，则耳部焦干，颜色暗而无华。手少阳经脉的下部气血充盛，则手部的肌肉丰厚、温暖；如果气血都虚弱，则手部的肌肉瘦削、寒凉；气少血多的，则手部肌肉瘦削，而且脉络多浮现于外。

手太阳经脉的上部血气充盛，胡须就较多，面部多肉且平展；若血气都不充足，则面部肌肉消瘦，面黑暗淡无华。手太阳经脉的下部气血充盛，则手掌部肌肉丰满；若气血都少则手掌部的肌肉消瘦、寒凉。

黄帝说：对于这二十五种不同类型的人，在针刺治疗时有一定的原则吗？

岐伯说：眉毛清秀美好，说明足太阳经脉气血充盛；眉毛稀疏无华，是该经脉气血虚少；人体肌肉丰满而且润泽，说明血气有余；人体肌肉丰满而无光泽，为气有余，血不足；人体肌肉消瘦而无光泽，说明气血均不足。仔细观察人体外在与内在气血的盈亏，便可测知疾病的虚实、病势的顺逆，这样就能作出恰当的治疗，不致贻误病机。

黄帝说：怎样去针刺三阴三阳经脉所患的病变？

岐伯说：切按寸口、人迎脉，以分辨阴阳气血盛衰的变化，再沿经脉络道循行的部位，以察有无气血凝涩不通的现象。若气血结聚不通可使机体多有痛痹，严重时气血不能运行，以致脉道涩滞。遇到这种情况，应采用针刺温补的方法，使气血通调，而后止针。气血结聚于络道，血脉结滞不通的，宜针刺放血，消除瘀血。所以，邪气郁结在上的，应采取上病下取的取穴方法，引导病气下行；凡上部正气不足的，用推而扬之的针法，促使正气上行；若气迟迟不至没有针感，或是气行迟滞而中途滞留，应在滞留之处迅速针刺，以使气上行。上述治疗方法，必须在明确经脉循行路线的基础上，才能施行。如果有寒热交争的现象，就应根据阴阳盛衰的不同情况，补其不足，泄其有余，调理气血达到平衡。若脉中虽有郁滞而尚未凝结的，就应区别不同的情况给予相应的治疗。总之，必须先熟悉二十五种人的外部特征、各部经脉上下气血的盛衰，以及内部的病理机制等具体情况、针刺的各种方法和原则，也就能以此而定了。

五音五味·第六十五

从音乐与人体对应的角度来看，凡属右徵和少徵之类的人，应调治右侧手太阳上部；属左商和左徵之类的人，应调治左侧手阳明经的上部；属少徵和大宫之类的人，应调治左侧手阳明经上部；属右角和大角之类的人，应调治右侧足少阳经下部；属大徵和少徵之类的人，应调治左手太阳经上部；属众羽和少羽之类的人，应调治右足侧太阳经下部；属少商和右商之类的人，应调治右侧手太阳经下部。属桎羽和众羽之类的人，应调治右侧足太阳经下部。属少宫和大宫之类的人，应调治右侧足阳明经下部；属判角和少角之类的人，应调治右侧足阳明经下部；属钛商和上角之类的人，应调治左侧足太阳经下部。

上徵、右徵之类的人，对应于五谷中的麦、五畜中的羊、五果中的杏、经脉中的手少阴、五脏中的心、五色中的赤、五味中的苦、五时中的夏（据五行学说，五音中的上徵、右徵皆属"火"，麦、羊、杏、心等也皆属"火"，故为同类相应。又：古人分四季为春、夏、长夏、秋、冬，故为五时）。上羽和大羽之类的人，对应于五谷中的大豆、五畜中的猪、五果中的栗、经脉中的足少阴、五脏中的肾、五色中的黑、五味中的咸、己时中的冬。上宫与大宫之类的人，对应于五谷中的稷、五畜中的牛、五果中的枣、经脉中的足太阴、五脏中的脾、五色中的黄、五味中的甘、五时中的长夏。上商与右商之类的人，对应于五谷中的黍、五畜中的鸡、五果中的桃、经脉中的手太阴、五脏中的肺、五色中的白、五味中的辛、五时中的秋。上角和大角之类的人，对应于五谷中的黍、五畜中的狗、五果中的李、经脉中的足厥阴、五脏中的肝、五色中的青、五味中的酸、己时中的春。

大宫属土音，上角属木音，这两种类型的人，可调治右侧足阳明胃经上部。左角与大角属木音，这种类型的人，可调治左侧足阳明胃经上部。少羽与大羽属水音，这种类型的人，可调治右侧足太阳膀胱经的下部。左商与右商属金音，这种类型的人，可调治左侧手阳明大肠经的上部。加宫与大宫属土音，这种类型的人，可调治左侧足少阳胆经上部。火音的质判和土音的大宫类型的人，可调治左侧足少阳小肠经下部。判角与大角属木音，这种类型的人，可调治左侧足少阳胆经下部。属水音的大羽和属木音的大角之类的人，可调治右侧足太阳膀胱经上部。属木音的大角和属土音的太宫之类的人，可调治右侧足少阳经上部。

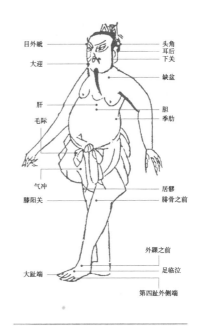

□ 足少阳胆经循行图

胆经循行：起于目外眦（瞳子髎），向上到额角返回下行至耳后，沿颈部向后交会大椎穴再向前入缺盆部入胸过膈，联络肝脏，属胆，沿胁肋部，出于腹股沟，经外阴毛际，横行入髋关节（环跳）。耳部支脉：从耳后入耳中，出走耳前，到目外眦处后向下经颊部会合前脉于缺盆部。下行腋部、侧胸部，经季肋和前脉会于髋关节后，冉向卜沿大腿外侧，行于足阳明和足太阴经之间，经腓骨前直下到外踝前，进入足第四趾外侧端（足窍明）。足背部支脉：从足临泣处分出，沿第一、二跖骨之间，至大趾端（大敦）与足厥阴经相接。

右徵、少徵、质徵、上徵、判徵等五种属火音；右角、钛角、上角、大角、判角等五种属木音；右商、少商、钛商、上商、左商等五种属金音；少宫、上宫、大宫、加宫、左宫等五种属土音；众羽、桎羽、上羽、大羽、少羽等五种属水音。徵、角、商、宫、羽五音，分别对应于五行中的火、木、金、土、水。

黄帝说：女性无胡须，是没有血气的缘故吗？

岐伯说：冲、任二脉，皆发端于胞中，向上循行于脊背，是经脉和络脉汇聚的场所。其中浮现在体表的，沿腹部右侧上行，交会于咽喉，其中的一条分支，别出咽喉，环口、唇循行。血气俱旺，则肌肉丰满，皮肤润泽，且渗灌到皮肤，滋生毫毛。女性每月都有月经排出体外，存在着气有余而血不足的生理特征，这使得冲、任脉的血气，不足以营养口唇，所以女性不生胡须。

黄帝说：男性中有损伤了生殖器，造成阳痿不能勃起，丧失了性功能，可他胡须并不曾失，这是什么缘故呢？而宦官因受阉割，他的胡须便不再生长，这又是什么原因呢？请你讲讲其中的道理。

岐伯说：宦官受阉割，是将睾丸切除，使得冲脉受伤，使血外泄，不能恢复，伤口愈合后皮肤干结，冲任二脉的血液不能正常运行，口唇周围得不到血液荣养，所以不生胡须。

黄帝说：有的人天生发育不完全，纯属天阉，不曾受伤，也不曾失血，更不曾像女性般定期排除月经，却也不生胡须，这又是什么原因呢？

岐伯说：这是先天赋的性生理缺陷，冲、任二脉不充盛，外生殖器不健全，虽有气但无血，口唇周围得不到血液荣养，所以不生胡须。

黄帝说：讲得太好了！圣人能通晓万事万物，就像日月的光芒，立其竿就能见其影，又像擂鼓作响，听到声音，就能知道它的形状，由此可以知彼，除了先生您，谁还能明了这万事万物中博大精深的道理呢？所以有才智的人，通过观察他人的颜色，就能推知体内的情况，如面色黄赤的，便知道体内气血有热；面色青白的，便知道体内气血有寒；色黑的，便知多血少气；眉清目秀的，是太阳经脉多血；须髯很长的，是少阳经脉多血；胡须美好的，是阳明经脉多血。这是一般的规律。

人体内各经脉气血的情况是：太阳经通常是多血少气；少阳经通常是多气少血；阳明经通常是多血多气；厥阴经通常是多气少血，少阴经通常是多血少气；太阴经通常也是多血少气。这是人体生理的正常规律。

百病始生·第六十六

黄帝问岐伯道：任何疾病，皆起源于风、雨、寒、暑、凉、湿，以及喜怒等情志因素。喜怒不加节制，会伤人五脏；风雨寒暑之邪，会使人体外部受伤。

头针刺激区图

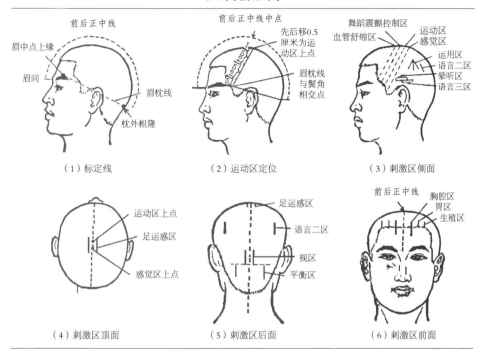

（1）标定线　　　　　（2）运动区定位　　　　　（3）刺激区侧面

（4）刺激区顶面　　　　（5）刺激区后面　　　　　（6）刺激区前面

风雨的邪气，伤人的上半身；寒湿的邪气，伤人的下半身。人体三个部位遭受邪气的伤害各不相同，我想听听其中的道理。

岐伯说：使人体致病的三种邪气，是不同性质的，它们有的先发于阴分，有的先发于阳分，请让我说明其中的道理。凡因喜怒不节，情志不调而发病的，易内伤人体的五脏，五脏属阴，脏伤则疾病起于阴分；寒湿疾病容易侵袭人体下部，即病起于下；风雨寒暑的邪气容易侵袭人体上部，即病起于上，这就是根据邪气致病的特点分为的三个方面，至于邪气侵袭人体引起的种种变化，那就不可胜数了。

黄帝说：我对这些千变万化的病情不是很清楚，所以才请问您，希望能全面了解其中的道理。

岐伯说：风、雨、寒、热的邪气，如果不是遇到身体虚弱的病人，病邪一般就不能单独使人致病。突然遇到疾风暴雨而没有生病的，是因为人的身体健壮，正气不虚，所以疾病的产生，主要是身体的虚弱和邪风的侵袭，两种因素相合，疾病由此而生。人们在实际生活中，若身体强壮，肌肉坚实，四时之气

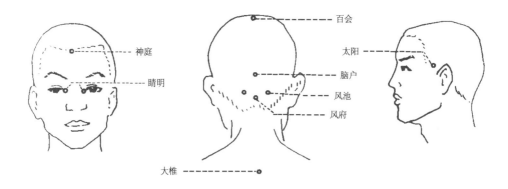

□ **脑导引功点穴图**

　　脑导引功应轻扣头部，按摩头皮及点按健脑穴位。点穴应以督脉及肝肾经脉为主，因督脉循头面最长，并和脑有密切联系，肝肾为脑髓之源。

　　也正常，就能够得保康健。凡是疾病的发生，既起因于四时之气的变化，又决定于身体素质是否强壮。即人体正气不足而邪气盛，就会生病。邪气大都根据不同的性质侵袭人体的一定部位，再根据发病部位的不同来决定病名。人体可从纵向划分为上、下、中三部，从横向又可分为表、里和半表里三部。所以说邪气侵犯人体，首先始于最表层的皮肤，若皮肤松弛，则腠理开泄，腠理开泄则邪气从毛孔而入，如果邪气逐渐向深处侵犯，一般会出现恶寒战栗，毫毛悚然直立，皮肤也会生出疼痛之感。若邪气滞留不除，就会逐渐传到络脉，导致肌肉疼痛。疼痛时作间止，是邪气从络脉向经脉转移。若病邪继续滞留经脉而不除，就不时会出现刹那间的颤抖和惊悸现象。邪气继续留滞不去，传入输脉，又滞于输脉时，足太阳经的六经腧穴受病，六经之气被邪气所阻，就不能通达于四肢，以致四肢关节疼痛，腰脊也强痛不适。邪气如再留滞不去则传入脊内的冲脉，冲脉被邪气所犯，就会感到身体沉重疼痛。若邪气依旧不散，则会传于肠胃，引起肠鸣腹胀。寒邪重的则肠鸣泄泻完谷不化，热邪重则大便溏泄，甚或泄痢。此时邪气若仍留滞不去，传注到肠胃之外半表半里的膜原，留驻于血脉之中，邪气就会与血气互相凝结，日久而成为积块。总之，邪气侵犯人体后，或留于孙脉，或留于络脉，或留于经脉，或留于输脉，或留于伏冲之脉，或留于膂筋，或留于肠胃以外的膜原，上连着缓筋，邪气浸淫泛滥于人体的各个组织，所造成的各种各样的疾病，其症状变化是一言难以尽述的。

黄帝说：我想全面了解其中的缘由。

岐伯说：邪气停留在孙络形成积块，其疼痛点上下游动，因积块停留在孙络，而孙络表浅而又松弛，所以无力拘束积块使之固定不移，疼痛表现呈游动性。如果积块停留于肠胃间的孙络，则肠胃间的水液渗透灌注，会形成水液停聚，吸收代谢失调，有时发出濯濯的声音；寒邪盛则腹部胀满雷鸣，并常出现刀割一样的疼痛。若邪气停留在阳明经而形成积滞，积滞位于脐的两旁，饱食后则增大，饥饿时则缩小。如果邪气留滞于缓筋而形成积块，其形状表现与阳明经的积块相似，但疼痛的特点是饱食则痛，饥则痛止。邪气留滞于肠胃部的膜原形成积块，疼痛时牵连到肠外的缓筋，特点是饱食后不痛，饥饿时疼痛。邪气停留在伏冲之脉形成积块，用手切按腹部，应手处有动感，放手后患者自觉有热气下行，放射到两股之间，犹如用热汤浇灌般。邪气停留在脊筋形成积块，饥饿时肠胃空虚，积块形状可以摸到，饱食后肠胃充实，用手按摸不到积块的形状。邪气停留在输脉形成积块，脉道闭塞不通，津液不得上下输布，孔窍干涸壅滞。这些就是邪气从外入内、从上到下的临床表现。

黄帝说：积块从发生到形成的情况怎样？

岐伯说：积块的发生，由感受寒邪而起，寒邪厥逆上行，积块也就形成。

黄帝说：寒邪导致积病的病理过程是怎样的？

岐伯说：寒邪造成厥逆之气，先使足疼不便，足痛不便又产生胫部寒冷，胫部寒冷进而使血脉凝涩，血脉凝涩，则寒气上逆进入肠胃，导致气机不通，腹部胀满，腹部胀满则使肠外的水液汁沫积聚不能消散，这样日久成为积病。又因突然暴饮暴食，使肠胃经脉过于充盈，或因生活起居失常，或因用力过度，均可以使络脉受伤。若表浅的阳络受伤，则血向外溢，外溢表现为各种衄血症状；若深部的阴络受伤，则血向内溢，血内溢就表现为大便血的症状；如果肠胃的络脉受伤，则血溢于肠道外的腹腔组织间，若肠外有寒邪，肠外的水液汁沫与血液搏结，合并凝聚不散，积块就形成了。此外，突然受到外来寒邪的侵袭时，再加上内有忧伤思虑，或有郁怒愤闷等情志损伤，则使气机逆上、紊乱，气机逆上使足六经气血运行不畅，阳气不行，血液凝结于里，不能布散，津液涩滞，留之不去，积块又得以形成。

黄帝问道：讲得好。病发于属阴的内脏，是怎样的？

岐伯说：愁思忧虑过度则伤害心脏；形体受寒，再加饮食生冷，两寒相合伤害肺脏；愤恨恼怒过度则伤害肝脏；酒醉后行房事，汗出复又当风，则伤害脾脏；用力过度，或房事后汗出洗浴，则伤害肾脏。这就是内外上下三部发病的情况。

黄帝说：这些病应怎样治疗？

岐伯问答说：观察病痛所在部位，就可以测病变所在，对邪盛有余和正虚不足之证，当补的就补，当泻的就泻，不要违反四时气候和脏腑相应的原则，这就是最好的治疗法度。

行针·第六十七

黄帝向岐伯问道：我从您这里了解到了九针的有关理论，在施治过程中，发现人们的气血盛衰各不相同，对针刺反应的差异也很明显。有的在进针之前神情就有了变化，精神高度紧张，并对针感有强烈的反应；有的进针后就有得气的感觉；有的在针拔出之后才有反应；还有的对针刺很不敏感，要经过数次针刺后，才有反应；有的在针刺后，产生晕针等不良反应；有的针刺数次后，病情反而加重。以上这六种情况，在针刺时表现各不相同，我想听听其中的道理。

岐伯说：重阳类型的人，易于激动，表现为高度敏感，对针感反应很强烈。

黄帝说：怎样才能判断人是重阳类型的呢？

岐伯说：重阳类型的人，神气禀性如火一样炽热，说话爽朗流利，趾高气扬，心肺的脏气有余，阳气滑盛激扬，所以他的神情易于激动，对针刺的反应强烈。

黄帝说：有些重阳类型的人，神情并不易于激动，这又是为什么？

岐伯说：这种人虽然阳气炽盛，但阴气也盛，是阳中有阴。

黄帝说：怎么知道这种人阳中有阴呢？

岐伯说：多阳的人多乐观，多阴的人多恼怒，但虽然常发怒却又很容易缓解，根据这些特点说明这种类型的人阳中有阴。所以阳为阴滞，阴阳离合困难，神气就不易激动，反应也不太强烈。

黄帝说：有的患者对针刺很敏感，下针后很快得气，这是什么原因呢？

岐伯说：这是因为他们阴阳调和，气血润泽滑利，所以进针后就很快出现得气的反应。

黄帝说：针拔出后，才出现反应，这是什么原因呢？

岐伯说：这类人阴气多而阳气少，阴气深沉而阳气肤浅的人内藏不露，所以在针拔出后，阳气随其针而上浮，才出现反应。

黄帝说：针刺数次才有反应，这又是什么原因呢？

岐伯说：这样的人多阴而少阳，神气沉潜很难被激动，所以数次针刺后才有所感觉。

黄帝说：针刺后出现晕针等现象，又是什么原因呢？

岐伯说：针刺后出现晕针以及针刺数次后病情加重的，与人体阴阳二气之或偏或盛或沉或浮无关，这都是因为医生本身医术并不高明造成的，是治疗上的失误，与患者的形气体质无关。

上膈·第六十八

黄帝说：气机郁结在上形成的上膈证，表现为食物入胃后旋即吐出，其中的道理我已经知道了。但关于虫积在下形成的下膈证，食后经过一天才吐出的情况，我没有掌握要领，请你详细地谈谈。

岐伯说：喜怒不适、饮食不节、寒温不调，则使寒湿流注于肠中，以致肠中的寄生虫感到寒冷，虫受寒则积聚不动，伏守在下脘部，引起肠胃壅滞，卫气不能营运，邪气得以留存。人进食时，寄生虫也上行觅食，虫上行觅食，使下脘部空虚，邪气就乘虚侵袭，形成积聚，停留日久，就形成痈肿，痈肿形成使肠管狭窄而传化不利，所以经过一天的时间，仍会吐出。若痈肿发生在下脘之内，则痛的部位较深；痈肿发生在下脘外边，则痛的部位比较浮浅，同时，发生痈的部位，皮肤较热。

黄帝说：怎样进行针刺治疗？

岐伯说：针刺的方法是，用手轻轻按摸痈肿部，观察痈肿的大小和发展的动向。先在痈肿周边浅刺，进针后逐渐加深，如此反复刺之，但不能超过三次。

然后再诊察痈肿病位的沉浮，以定针刺的深浅。针刺后必须进行热熨，使热气进入痈肿深处，每日使热气入内，邪气便会日益衰退，痈肿自然消散。另外在治疗的同时，还要加以适当的护理，使心情淡然，无所挂碍，就能恢复元气。然后再用咸苦的药物来软坚化积，使食物得以消化，能够向下传输。

忧恚无言·第六十九

黄帝问少师道：有的人因为突然忧郁或愤怒而发不出声音，是体内哪条通道被阻塞了？又是哪一种气机障碍使气不能通行，导致不能发声呢？我想听您讲讲其中道理。

少师回答说：咽喉是受纳水谷的必经之路；喉咙下通于肺，是气息呼吸出入的道路；会厌在咽部和喉咙之间，是发声门户；口唇的开张和闭合，是开启声音的两扇门；舌是声音语言的机枢；悬雍垂（为口腔内软腭游离缘之向下突出者，张口作"啊"音即可看见）是发声的关键；颃颡（指咽部后壁上的后鼻道，是人体与外界进行气体交换的必经之道）是气从此分出口鼻的地方；横骨（足少阴肾经上的一个穴位）因舌骨横于舌根得名，它受意识支配，控制舌的运动。所以患鼻涕外流不止的人，是由于颃颡不开，分气功能失职的缘故。会厌小而薄的人，呼吸畅快，开闭利落，出气容易，言语流畅。会厌大而厚的人，开阖困难，出气迟缓，所以说话口气涩滞。突然失音的人，是由于寒邪之气侵犯会厌，会厌活动不自如，导致开阖困难，发声器官功能失调，所以就发不出声音。

黄帝说：怎样用针刺治疗？

岐伯说：足少阴肾经的经脉，从足部上行，一直联结到舌根部，并联络于横骨，终止于会厌。针刺时应取足少阴肾经上联于会厌的血脉，浊气就会被排除，会厌的脉络，与任脉相联，再取任脉的天突穴进行针刺，会厌便能开阖正常，发声即可恢复。

寒热·第七十

黄帝问岐伯道：时冷时热的瘰疬病，多发于颈项和腋下，这是为什么呢？

岐伯说：这是鼠瘘病的寒热毒邪之气，留滞在经脉之中不去的结果。

黄帝说：怎样去除这种毒邪呢？

岐伯说：鼠瘘的病根在内脏，如果其症状仅表现在颈腋之间，毒邪也只浅浮在血脉中，而没有向内发展伤及肌肉，只在浅表部位形成脓血的，就比较容易治疗。

黄帝说：怎样治疗呢？

岐伯说：首先要扶正祛邪，消除体表的瘰疬，以杜绝发寒热的根源。再进一步审察病邪所在的经脉，循经取穴，针刺时缓进缓出，以祛除毒邪。这样，瘰疬初起小如麦粒者，一次就能见效，三次就能痊愈。

黄帝说：怎样推断患瘰疬者的生死呢？

岐伯说：翻看患者的眼皮，若眼中有红色的脉络，上下贯穿瞳子的，若出现一条红色的脉络，则一年之内必死；若出现一条半的，死期为一年半之内；出现两条的，死期为两年内；出现两条半的，死期为两年半内；出现三条的，死期为三年内；若只有红色的脉络但不向下贯穿瞳子的，还可以进行治疗。（注："反上赤脉贯瞳子"之死法种种，历代医家未见临床记载，望读者辨证思之）

邪客·第七十一

黄帝问伯高道：邪气侵犯人体，有时令人不能安眠，这是为什么呢？

伯高说：食物入胃消化后，其糟粕、津液、宗气分为三路。宗气积聚在上焦，出于喉咙，贯通心肺而行呼吸之气。中焦化生营气，分泌津液，灌注于脉中化为血液，在外可以营养四肢，向内灌注于五脏六腑，循脉流行，昼夜流行五十周次，与昼夜时间一万刻相应；卫气是一种比较滑利剽悍的水谷之气，首先运行在四肢、分肉、皮肤之中。白天从足太阳膀胱经开始运行于人体的阳分，夜间以

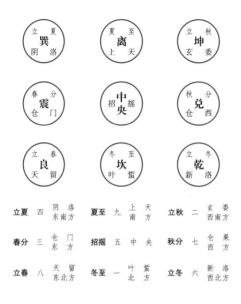

立夏	四	阴 洛 东南方	夏至	九	上 天 南 方	立秋	二	玄 委 西南方
春分	三	仓 门 东 方	招摇	五	中央	秋分	七	仓 果 西 方
立春	八	天 留 东北方	冬至	一	叶 蛰 北 方	立冬	六	新 洛 西北方

□ 《灵枢》九宫图

此图从人体与天地自然的相应关系出发，以后天八卦方位为框架，根据天体的运行规律，确定中央和四正四隅九个方位，配以"四立"、"二分"、"二至"八个节令，以推知八方风气变化对人体的影响。

足少阴肾经为起点运行于阴分，不停地运行于周身。若有厥逆之气滞留于五脏六腑，卫气则受其制约仅能捍卫体表，行于阳分而不能入于阴分。由于卫气仅止行于阳分，就造成在表的阳气偏盛，使阳脉气充满，卫气不得入于阴分，导致阴虚。由于人的睡眠是由阴气主导，阴气太过虚弱，所以人就不得安眠。

黄帝说：讲得好！但该怎样治疗呢？

伯高说：补其不足，泻其有余，调和虚实，协调阴阳，从而消除厥逆的邪气，再服半夏汤一剂，使内外阴阳之气通利无阻，这样便能够安然入睡了。

黄帝说：用这种方法就像疏通管道，清除淤塞般，使经络通畅，阴阳调和！希望您能把半夏汤的组成、制法和服用方法告诉我。

伯高说：半夏汤是用千里长流水八升，置于器皿中，长时间搅动，然后沉淀澄清，取上面的清水五升，用芦苇做燃料煮；水沸后，放入秫米一升，炮制半夏五合，慢慢续煎，使之浓缩成一升半，去渣；每次服一小杯，每日服用三次，然后逐次加量，以见效为度。如果病是初起的，服药后立刻静卧，汗一出就好了。如果病程较长，服三剂后也可痊愈。

黄帝问伯高说：人体的四肢百节，怎样与自然界的现象相联系呢？

伯高回答说：天是圆形的，地是方形的，人体头颅应呈圆形以应天，足呈方形以应地；天有日月，人有双眼；地有九州，人有九窍；天有风雨阴晴，人有喜怒哀乐；天有雷电，人有声音；天有四季，人有四肢；天有五音，人有五脏；天有六律，人有六腑；天有冬夏相对的变迁，人有寒热不同的表现；天有十干，人有十指；地有十二支，人有两足十趾和阴茎、睾丸，女子不足十二数，因而得以孕育人形；天有阴阳交感，人有夫妻相配；一年有三百六十五日，人有三百六十五个主要穴位；地有高山，人有肩膝；地有深谷，人有腋窝和腘窝；地有十二条大河，人有十二条主要的经脉；地有泉水流动，人有卫气运行；地有丛生的杂草，人有相应的毫毛；天有昼夜交替，人有起卧更迭；天有列星，人有牙齿；地有小丘，人有小节；地有山石，人有高骨；地有林木，人有筋膜；地有城镇，人有隆起的肌肉；一年有十二月，人体四肢有十二节；大地有四季不生寸草的荒地，有的人也终身不能生育子女。以上都是人体与自然界相应的现象。

黄帝问岐伯说：我希望了解持针的方法，进针的原理，以及用手指拉展皮肤，使腠理开泄而不伤肉的手法。还有经脉的屈折迂回，出入会合的部位，在经气流注的过程中，从哪里出，到何处止，哪里缓慢，哪里又疾急，到哪里而入？又是在哪里进入六腑的腧穴贯通全身，所有这些经脉循序运行的情况，我都希望能够了解。另外在经脉的经别分出的地方，阳经怎样别出走入阴经，阴经又怎样别出走入阳经？它们是通过哪条道路而沟通的？希望您详尽地说说这些道理。

岐伯说：针法的要理已尽在你所提的问题中了。

黄帝说：请您具体讲讲吧。

岐伯说：手太阴经脉，出于手大拇指的尖端，向内屈折，沿内侧赤白肉际，抵达大拇指根节后部的太渊穴处，形成动脉搏动的现象，然后屈折向外，上行至本节下，又屈向内行，和诸阴络会合在鱼际部，由于几条阴脉都输注于此，其脉气流动滑利，伏行于壅骨（手拇指根处腕骨）之下，由此再向外屈折，浮出于寸口部循经上行，到达肘内侧的大筋之下，又向内弯曲上行，通过肘部的内侧进入腋下，向内屈行走入肺中。这是手太阴肺经从胸至手的顺行径路。

心主手厥阴经，出于手的中指尖端，屈而向内，沿中指内侧上行，留结于掌中，伏行于尺管和横骨之间，然后外屈出于两筋的中间、腕关节骨肉交界处，它的脉气流动滑利，在腕部上行二寸后，又屈而向外行于两筋之间，上抵肘内侧，进入小筋之下，流注于两骨的会合处再向上行于胸中，向内归结于心脉。

黄帝说：为什么唯独手少阴心经没有腧穴？

岐伯说：手少阴心经是内连心脏的经脉。心是五脏六腑的主宰，又是蕴藏

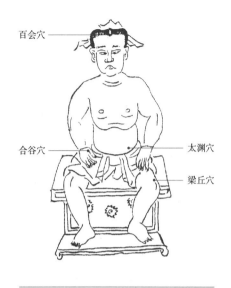

百会穴

合谷穴

太渊穴

梁丘穴

□ 《神农皇帝针经图》人形穴图

中国针灸中种类多样、数目不菲的针灸器
物，标志着针灸发展历史的源远流长；有的制作
精美，蕴含着丰富的传统文化与艺术气息；有的
时代特征鲜明，代表着一定历史时期针灸发展的
学术水平。针灸历经千年沧桑流传发展至今，积
累有丰富的文字和图片资料，此图即为《神农皇帝
针经图》中的人形穴图。

精神的中枢，器质坚固，外邪不能侵犯。若邪气侵入并损伤心脏，则心脏受伤，神气散失，神气散失，生命活动就会终止。因此，凡是各种病邪侵犯心脏的，其邪气均留滞在心脏的外围心包络上。心包络，是心主之脉，能够代心受邪，取其腧穴，可以针刺治疗心病。所以唯独手少阴心经是没有腧穴的。

黄帝说：手少阴心经没有腧穴，难道它不受病吗？

岐伯说：在外的经脉有病，而心脏是没有病的，所以当心经有病时，可单独取用心经在掌后锐骨之端的穴位。其余经脉的出入屈折，运行的缓急，都与手太阴心经所主之脉的循行情况相似。所以当手少阴心经有病时，可取本经的腧穴神门，根据经气的虚实缓急，分别调治。邪气盛的用泻法，正气虚的用补法，这样使邪气得以消除，真气得以坚固，这种治疗方法，是符合自然规律的。

黄帝说：针刺治疗的具体方法是怎样的？

岐伯说：首先必须明确十二经的起止，皮肤的寒热，脉象的盛衰、滑涩。若脉象滑而盛，表明病情日趋严重。脉象虚而细，是长期勉强支撑的表现。脉大而涩的，患有痛痹证；若表里俱伤，气血皆败，寸口脉和人迎脉气势表现大体一致，病比较难治，不宜针刺。凡胸腹和四肢还在发热的，是病邪没有消退的缘故，不要停止治疗；热势已退，说明邪气已除，病势痊愈。同时通过诊察病人的皮肤，从而察知肌肉的坚实和脆薄，脉象的大小、滑涩，皮肤的寒温、燥湿。并观察显现于眼目的五色，以分辨五脏的病变，来判断其生或死；观察血络所反映于外部的色泽，可知寒热痛痹等症。

黄帝说：针治疗法的操作和穴位的取舍，我还没详细了解它的含义。

岐伯说：持针的原则，必须要端正态度，安静心情。首先应当了解病情的虚实，然后再确定施行缓急补泻的手法，用左手把握标定骨骼的位置，右手循按经脉穴位，要防止肌肉过度紧张，以免突然收缩而裹针。用泻法时必须垂直下针，用补法出针时必须闭其针孔，同时又当采用辅助行针的手法，以导引其气，使邪气不得侵淫，真气得以内守。

黄帝说：拉展皮肤使腠理开泄的刺法如何操作呢?

岐伯说：根据分肉的部位，左手循别其肌肤，右手轻微缓慢地进针，针尖要与皮肤垂直，这样做神气不致散乱，邪气得以祛除。

黄帝问：人体的肘窝、腋窝、髋窝、膝窝为八个气血经常流注的地方，被称做"八虚"，由此可分别诊察哪些疾病呢?

岐伯回答说：能诊察五脏的病变。

黄帝说：怎样诊察?

岐伯说：如果肺与心有邪，则邪气居留在两肘窝；肝有邪，则邪气居留在两腋窝；脾有邪则气居留在髋窝；肾有邪，则邪气居留在两侧膝窝。以上"八虚"，都是关节屈伸的枢纽，真气和血络通行的重要处所，因此不能让邪气和恶血停滞在这些部位，若邪气恶血停留，就会损伤筋脉骨节，使关节屈伸不利，以致发生拘挛症状。

通天·第七十二

黄帝问少师说：我曾听说人有属阴、属阳之分，那么，什么叫做阴性人，什么又叫做阳性人呢?

少师说：天地之间，六合之内，一切均不离"五"，人也不例外。人并不仅仅是单纯地分为阴和阳两种类型，只能大概谈谈而已，很难用简单的语言叙述清楚。

黄帝说：希望您能把其中的大意简单说给我听听。比如说才智超群的贤人和圣人，他们的禀赋是否阴阳均衡，行为也不偏不倚呢?

少师说：一般地说，人大致分为太阴、少阴、太阳、少阳、阴阳平和五种

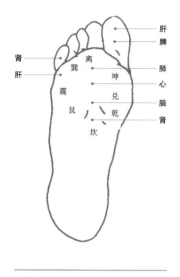

□ 人体足全息图

生物全息律是指生物的任何一个小部分都具有整体的一切部分，亦即生物的每一个小部分都是整体的缩影。如人体足、手等都存在着全息律。

类型。这五种类型的人，形态不同，筋骨、气血也各有差异。

黄帝说：他们的不同特点可说来听听吗？

少师说：太阴型的人，内心贪婪而不仁义，表面谦卑而内心险恶，不识时务，好索取，厌奉献，在行动上惯于后发制人。

少阴型的人，贪小利而暗藏贼心，生性嫉妒，看到别人遭受损失，便像自己有所得一样高兴，好搞破坏伤害人，见到别人有荣誉，便反感气愤，心怀忌恨，从不感恩。

太阳型的人，志大才疏，好说大话，无能力，喜空谈，喜公共场所抒发雄心壮志，行为不顾后果，自以为是，并常常意气用事，纵然屡遭失败，也不知悔改。

少阳型的人，作事精细，很有自尊心，稍有小官职便高兴异常。好自我张扬，善于交际，公关能力强，喜欢出头露面，但不喜欢埋头苦干。

阴阳平和的人，起居安闲，无所谓恐惧，也无所谓欣喜，遵循事物发展变化的规律，遇事不与人争，善于适应变化，有尊贵的地位时，往往更谦逊，靠说服而不是压制迫害，具有教化人心和管理社会的能力。

古代善用针刺艾灸疗法的人，便是根据人的五种形态施治，阴阳偏盛的用泻法，阴阳偏虚的用补法。

黄帝说：对待五种形态的人，该怎样分别治疗呢？

少师说：太阴型的人，体质多阴而无阳，他的阴血浓浊，卫气运行滞涩，阴阳不能调和，筋缓而皮厚，若不迅速泻其阴分，病情就不可能好转。

少阴型的人，阴多阳少，胃小肠大，六腑的功能不能协调，足阳明胃经的脉气小，手太阳小肠经的脉气大，须仔细审察后再调治，否则极易发生血液脱失和气衰败的病症。须详察阴阳盛衰的情况进行调治。

太阳型的人，阳太多而阴少，须谨慎调治，不能再泻其阴，只可单泻其阳，但若阳气过度损伤，就容易导致阳气外脱而使人发狂；若阴阳都过度脱耗，人就会暴死或不知人事。

少阳型的人，阳多而阴少，经脉小而络脉大，由于血脉在中而气在外，治疗时当充实其阴经，而泻其阳络。但若单独泻其阳络太过，以致气脱而形成中气不足，就很难治愈了。

阴阳平和的人，阴阳之气协调，血脉和顺，应谨慎地诊察其阴阳的变化，观察邪正的盛衰，并端详容貌和仪表，再研究在哪一方面有余或不足。凡邪气亢盛，就用泻法；正气不足，就用补法；若没有明显的盛虚，就从病证所在的本经进行治疗。以上就是调和阴阳，须根据五种类型人的特征分别施治。

黄帝说：这五种形态的人，如果从来没有遇到过，卒然相遇，又不知道他们平日的情况，应怎样区别呢？

少师说：一般人不具备这五种类型的特征，所以"阴阳二十五人"不包括在五种类型的人之中。因为五态之人具有比较典型的代表性，他们和一般人是不相同的。

黄帝说：该怎样辨别五种类型的人呢？

少师说：太阴型的人，肤色深黑无光，外貌似很谦虚，身体本来高大，可是却卑躬屈膝，故作低下姿态，并非真有佝偻病；少阴型的人，外貌好像很清高，但行动鬼祟，深藏害人之心，站立时躁动不安，走路时向前俯身；太阳型的人，其外貌扬扬自得，表现出骄傲自满的样子，挺胸腆腹，显得高傲自负，妄自尊大；少阳型的人，站立时头喜欢向后仰，行走时身体摇摆不定，常常双手反挽于背；阴阳和平的人，外貌雍容稳重，从容不迫，态度温恭严正，待人和颜悦色，目光慈祥和善，言行举止条理分明而不紊乱，大家都称之为有德行的人。

官能·第七十三

黄帝对岐伯道：我听您讲解九针的知识已经很多了，多得简直难以计算清楚，这些内容经过我详细的归纳整理，已经成为一个系统理论。我现在试着讲给您听，请您听了以后，有不对的就告诉我，以便我加以修正，使之得以能长久流传，使后世人们避免受到疾患的危害，如果遇到合适的人，这些高深的道理就

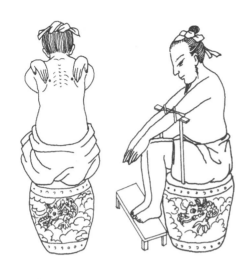

可以传授，那些不适于学习和继承的人，也就不能告诉他们。

岐伯恭敬地一拜后说：让我来恭听圣明君王倡导的理论吧。

黄帝说：针刺治病的原理在于，必须知道病人的形体同脏腑机能的关系，并明了某一脏器同上下左右各脏器的关系，判明阴阳表里、血气多少以及脉气在全身运行的逆顺情况、血气出入交会的腧穴，才能根据病情作出适当的治疗。还应懂得如何排解结聚，了解补虚泻实的手法，以及各经经气上下交通的腧穴，更要明确认识经脉与气海、血海、髓海和水谷之海连接的通路。观察疾病的所在，以及病发寒热、羸弱疲困等症的虚实情况，既须周密考虑因病邪所侵袭的气血输注之处，其部位是各不相同的，所以治疗时要针对各经、荥、输的不同部位而选取相应的穴位，并要严谨地调理气机，明确经脉循行的线路以及左右支络相交的地方。病人若患有寒热交争的病，就要调和阴阳；若患有虚实难辨的病，就要诊断明确使其通调平定；如患左右不协调的病，就要用缪刺的方法，左病刺右，右病刺左；明确了病情属顺属逆的特征，就能预知顺者可治，逆者不可治的区别了；如果脏腑经脉的阴阳没有偏差，因外界气候能影响内脏，所以由此可以了解某些疾病的起因与时令有关。同时也需要推究疾病的标本，观察其寒热的变化，懂得病邪侵入、传变的规律及其盘踞的部位，每次针刺治疗时就不会发生错误。若能了解九针的不同性能并能灵活运用，就是全面掌握了针刺技能。

明白了手足十二经的井、荥、输、经、合五腧穴的主治功能，便可在这些穴位上施以除疾补泻的针法，经气的往来运行、屈曲伸展、出表入里都有规律可循。人体的阴阳两个方面，是与五行相合的。五脏六腑，配属于阴阳五行，也各有其所藏的功能。四时八节的风，都有阴阳之分，各自侵犯人体的一定部位和脏腑，都会表现在面部的一定部位，显现出不同的色泽。五脏六腑的病变，可通过观察其疼痛的部位，再结合面部左右上下所显现的颜色，就可知道疾病的寒湿属性和病在何经。审察皮肤的寒温滑涩，就能了解被什么病邪所危害。膈以上为心肺所居处，膈以下为肝脾肾所居处，所以审察膈的上下，就可知道病气的所在。

先明确经脉循行的规律，再选择针刺的几个穴位。用针宜少，进针要慢，刺入到一定深度后，应作长时间留针，使正气徐徐入内。如果高热在人体上部，就当推热下行，使下和于阴，热邪由下而上，就引导邪气排出体外，同时又要注意，疾病复杂的，治疗时要分先后，一般先病的应当先治，寒邪在表的，应当留针而补阳，助阳以胜寒；寒邪入于里的，应当取合穴以泻寒；凡病有不宜用针刺的，应改用灸法加以治疗；上部气不足的，应当采用"推而扬之"的方法，使其气充盛；下部气不足的，应当采用"积而从之"的方法，留针随气充实其下；阴阳都虚的，当用灸法治疗；寒气厥而上逆，阳气大虚，或骨侧的肌肉陷下，或寒冷已过两膝，就应当灸足阳明胃经的三里穴；阴络所过之处，寒邪侵入而留滞在里面的，或寒邪由络脉深入到内脏的，当用针推散其寒邪；如果经脉下陷，就应当用灸法治疗；若脉络坚实凝聚，也应用艾灸治疗；如果不知道病痛的确切部位，就灸阳脉的申脉穴和阴脉的照海穴，男子取阳，女子取阴，如果男子取

□ 《万安方》引《环中图》足少阴肾脉图

嘉元二年（1304年），日本医家梶原性全采录汉、魏、唐、宋医方，加上自己的经验，以日文撰成《顿医抄》五十卷，嘉历元年（1326年），又用汉文撰成《万安方》六十二卷。《万安方》中的针灸内容以《资生经》为本，以《铜人》《明堂》增之，集中见于卷五十七"诸灸穴"，其中共收载95个常用孔穴，主要论述孔穴的取穴及主治等。足少阴肾经脉起于足小趾下，止于腧府穴。

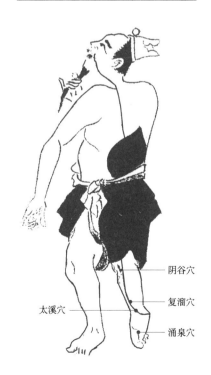

阴谷穴
复溜穴
太溪穴
涌泉穴

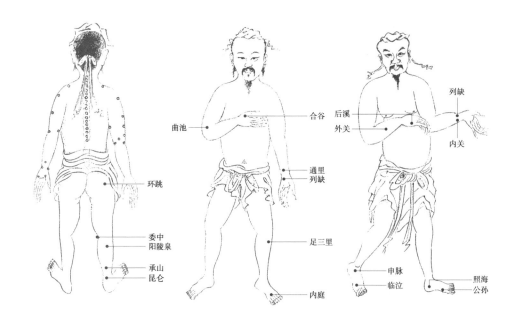

□ 八脉交会图

　　宋元时期的针灸家提出：四肢部列缺、后溪、内关、外关、照海、申脉、公孙、足临泣八穴分别通向任、督、阴维、阳维、阴跷、阳跷、冲、带八脉。意指这些穴位分别能主治头面躯干部有关奇经八脉的病证。相通的意义，应当理解为通过各穴本身所属经脉而通向奇经八脉。后来将这种相通关系说成"交会"，所以称作"八脉交会穴"。八穴始载于《针经指南》，此为《凌门传授铜人指穴》所载的八脉交会图。

阴，女子取阳，就犯了治疗上的错误。知道了上述道理，用针的理法就完备了。

　　学习用针刺来治疗疾病，必须有一定的章法和原则。上须观察日月星辰的运行规律，下要注意四时节气的正常与否，以避免邪气的侵袭。更重要的是要把这些预防疾病的知识告诉广大百姓，让他们了解邪气对人体的影响，及时加以预防，以免被邪气所侵袭。遇到风雨灾害，或遭受不正常气候的伤害时，假如医生不了解这些自然变化，又不能及时治疗，就会使病情加重。所以只有了解了天时的宜忌，才能谈论针治的意义；要继承古人的成就，并在现代的医疗实践中加以检验，只有仔细观察微渺难见且复杂多变的临床症候，才可以通晓明辨变化无穷的疾病。医术低劣的医生是不会注意这些方面的，而医术精良的医生却很珍视它。如果诊察不到上述症候，那么疾病就显得神秘莫测，难以把握了。

　　邪气伤害人体，会出现恶寒战栗的症状，正邪（人在劳动出汗后，腠理开泄，此时偶尔遭受的风邪，称为正邪）侵入到人体，发病时面色仅有轻微的改变，身体并没有什么异常的感觉，此时邪气似有似无，若存若亡，症状也不明显，病人的确切病情也不易知道。所以高明的医生能根据脉气的变化，在疾病的初期就进行治疗；而医术低劣的医生，往往要等到疾病已经形成，才知道如何进行治疗，这样就容易造成病人的形体衰败。所以医生在用针时，必须要知道脉气运行的所在部位，再守候其出入的门户，审时度势，掌握调理气机的方法，哪里该补，哪里该泻，手法上是应快还是应慢，以及应当取何穴等，皆有一定的法度。如用泻法，则须采用圆活流利的手法，直刺病处而转针，使正气得以运行。操作时进针要快，出针要慢，以引邪气外出，进针时，针尖的方向要迎着经气的运行方向，出针时要摇大针孔，邪气才会很快地外泄。如用补法，则手法必须沉稳，精神端静，从容和缓，首先在皮肤上导引揉按，令病人舒缓，看准穴位，然后用左手按引其穴，以引动经气；右手推循着皮肤，轻轻地捻转，慢慢地将针刺入。刺入时针身必须端正，施术者要安心静神，坚持不懈地等候气至，气至后要稍微留针，待经气流通后就马上出针，随即在穴位的皮肤上揉按，使针孔迅速闭合，这样真气就能存于内而不外泄。总之，用针的奥妙和关键，在于调养神气，这一点千万谨记。

雷公问黄帝：《针论》说，针刺理论遇到合适的人方才可以传授，不合适的人就不必传授。那么，你怎样来判断谁是适当的人选呢？

黄帝说：根据每一个人的特点，在实际工作中观察他的品德和能力，就可以知道他是不是合适的人选。

雷公说：我想知道，怎样根据每个人的不同才能而分别使用呢？

黄帝说：眼睛明亮的人，可以让他分辨各种色泽；听觉敏锐的人，可以让他辨别声音；口齿伶俐，善于讲话的人，可以让他传达言论；语言徐缓，行动安静，心细手巧的人，可以让他使用针灸，调理气血的顺逆，观察阴阳的盛衰，以及兼理处方配药的细致工作；手势轻缓，举止柔和，性情平和的人，可以让他做按摩导引，用运行气血的方法来治病；生性嫉妒、口舌恶毒而且语言轻薄的人，可以让他唾痈肿，咒邪病。若是手足生硬狠毒，做事常常损坏器物的人，可以让他揉按积聚，治疗痹痛。这样依据每个人的才能，发挥他们的特长，各种治疗方法才能得以施行。这样，他们工作才能做好，名声就会流传开来。如果用人不当，就不能成功，老师的技能不能发扬光大，名声也会被埋没。所以说，遇到合适的人，才能传授他，不是合适的人则不能轻易传授，就是这个道理。至于是否手毒，可以用手按压乌龟来做实验，把乌龟放在器皿下，人的手按在器皿上，每天按一次，手毒的人按五十天，乌龟就会死，而手柔顺的人，即使按五十天，乌龟也还活着。

论疾诊尺·第七十四

黄帝问岐伯道：我想不通过望色诊脉，而只靠诊察尺肤（从肘关节至腕关节之间的皮肤），来阐明疾病的发生和变化，从外在的表现来推断内在的变化，那么，应该怎样诊察尺肤呢？

岐伯说：仔细诊察尺肤的缓急、大小、滑涩，肌肉的坚实与脆弱，就能确定是哪种疾病了。

如果人的眼胞上微微浮肿，像刚刚睡醒起床的样子，颈部人迎脉搏动有力，并且时常咳嗽，再用手按压患者的手背和足背部，被按之处凹陷不起的，具备了这几个条件的，就可以确诊是风水肤胀（因阳气不足，寒气滞留于肤内而引起的全身浮肿的证候）。

尺肤表面润滑而光泽，是风病；尺肤的肌肉瘦弱松软、身体倦怠、嗜睡、卧床不起，是不易治愈的寒热虚劳之证；尺肤润滑如膏脂的，是风病；尺肤涩滞不滑的，是风痹病；尺肤粗糙像干枯的鱼鳞的，是脾土虚衰、水饮不化的溢饮病；尺肤灼热，且脉盛大而躁动的，是温病；若脉盛大而滑利的，是病邪将被逐出，疾病将被治愈的征兆；尺肤冷，脉细小无力的，是泄泻或气虚的病证；尺肤高热灼手，且先热后寒的，患有寒热病；尺肤先觉寒冷，但久按之后又感觉发热的，也是患有寒热病。

若只是肘部的皮肤单独发热，主腰以上的部位有热象；若只是手部单独发热，主腰以下的部位有热象。因为肘上应腰上，手部应腰下。若肘关节前面发热，主胸前两侧有热象；若肘关节后部发热，则主肩背部有热象；若手臂的中部发热，则主腰腹部有热象；若肘后缘以下三四寸的部位发热，说明肠道中有寄生虫；若掌心发热，说明腹中有热；若掌心发凉，说明腹中有寒；若手鱼际部白肉上有青色的血脉，是胃中有寒；若尺肤灼热且人迎脉大，主失血；若尺肤紧急，人迎脉反而很小，表明气虚，若再伴有烦闷的症状，并且日趋严重，人就会在短时间死亡。

眼睛发红，说明病在心；眼睛呈白色，病在肺；呈青色，病在肝；呈黄色，病在脾；呈黑色，病在肾；如果呈黄色并且兼有其他颜色以致不能明确辨认的，则表明病在胸中。

诊察眼病时，眼中有赤色络脉从上向下发展的，说明病在足太阳膀胱经；若从下向上发展的，病在足阳明胃经；从目外眦向内走行的，是病在足少阳胆经。

诊察有寒热的瘰疬病时，若看见病人眼中有赤色络脉自上而下贯穿了瞳孔，只要有一条赤脉的，一年死；有一条半赤脉的，一年半死，有两条赤脉的，两年死；有两条半赤脉的，两年半死；有三条赤脉的，三年死。（注：此病临床无历史记载。）

诊察龋齿疼痛病时，要按压通过两侧面颊，交叉环绕于口周边的阳明脉，有病变的部位必定会单独发热，病在左侧的左边阳明脉热，在右侧的右边热，在上的上热，在下的下热。

诊察络脉时，如果皮肤上有很多赤色络脉，多属热证；有的多青色络脉，多属痛证；很多黑色络脉的，为久痹；若赤、青、黑色络脉均多而兼见的，为寒热病。身体疼痛，且肤色微黄，牙垢色黄，指甲上也泛黄的，患有黄疸病。若嗜

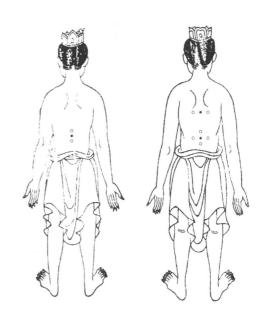

卧，小便黄赤，脉小而涩的，为不思饮食的脾病。

有些病人，若腕部的寸口脉与颈部人迎脉的搏动力量大小相等，浮沉现象表现又是相一致的，是一种难治的病。

掌后尺骨侧凹陷的部位为神门穴，是手少阴心经的动脉所在。这条动脉平时细小而隐潜，如果妇女的这条动脉搏动明显增强，是怀孕的征象。

婴儿有病时，若他的头发蓬乱且向上竖起，为不治之症；若耳部络脉色青而隆起，主身体拘挛疼痛；若大便泄泻呈青绿色而有乳瓣，是脾胃虚寒完谷不化的飧泄病。再有脉细小无力，手足冰冷，是脾胃阳气欲竭，很难治愈；假如脉细小，然而手足还温热的，这样的泄泻就容易治疗。

春、夏、秋、冬四季气候变化的规律是：阴盛至极则转变为阳，阳盛至极则转变为阴。这是由于阴是主寒的，而阳是主热的，所以寒过盛就会变为热，热过盛就会变为寒。因此说寒能生热，热也能生寒，这就是阴阳相互转化的结果。所以说，在冬季若被寒所伤，到春天就会形成温热病；在春季若被风所伤，到夏天就会发泄泻、痢疾等病；在夏季若被暑所伤，到了秋天就会发生疟疾；在秋季若被湿所伤，到冬天就容易咳嗽。这就是由于四季气候的变化，依春、夏、秋、冬的时序特点而发生的各种疾病。

刺节真邪·第七十五

黄帝问岐伯说：我听说刺法中有五节之分，其具体内容是怎样的呢？

岐伯回答道：刺法中的五节实质上指针刺的五种方法，其名称各是：一振埃、二发蒙、三去爪、四彻衣、五解惑（埃，是微尘；振埃，指振落尘埃。蒙，是指眼不明；发蒙，就是开发蒙聩。爪，指甲；去爪就是去掉多余的爪甲。彻衣，就是像脱去衣服那样迅速。解惑，解除迷惑）。

黄帝说：对于先生所说的五节刺法，我还不知它的具体含义。

岐伯说：所谓振埃的针法，就是用针刺行于四肢及浅表的经脉，来治疗阳病；发蒙的针法，就是用针刺六腑的腧穴，用来治疗六腑的疾病；去爪的针法，就是用针刺关节支络；彻衣的针法，就是遍刺六腑的脉络；解惑的针法，就是了解调和人体阴阳，补其不足，泻其有余，使其相互转变，以期相对平衡，达到治愈疾病的目的。

黄帝说：节针法中的振埃针法，就是用针刺四肢及浅表的经脉，为的是治疗阳病，我不大明白你所讲的这些话的道理，请你再详细地讲解一下。

岐伯说：振埃的针法，就是治疗阳气上逆，以致发生气喘呼吁，胸部胀满，呼吸时张口抬肩等病症的，或胸中之气上逆，人就气喘呼吁，只能坐而不能平卧，害怕尘埃和烟熏，一遇烟尘则病势加重，使得咽喉部噎塞而有窒息感。这种方法之所以称为振埃，是形容它的疗效显著，比振落尘埃还要迅速。

黄帝说：先生讲得好。那取什么穴位呢？

岐伯说：取手太阳小肠经的天容穴。

黄帝说：若病人咳嗽上气，气机不得伸展，说话困难且胸部疼痛，在这种情况下又取什么穴呢？

岐伯说：取任脉的廉泉穴。

黄帝说：针刺这两个穴位时，有规律可循吗？

岐伯说：针刺天容穴时，进针不要超过一寸，针刺廉泉穴时，血脉通了就停止针刺。

黄帝说：刺节针法中所说的发蒙，我还没有明白它的含义。发蒙针法的作用是治疗耳朵听不到声音，眼睛看不见东西这类疾病的，先生说要刺六腑的腧穴，治疗腑病，哪个腧穴有这样的作用呢？我想听听这其中的道理。

岐伯说：你问得妙极了。这是针刺中的大法，也是针法中最高的技术，必须心领神会，用语言和文字难以表达。讲到发蒙的定名，就是因为它的疗效比启发蒙聩还要快。

黄帝说：太好了！请先生详细讲给我听。

岐伯说：这种刺法，时间必须是在中午，针刺手太阳小肠经的听宫穴，使针感传到瞳子，并使针气的声响传到耳，这就是腑腧的作用。

黄帝说：好！那么什么叫声闻于耳呢？

岐伯说：针刺听宫穴时，用手紧紧捏住两个鼻孔，口赶快闭上，同时怒腹鼓气，使气上行于耳目，这样耳内就会在针刺的同时相应地出现声响。

黄帝说：好！这真是在无形之中，仍能控制针感的传布，不必用眼睛看，就能收到明显效果，实在是得心应手，出神入化了。刺节针法中所说的去爪，先生说是要用针刺关节支络，我想听你讲讲。

岐伯说：腰脊是人身较大的关节。下肢和足胫部是人体行走和站立时的主要器官和支柱。阴茎、睾丸为身体中的枢机，精由此泄，也是津液输出的通路。如果饮食不节制，喜怒过度，引起津液内溢，流聚在阴囊内，水道闭而不通，阴囊水肿就会日益增大，使人俯仰、行动均受到限制，甚至不能行走。这是因为有水蓄积在内，上使气机不能通畅，下又不能排出小便，这种病要用铍针放水，以治疗这种外形显露、不能藏匿、衣裳又不能遮蔽的阴囊水肿病，就仿佛是剪去多余的指甲一样，所以叫去爪。

黄帝说：好！刺节针法中所说的彻衣，先生说一般都刺在诸阳经的奇穴上，没有固定的部位，希望你能详细地讲给我听。

岐伯说：这是阳气有余而阴气不足的病。人体内阴气不足，就会引起内热，阳气有余就会产生外热，内热与外热相互搏结，病人就会感到比怀抱炭火还要热。由于热势炽盛，所以只想袒露身体而不愿穿衣盖被，更不愿让人靠近身体，甚至因怕热而身体不欲沾席。由于腠理闭塞，所以不能出汗，热邪也就无法外散，以致舌焦、唇枯、咽喉干燥，急欲饮水。

黄帝说：这种病应取什么穴治疗呢？

岐伯说：首先取手太阴肺经的天府穴和足太阳膀胱经的大杼穴，分别刺三次，再刺膀胱经的中膂俞，以排除其热邪，然后补足太阴脾和手太阴经，使病人出汗，等到热退汗液减少时，病就好了，其奏效之捷，比脱掉衣服还要快。

黄帝说：讲得好！

黄帝说：刺节针法中说的解惑，先生说要全面了解调和阴阳的方法，补其不足，泻其有余，使虚实相互转变，阴阳平衡，那么怎样才能解除迷惑呢？

岐伯说：人体得了中风偏枯一类的病，血脉就会出现偏虚。虚是指正气不足，实是指邪气有余，身体左右轻重不相对称，四肢屈伸不灵活，也不能倾斜反侧，辗转俯卧，甚至出现意识模糊，不辨东南西北的症状，且忽轻忽重，反复多变，颠倒无常，比一般神志迷惑的病还要严重。

黄帝说：对。应当怎样治疗呢？

岐伯说：泻去体内有余的邪气，补其不足的正气，使阴阳谐调，这样用针，治病奏效迅速，比解除神志还要快捷。

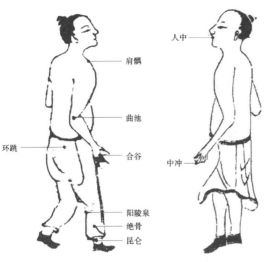

阴证中风筋脉痉挛　　　　　　中风不省人事　　　　　中风口禁不开
手中指相合灸之尤妙

黄帝说：非常好！我要把这
些宝贵的经验记录下来，藏在灵
兰之室，很好地保留起来，决不
敢轻易泄露出去。我听说有刺五
邪的方法，什么叫五邪呢？

□ **中风瘫痪针灸穴位图**

　　此病是人体违逆了天地阴阳五气的自然规律所致，在治
疗时，可依据生理的经络腧穴系统，进行治疗。

岐伯说：病有痈肿的、有属实的、有属虚的、有属热的、有属寒的，合称
为五邪。

黄帝说：如何针刺五邪呢？

岐伯说：一般刺五邪的方法，不过五条。痹热病应消去其热；肿聚不散
的，应使其消散；寒痹病应当促进体内的阳热温行血气；体虚邪微者，应当补益
阳气以使其强壮；邪气盛大必须祛除邪气。下面让我将具体的方法告诉您。

一般刺痈邪时，不可在病势初期的时候，迎其锐势妄用铍针排脓，而应当
耐心地进行调治，这样痈毒就不会化脓，此时应改换不同的方法进行针刺，使邪
毒不在固定的部位聚集，这样就会使邪毒消散。所以无论阳经还是阴经，只要经
过痈肿所生的部位，就可以取本经的输穴来泻其毒邪。

一般刺大邪（实邪），要采用泻法，逐渐泻夺人体内有余的邪气，使邪气日
趋虚衰。在进行针刺治疗时，要急于疏通病邪，刺中病邪的所在，肌肉自然就亲

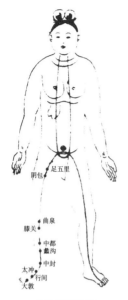

足厥阴肝脉图

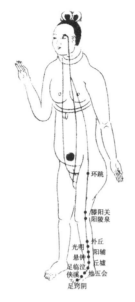

足少阳胆脉图

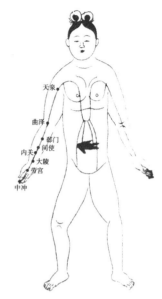

手厥阴心包脉图

□《产经》十脉图（一）

《产经》是六朝时医书。其十脉图的特点如下：

1. 十幅图都采用孕妇形象，每条经脉都与胞胎相关联；

2. 图中标明了相应脏腑的形态与位置，既有经脉循行的体表行线，也有内行线；

3. 手心主脉"内属于心"，此说与《灵枢·经脉》的说法不一致；

4. 手少阳脉"内属于上焦"，不是"三焦"，与五脏六腑无关；

5. 足太阳脉在背部仅一行，而《灵枢·经脉》另有分支。

6. 足少阴脉行于脊背部，而不是腹部，与《灵枢·经脉》一样；

7. 腧穴归经特点尤为鲜明，如脏腑腧募穴分别归入相关各经，而不是唐代后统归于膀胱经；奇经八脉穴都不归入正经中等。

附致密，邪气泻去后，真气就会恢复功能。因为实邪多在三阳，所以针刺治疗时，以刺三阳经分肉间的穴位为主。

一般小邪（虚邪），多在分肉间，针刺方法是必须日益壮大其真气，补其不足的正气，邪气就不能为害了。补虚之后，还要观察邪气所在，在邪气尚未深入时，泻其邪气。这样，远近各处的真气尽至，正气充足，邪气不得由外入侵。治疗时不要针刺太过，因为这样往往会损伤正气，所以刺小穴之法，应针刺分肉间的穴位。

一般刺热邪，是使邪气散于人体外，让身体转凉，热邪排出后，不再发热，也就将病治愈了。针刺时应当用疏泄的手法，为邪气疏通道路，开辟门户，使腠理开泄，邪有出路，病就可以痊愈。

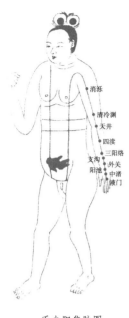

手少阳焦脉图

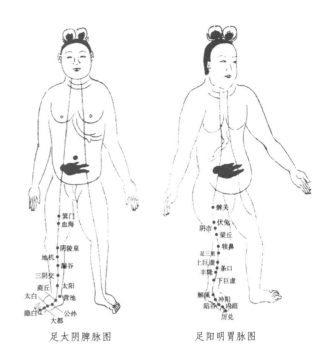

足太阴脾脉图　　　　足阳明胃脉图

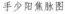

□《产经》十脉图（二）

　　一般刺寒邪，应当采取温补法，针刺时缓慢进针，待得气后迅速出针。出针后，应当揉按针孔，使其闭合，正气才不致外散。这样可使神气恢复正常，精气渐渐旺盛，从而虚实得以调和，真气也就固密内存了。

　　黄帝说：针刺五邪，用什么针具比较合适呢？

　　岐伯说：刺痈邪用铍针；刺大邪用锋针；刺小邪用员利针；刺热邪用镵针；刺寒邪用毫针。

　　我再来谈谈解结的理论。人与天地自然是相适应的，与四季气候的变化有着密切的联系。依据人与天地相参的道理，才可以谈论解结。比如下面有水湿的沼泽地，上面才会生长芦苇、菖蒲之类的东西。依据这个道理，从人体外形的强弱，就可知道身体内气血的多少。阴阳的变化，可用寒暑的变化来说明。酷暑季节，阳气发越于上，地面的水分升腾转化为云雨，这时草木根茎的水分就减少了。人体受热气的熏蒸，同样也会阳气浮现在外，使身体的皮肤弛缓，腠理开泄，血气衰减，汗液大量排出，致使皮肤润滑。天气寒冷时，大地冻结，水结冰封，人体的阳气也就沉伏于体内，此时人体皮肤致密，腠理闭合，汗液不出，血

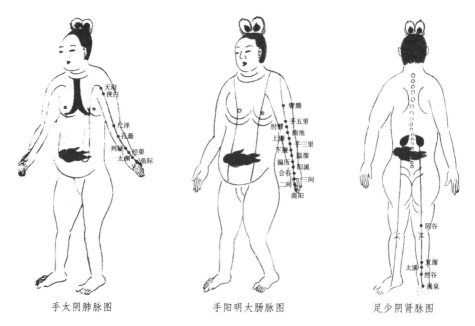

手太阴肺脉图　　　　　手阳明大肠脉图　　　　　足少阴肾脉图

□《产经》十脉图（三）

气强盛，肌肉坚紧而涩。严寒之下，即使是善于游水行舟的人，不能在冰封的江河中往来；善于开垦土地的人，也不易凿开冻土；善于用针的人，同样也不能治疗四肢厥逆的病证。若血脉因寒气而凝结，坚聚如冰冻，循环不流畅，是不能立即使它柔软的，所以行水的人，必须等到天气转暖，冰冻融化后才能在水上运行，大地也必须在解冻后才能掘凿。人体的血脉也是这样，要待阳气运行，血脉疏通才可以用针。所以治疗厥逆的病证，须先用温熨的方法调和其经脉，在两掌、两腋、两肘、两脚、项、脊等关节交会之处，实行熨灸，使血脉运行。然后再观察病情，若脉气运行滑润流畅的，可用针刺的方法使其复；若脉象坚紧的，可用破坚散结的办法，使厥逆之气下行以后，才可停止针刺，这就是所说的解结。

　　用针治病，主要在于调节气机，人气来源于水谷，水谷之气首先积聚在胃中，化生的营气和卫气，各在一定的道路中运行，宗气留于胸中为气海，其下行的部分流注于气街穴，其上行的部位走向呼吸道中，所以当足部发生厥逆时，宗气就不能从气街沿足阳明胃经下行，脉中的血液也就随之凝滞而停留。如果不先采用艾灸的办法来调和气血，就不能取穴进行针刺。所以用针的方法，必须先观察经络的虚实，再用手循行切按，弹动经脉，感觉到应指而动的部位，然后取穴针刺。六经经脉调和的人，身体健康，即使有病，也能自愈。如果某一经脉出现上实下虚，经气不通的现象，这必定是横行的支络有邪气壅盛，使得经气不通畅，治疗时应找出疾病所在而施行泻法，这就是所谓解结的方法。

身体上寒而下热的，用针先刺项部足太阳膀胱经的穴位，留针时间要长，针刺后还要在项部和肩胛部温熨，使热气上下相合后才能停止，这就是所说的推而上之的方法。如人体上热下寒的，当观察其下部经脉上陷下去的虚脉，再取穴针刺，令阳气下行而后止针，这就是所说的引而下之的方法。

人体全身高热，热极发狂时就会出现妄见、妄闻、妄言等证状，应察看足阳明胃经及其大络，取穴针刺治疗。虚的用补法，有瘀血而属实证的用泻法。同时让病人仰卧，医者位于病人头前，用两手的拇指和食指挟按病人颈部的动脉，挟持时间要长，并用推拿揉卷按切的手法，向下推至两锁骨上窝处，然后重复上述动作，直到热退才能停止，这就是所说的推而散之的方法。

黄帝说：有在一条经脉上产生过几十种病症的，或疼痛，或成痈，或发热，或恶寒，或发痒，或成痹痛，或麻木不仁，证候表现千变万化，这是为什么呢？

岐伯说：这些都是病邪所导致的。

黄帝说：我听说气的类别当中，有真气，有正气，有邪气。那么，什么叫做真气呢？

□ 《产经》十脉图（四）

岐伯说：所谓真气，就是秉受的先天精气，与后天的谷气结合而成，充养全身。所谓正气，又叫正风，是指与季节相协调的正常气候，它是在不同的季节中，从这个季节中所主的方向而来的风。所谓邪气，又称为虚风，是不知不觉戕害人体的贼风，一旦中伤人体，容易深陷且不能自行消散。而正风即使伤及人体，部位也比较表浅，与人体的真气接触后，就能自行消散。这是因为正风来势较柔弱，不能战胜体内的真气，所以不用治疗而自行消散了。

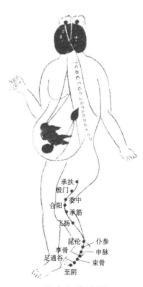

足太阳膀胱图

虚邪贼风侵犯了人体，就会出现寒栗、畏冷、毫毛竖起、腠理开泄等症状。如果邪气逐渐深入，侵害骨骼，就会成为骨痹；侵害在筋，就会成为筋挛；侵害在脉中，就会导致血脉闭塞不通而成为痈；如果侵害在腠肉，与卫气相搏，阳盛时就会出现热象，阴盛时就会出现寒象。由于寒邪较盛，就会迫使真气离去，从而使身体变得虚弱，体虚则阳气不足，就会表现为形寒肢冷的征象。如果侵害于皮肤之间，与卫气搏结而发越于外，使腠理开泄，毫毛动摇、脱落；邪气在肌腠间往来流行，皮肤就会发痒；若邪气留而不去就会成为痹证；若卫气滞涩不畅通，就会造成麻木不仁。

若虚邪贼风侵犯身体一侧，且侵犯的部位较深，留居于营卫之中，使营卫稍衰，真气就会消散，而邪气单独存留于内，这时就会引起半身不遂。若邪气留在较表浅的部位，就会导致血脉不和而引起半身疼痛。

如虚邪侵犯人体部位较深，寒与热又相互搏结，并且久留不去停滞于内，寒胜于热时，就会出现骨节疼痛，肌肉枯萎；热胜于寒时，就会出现肌肉腐烂，进而化脓，甚至向内发展伤及骨骼，骨骼被侵蚀后就成为"骨蚀"；如果疾病发于筋，使筋屈曲不得伸展，邪气久留其间，就会导致筋瘤；如果邪气结聚并趋归于体内，局部的卫气也留积在里面，不能正常运行，致使津液久留于肠胃之间，与邪气相合就会形成肠瘤，发展较慢的，几年后才能形成，用手触按，质地柔软；如果邪气结聚而气归于内，津液停留不行，这时再被邪气所伤，则气血凝结的程度，就会逐渐加重，接连积聚就会形成瘜瘤，用手按压它会感到坚硬。如邪气结聚并停留在深层的骨部，骨被邪气侵袭而致病，骨与邪气相合，其结聚的部位，逐日增大，就会形成骨瘤；如果邪气结聚在肌肉，宗气内走于此，邪气留滞不去，有内热时就转化为脓，无热时就成为肉瘤。上述这几种由邪气所导致的病，其发作常常没有固定的部位，但都有一定的病名。

卫气行·第七十六

黄帝问岐伯道：我想听您谈一谈卫气在人体是如何运行的，什么时候出于体表，什么时候进入体内，又是在什么地方会合的？

岐伯说：一年有十二个月，一日有十二个时辰，子位正居北方，午位居正南方，连接南北的竖线为经；卯位正居东方，酉位正居西方，连接东西的横线为纬。天体的运行环周于二十八星宿之间，也就是在东、南、西、北的每一方向各有七个星宿，四方相合共有二十八个星宿。自东至西，从房宿到昴宿为纬，自北至南，从虚宿到张宿为经。因此从东方的房宿，经过南方而到西方的毕宿，共有十四宿，属于阳；从西方的昴宿经过北方而到东方的心宿，包括十四宿，属于阴。阳主白天阴主夜间，所以卫气的运行，在一日一夜当中，要循行全身五十周次，白天行于阳分二十五周，夜晚行于阴分二十五周，并周行于五脏之间。

由于卫气昼行于阳，夜行于阴，因此在黎明，卫气在阴分已行了二十五周次，阳气出于目，眼睛睁开，卫气就从目内眦开始上行头部，沿着项后足太阳膀胱经下行，再沿着背部向下走行，到达足小趾外侧边。其中散行的部分，从目外眦别出，向下沿着手太阳小肠经，下行到手的小拇指的外侧之端。另一条散行的，从目外眦别出，沿足少阳胆经下行，到足小趾和无名趾间，再向上沿手少阳三焦经之分侧，下行到手的小拇指和无名指间，其中另行的上行至耳前，合于颔部经脉，注入足阳明胃经而后下行，抵达足背，进入足小趾的中间。还有另一条散行的分支，从耳下沿手阳明大肠经下行，进入手大拇指、食指之间的商阳穴，再进入手掌间，其中运行到足部的卫气，进入足心，出于内踝，由足少阴肾经行于阴分，沿足少阴经分出的阴脉上行，会合到目，交会于足太阳经的睛明穴，这就是卫气运行一周的规律。

卫气依照天体昼夜间的运动时间而同步运行，太阳运行一星宿的时间称为一舍（这是指天周二十八宿的运行过程。日行，就是指地球绕口的现象，古人当时认为是太阳在运转，所以一般称为日行），卫气在人身运行一又十分之八周（在一昼夜当中，天周二十八宿，卫气则在全身运行五十周，用二十八去除五十，约等于一·七八五，也就是说日行一宿的时间，卫气在全身运行了一周又千分之七百八十五，因为零数以四舍五入的方法计算，变为整数，即成为一周又十分之八。所以说，日行一宿的时间，卫气在人身运行了一又十分之八周。其余类推）；日行二宿，卫气在人身运行了三又十分之六周；日行三宿，卫气在人身运行了五又十分之四周；日行四宿，卫气在人身运行了七又十分之二周；日行五宿，卫气在人身运行了九周；日行六宿，卫气在人身运行了十又十分之八周；日行七宿，卫气在人身运行了十二又十分之六周；日行十四宿，卫气在人身运行了二十五又十分之二周。这样，太阳运行周天的二分之一，由白天进入夜间，卫气也由阳分进入阴分。刚刚进入阴分时由足少阴肾经注于肾脏，由肾脏注于心脏，由心脏注于肺脏，由肺脏注于肝脏，由肝脏注于脾脏，由脾脏再注到肾脏而成为一周。和白天气行于阳分二十五周一样，卫气夜间行于阴分也是二十五周。所以，夜间太阳运行一舍的时间，卫气在阴分运行也是一又十分之八周。卫气在阴分循行二十五周以后，出于目内眦而进入阳分。阴分阳分一天一夜，卫气本应运行五十周，可是按每舍卫气运行一又十分之八周来计算，卫气循行共计为五十周又十分之四，行于阳分和行于阴分便分别多出十分之二周。因此人们晚上入睡和早上起床时间有早有晚，就是这些余数造成的。

黄帝说：卫气在人身当中，上下循行往来的时间并不固定，要怎样才能选择时机进行针刺呢？

伯高说：依太阳运行的位置不同，昼夜也有长短差异，春夏秋冬四季，昼夜长短都有一定的规律。对此可以根据日出时间为基准，夜尽昼始，以此为卫气行于阳分的开始。以铜壶滴漏来计时，一昼夜水下一百刻。所以二十五刻恰好是半个白昼的度数。卫气就这样随时间的推移环周不止。到了日落，白昼结束。这样，根据日出日入时间的长短，来确定昼与夜的分野，再根据昼夜长短来判断卫气的出入情况，从而作为针刺候气的标准。针刺时，要谨慎地候其气至再下针，疾病才可如期而愈。若失去了时机，违反了候气的原则，则任何疾病都难以治愈。对于实证，当气到来的时候针刺，属于泻法；对于虚证，当在气运行过去之后针刺，属于补法。这就是说在气行盛衰之时，诊候疾病的虚实而进行针刺。因此谨慎地候察气的所在而进行针刺，就叫做把握住了时机。病在三阳经的，必须候气在阳分时才可针刺；病在三阴经的，必须候气在阴分时才可针刺。

从拂晓开始，在铜壶滴漏的计时器上，水下一刻时，卫气运行在手足太阳经；水下二刻，卫气运行在手足少阳经；水下三刻，卫气运行在手足阳明经；水下四刻，卫气行于足少阴肾经；水下五刻，卫气又出阳分，运行在手足太阳经；水下六刻，卫气行于手足少阳经；水下七刻，卫气行于手足阳明经；水下八刻，卫气行于足少阴肾经；水下九刻，卫气又行于手足太阳经；水下十刻，卫气行于手足少阳经；水下十一刻，卫气行于手足阳明经；水下十二刻，卫气行于足少阴肾经；水下十三刻，卫气行于手足太阳经；水下十四刻，卫气行于手足少阳经；水下十五刻，卫气行于手足阳明经；水下十六刻，卫气行于足少阴肾经；水下十七刻，卫气行于手足太阳经；水下十八刻，卫气行于手足少阳经；水下十九刻，卫气行于手足阳明经；水下二十刻，卫气行于足少阴肾经；水下二十一刻，卫气行于手足太阳经；水下二十二刻，卫气行于手足少阳经；水下二十三刻，卫气行于手足阳明经；水下二十四刻，卫气行于足少阴肾经。当水下二十五刻时，卫气又运行在手足太阳经，这就是卫气运行了半日的度数。日行从房宿到毕宿，共经历十四宿，经过整个白昼，水下五十刻，日行半个周天；从昴宿到心宿，也是运转十四舍，经过整个黑夜，水下五十刻，又运转半个周天，合起来为一整周天，每运转一宿，需要水下三又七分之四刻的时间。大概说来，通常是日行每到上一宿刚过，下一宿开始时，卫气恰好运行于手足太阳经，所以日行一宿的时候，卫气也就遍行了三阳经和阴分的足少阴肾经，卫气总是这样无休止地运行着，同自然界的变化规律相应。卫气的运行，虽然纷繁复杂，但仍有条不紊，周而复始，经过一昼一夜，水下百刻的时候，卫气恰好在体内运行完五十周。

九宫八风·第七十七

　　太一（北极星）位于天极的正中，是测定方位的中心坐标，北斗星围绕它旋转，是标定方向位置的指针，一年之内由东向西依次移行，从冬至这一天开始，斗柄指向居于正北方的叶蛰宫（主冬至、小寒、大寒三个节气），共计四十六天，到了期满之后的次日，时交立春节，就移居东北方的天留宫（主立春、雨水、惊蛰三个节气），共计四十六天；期满的次日，时交春分节，就移居正东方的仓门宫（主春分、清明、谷雨三个节气），共计四十六天；期满的次日，时交立夏，就移居东南方的阴洛宫（主立夏、小满、芒种三个节气），共计四十五天；期满的次日，时交夏至，就移居正南方上天宫（主夏至、小暑、大暑三个节气），共计四十六天；期满的次日，时交立秋，就移居西南方的玄委宫（主立秋、处暑、白露三个节气），共计四十六天；期满的次日，时交秋分，就移居正西方的仓果宫，（主秋分、寒露、霜降三个节气），共计四十六天；期满的次日，时交立冬，就移居西北方的新洛宫（主立冬、小雪、大雪三个节气），共计四十五天；期满的次日，又重回居叶蛰宫，就又到了冬至日，历经三百六十六日（闰）回归年周期，这就是所谓的"太一游宫"。

太一日复一日游历九宫的规律，从节气来说，是以冬至日这一天，斗纲十一月建子，临于正北方的叶蛰宫（坎宫），在八卦中属于一数的坎位，这时阴气已极，天阳萌生，以此作为起点，来推算逐日所居留的日数，并在各方位依次游行，到了第九天，仍回复到属于一数的坎位，经常像这样循环不休，周而复始地运行着。

太一从一宫转向下一宫的第一天，也就是每逢交节的日子，必有风雨出现，如果当天风调雨顺，就为吉利的征象。因为这样风调雨顺的年景，必然是谷物丰收，人民安乐，很少患疾病。假若在交节之前出现风雨，就会多涝；若在交节之后出现风雨，则多旱。太一在冬至那天，气候如有暴变，预示着国君有所不测。因为太一为天元的主宰，居于宸极，南面而治。冬至这一天，位在正北，又是一岁之首，所以与君主相应；太一移至春分那天，气候如有暴变，预示着国相有所不测。因为国相主管教化布政而位居于左，春分东临卯正，春气阳和，与国相相应；太一移至中宫土旺主令那一天，也就是寄居于四隅立春、立夏、立秋、立冬各自交节的那些天，气候如有暴变，预示着大小官吏有所不测。因为他们分治国中，立春、立夏、立秋、立冬分治四隅，与大小官吏相对应；太一移至秋分那天，气候如有暴变，预示着将军有所不测。因为将位在右，司杀伐，而秋分西临酉正，秋风肃杀，与将军相应；太一移至夏至那天，气候如有暴变，预示着百姓有所不测。因为夏至南临正午，阳气升发，庶物繁盛，与亿万百姓相应。所谓气候有暴变，是说当太一分别居于上述五宫的那一天，出现大风折断树木，飞沙走石，此时可以根据太一所主的方位来占测受病者的身份。还要观察风从哪个方向刮来，以此来作为预测气象的依据。凡是风来自当令的方位，与

□ 九宫表

九宫按洛书九宫数位结构形态组成为一个整体功能模型。历代多有将后天八卦配入此模型中。

东南	南	西南
阴洛宫 四 巽 立夏	上天宫 九 离 夏至	玄委宫 二 坤 立秋
东 仓门宫 三 震 春分	招摇宫 五 中	仓果宫 七 兑 秋分 北
东北 天留宫 八 艮 立春	叶蛰宫 一 坎 冬至 北	新洛宫 六 乾 立冬 西北

季节气候相适应的，就叫做实风，主生长，养育万物；若风从当令相对的方位而来，与时令季节相反的，就是虚风，能够伤害人体，主摧残，对万物有害。对这种虚风，必须注意适时回避，那些对养生之道有较高修养的人，就深知这种回避虚邪贼风的道理，就像躲避箭矢擂石一样，使外邪不能内侵。

太一居于天极中宫，成为定向的中心坐标，根据斗星旋转的指向，确定八风的方位，并借此来推测气象的吉凶。例如从南方来的风，叫做大弱风，它侵害人体时，内可侵及心，外则留于血脉，其气主热性病；从西

东南 阴洛宫 四 巽 立夏 弱风	南 上天宫 九 离 夏至 大弱风	西南 玄委宫 二 坤 立秋 谋风
仓门宫 东 三 震 春分 婴儿风	五 中 招摇宫	仓果宫 七 兑 秋分 西 刚风
天留宫 八 艮 立春 东北 凶风	叶蛰宫 一 坎 冬至 大刚风 北	新洛宫 六 乾 立冬 折风 西北

□ 九宫八风表

　　斗纲建月和八卦、数字、星位相配合，把天际分为九宫以应九野，即构成九宫八风。

南方来的风，叫做谋风，它侵害人体时，内可侵及脾，外则留于肌肉，其气主衰弱的病；从西方来的风，叫做刚风，它侵害人体时，内可侵及肺，外则留于皮肤，其气主燥病；从西北方来的风，叫做折风，它侵害人体时，内可侵及小肠，外则留于手太阳经脉。若手太阳脉气竭绝，则为邪气充盈流溢；若脉气闭塞，则为结聚不通，常常会使人突然死亡；从北方来的风，叫做大刚风，它侵害人体，内可侵及于肾，外则留于骨骼与肩背的膂筋部位，其气主寒性病；从东北方来的风，叫做凶风，它伤害人体，内可侵及大肠，外则留于两胁腋骨下和肢节等处；从东方来的风，叫做婴儿风，它伤害人体，内可侵及肝脏，外则留于筋的相结处，其气主湿性病；从东南来的风，叫做弱风，它侵害人体时，内可侵及胃腑，外则留于肌肉，其气主身体困重不扬的病。以上所说的八风，都是从时令季节所居方位的对向而来的贼风，所以能够使人生病。如果人体虚衰，又逢天气三虚（年虚、月虚、时虚）内外的相因，就容易得暴病突然死亡。如果三虚之中只犯一虚，其发病就多为疲劳困倦、寒热相间等症；若在雨湿的地方，感受了雨湿之气，就会患痿病。所以深知养生之道的人，回避风邪，就

像躲避矢石一样。如果既有三虚，又偏中了邪风，就会骤然昏倒在地如被击倒一样，或产生半身不遂之类的病证。

九针论·第七十八

黄帝说：听你讲解九针方面的学问后，觉得其内容真是丰富多彩、博大精深，但有些我还不能彻悟，请问九针的原理是如何产生的？为什么叫这个名字？

岐伯说：九针是根据天地的大数而定的，它从一开始，到九终止。所以一数取法于天，二数取法于地，三数取法于人，四数取法于四时，五数取法于五音，六数取法于六律，七数取法于七星，八数取法于八风，九数取法于九州的分野。

黄帝说：针和九个数字是怎样相对应的呢？

岐伯说：古代圣人发明了天地的数理，从一到九为基本数，所以据此建立了九州的分野。若将九与九相乘，九九八十一，便创立了黄钟（六律之一，在角、徵、宫、商、羽五音中，宫属于中央黄钟，五音十二律由此而分）之数，九针正与此数相应。

第一种针，与天相应，天属阳。五脏中与天相应的是肺脏，因肺在脏腑中的位置最高，覆盖着五脏六腑，犹如天覆盖万物般。人体在外的皮肤，也是属于阳分的浅表部，针对这种浅表的病证，制造了镵针，其针头大，针尖锐利如箭头，利于浅刺而不致深入肌肉，仅取其通调肌表的阳气，排出邪气。

第二种针，与地相应，地属土，在人体与肌肉相应。为治疗肌肉的病证，制造了圆针，其针身硬直如圆柱，针尖椭圆如卵，用以治疗邪侵肌肉的病，而不致损伤分肉，如果分肉受损，就会使脾气竭绝。

第三种针，与人相应，由于人的成长和生存依赖血脉的不断运行，所以为了治疗血脉的病证，制造了锓针，其针身大，针尖圆而钝，可用来按压穴位，疏通血脉，引导正气得以充实，使邪气自然外出，以防因刺入过深而引邪内陷。

第四种针，与四时相应。如果四时八方的风邪，侵入人体的经脉中，能使血脉留滞瘀结，形成顽固的疾病。因此制造了锋针，其针身长直似圆柱，针尖锋利，可用来泻除热邪，刺络放血，从而消除固疾。

第五种针，与五音相应，音为五数，位于一和九两个数中间。在九宫数中，一代表冬至一阳初生之时，月建在子。九代表夏至阳气极盛之时，月建在午，五在二者中间。如人体阴阳相离，寒热相争，两气搏聚，就会使气血滞而不散，发为痈脓。为治疗这类病证，制造了铍针，其针尖扁而锋锐如剑，可用来刺破痈疽，排除脓血。

第六种针，与六律相应。六律高低有节，协调阴阳四时，与四季中的十二月及人体十二经脉相应。当虚邪贼风侵袭人体的经络时，会引起突发性的痹症。为治疗这类病证，制成了员利针，其针尖如长毛，圆而且锐，针身略粗，适于治疗急性病证。

第七种针，在天与北斗七星，在人体与七窍相应。人通身的窍孔，犹如天空中密布的繁星，若外邪从孔窍侵入经脉间滞留不去，就会产生痛痹，使邪气潜藏在经络之间。为治疗这类病症，制成了毫针，其针尖纤细如蚊虻的嘴。针刺时，要静候其气，慢慢地进针，轻微地提插，留针时间要长，使正气得以充实，邪气得以消散。出针后还要注意调养身体。

第八种针，与八方的风及人体肱部和股部的肩、肘、髋、膝八大关节相应。如四时八节的虚邪贼风侵袭人体，并侵入人体的骨缝、腰背、关节及腠理之间，就会造成邪气在里的痹证，为治疗这类病证，制成了长针，其针身较长，针尖锋利，用来治疗邪深病久的痹证。

第九种针，与九野相应，应用于人体周身关节、骨缝和皮肤之间，当邪气浸淫深入，流注充溢于人体，就会出现风水浮肿、水液留滞、关节肿大的病证。为治疗这类病证，制成了大针，其针形如杖，

□ 上中下本标中气图

人体自然也会受到六气标本和气生化功能之影响，"是故百病之起，有生于本者，有生于中气者"。人体脏腑经络也有标本中气之分，脏腑居里为本，十二经脉居表为标，表里相络者居中为气。

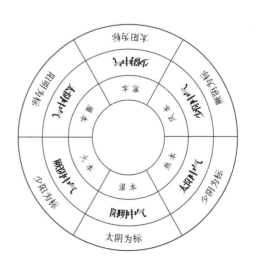

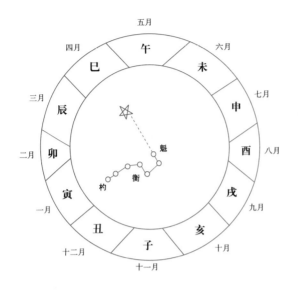

□ 斗纲建月图

　　九宫八风，是根据斗纲建月即指"太一"（北极星）居中不动，北斗星围绕太一作顺时针方向运转于外，以"太一"为标志一年旋指十二辰以二十四时节。从冬至开始，斗杓从正北坎位起正月建寅年复一周。

针身粗大，针锋微圆，以通利关节、运转大气，排泄关节内积滞的水气。

　　黄帝说：针的长短，有一定的划分标准吗？

　　岐伯说：第一种是镵针，模仿巾针的式样制成，其针头较大，在距离针的末端半寸左右，尖锐突出，状如箭头，针长一寸六分，主治热在头、身的疾病，用来浅刺皮肤泻去热邪；第二种是圆针，模仿絮针的式样制成，其针身圆直如竹管状，针尖椭圆如卵，长一寸六分，主治邪在分肉之间的疾病，可作按摩之用；第三种是锃针，模仿黍米的形状制成，其针头圆而微尖，针长三寸半，主要用来按摩经脉，使气血流通，排出邪气；第四种是锋针，也是模仿絮针的式样制成，针身硬直为圆柱形，针尖锐利，长一寸六分，用于泻热、放血；第五种是铍针，模仿宝剑的剑锋制成，宽二分半，长四寸，主治较大的痈脓，寒热相争的病证，用来切开痈排脓；第六种是员利针，针形细长如毛，针尖稍大，针身稍小，用于深刺，长一寸六分，主治痈证和痹证；第七种是毫针，针形纤细如毫毛，长一寸六分，主治邪在络的寒热痛痹等病；第八种是长针，模仿缝衣针制成，长七寸，主治邪深病久的痹证；第九种是大针，模仿锋针制成，但针锋微圆，针身粗大，长四寸，主治因关节间积水而浮肿的病证。以上所述，就是九针的形状及大小长短的法度。

　　黄帝说：我想了解一下人体各部怎样与自然界的九野相应的？

　　岐伯说：请让我谈谈身形与九野相应的情况吧。春夏属阳，阳气从左而升，所以左足应于东北方的艮宫，在节气应于立春，所值日正当戊寅日、己丑日；左胁应于正东方的震宫，在节气应于春分，所值日正当乙卯日；左手应于东南方的巽宫，在节气应于立夏，所值日正当戊辰日、己巳日；前胸、咽喉、头面应于正南方的离宫，在节气应于夏至，所值日正当丙午日；右手应于西南方的坤宫，在节气应于立秋，所值日正当戊申日、己未日；右胁应于正西方的兑宫，在节气应于秋分，所值日正当辛酉日；右足应于西北方的乾宫，在节气应于立冬，所值日正当戊戌日、己亥日；腰、尻、下窍应于正北方的坎宫，在节气应于冬至，所值日正当壬子日；六腑和肝、脾、肾三脏，都在膈下腹中的部位，应于中宫，其大禁的日期，为太一移居中宫所在之日，以及各戊己日。掌握了人体九个部位与九个方位的相应关系，就可以测知八方当令节气的所在，及与人体上下左右相应的各个部位。身体某处患有痈肿的，如需进行治疗，切不可在与其相应的时日里切破排脓，这就叫做天忌日。

形体安逸、精神苦闷的人，其病大多发在经脉，治疗时宜用艾灸和针刺；形体劳苦，但精神快乐的人，其病大多发于筋，应当用温熨和导引的治法；形体安逸、精神愉快的人，其病大多发在肌肉，治疗时要用针刺和砭石；形体劳苦，精神苦闷的人，其病多发在咽喉，宜用味甘的药物调治；屡受惊恐，但筋脉气血通畅的，其病多发为肌肉麻痹不仁，治疗时适宜用按摩和用药酒。这就是五种形志之人生病时各自的特点和治法。

五脏之气失调，各有其所主的病证：心气不舒，发生噫气；肺气不利，表现为咳嗽；肝气郁结，表现为多语；脾气不和，发生吞酸；肾气衰疲，则哈欠频频。六腑之气失调，也各有其主的病证：胆气郁而不舒，则表现为易怒；胃气上逆，则表现为呃逆呕吐；大肠传导失常，小肠不能辨别清浊，则表现为泄泻；膀胱气虚，则表现为遗尿；下焦不通，水液失调，则表现为水肿。

五味入胃，各有其归属的脏腑：酸味属木入肝；辛味属金入肺；苦味属火入心；甘味属土入脾；咸味属水入肾。这是五味各所入的脏腑。

五脏的精气并入一脏的病证为：精气侵于肝，则肝气抑郁而生忧虑；精气侵于心，则心气有余喜笑不止；精气侵于肺，则肺气郁结悲哀哭泣；精气侵于肾，则水盛火衰心悸善恐；精气侵于脾，则脾盛胆虚生畏惧。这是五脏精气侵入一脏所发的病证。

五脏按不同的性能，各有所恶：肝主筋，恶能引起筋拘急的风；心主血脉，恶能伤血脉的高热；肺主气，恶使气滞的寒，肾喜润，恶燥；脾喜燥，则恶湿。这是各有所恶的具体表现。

五脏各有化生的五液：心脏主化生汗液；肝脏主化生泪液；肺脏主化生涕液；肾脏主化生唾液；脾脏主化生涎液。这是五脏所化生的五液。

五种疲劳过度会对人体造成损伤：久视伤血，久卧伤气，久坐伤肉，久立伤骨，久行伤筋。这是五种疲劳对人体损伤的具体情况。

五味归于五脏，各有一定的走向：酸味入肝，肝主筋，故酸味走筋；辛味入肺，肺主气，故辛味走气；苦味入心，心主血，故苦味走血；咸味入肾，肾主骨，故咸味走骨；甘味入脾，脾主肌肉，股甘味走肉。这是五味走向的具体情况。

饮食有五种禁忌：病在筋的，不能多食酸味；病在气的，不能多食辛味；病在骨的，不能多食咸味；病在血的，不能多食苦味；病在肉的，不宜多食甘味。即使素有嗜好而想多吃，也不可吃得过多，必须自己加以节制。

五脏之病的发生，各有一定部位及不同季节：肾为阴脏，主骨，所以肾阴的病多发于骨；心为阳脏，主血，所以心阳的病多发于血；脾为阴脏，主肌肉，所以脾阴的病多发于肌肉；肝为阳脏，主春，所以属肝的病多发于冬；肺为阴脏，主秋，所以属肝的病多发于夏。

邪气侵扰五脏的病变有：邪气入阳分，阳热炽盛，能使神志受扰而发生狂证；邪气入阴分，阴寒过盛则为血痹；邪气入阳分，与阳相搏，就会引起癫疾。邪气入阴分，与阴相搏，会导致暗哑；阳分的邪气进入阴分，病人安静沉默；阴分的邪气入阳分，病人则易怒。

五脏各有所藏的精神意识活动：心藏神，肺藏魄，肝藏魂，脾藏意，肾藏志和精。五脏对躯体各部各有所主：心主血脉，肺主皮毛，肝主筋，脾主肌肉，肾主骨。

在六经中有气血多少的不同，阳明经多血多气，太阳经多血少气，少阳经多气少血，厥阴经多血少气。所以在针刺治疗时，阳明经宜出气出血；太阳经宜出血，不宜出气；少阳经宜出气不宜出血；太阴经宜出血不宜出气；厥阴经只可出血，不可出气；少阴经只可出气而不宜出血。

足三阳经与足三阴经之间的关系为：足阳明胃经与足太阴脾经互为表里，

足少阳胆经与足厥阴肝经互为表里，足太阳膀胱经与足少阴肾经互为表里。手三阴经与手三阳经之间的关系为：手阳明大肠经与手太阴肺经互为表里，手少阳三焦经与手厥阴心包经互为表里，手太阳小肠经与手少阴心经互为表里。

岁露论·第七十九

黄帝问岐伯道：医经上曾说，夏伤于暑，到秋天就发为疟疾，疟疾的发作有一定的时间，这是什么原因？

岐伯说：暑疟的邪气从督脉的风府穴侵入人体，然后沿脊柱两旁的肌肉下行。而人体的卫气，在一日一夜间行于人体五十周，月初首先会合于风府穴，与滞留于风府穴的邪气相遇，疾病就会发作。随着时间的推移，卫气的会合，每日循脊柱向下行一节，这样，疟疾发作的时间，就一天天向后推迟。每当卫气行于风府时，则腠理开泄，邪气乘隙侵入，与卫气相搏而发为疟病，所以疟疾发作的时间，常常是一天晚于一天。卫气运行至风府穴后，每日沿脊柱向下运行一节，经过二十一日，就下行到尾骶骨，第二十二天就进入脊内，流注于伏冲脉，在内运行九天后，上出于左右两缺盆的中间，由于气上行并逐日升高，所以发病的时间一天比一天早。至于邪气入内与五脏搏结，内迫五脏，并累及募原的，是由于邪气入里，距离体表较远且深藏在内，周行的时间也较长，所以疟疾不能每天发作，要积至第二天（或隔一日）才会发作一次。

黄帝说：每当卫气运行到风府

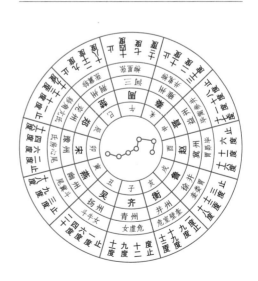

□ 二十八宿过宫分野图

中国古代选作观测日、月、五星在星空中的运行及其他天象的相对标志。它分为四组，每组七宿，与四方和四种动物形象相配，称为四象。

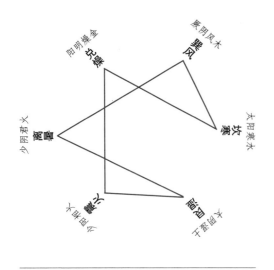

　　六子即艮、离、震、巽、坎、兑。六气即风、寒、暑、湿、燥、火。其二者与人体的关系密切，人应顺应自然界的风、寒、湿、燥、火、暑的变化，调节机体的阴阳平衡。

　　时，腠理就开泄，腠理开泄则邪气乘虚侵入。卫气运行时，每日沿脊柱下行一节，有时并不在风府穴处，为什么疟疾也仍会发作呢？

　　岐伯说：风邪侵入人体并没有固定的部位，只要卫气运行到邪气所在之处，就必定使腠理开泄而发病，所以凡是邪气留滞的地方，就是病发的所在。

　　黄帝说：讲得好。感受风邪所致的病与疟疾相似而属同类，但是为什么感受风邪的病证，其症状常常持续存在，而疟疾的发作却有间歇呢？

　　岐伯说：这是因为风邪常常留滞在侵入的肌表，而疟邪沿着经络深入，搏结于内，所以当卫气运行至疟邪所在之处时，就会出现抗御病邪的反应，疟疾也就发作了。

　　黄帝说：对！

　　黄帝向少师问道：听说四季中的八风对人体的伤害，有寒暑气候的不同。气候寒冷时，皮肤致密而腠理闭塞；气候暑热时，皮肤弛缓而腠理开泄。在这种情况下，虚邪贼风是乘虚侵入人体呢？还是必须遇到四时八节反常的气候（虚邪），才会伤人呢？

　　少师回答说：不完全是这样。虚邪贼风伤人，不一定要等到特定的时期，但必须在腠理开泄时乘虚侵入人体。邪气侵入越深，病情就越严重，发病也就越急暴。若在腠理闭塞时，即使邪气侵入，也只能停留在浅表部位，发病也就较迟缓。

　　黄帝说：有时气候寒温适宜，腠理也没有开泄，然而也有突然发病的，这又是什么原因呢？

　　少师说：人体在正常情况下，腠理的开泄和闭合，皮肤的松弛和致密，都有一定时间。

黄帝说：能说给我听听吗？

少师说：人与自然界密切相关，与日月的运行相适应。当月亮满圆时，海水向西涌形成大潮，人体的气血在此时也就充盛，肌肉饱满，皮肤致密，毛发坚固，腠理闭合，皮脂多而肌表固。在这种情况下，即使遇到虚邪贼风，其侵入的部位也较浅而不会太深。到了月亮亏缺的时候，海水向东涌盛形成大潮，人体的气血在这时也就较虚弱，卫气衰退，形体虽然如常，但肌肉瘦削，皮肤松弛，腠理开泄，毛发脱落，皮肤光滑滋润，皮脂剥落。此时如果遇到虚邪贼风，则侵入的部位就较深，发病也较急暴。

黄帝说：有人突然死亡或突然生病，是什么原因呢？

少师回答说：本来就虚弱的人，又遇到三虚的情况，内外相困，当然会暴死、暴病。若遇到三实的环境，邪气就不能伤人了。

黄帝说：请您讲讲三虚。

少师说：正值岁气不及的虚年，又遇到月晦无光，以及四时气候失和，就易被虚邪贼风所伤，这就叫做三虚。所以说不了解三虚致病的理论的，即使医学知识达到相当高度，也只能是学粗识浅的医生。

黄帝说：那什么是三实呢？

少师说：正值岁气旺盛之年，又逢月满圆，加上四时气候正常调和，那么即使有虚邪贼风，也不能危及人体，这叫做三实。

黄帝说：您讲得太好了，说理也很透彻，请把它保存在金匮中，命名叫做三实。不过，这只是指个别人发病的单独情况而言。

黄帝说：一年当中，有许多人得了同一种病，呈流行性，这是什么原因呢？

少师说：这是四时八节气候对人体的影响造成的。

黄帝说：根据什么去观察呢？

少师说：观察这种气象，要在冬至那一天，太一位于叶蛰宫时。到了那一天，必定有风雨出现。如果风雨从南方来，就称为虚风，是能够伤害人的贼邪。如果风雨来时正值夜半，人们都居于室内安睡，邪气无从侵犯，也就很少有人生病。如果风雨在白昼来临，人们多在室外活动疏于防范，就会被虚风伤害，因此生病的人就较多。假如在冬季感受了虚邪，由肾深潜入骨，潜伏在体内形成伏

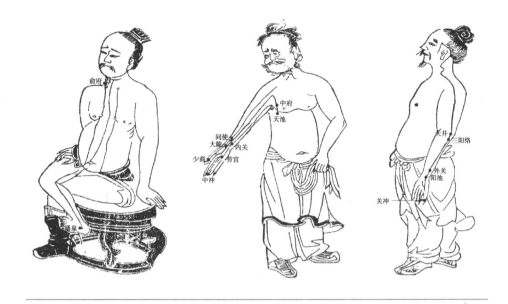

□ 《针灸原枢》经穴图　明代

　　吴嘉言(1507~1580年)，字梅坡，分水(今属桐庐)人。出身医学世家，对古代医学专著《素问》《难经》钻研极深。后为朝廷征聘，授太医院吏目。以医术精湛为当朝推重。明万历四年(1576年)，其家乡旌建"三世名医"坊，以彰其绩。著有《医学统宗》三卷《针灸原枢》二卷《医经会元》十三卷等。弟嘉训，字学易，俱传其业，医名远播，时有"吴门扁鹊"之誉。

邪。到了立春之日，阳气升发，腠理开泄，伏邪就会乘机发动，假如在立春日，又有风从西方刮来，那么人们都会被虚风伤害，这样伏邪与新邪相互搏结，积留在经脉之中，两邪交替就会发病。所以在风雨无常的季节，人们就易患疾病。所以一年之内出现的这种异常的气候，被称为"岁露"。如果一年之中气候调和，或很少有异常气候的出现，人们发病就少，也很少有人死亡；如果一年之中寒温不适，风雨不调，人们患病就多，死亡的也多。

　　黄帝说：虚邪贼风，给人们造成危害的轻重，又怎样来判断呢？

　　少师回答说：正月初一这一天，月建在寅，太一移居天留宫，如果刮西北风而不下雨，人们多有因生病而死亡的；如果黎明刮北风，到了春季，人们多因病死亡；如果黎明有北风经过，患病的人就多达约十分之三；如果中午刮北风，到了夏天，就会造成疾病流行，而且多有死亡的；如果傍晚刮北风，到了秋天，会有很多人病死；如果整天都刮北风，就会大病流行，约有十分之六的人死亡。

正月初一，如果风从南方来，叫做旱乡；从西方来，叫做白骨，大病流行于全国，人们常有死亡。若这一天风从东方来，摇撼房屋，飞沙走石，给人们造成严重的灾难；若这一天风从东南方来，患病的人到春天就会死。如果正月初一气候温和，没有刮风，这是丰收年景的先兆，人们很少得病；如果天气寒冷而有风，则是年景歉收的先兆，得病的人就多。这就是所谓正月初一的风向，以及由此来预测当年虚邪伤人发病多少的情况。

二月的丑日，如果不起风，人们就多患心腹之病；三月的戌日如果天气不暖和，人们就多生寒热病；四月的巳日如果天气不热，人们就多得瘅热病；十月的申日如果天气不冷，人们则多暴死。以上所说的风，都是指能摇撼房屋、折断树木、飞沙走石，使人们毫毛竖起，腠理开泄的邪风。

大惑论·第八十

黄帝问岐伯道：我曾经攀登很高的清冷之台，上到台阶中层时，向四面观望，再俯身前行，就感到头昏眼花、精神迷乱。这种异常的感觉，使我暗自奇怪，于是闭目宁神或再睁开眼看，安心定气，想镇静下来，但是这种感觉长久也没能消除，仍感到头晕目眩。即使我披散开头发，赤脚跪在台阶上，放松精神，力求形体舒缓，但当我又向下俯视时，眩晕仍长久不止。不过有时突然之间，这种现象却自动停止了，这是什么原因呢？

岐伯回答说：人体五脏六腑的精气，都向上输注于眼睛，使眼睛具有视物的功能。脏腑的精气汇聚于眼窝，便形成为眼睛，其中之精注于瞳仁；筋之精注于黑睛；血之精注于血轮；气之精注于白睛；肌肉之精注于眼胞，包罗了筋、骨、血、气等精气，与脉络合并而成为目系，向上联属于脑，向后出于项部中间，所以如项部中邪，又遇人体虚弱，邪气就会深入，随眼系入脑。邪入脑后则脑转头晕，从而引起目系急，出现眼目眩晕的症状。由于睛斜不正，就会视眼模糊，视一为二，以致精气分散，出现视歧。所谓视歧，就是把一物看成两物。眼目是五脏六腑精华的汇聚处，也是营、卫、魂、魄伏藏的地方，其精明视物的功能主要来自神气的生养。所以当人的精神过于疲劳时，就会魂飞魄散，意志紊乱。眼的瞳仁部分属于肾，黑睛属于肝，二者为阴脏的精气所滋养；白睛属肺，

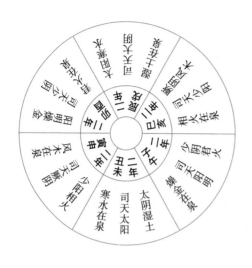

六气司天在泉图

　　司天之气为阳，在泉之气必为阴。司天、在泉之气按十二地支之顺序轮转。如子午年，少阴司天，阳明在泉；丑未年，太阴司天，太阳在泉；寅申年，少阳司天，厥阴在泉；卯酉之年，阳明司天，少阴在泉；辰戌年，太阳司天，太阴在泉；巳亥之年，厥阴司天，少阳在泉。

　　眼球的赤脉属心，二者依赖阳脏的精气所滋养，阴脏的精气和阳脏的精气相互结合协调，目就能视物清晰。目能视物，主要受心的支配，因为心主藏神。人精神散乱时，阴阳精气便不能相互协调。因此，人在居高临下时，突然见到异乎寻常的情景，就会心神散乱，魂魄不安，也就发生眩惑了。

　　黄帝说：您所说的这些话，我有些怀疑。我去东苑登高游览，没有一次不发生眩晕迷惑的。但离开后就恢复正常了。难道我只有到东苑才会劳神吗？为什么会有这种奇怪的现象呢？

　　岐伯说：不是这样。就人的心情而言，都有自己喜好和厌恶的东西，爱憎两种情绪突然相感，会使精神出现一时的散乱，引起视觉失常而发生眩晕。等到离开之后，精神意识转移了，于是恢复正常。对于这种情况，较轻的称为"迷"，较重的称为"惑"。

　　黄帝说：有些人好忘事，是由什么造成的？

　　岐伯说：这是由于上气不足，下气有余，也就是肠胃之气盛而心肺之气虚衰引起的。心肺气虚则营气和卫气滞留在肠胃之间，很长时间都不能按时向上输注，所以人就好忘事。

　　黄帝说：有些人容易饥饿而又不想吃东西，是什么原因呢？

　　岐伯说：精气由脾运输，热气积留在胃，胃热过甚则消化水谷的能力强，所以人就容易饥饿。胃气上逆则胃脘被阻塞，所以人就不想吃东西了。

　　黄帝说：有些人因病而不得安卧，是什么原因造成的呢？

　　岐伯说：这是由于卫气不能进入阴分而经常滞留在阳分的缘故。滞留在阳分则阳气满盛，阳气满溢则阳脉的脉气偏盛，卫气不得进入阴分，就形成阴气虚，阴虚不能敛阳，所以人就不能闭目入睡。

黄帝说：有些人因病而两目闭合不想看东西，是什么原因呢？

岐伯说：这是因为卫气滞留在阴分，不能运行于阳分，滞留在阴分使阴气偏盛，阴气偏盛则阴跷脉的脉气满溢。卫气既然不能进入阳分，便形成阳虚，所以愿意闭目而不欲视物。

黄帝说：有些人嗜睡，是什么原因呢？

岐伯说：这种人肠胃体积较大而皮肤涩滞，肌肉之间又不滑利。由于肠胃较大，卫气在人体滞留的时间就较长；皮肤涩滞，分肉之间不滑利，卫气的运行也就较迟缓。白天卫气运行于阳分，夜间则运行于阴分，当卫气在阳分行尽时人就要睡眠，在阴分行尽时人就会醒来。胃肠体积较大，卫气运行和停留的时间就长；皮肤涩滞，肌肉不滑利，卫气的运行也较迟缓，卫气久留阴分，则阳气内敛，使精神不振作，人就想闭目多睡。若肠胃体积小，皮肤光滑弛缓，肌肉滑利，卫气留于阳分的时间就长，所以人的睡眠就少。

黄帝说：有些人不是经常嗜睡，而是突然出现多卧嗜睡现象，是什么原因呢？

岐伯说：邪气停留在上焦，使上焦闭阻，气行不畅通，若在吃饱后，又饮汤水，使卫气在阴分停留的时间较长，而不能外达于阳分，人就会突然嗜睡。

黄帝说：讲得好！对这些邪气引起的疾病，该怎么治疗呢？

岐伯说：首先应当明确邪气所在的脏腑，并祛除那些轻微的病邪，然后再调理气机，邪气盛实的用泻法，正气虚弱的用补法。但必须首先了解患者形体的劳逸和情志的苦乐，有了明确的诊断后，才能进行治疗。

痈疽·第八十一

黄帝说：听说肠胃受纳水谷化生精微后，到上焦化生为卫气输出，以温润分肉，濡养骨节，通利腠理。到中焦化生为营气，像雾露一样流注于肌肉的大小会合处，并渗灌孙络，与津液调和后，变化成红色的血液。血行和顺，则孙络首先被充满，满溢后又注入络脉，然后再输注到经脉。人体阴阳经脉的气血充足后，便随着呼吸运行于全身。营卫昼夜循行也有一定的度数，如同天体的运动规律，周而复始永不停息。如果发生病变，要细心地诊察虚实，然后进行调治。

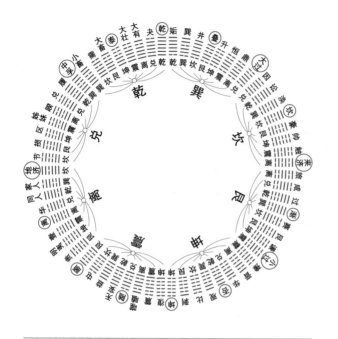

六十四卦循环之图

　　六十四卦之阳极于乾，阳极阴生为姤；卦之阴极于坤，阴极阳生而为复、阴阳生运以成寒暑。卦气相配循环于六十四卦间，天道左旋则应各卦。以阴阳升降来说，则复至乾，姤至坤，皆为顺；以卦体的初生来说，则复至乾，姤至坤，皆为逆；以衡于图相匹配来，则姤至坤为顺，复至姤为逆，运行无穷，循环不已。

用泻法去治疗实证，就能使邪气衰减，但不可泻之太过，否则会造成正气不足。泻法宜快速出针，这样邪气才能衰减，若仅用留针法，不能及时泻邪，则病情不能及时好转。若用补法，也可以消除虚弱的现象，但补之太过，则会助邪长势。血气调和，形神才能保持正常。我已经了解了血气平衡的原理，但还不知道痈疽产生的原因，以及它形成和恶化的时间，死亡或治愈的日期，应怎样诊断和预防呢？您能讲给我听听吗？

　　岐伯说：经脉中气血的运行和天地运动的规律相同。若天体运转失常，就会出现日蚀和月蚀；若地上的江河淤塞或泛滥，就会水涝成灾，草木不长，五谷不生，道路不通而人们不能相互往来，使得城里或乡间的百姓们流离失所。人体气血的运行情况也是这样，请让我谈谈其中的道理。人体的血脉营卫周流不息，上与天上的星宿相应，下与地上的河流相应。寒邪侵于经络之中，使血行滞涩，以致经脉不通，卫气也就壅积不散，气血不能反复周流而聚积在某一局部，便发为痈肿。如寒邪化热、热毒壅盛，使肌肉腐烂化脓，脓液不得外泄则腐烂筋膜而伤骨，骨受伤后骨髓也随之消损。如果痈肿不在骨节空隙之处，脓毒就不能向外排泄，从而煎熬血液令其枯竭，筋骨肌肉得不到血液的荣养，则经脉腐败，使热毒得以深入，灼伤五脏，脏伤人即死亡。

黄帝说：我想全面了解痈疽的各种形状，以及它的忌日和名称。

岐伯说：发在咽喉的痈，叫做猛疽。患猛疽后如不及时治疗，就易化脓，脓液不外泄，则咽喉堵塞，半天就会死亡。已化为脓的，要先刺破排脓，再口含猪板油，三天后就可痊愈。发在颈部的痈，叫做夭疽。夭疽的外形肿大，颜色赤黑。若不赶快治疗，热毒就会下移，侵及腋窝，在前面可伤及任脉，在内熏蒸肝肺，肝肺受熏蒸的，十几天就会死亡。

因阳热亢盛，滞留于颈部，上侵而销铄脑髓的，叫做脑铄。表现为神色郁郁不乐，项部疼痛如针刺。若再出现心中烦躁的症状，便是不治之症。

发在肩臂部的痈，叫做疵痈，其颜色赤黑，应赶快治疗。此痈使人汗出至足，但不伤害五脏，所以在痈发后的四五日，可迅速用艾灸治。

发于腋下，色赤而坚硬的疽，叫做米疽。治疗时应用细长的砭石稀疏地砭刺，再涂上猪膏，六天后就可痊愈，不必包扎。如果痈肿坚硬而不易溃破，就为马刀挟瘿，应速治。

发在胸部的疽，叫做井疽。它的形状像大豆一样，在初起的三四天里，如果不及时治疗，邪毒就会下移入腹，成为不治之症，七天内就会死亡。

发在胸前两侧的疽，叫做甘疽。皮色发青形状像谷粒或瓜蒌，常伴有恶寒发热的症状，要迅速治疗，消除寒热，否则，十年之后，难免一死，死后才会溃破出脓。

发在胁部的疽，叫做败疵。所谓败疵，是女子所得的一种病。若病久，就可以转变成大的痈肿并化脓。治疗时应注意其内有生肉，像赤小豆般大小，当用连翘的草和根各一升，加水一斗六升煮汁，熬取三升，乘热饮下，并多穿衣物，坐在热锅上，汗出至足后即愈。

发在股胫部的疽，叫做股胫疽。其形状没有明显的改变，但在内则痈脓搏结，腐蚀到骨，若不赶快治疗，三十天后便死亡。

发在尾骶骨部的疽，名叫锐疽。其外形大，色赤而坚硬，应迅速治疗，否则，三十天后就会死亡。

发在大腿内侧的疽，叫做赤施。若不迅速治疗，六十天后就会死亡。如果两大腿内侧同时发疽，而不及时治疗，十天之内就会死亡。

发在膝部的疽，叫做疵痈。其外形大，皮色不变，有寒热症状，坚硬如石，此时不能用砭石将它刺破，若误用，就会致人死亡。必须等到它变柔软后，才能用砭石刺破排脓，这样才有效。

凡痈疽发在关节部位，且上下左右相对的，都是难治之症。如发在阳分，一百天后就会死亡；发在阴分，三十天后便会死亡。发在足胫部的疽，叫做兔啮。其外形为红色，向内则深入到骨，应迅速治疗，否则会危及生命。发在内踝部位的疽，叫做走缓。形状像痈而皮色不变，只有经常用砭石刺其肿处以消除寒热，才不致造成死亡。发在足心、足背的疽，叫做四淫。外形像大痈，如不迅速治疗，约一百天就会死亡。发在足旁的疽，叫做厉痈。外形不大，初起时像小拇指般大小，显现后应及时治疗，去除其中的黑色部分。如果黑色不消退，且逐渐加重，就不能治愈了，约一百天就会死亡。发在足趾的疽，叫做脱痈。其症状如果出现赤黑色，是毒气极重，多属不治的死症；如不呈现赤黑色，是毒气较轻，尚能救治。如经过治疗病势仍不减轻，应迅速截掉足趾，否则毒气内攻于脏腑，必然致死。

黄帝说：痈和疽的区别在哪里呢？

岐伯说：营卫之气，积留在经脉之中，使血液凝滞而不能循行，卫气受阻不能畅通，这时就会发热。邪热亢盛不止，就使肌肉腐烂，化而成脓。但热毒不能内陷，不会使骨髓焦枯，五脏也不会受到伤害，这就叫做痈。

黄帝说：什么叫做疽呢？

岐伯说：热毒亢盛过重，向下陷入肌肤，使筋萎髓枯，向内又侵及五脏，使气血耗竭，以致痈肿部分的筋骨肌肉全都败坏无余就叫做疽。疽的特征为皮色晦暗无泽，质地硬如牛颈皮；痈的特征是皮薄而光亮。这就是痈和疽的区别。